实用专科护理技能
与临床应用

魏小英　李嘉蔚　贺　萍　主编

中国纺织出版社有限公司

图书在版编目（CIP）数据

实用专科护理技能与临床应用 / 魏小英，李嘉蔚，贺萍主编 . -- 北京：中国纺织出版社有限公司，2024.12. -- ISBN 978-7-5229-2327-7

Ⅰ . R47

中国国家版本馆 CIP 数据核字第 2024H6B289 号

责任编辑：傅保娣　　　责任校对：寇晨晨　　　责任印制：王艳丽

中国纺织出版社有限公司出版发行
地址：北京市朝阳区百子湾东里 A407 号楼　邮政编码：100124
销售电话：010—67004422　传真：010—87155801
http://www.c-textilep.com
中国纺织出版社天猫旗舰店
官方微博 http://weibo.com/2119887771
北京虎彩文化传播有限公司印刷　各地新华书店经销
2024 年 12 月第 1 版第 1 次印刷
开本：787×1092　1/16　印张：27.5
字数：559 千字　定价：138.00 元

凡购本书，如有缺页、倒页、脱页，由本社图书营销中心调换

魏小英

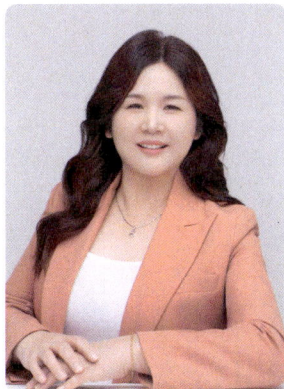

本科毕业于南昌大学护理专业，现工作于南昌大学第一附属医院心血管介入室，主管护师。主要研究方向：介入护理。从事心血管临床护理工作 10 余年，心脏介入护理工作 20 余年，具有丰富的理论基础和实践经验。主持厅级课题 2 项，发表论文 4 篇。

李嘉蔚

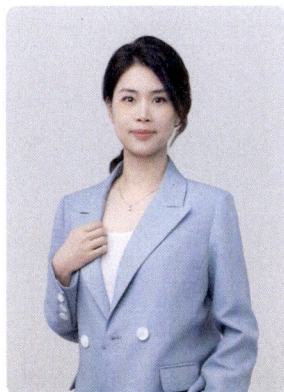

本科毕业于中南大学护理专业，现工作于南昌大学第一附属医院心血管介入室，主管护师。主要研究方向：急、慢性心力衰竭，冠状动脉粥样硬化性心脏病、心脏瓣膜病及心律失常的护理和介入治疗及护理等。从事介入护理工作多年，具有丰富的理论基础和实践经验。主持厅级课题 1 项，发表论文 2 篇。

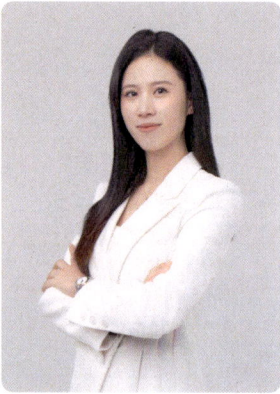

贺　萍

　　本科毕业于赣南医学院，现工作于南昌大学第一附属医院心血管介入室，主管护师。主要研究方向：急、慢性心力衰竭护理，冠状动脉粥样硬化性心脏病、心脏瓣膜病及心律失常的护理，以及介入治疗及护理等。从事心血管内科临床护理工作10余年，具有丰富的理论基础和实践经验。2022年12月在欣悦湖方仓一线支援，2023年1月在公共卫生中心一线支援。江西省整合医学学会心血管科分会护理专业委员会委员。主持省部级课题1项。

编委会

主　编

魏小英　南昌大学第一附属医院

李嘉蔚　南昌大学第一附属医院

贺　萍　南昌大学第一附属医院

副主编

樊梅荣　南昌大学第一附属医院

黄　娟　广州中医药大学东莞医院（东莞市中医院）

李艳芬　江门市中心医院

何　芬　深圳市宝安区妇幼保健院

邓秀兰　北京大学深圳医院

梁　蝶　深圳市儿童医院

龚木云　深圳前海泰康医院

张佳佳　北京大学深圳医院

谭开丽　深圳平乐骨伤科医院（深圳市坪山区中医院）

前 言

护理既是医疗体系的重要支柱，又是日常生活中不可或缺的一部分。其工作性质不仅要求我们具备专业的医学知识，还要有敏锐的观察力。本书旨在全面、深入地探讨临床护理的新理论和实践，为护理人员提供前沿的知识和技能，以提升其临床护理能力，更好地服务于患者。

本书共分为三篇。临床篇包括口腔科、急诊科、胃肠外科、肾内科、肿瘤科等临床常见疾病的护理。介入篇包括心脏介入等多方位的介入治疗及护理。案例应用篇列举的均为临床真实案例，以患病表现引出医护过程，阐述现有的护理诊断、相对应的护理问题及预后。我们力求每一章内容翔实、丰富、精练，既有理论知识，又有实际案例，使本书具有较强的实用性和可读性。

本书旨在为护理工作者、护理专业学生及关心护理事业的人士提供参考和指导。在本书的编写过程中，我们参阅了大量相关资料，在此表示感谢。由于编者文笔不尽一致，本书可能存在不足之处，希望读者能够提出宝贵的意见和建议，帮助我们不断提高和完善。

编者

2024 年 7 月

目 录

临床篇

介入篇

案例应用篇

临床篇

第一章

口腔科护理

第一节　牙周疾病

一、超声洁治术的护理

1. 心理护理

洁治术中恐惧不安是患者较为普遍的心理状态。患者害怕洁牙过程中引起疼痛，有的患者担心洁牙时引起牙龈出血。护士应给予耐心解释，向他们说明洁治术的目的和必要性，洁治过程中可能出现的不适，洁牙后可能出现的"敏感"，使他们对洁治术有一个正确的认识。在洁治术开始之前，向患者解释洁牙机发出的声音是洁牙工作头振动及其与牙面接触、喷水降温所发出的细小微弱的声音，是正常的、可以接受的。

2. 物品及器械准备

一次性口腔治疗盘、帽子、口罩、手套、面罩、护目镜、吸唾管、纸杯、胸巾、超声波洁牙机、洁牙手柄、工作尖、扳手、龈下刮治器、低速弯机、抛光杯（或矽粒子）、抛光膏、3%过氧化氢溶液、碘甘油、复方阿替卡因肾上腺素注射液或2%利多卡因注射液等。

3. 术前护理

术前护士询问患者是否戴有心脏起搏器，以免干扰起搏器工作导致患者出现心律失常等症状。调节椅位使患者舒适地仰卧于手术椅上，调整光源，为患者系好胸巾、戴护目镜，让患者用3%过氧化氢溶液含漱，目的是减少细菌、减少出血，防止菌血症的发生。

4. 术中护理

护士一手持吸唾器置于洁牙区1～2 cm处，避免碰到患者的舌咽部、软腭，以免引起恶心；另一手持口镜，协助牵拉口角及遮挡舌头，及时吸净口内液体及超声喷雾，保持术野清晰，方便医师操作，随时擦干患者口周皮肤，避免液体流向颈部。洁治过程中，护士需随时观察患者一般情况，如面色、表情、张口情况、是否疼痛等，如果患者过于疲劳，应休息片刻后继续治疗。洁治完毕，取黄豆粒大小抛光膏置于玻璃板上，低速弯机装上抛光杯（或矽粒子），蘸好抛光膏，递给医师抛光牙面。抛光过程中用纸巾阻挡抛光膏飞溅。医师持三用枪冲洗口腔时，护士及时吸唾。之后准备 25～30 cm 的牙线递给医师进行牙周检查，牙线使用过程中护士准备好纱布清理牙线。遵医嘱递 3% 过氧化氢溶液进行龈袋或牙周袋冲洗，冲洗完毕嘱患者漱口，夹棉球递给医师将牙龈黏膜表面水分擦干，递局部抗炎药碘甘油，协助医师上药，嘱患者上药 30 分钟内勿漱口、饮水和进食，以保证药物疗效。

5. 术后护理及健康教育

协助患者清洁面部、取下护目镜、整理头发。清点手术器械。使用过的一次性物品放在指定垃圾桶内，刀片、针等锐器放在指定的锐器盒内。由于洗牙过程中产生的气雾会停留于诊室，应严格按照感染用物消毒处理原则整理用物，常规分类放置。选用不伤皮革、无刺激性化学消毒剂进行口腔综合治疗椅表面消毒，包括口腔综合治疗椅手接触点、污染处、排水管道接头、痰盂外周。告知患者当天勿食过热、过冷、酸、甜食物，上药后半小时不能喝水，24 小时内可能有少量渗血，属于正常现象。指导患者正确的刷牙方法，保持口腔清洁。告知患者养成饭后及时漱口的习惯等，并定期复查。一般要求每 6～12 个月进行 1 次洁牙，牙周炎及牙周病等牙周状况欠佳的患者可每 3 个月复查 1 次或遵医嘱。

二、牙周刮治术的护理

1. 心理护理

热情接待患者，耐心细致地讲解牙周刮治术的相关知识，说明牙周刮治术对牙周健康的重要性。告知患者手术的麻醉方式、手术过程及术后不适的原因、恢复时间、处理方法和手术前后的注意事项等，以减轻其焦虑或不适。语言上要谨慎、热情，使患者相信医护人员，取得患者在术中的合作。

2. 物品及器械准备

一次性口腔治疗盘、口腔外科小手术包、灭菌手术衣、骨膜分离器、小骨凿、骨锤、骨锉、骨剪、刮匙、唇拉钩、牙周刻度探针、根分叉探针、注射器、无菌手套、高速手机、车针、棉球、纱布、生理盐水、复方氯己定含漱液、牙周塞治剂、吸唾管（强、弱）、复方阿替卡因肾上腺素注射液或 2% 利多卡因肾上腺素注射液、盐酸米诺环素软膏等。

3. 术前护理

调节椅位使患者舒适地仰卧于手术椅上，调整光源，为患者系好胸巾、戴护目镜，让患者用复方氯己定含漱液含漱。传递牙周探针给医师，检查牙周袋深度。协助医师填写牙周病口腔局部检查记录表，嘱患者签署治疗知情同意书。

4. 术中护理

在医师进行牙周刮治术时，护士取左侧位或左前位坐式操作，顺着医师刮治的方向，用强、弱吸唾器及时将口内的血液、唾液、细小牙石、组织碎屑吸干净，保持医师的工作视野清晰。操作时要注意灵活应用吸唾器、避免损伤口腔黏膜、过度刺激患者的软腭或咽部，以免引起恶心、呕吐等。当刮出的牙石较大、出血较多、唾液较黏稠时，应适时地用强吸唾器吸出，以免引起患者咽部不适。在治疗下前牙舌侧时，护士可用强吸唾器轻巧拉开嘴唇；治疗后牙时，可用口镜协助医师拉开口角，使操作视野扩大；对牙龈退缩明显或对冷刺激敏感的患者，可选用温水进行龈下刮治。在整个治疗过程中，护士应时刻注意观察患者，若患者出现表情痛苦、酸痛难忍或配合不好，应立即停止治疗，让患者漱口或休息一会儿。

5. 术后护理及健康教育

帮助患者清理面部污渍，调整椅位，扶患者缓慢坐起。口腔综合治疗椅擦拭消毒，清点手术器械。使用过的一次性物品放在指定垃圾桶内，刀片、针等锐器放在指定的锐器盒内。向患者交代术后注意事项，指导患者正确的刷牙方法，术后使用脱敏牙膏减轻牙齿因牙本质暴露引起的敏感、酸痛，教患者正确使用牙线、牙缝刷清理牙间隙，自我控制菌斑。告知患者当天勿食过热、过冷、酸、甜食物，饭后用温水漱口，减少牙齿过敏引起的不适。建议患者每 6 ~ 12 个月复查 1 次，定期进行牙周检查和牙周维护治疗，减少牙周病的复发。老年牙周病患者认知力和自理能力减退，心理承受能力差，护士应与其家属充分沟通，取得家属支持与配合，使老年患者感受到关怀。

三、引导性牙周组织再生术的护理

1. 心理护理

引导性牙周组织再生术的成功需要医患共同努力，患者的配合很重要。护士热情接待患者和家属，耐心、细致地告知就诊程序、手术目的、方法、过程、预后、注意事项，让其了解整个手术过程，明白牙周组织对于口腔健康的重要性。告知患者治疗中配合越好，效果越好，稳定其情绪，以减轻恐惧心理，从而愉快地接受手术。

2. 物品及器械准备

一次性口腔治疗盘、牙周手术包、骨粉、可吸收性牙周组织再生膜、无菌手术衣、注射器、消毒纱布、棉球、无菌手套、高速手机、车针、吸唾管、无菌生理盐水、复方氯己定含漱液、盐酸米诺环素软膏、牙周塞治剂、复方阿替卡因肾上腺素注射液等。

3. 术前护理

就诊前数天，护士应详细询问患者全身疾病史及药物过敏史，检查血常规、出凝血时间，控制好全身系统性疾病（如高血压），嘱患者术前保持口腔清洁。就诊时护士根据术区位置，如上颌手术时，使上颌𬌗平面与地平面呈 45° 角，下颌手术时，使下颌𬌗平面与地平面平行。调节灯光，为患者系好胸巾、戴护目镜，让患者用复方氯己定含漱液含漱。护士协助医师记录菌斑指数、牙龈指数、牙齿松动度、牙周袋探诊深度、牙周附着丧失程度、缺牙情况及术前牙片检查情况。嘱患者签署治疗知情同意书。

4. 术中护理

协助医师进行常规消毒和麻醉。用口镜或拉钩牵引患者口角、颊部，充分暴露术区视野，及时吸去积血和唾液。翻瓣后协助医师牵拉瓣膜，充分暴露根面或牙根断面，以利于医师刮除肉芽组织。协助医师修剪牙龈瓣外形和适合的厚度，并及时清除切除的组织。护士用注射器抽取生理盐水加压冲洗创面、吸尽，搔刮骨创面，使新鲜血液流出，将骨粉与新鲜血液混合后，置于骨缺损处，并根据骨缺损的形态对可吸收组织再生膜做适当修剪，放置时提醒医师注意膜的正反。缝合伤口时，应协助医师观察龈瓣完全覆盖术区，膜勿暴露。医师缝合时护士要随时擦去术区创口的渗血，保证视野清晰。缝合完毕再次用纱布加压，进一步消除无效腔并止血。上牙周塞治剂时，保持创面干燥，递塞治剂给医师，敷于伤口处，协助医师检查塞治剂有无影响咬合及影响颊舌的运动。

5. 术后护理及健康教育

帮助患者清理面部污渍，将口腔综合治疗椅复位、擦拭消毒，清点手术器械。使用过的一次性物品放在指定垃圾桶内，刀片、针等锐器放在指定的锐器盒内。叮嘱患者3天内不可用牙刷清洁术区，可漱口，可刷术区以外的牙齿，3天后可用软毛牙刷轻刷术区牙，保持口腔清洁。术后1～7天进软食，勿用患侧咀嚼。告知患者避免做唇颊部的过度动作，如打哈欠、大笑等，减轻对术区肌肉的牵拉。嘱患者保持良好的口腔卫生习惯，指导患者正确的刷牙方法及牙线、冲牙器使用方法。告知患者术后1周复诊，去除塞治剂并拆线。术后定期复查，进行常规的牙周维护，如有不适及时来诊所就诊。

（谭开丽）

第二节　口腔外科疾病

一、颌面部软组织损伤清创术的护理

1. 心理护理

手术前，护士应给予颌面部软组织损伤患者安慰和鼓励，态度要和蔼可亲、语速慢、语调温和，使其情绪逐渐稳定下来，能最大限度地配合。面对患者就诊时的烦躁与不安，护士应冷静对待，避免与其发生口角冲突，选取适当时机为患者讲解缝合的必要性与重要性，并告知患者，随着时间的推移，面部手术留下的瘢痕及色素沉着会逐渐淡化，从而减轻患者的顾虑。

2. 物品及器械准备

一次性口腔治疗盘、3%过氧化氢溶液、碘伏棉球、复方氯己定含漱液、生理盐水、无菌手套、无菌纱布、注射器、止血钳、组织镊、剪刀、复方阿替卡因肾上腺素注射液或2%利多卡因肾上腺素注射液、引流条、一次性针头、美容缝合线等。

3. 术前护理

询问患者的既往史、过敏史。调节椅位使患者舒适地仰卧于手术椅上，调整光源，为患者系好胸巾、戴护目镜，让患者用复方氯己定含漱液含漱。仔细观察患者生命体征的变化，不忽视任何一个细节，以免延误病情。若发现患者有休克体征，应考虑有无颅脑、胸、腹合并伤的存在，积极与急救中心联系，共同抢救。在紧急处理时，首先要防止窒息，保持气道通畅，然后进行止血、抗休克、抗感染治疗。嘱患者签署治疗知情同意书。

4. 术中护理

配合医师局部麻醉，协助医师用3%过氧化氢溶液和生理盐水交替彻底冲洗创口，将异物和血块彻底冲净，及时吸净患者口内的污液。冲洗后，配合医师铺巾、进行清创处理，准备碘伏棉球进行创口周围皮肤消毒，嘱患者不要做抬手等动作。协助医师一起检查活跃的出血点和撕裂、断裂的血管。若发现创口污染或感染，及时配合医师放置引流条。根据医师缝合要求按层剪断缝线，面部切口用无菌纱布覆盖，协助医师粘贴纱布、清理术区皮肤。根据伤口状况交代患者注射破伤风针，应用抗菌药物，预防和控制感染。

5. 术后护理及健康教育

帮助患者清理面部污渍，将口腔综合治疗椅复位、擦拭消毒。清点手术器械，使用过的一次性物品放在指定垃圾桶内，刀片、针等锐器放在指定的锐器盒内。使用过的物品表面进行终末消毒，器械进行消毒、灭菌。嘱患者保持口腔卫生，使用含漱液漱口。告知患者术后1～2天换药、7天拆线，如发现创口红肿疼痛，及时去医院复查。

二、智齿冠周炎冲洗术的护理

1. 心理护理

智齿冠周炎会引起疼痛、肿胀、吞咽困难、张口受限，易使患者心情紧张、焦虑不安。护士应耐心做好患者的心理疏导，细致地向患者及其家属解释智齿冠周炎的特点，提高患者对疾病的认识，使其积极配合治疗，争取早日康复。

2. 物品及器械准备

一次性口腔治疗盘、注射器、冲洗针头、生理盐水、3%过氧化氢溶液、碘甘油等。

3. 术前护理

询问患者的智齿发炎既往史。调节椅位使患者舒适地仰卧于手术椅上，调整光源，为患者系好胸巾、戴护目镜，让患者用含漱液含漱。核实患者智齿炎症情况。

4. 术中护理

备好生理盐水和3%过氧化氢溶液，分别连接好冲洗针头，递给医师。协助医师用3%

过氧化氢溶液和生理盐水交替冲洗智齿冠周盲袋，直至看见冲洗液变清亮，吸净唾液，局部蘸干，用探针蘸些许碘甘油送至盲袋内。

5. 术后护理及健康教育

帮助患者清理面部污渍，将口腔综合治疗椅复位、擦拭消毒。清点手术器械，使用过的一次性物品放在指定垃圾桶内，刀片、针等锐器放在指定的锐器盒内。使用过的物品表面进行终末消毒，器械进行消毒、灭菌。嘱患者注意休息，适度服用抗菌药物，并进食流食，禁食刺激性食物，禁烟禁酒。指导患者用含漱液每天数次漱口，保证口腔清洁。向患者讲解智齿冠周炎的危害及发病原因，叮嘱其遵医嘱，尽早拔除智齿，防止复发。

三、牙再植术的护理

1. 心理护理

热情接待患者，向患者介绍手术情况，让患者了解手术步骤、注意事项，给患者展示牙再植成功的照片、模型，消除其焦虑心理。观察患者生命体征、意识、瞳孔，排除脑外伤等情况，安抚好陪伴者，让其在诊室外耐心等候，告知有情况及时通知他们。学龄前儿童若哭闹、拒绝治疗，护士应耐心帮助患儿，态度要和蔼，使患儿产生信任感和安全感，切忌简单粗暴。

2. 物品及器械准备

一次性口腔治疗盘、庆大霉素或阿米卡星、复方阿替卡因肾上腺素注射液或2%利多卡因肾上腺素注射液、生理盐水、3%过氧化氢溶液、无菌手套、清创包、钢丝剪、无菌纱布、不锈钢结扎丝、牙弓夹板、牙钳、高速手机、小棉棒、抛光器、固定纤维、黏结剂、酸蚀剂、流动树脂、光固化灯等。

3. 术前护理

全面了解患者全身健康情况，询问患者的既往史、过敏史、系统性疾病史。护士带患者拍摄X线片，包括根尖片和曲面断层片。打开电脑，与医师共同核对患者姓名、年龄、手术牙位。调节椅位使患者舒适地仰卧于手术椅上，调整光源，为患者系好胸巾、戴护目镜，让患者用含漱液含漱。嘱患者签署治疗知情同意书。

4. 术中护理

配合医师用生理盐水冲洗脱位牙，将结石、色素沉着去除，将清理干净的离体牙浸泡在生理盐水中待用或用无菌纱布包裹。护士打开手术包，用无菌持物钳将器械按使用顺序摆放好，协助医师用3%过氧化氢溶液和生理盐水交替冲洗受伤的牙槽窝，并及时用吸引器吸引，防止患者呛咳。用刮匙刮除牙槽窝内的血凝块及异物，使受损的牙槽窝内充满新鲜血液，形成新鲜创面。牙龈撕裂首先对位缝合。牙槽窝骨折先复位再缝合牙周组织，协助医师将脱位牙植入牙槽窝，垂直方向轻叩牙冠使之完全复位。护士将预先弯制的麻花丝递给医师，横跨安置到两侧健康牙，在医师对牙齿进行酸蚀后，协助医师用负压吸管冲洗牙面，吹干，协助医师将黏结剂涂于牙齿表面，递树脂材料进行黏固。然后递高速手机和咬合纸给医师，进行咬合检查。

5. 术后护理及健康教育

帮助患者清理面部污渍，将口腔综合治疗椅复位、擦拭消毒。清点手术器械，使用过的一次性物品放在指定垃圾桶内，刀片、针等锐器放在指定的锐器盒内。使用过的物品表面进行终末消毒，器械进行消毒、灭菌。嘱患者咬纱球30分钟来帮助牙齿复位及固定。告知患者术后3天内尽量进食流质或软食并避免用患侧咀嚼，进营养丰富的饮食，术后3个月内以软食为主。半年后可恢复正常饮食。术后常规使用抗菌药物3~7天，外伤严重者要注射破伤风抗毒素。餐后用复方氯己定含漱液漱口，保持口腔卫生。嘱患者术后1周、2周复诊，以评估牙齿动度。术后1个月、3个月、6个月、12个月复查。若有不适，随时来医院复诊。

四、简单牙拔除术的护理

1. 心理护理

护士热情接待患者，向患者解释拔除患牙的必要性、方法、步骤、治疗时间、预后、并发症。对情绪紧张的患者给予安抚，并耐心解释和疏导，使患者对拔牙有正确的认识和足够的思想准备，消除紧张情绪。

2. 物品及器械准备

一次性口腔治疗盘、0.2%碘伏棉球、止血纱布、牙挺、牙钳、刮匙、骨锤、牙龈分离器、骨膜剥离器、一次性针头、注射器、复方阿替卡因肾上腺素注射液或2%利多卡因肾上腺素注射液、缝线、缝针、持针器、骨凿、含漱液、眼科剪等。

3. 术前护理

询问患者的既往史、药物过敏史，是否空腹，有无心血管、血液、内分泌等系统性疾病。若是女性患者，询问其是否在月经期或妊娠期。告知患者在治疗过程中不要用口呼吸，如有不适举手示意，不能随意讲话、转动头部及躯干，以免误伤口腔软组织。说明术中可能出现的状况及解决方法，如敲锤引起的震动、触觉与痛觉的区别、感觉到恶心时可通过深呼吸缓解等，使患者更好地配合治疗。调节椅位使患者舒适地仰卧于手术椅上，调整光源，为患者系好胸巾、戴护目镜，嘱老年患者取出活动义齿，让患者用复方氯己定含漱液含漱。嘱患者签署治疗知情同意书。

4. 术中护理

协助医师进行局部麻醉，分离牙龈，用牙钳拔除患牙或先用牙挺柄松患牙后拔除，部分患牙在去骨后拔除。局部麻醉后观察、询问患者有无全身不适，观察患者面色、呼吸、脉搏等，以防止局部麻醉并发症的发生。术中置吸唾管于患侧舌下及时吸净唾液及血液，术中需要护士用骨锤敲击牙挺柄以配合拔牙。协助增隙，护士右手持锤，敲击时保持肘关节不动，以腕关节力量"闪电"式锤击，力量宜适中，如拔下颌牙，护士应左手握拳托住术侧下颌骨体部，避免导致颞颌关节损伤甚至下颌骨骨折。锤击方向应对准牙挺并与牙体长轴方向一致。术中根据手术需要随时调整光线、添加敷料。遇手术渗血较多时，可用含0.1%肾上腺素小棉球止血。难度较大的死髓牙拔除术因手术时间较长及锤击等原因，患者可能诉说疼痛、疲劳甚至要求终止拔牙，此时护士要给予安慰和鼓励，并配合穴位按压止痛，常首选对侧合谷穴及同侧下关穴，通常此时患者会感觉到医护人员特别亲切，信心会大增，从而继续配合医师完成手术。在整个手术过程中，护士应密切观察患者因疼痛、紧张等引起的各种意外情况，以便及早发现、及时处理。在牙齿拔除后，配合医师将止血药粉剂、碘仿明胶海绵置入拔牙窝内，可以有效地防止干槽症的发生。

5. 术后护理及健康教育

指导患者30分钟后取出创口上压迫止血的纱卷或棉球，术后1~2天唾液会有淡红色血丝，属正常现象，无须处理。如果创面有活动性出血，应及时复诊。麻药药效消失后，创口会感觉疼痛，一般无须处理，必要时可服用止痛药。术后不适症状一般2~3天可缓解，局部出现明显肿痛或出血应及时复诊。术后当天不能做剧烈运动或重体力劳动，不吸烟，不饮酒，不吸吮伤口，不刷牙漱口。术后2小时才能进食，手术当天可进食温凉软食或流质软食。预防感染，遵医嘱服用抗菌药物。预约复诊时间，如有缝线，嘱患者1周后复诊拆线，不适随诊。

五、阻生齿拔除术的护理

1. 心理护理

多数患者对拔除阻生牙过程不了解，对使用锤子敲击和用涡轮机产生畏惧，护士应耐心细致讲解，态度和蔼、语速缓慢，让患者体会到亲近感，从而减轻患者恐惧心理。详细向患者介绍拔牙过程，告知患者手术过程中配合的必要性。告知患者手术中可能会出现的感觉及配合方法，告知患者拔牙前医师会做局部麻醉，所以不会疼痛，但会有不适的感觉，让患者做好心理准备。

2. 物品及器械准备

一次性口腔治疗盘、复方阿替卡因肾上腺素注射液或2%利多卡因肾上腺素注射液、止血药、生理盐水、明胶海绵、高速手机、车针、刀柄、刀片、注射器、棉球、棉签、复方氯己定含漱液、碘伏、洞巾、牙钳、根尖挺、三角挺、双面凿、增隙器、持针器、缝针、缝线、刮匙、单面凿等。

3．术前护理

护士应询问患者的既往史，询问是否有心脏病、高血压、糖尿病。对女性要询问月经情况及是否妊娠。调节椅位使患者舒适地仰卧于手术椅上，调整光源，为患者系好胸巾、戴护目镜。拔上颌牙时，保证上颌殆平面和地平面之间的夹角为45°～60°，且上颌高度为手术医师肘关节及肩关节之间。拔下颌牙时，保证下颌殆平面和地平面平行，且高度为手术医师肘关节水平线以下。让患者用复方氯己定含漱液含漱。嘱患者签署治疗知情同意书。

4．术中护理

护士在患者的颌下铺治疗巾，协助医师给患者局部麻醉。当医师行切开翻瓣时，护士应保证手术视野清晰，及时用吸唾管吸净唾液和血液。为使手术视野充分暴露，护士应使用拉钩并充分止血。医师实施去骨劈牙和增隙前，护士用手托住患者的患侧下颌，以便支撑患侧的下颌角，并减弱敲击时对头部的震动同时减轻不适感，保护颞下颌关节以免受损伤。若拔除高位阻生牙或拔除低位阻生牙冠部有阻力，医师需要使用高速手机破冠减少阻力，护士应及时吸净唾液和血液，使手术视野清晰。在手术过程中，护士应密切观察患者的病情变化及面部表情，如出现大汗淋漓、呼吸加快、脉搏细弱等情况，要立即报告医师并做好抢救准备。由于拔除阻生牙创面较大，需要严密处理伤口，用刮匙刮净碎屑残渣，对于需要缝合伤口者，护士应协助医师压迫止血、缝合、剪线。

5．术后护理及健康教育

帮助患者清理面部污渍。将口腔综合治疗椅复位、擦拭消毒。清点手术器械，使用过的一次性物品放在指定垃圾桶内，刀片、针等锐器放在指定的锐器盒内。使用过的物品表面进行终末消毒，器械进行消毒、灭菌。把拔出的牙给患者过目，并征求患者同意后再做处理。嘱患者咬紧棉花30～40分钟再取出，拔牙当天给予局部冷敷，以免出血、肿胀、减轻疼痛。遵医嘱给患者口服抗炎药，并注意口腔卫生，预防感染。术后24小时内唾液中混有淡红色血丝为正常现象，不用担心。拔牙当天不能刷牙、漱口，避免剧烈运动（如打球、游泳、跑步等），不能舔和吸吮伤口，不要反复吐唾液，以免口腔内负压增加造成血块脱落、出血或感染。拔牙当天不宜吃太热、太硬的食物，可进食凉、软流食，避免吸烟、喝酒。嘱患者术后5～7天拆线，如出血过多和剧烈疼痛等，应及时到医院复诊。

六、心电监护下牙拔除术的护理

1．心理护理

心血管疾病患者对拔牙具有恐惧心理，精神紧张加上拔牙刺激，可使血压一过性升高，加重原有症状，诱发心律失常。护士应耐心细致地向患者解释麻醉、手术过程及术中可能出现的反应和配合方法，使患者消除顾虑，理解并配合治疗。对于极度紧张、恐惧者，必要时给予适量的镇静剂，与患者密切沟通，向其说明手术安全性及先进性，消除恐惧，减轻紧张、焦虑等。给予患者充分安慰和鼓励，提高配合性，稳定情绪。

2．物品及器械准备

一次性口腔治疗盘、牙龈分离器、止血海绵、纱布、牙挺、拔牙钳、持针器、锤子、咬骨钳、骨膜分离器、缝合针线、三角挺、凿子、剪刀、根尖挺、骨锉、麻醉药品等。

急救物品及药物：心电监护仪、除颤仪、氧气、吸引器、气管切开包、硝酸甘油、维拉帕米、异山梨酯、地高辛等。

特殊准备：调节手术室湿度为 50% ~ 60%，温度为 22 ~ 24℃。

3．术前护理

让患者休息 15 ~ 20 分钟，护士详细询问疾病史、药物过敏史，仔细查看心电图，测量血压，血压大于 180/100 mmHg 的患者需于术前 1 小时服用降压药，待血压降到正常值后方可拔牙。风湿性心脏病患者应术前连续服用抗菌药物 3 ~ 5 天，以预防细菌性心内膜炎。调节椅位使患者舒适地仰卧于手术椅上，调整光源，为患者系好胸巾、戴护目镜，让患者用含漱液含漱。嘱患者签署治疗知情同意书。

4．术中护理

注射麻醉药后，护士应注意观察患者有无不良反应，如面色苍白、出汗、精神恍惚等。遵医嘱需要敲锤时，应告知患者会有震颤感。拔下颌牙敲锤要托住下颌骨。术中护士随时观察心电图变化，及时准确测量血压并记录，密切观察患者的精神状态、意识、面色、呼吸及有无抽搐、寒战。应重视患者主诉，如头晕、头痛、胸闷，发现异常及时报告医师处理。如出现呼吸困难，应给予氧气吸入。若患者出现心悸、胸闷、头痛、头晕、面色苍白，应立即停止拔牙手术。

5．术后护理及健康教育

帮助患者清理面部污渍，将口腔综合治疗椅复位、擦拭消毒。清点手术器械，使用过的一次性物品放在指定垃圾桶内，刀片、针等锐器放在指定的锐器盒内。使用过的物品表面进行终末消毒，器械进行消毒、灭菌。术后 15 分钟若患者生命指标平稳，可为其解除心电监护装置。30 分钟后嘱患者将口内纱布卷吐出。告知患者注意保护伤口，拔牙当天不能刷牙，以防拔牙窝感染或血管破裂出血。术后 2 小时后方可进食，宜吃温凉、稀软的食物。术后不要剧烈运动。嘱患者勿频繁吐唾液或吸吮伤口，避免牙窝内有血块脱落。告知患者术后局部疼痛属正常反应，可于 24 小时内冷敷手术部位。若术后有明显的肿痛、发热、出血、开口困难等，要及时就诊。

（谭开丽）

第二章

急诊科护理

第一节　昏迷

昏迷是处于对外界刺激无反应的状态，且不能被唤醒去认识自身或周围环境，并伴有运动、感觉、反射功能障碍及尿便失禁等，而生命体征如呼吸、脉搏和血压等存在。昏迷是一种常见的临床表现，可见于多种疾病。

一、病因

昏迷病因复杂，目前临床尚无统一的分类方法。

1. 颅内疾病

（1）局限性病变：脑血管病，如脑出血、脑梗死、短暂性脑缺血发作等；颅内占位性病变，如颅内肿瘤、脑脓肿、脑寄生虫囊肿等；颅脑外伤，如脑挫裂伤、颅内血肿等。

（2）脑弥漫性病变：颅内感染性疾病，如各种脑炎、脑膜炎、颅内静脉窦感染等；蛛网膜下腔出血；弥漫性颅脑损伤；脑水肿；癫痫发作，脑变性及脱髓鞘性病变。

2. 全身性疾病（颅外疾病）

（1）外源性中毒：如工业毒物、农药、药物、植物或动物类中毒。

（2）急性感染性疾病：如各种败血症、感染中毒性脑病。

（3）内分泌与代谢性疾病：如肝性脑病、肺性脑病、糖尿病性昏迷、垂体危象、甲状腺危象、乳酸酸中毒。

（4）缺乏正常代谢物质：如缺氧导致的一氧化碳中毒、低血糖导致的胰岛素注射过量、缺血导致的各种心律失常，水、电解质紊乱导致的高渗、低渗性昏迷，物理性损害导致的电击伤、溺水等。

二、急诊处理

首先要稳定昏迷患者的生命体征，这比明确诊断更重要。

1. 保持呼吸道通畅

必要时进行气管插管；建立静脉通路补液以维持有效循环血量，稳定生命体征。

2. 对症治疗

预防或者抗感染治疗；控制血压和高热，控制抽搐，减低脑缺氧损害，予以地西泮 10 ~ 20 mg 缓慢静脉注射；对于颅内压增高患者，应予甘露醇 125 ~ 250 mL 快速静脉滴注；外伤引起的昏迷应尽快控制出血，必要时可进行外科手术治疗。

3. 病因治疗

昏迷患者的重要治疗是找出导致昏迷的原因，针对主要疾病进行病因治疗。感染性疾病所致昏迷，须及时有效地给予抗感染治疗；内分泌和代谢性障碍所致昏迷，须针对其特殊病因进行治疗；外源性中毒所致昏迷，须采取特殊的解救措施。

4. 其他治疗

注意保持口腔、呼吸系统、泌尿系统等清洁，预防感染；给予促醒药物，如醒脑静注射液；纠正水及电解质紊乱等。

三、护理措施

1. 保持呼吸道通畅

（1）舌后坠影响呼吸时，可去枕，使头部充分后仰，开放气道或置入口咽通气导管。

（2）应采取侧卧位或侧俯卧位，头偏向一侧，以利于呼吸道分泌物引流，也可防止分泌物或呕吐物吸入肺内，预防肺部并发症的发生。

（3）患者分泌物多时，应迅速吸痰以保持呼吸道通畅，一般每 15 ~ 30 分钟吸痰 1 次，吸痰应注意无菌操作。如痰液多，黏稠且深不易吸引，严重影响通气功能时，可行气管内插管或气管切开术。

2. 迅速建立静脉通路

可维持有效循环功能。

3. 给氧

给氧的目的在于纠正缺氧及保持组织细胞内的氧张力，根据缺氧的严重程度具体给予氧流量。

4. 安全护理措施

患者意识不清，易发生坠床、烫伤、碰伤等情况，应及时采取保护性措施，如加用床栏、去除义齿、发卡、剪短指甲，以免抓伤。为防止患者舌咬伤，应准备开口器、舌钳和纱布等，有抽搐时，上下臼齿之间放置牙垫，以防舌咬伤。

5. 密切观察生命体征的变化

注意观察患者昏迷程度是否加重，记录昏迷患者的瞳孔、体温、脉搏、呼吸、血压及抽搐等情况，如昏迷双侧瞳孔大小不等，一般病灶侧瞳孔散大。对病情危重的昏迷患者，伴有血压下降时，应每 15 ~ 30 分钟观察、测量血压 1 次并记录，同时监测尿量，及时安放休克卧位，并配合医师积极抢救。

6. 对症护理

（1）口腔护理：昏迷患者一般机体抵抗力减弱，口腔内细菌极易繁殖，造成口腔炎和吸入性肺炎，故昏迷患者口腔护理十分重要。每天用生理盐水清洁口腔2～3次，不能张口者，可在压舌板或开口器的协助下进行口腔护理。护理时严防棉球遗留在口腔内。

（2）皮肤护理：昏迷患者大多尿便失禁，出汗多，护理人员应随时给患者擦洗、更换床单及衣服。保持皮肤清洁和干燥，以减少局部皮肤受压和尿液浸泡，故一般每2～3小时翻身1次，必要时每小时翻身1次，建立床头翻身记录卡片。协助患者翻身时，应避免拖、拉、推的动作，以防擦破皮肤。经常保持床铺干燥、清洁和平整，衣物要柔软。对易发生压疮的部位，可采用气圈、海绵垫、软枕等以减轻压力；对于水肿及肥胖者，不宜用橡胶气圈，因局部压力重，反而影响血液循环，妨碍汗液蒸发而刺激皮肤；可根据不同部位制作柔软及大小合适的海绵垫或棉圈，使受压部位能悬空，还要经常检查受压部位，定时用50%乙醇按摩背部及受压处；每天用温水擦洗受压部位，除保持局部清洁外，还可促进血液循环，改善局部营养状况。

（3）眼的护理：昏迷患者的眼常不能闭合或闭合不全，易发生角膜炎、角膜溃疡。在护理上，宜用生理盐水纱布盖眼进行保护，如眼有分泌物，则用专用生理盐水冲洗干净，应注意防止异物对角膜的损伤和感染的发生。

（4）预防消化道出血：神经内科急症，尤其是脑出血、脑梗死、蛛网膜下腔出血等所致昏迷患者，常易出现胃肠道的应激性溃疡和出血，因此，每次鼻饲前应检查有无腹胀及咖啡色液体，如出现消化道出血，除给予全身用药外，还应加强局部用药或鼻饲冰水或冰奶，严重者应暂停鼻饲，密切观察出血量及血压情况，必要时进行胃肠减压，做好抢救工作。

（5）尿便的护理：昏迷患者常因意识不清而发生尿潴留，可采取导尿术，应严格无菌操作，防止发生尿路感染。少尿、无尿应严格记录尿量，每天尿量不应小于1 000 mL。长期留置导尿管者，应每天进行膀胱冲洗1～2次。昏迷患者易发生便秘，如3天无排便，可给予番泻叶冲服，必要时进行灌肠（脑出血急性昏迷及颅内压增高患者不宜灌肠）。准确记录排便次数及量。

（张佳佳）

第二节 急性有机磷农药中毒

急性有机磷农药中毒是指短期内大量有机磷农药进入人体，抑制了胆碱酯酶的活性，造成组织中乙酰胆碱大量积聚，出现以毒蕈碱样、烟碱样和中枢神经系统症状为主要表现的全身性疾病。

一、有机磷农药的分类

按有机磷农药对人体的毒性，可分为四类。

1. 剧毒类

甲拌磷（3911）、对硫磷（1605）、内吸磷（1059）等。

2. 高毒类

敌敌畏、甲基对硫磷、氧乐果、甲胺磷等。

3. 中毒类

乐果、敌百虫、乙硫磷等。

4. 低毒类

马拉硫磷、辛硫磷等。

二、临床表现

急性中毒的发病时间与毒物的种类、剂量和侵入途径等有关。经皮肤吸收，一般在接触 2 小时后发病，口服中毒在 10 分钟至 2 小时内出现症状。

1. 毒蕈碱样症状

又称 M 样症状。主要是副交感神经末梢兴奋，类似毒蕈碱作用，出现最早。表现为：①腺体分泌增加，流涎、流泪、流涕、多汗、咳痰，重者出现肺水肿等；②平滑肌痉挛，恶心、呕吐、腹痛、腹泻、尿频、气促或呼吸困难；③括约肌松弛，尿便失禁等，此外，还有心跳减慢和瞳孔缩小。

2. 烟碱样症状

又称 N 样症状。主要是乙酰胆碱在神经 – 肌肉接头处、交感神经节蓄积所致。表现为：①肌纤维颤动，开始为局部如眼睑、面、舌、四肢肌纤维颤动，逐渐发展至全身肌纤维颤动，有全身紧束感、压迫感，而后发生肌力减退和瘫痪，呼吸肌麻痹引起周围性呼吸衰竭；②交感神经节后纤维释放儿茶酚胺使血管收缩，出现皮肤苍白、血压升高、心律失常等。

3. 中枢神经系统症状

早期有头痛、头晕、疲乏、烦躁不安、失眠、共济失调、谵妄，重者有抽搐、昏迷，可因呼吸中枢抑制而出现中枢性呼吸衰竭、死亡。

4. 局部损害

敌敌畏、对硫磷、敌百虫接触皮肤后，可引起过敏性皮炎，出现水疱和剥脱性皮炎。滴入眼内可引起结膜充血和瞳孔缩小。

5．迟发症和并发症

（1）迟发性多发性神经病：个别急性中毒患者在重度中毒症状消失后 2～3 周，主要表现为肢体末端麻木、无力，下肢瘫痪和四肢肌肉萎缩等神经系统症状。

（2）中间型综合征：少数患者在急性中毒症状缓解后和迟发性神经病变发生前，在急性中毒后 24～96 小时，突然发生死亡，称为中间型综合征。可能与胆碱酯酶受到长期抑制，影响神经－肌肉接头处突触后功能有关。死亡前可先有颈、上肢及呼吸肌麻痹。

（3）中毒"反跳"：表现为急性症状好转后数日至 1 周，再次突然出现昏迷、肺水肿或突然死亡，见于乐果、马拉硫磷口服中毒，可能与残留在皮肤、毛发和胃肠道的有机磷药物重新吸收或解毒药减量过快、停药过早有关。

三、辅助检查

（1）全血胆碱酯酶活力的测定：是较专一的辅助诊断方法，对早期诊断、中毒程度分度和指导重活化剂的使用都很有意义。

（2）血、胃内容物及可疑污染物的有机磷测定。

（3）尿中有机磷代谢产物的测定：如接触敌百虫时，尿中三氯乙醇含量增高；对硫磷等其他含有对位硝基苯的毒物中毒时，尿中可排出对位硝基酚。

（4）血液生化检查：血常规、肾功能、肝功能、心肌酶、电解质等。

（5）动脉血气分析：呼吸衰竭者应及时进行动脉血气分析。

（6）肌电图：怀疑有机磷农药中毒致迟发性多发性神经病变或中间型综合征时，可行肌电图检查。

四、救治原则

彻底清除毒物（关键），消除乙酰胆碱蓄积，恢复胆碱酯酶活力，严密监测病情，防止"反跳"，做好心理疏导工作，掌握转诊指征。

五、救治要点

1．彻底清除毒物，防止毒物继续吸收

首先要将患者立即撤离现场，脱去污染的衣服，用肥皂水清洗污染的皮肤、毛发和指甲。眼部污染可用 2% 碳酸氢钠溶液或生理盐水冲洗；口服中毒者用清水、2% 碳酸氢钠溶液（敌百虫中毒忌用）或 1∶5 000 高锰酸钾溶液（对硫磷中毒忌用）反复洗胃，直至洗出的液体清澈、无异味为止。洗胃后给予硫酸钠导泻，必要时灌肠，促使进入肠道的毒物尽快排出。

2. 应用特效解毒药物

一旦诊断明确，应在洗胃的同时尽早、足量使用特效解毒药抗胆碱药和胆碱酯酶复活药治疗，两者合用可取长补短，增强协同作用。

（1）抗胆碱药：早期、足量、重复给药。临床上常选用阿托品，阿托品只阻断 M 受体，对缓解毒蕈碱样症状和对抗呼吸中枢抑制有效，但对缓解烟碱样症状和恢复胆碱酯酶的活力无效。阿托品化的表现为瞳孔较前扩大、口干、皮肤干燥、颜面潮红、肺部啰音消失及心率增快（重度中毒患者用阿托品后，肺部啰音消失，为最主要的阿托品化指征）。达阿托品化后，应"减量－维持量－停药"，以防病情反复。一般维持用药至症状、体征基本消失 24 小时后，病情无变化才能考虑停药观察。阿托品的持续用药时间一般为 3 ～ 7 天。

治疗中如出现瞳孔散大、狂躁不安、谵妄、抽搐、高热、心动过速、尿潴留等，提示阿托品中毒，应立即停用阿托品，补液、利尿、促进排泄。症状重者用毛果芸香碱每次 5 ～ 10 mg，皮下注射，15 ～ 30 分钟重复；狂躁不安或抽搐者给予地西泮 10 ～ 20 mg 肌内注射；高热者给予物理降温或冬眠疗法。

（2）胆碱酯酶复活药：可恢复胆碱酯酶的活力，但对已老化的胆碱酯酶无效，中毒后应尽早（3 天内）、足量使用，可明显解除烟碱样作用。常用药物有氯解磷定、碘解磷定、双复磷等。氯解磷定既可静脉注射又能肌内注射，不良反应较小，世界卫生组织（WHO）将氯解磷定推荐为急性有机磷农药中毒的首选肟类复活药。用法：轻、中度中毒，分别为 0.5 g、0.75 g，肌内注射或稀释后缓慢静脉注射，必要时 2 小时后重复给药；重度中毒，肌内或稀释后缓慢静脉注射，以后根据病情每 1 ～ 4 小时给药 1 次，每天不超过 10 g。氯解磷定和碘解磷定对甲拌磷、对硫磷、内吸磷、甲胺磷等中毒疗效好。双复磷对敌敌畏及敌百虫中毒效果较好。

该类药物的不良反应有短暂的眩晕、视物模糊、复视、血压升高等，用量过大可引起癫痫样发作和抑制胆碱酯酶活力，注射速度过快可导致暂时性呼吸抑制。

3. 对症治疗

（1）救治过程中要经常注意清除毒物，防止毒物继续吸收。

（2）重度中毒尤其是就医较迟、洗胃不彻底、吸收毒物较多者，血液灌流或血液置换可作为辅助排毒措施。

（3）保持呼吸道通畅。呼吸困难、发绀时，立即吸氧。呼吸衰竭时，进行人工辅助呼吸。

（4）镇静抗惊，地西泮 10 ～ 20 mg 肌内注射或静脉注射，必要时可重复。

（5）维持循环功能，防治休克，纠正心律失常。

（6）防治脑水肿，给予利尿脱水剂，临床上常用 20% 甘露醇 250 mL 快速静脉滴注，

15 ~ 30分钟滴完，每6 ~ 8小时1次。地塞米松大剂量短程治疗，每天30 ~ 60 mg分数次静脉给药。

（7）维持液体、电解质、酸碱平衡。

（8）防治肺部感染、保肝治疗、加强护理等。

六、护理诊断

（1）体液不足：电解质紊乱，与有机磷农药致严重吐泻、大汗有关。

（2）有误吸的危险：与意识障碍、洗胃等操作有关。

（3）营养失调：低于机体需要量。

（4）知识缺乏：缺乏有机磷农药毒性知识。

（5）恐惧、焦虑：与担心预后有关。

七、护理措施

（1）按内科疾病一般护理常规。

（2）服毒者应立即催吐、洗胃和导泻，用1∶5 000高锰酸钾溶液或生理盐水洗胃，直至洗出液无异味为止；敌百虫中毒者忌用碱性溶液洗胃，留存胃内容物送检。

（3）经皮肤和呼吸道吸入中毒时，立即离开现场，更衣，清洗皮肤及污染的头发，眼被污染时用生理盐水冲洗。

（4）高热抽搐时，给予物理降温。躁动剧烈者，按医嘱给予少量镇静剂。

（5）保持呼吸道通畅，呼吸困难立即给氧。按医嘱注射呼吸兴奋剂。气管内分泌物多时，给予吸痰，并备好气管切开物品。

（6）应用特效解毒剂时，应注意观察药物反应。阿托品化患者可出现口干、面色潮红、瞳孔较前扩大、烦躁、脉速等，但应注意避免过量中毒。

（7）严密观察有无肺水肿和脑水肿体征，注意体温、脉搏、呼吸、血压、瞳孔、意识的变化，如昏迷者，按昏迷患者常规护理。

（8）加强心理护理，对服毒自杀者应加强防范，防止再次自杀。

（张佳佳）

第三章

胃肠外科护理

第一节　肠梗阻

一、概述

肠内容物不能正常运行，即不能顺利通过肠道，称为肠梗阻，在外科急腹症中发病率仅次于阑尾炎和胆管疾病。肠梗阻患者的病情复杂多变，发展迅速，若处理不及时常危及生命，尤其是绞窄性肠梗阻，死亡率仍较高。

（一）分类

1. 按肠梗阻发生的基本原因分类

可分为三类。

（1）机械性肠梗阻：是各种机械性原因导致的肠腔狭窄、肠内容物通过障碍。临床以此类最常见。主要原因包括：①肠腔堵塞，如结石、粪块、寄生虫及异物等；②肠管受压，如肠扭转、腹腔肿瘤压迫、粘连引起的肠管扭曲、腹外疝及腹内疝等；③肠壁病变，如肠肿瘤、肠套叠及先天性肠道闭锁等。

（2）动力性肠梗阻：为神经反射异常或毒素刺激造成的肠运动紊乱，而无器质性肠腔狭窄。它可分为：①肠麻痹，见于急性弥漫性腹膜炎、腹内手术、低钾血症等；②肠痉挛，见于慢性铅中毒和肠道功能紊乱。

（3）血运性肠梗阻：较少见，是由于肠系膜血管栓塞或血栓形成，使肠管缺血、坏死而发生肠麻痹。

2. 按肠壁有无血运障碍分类

可分为两类。

（1）单纯性肠梗阻：只是肠内容物通过受阻，而无肠壁血运障碍。

（2）绞窄性肠梗阻：肠梗阻并伴有肠壁血运障碍。除见于血运性肠梗阻外，还常见于绞窄性疝、肠扭转、肠套叠等。

3．其他分类

①按梗阻的部位，分为高位（如空肠上段）肠梗阻和低位（如回肠末端和结肠）肠梗阻；②根据梗阻的程度，分为完全性肠梗阻和不完全性肠梗阻；③按肠梗阻的病程，分为急性肠梗阻和慢性肠梗阻。

若一段肠袢两端完全阻塞，则称为闭袢性肠梗阻，容易发生肠坏死和穿孔。

（二）病理生理

肠梗阻发生后，肠管局部和机体全身将出现一系列病理生理变化。

（1）局部变化：急性肠梗阻时，梗阻部位以上肠管因大量积液积气而扩张，为克服梗阻而蠕动增强，产生阵发性腹痛和呕吐。肠腔积气、积液导致肠管膨胀。梗阻部位越低、时间越长，肠膨胀越明显。随着肠腔内压力不断地升高并压迫肠管，肠壁血运发生障碍，最后引起肠管坏死而溃破穿孔。慢性肠梗阻患者可引起梗阻近端肠壁肥厚。

（2）全身改变：具体如下。①体液丧失：由于不能进食及频繁呕吐，肠腔积液，再加上肠管高度膨胀，血管通透性增强，使血浆外渗，导致水分和电解质大量丢失，造成严重的脱水、电解质紊乱及代谢性酸中毒。②细菌繁殖和毒素吸收：由于梗阻以上的肠腔内细菌大量繁殖并产生大量毒素及肠壁血运障碍致通透性增加，细菌和毒素可以透过肠壁引起腹腔内感染，经腹膜吸收引起全身性感染和中毒。③呼吸和循环功能障碍：肠管内大量积气、积液引起腹内压升高，膈肌上抬，影响肺的通气及换气功能；腹内压增高可阻碍下腔静脉血回流，而大量体液丧失、血液浓缩、电解质紊乱、酸碱平衡失调、细菌大量繁殖及毒素释放等均可导致微循环障碍，严重者还可致多系统器官功能障碍综合征。

二、护理评估

（一）健康史

了解患者有无腹部手术或外伤史，有无腹外疝、腹腔炎症及肿瘤病史，有无习惯性便秘，既往腹痛史及本次发病的诱因等。例如，粘连性肠梗阻多有腹部手术、感染或创伤史；习惯性便秘的老年人易发生乙状结肠扭转及粪块肠堵塞；婴幼儿易患肠套叠；农村小儿易患蛔虫性肠堵塞；有腹外疝者，注意其肠梗阻可能是疝嵌顿所致。

（二）临床表现

各类肠梗阻的原因、部位、病变程度、发病急缓及临床表现有所不同。但都存在共同的表现是腹痛、呕吐、腹胀及肛门排气排便停止四大症状。

1．症状

（1）腹痛：机械性肠梗阻发生后，梗阻部位以上肠管蠕动增强，表现为阵发性绞痛，多位于腹中部；当腹痛的间歇期不断缩短，甚至成为剧烈的持续性腹痛时，应考虑绞窄性肠梗阻的可能；麻痹性肠梗阻为全腹持续性胀痛；肠扭转所致闭袢性肠梗阻多为突发性持续性腹部绞痛伴阵发性加剧。

（2）呕吐：与肠梗阻的部位、类型有关。早期呕吐呈反射性，吐出物为食物或胃液。高位肠梗阻呕吐出现早且频繁，呕吐物为胃液、十二指肠液和胆汁；低位肠梗阻呕吐出现迟且少，呕吐物为带臭味粪样物；绞窄性肠梗阻呕吐物为血性或棕褐色液体；麻痹性肠梗阻呕吐呈溢出性。

（3）腹胀：梗阻发生一段时间后可出现腹胀，其程度与梗阻部位及性质有关，高位肠梗阻腹胀轻，低位肠梗阻腹胀明显。麻痹性肠梗阻表现为显著的均匀性腹胀。

（4）肛门排气排便停止：完全性肠梗阻发生后，患者多不再排气排便，但梗阻部位以下肠腔内残存的粪便和气体仍可自行排出或经灌肠后排出，故不能因此而否定肠梗阻的存在；某些绞窄性肠梗阻，如肠套叠、肠系膜血管栓塞或血栓形成，可排出血性黏液样粪便。

2．全身表现

单纯性肠梗阻早期，患者多无明显的全身症状。肠梗阻晚期或绞窄性肠梗阻患者可表现为唇干舌燥、眼窝内陷、皮肤弹性减退、尿少或无尿等脱水征，或体温升高、脉搏细速、呼吸浅快、血压下降、面色苍白、四肢发凉等中毒和休克征象。

3．腹部体征

（1）视诊：肠梗阻患者多可见腹部膨隆。单纯性机械性肠梗阻可出现腹痛发作时肠型和肠蠕动波，麻痹性肠梗阻满腹膨隆，粘连性肠梗阻患者腹部多可见到手术瘢痕。

（2）触诊：单纯性肠梗阻可有腹部轻度压痛，但无腹膜刺激征；绞窄性肠梗阻腹部可有固定压痛或触及有触痛的包块和腹膜刺激征。

（3）叩诊：肠梗阻患者多为鼓音，但绞窄性肠梗阻患者如腹腔渗出液较多时，可出现移动性浊音。

（4）听诊：单纯性机械性肠梗阻腹痛发作时可有连续高亢的肠鸣音，或呈气过水音或金属音；而绞窄性或麻痹性肠梗阻患者，肠鸣音减弱或消失。

4．直肠指检

如触及肿块，可能为直肠肿瘤、极度发展的肠套叠的头部或低位肠腔外肿瘤，指套染血时要考虑肠绞窄的发生。

（三）心理状况

因急性肠梗阻多起病急骤，病情较重，患者忍受着病痛折磨，常产生不同程度的焦虑或恐惧，如易躁、易怒、忧郁、哭泣等；对手术及预后有顾虑，尤其是粘连性肠梗阻易反复多次发作或需多次手术，常使患者情绪消沉、悲观失望，甚至不配合治疗与护理。

（四）辅助检查

（1）实验室检查：①肠梗阻患者出现脱水、血液浓缩时血红蛋白、血细胞比容及尿比重升高，绞窄性肠梗阻多会有白细胞计数及中性粒细胞比例升高；②血气分析和血清 Na^+、H^+、K^+、Cl^-、尿素氮、肌酐等检查可了解酸碱、电解质及肾功能的情况；③呕吐物及粪便检查可见大量红细胞或隐血阳性。

（2）X 线检查：肠梗阻发生 4 小时后，腹部立位或侧卧透视或摄片可见多个气液平面及胀气肠袢；空肠梗阻时，空肠黏膜的环状皱襞可显示"鱼肋骨刺状"改变。结肠胀气位于腹部周边，并显示结肠袋形；绞窄性肠梗阻时，可见孤立、突出胀大的肠袢，不因时间而改变位置。当怀疑肠套叠、乙状结肠扭转或结肠肿瘤时，可做钡剂灌肠检查，常能提供重要资料。

三、常见肠梗阻

1. 粘连性肠梗阻

①是最常见的机械性肠梗阻。②多有腹腔手术、创伤、感染史，以腹腔手术最为多见。③有较典型的机械性肠梗阻表现。④多为单纯性不全性肠梗阻，粘连索带可引起完全性或绞窄性肠梗阻。

2. 肠扭转

①小肠扭转较多见，多见于青壮年男性，多有饱餐后剧烈活动史；腹部剧烈绞痛多在脐周，为持续性疼痛、阵发性加剧，常牵涉腰背部，患者往往不敢平仰卧；呕吐频繁，腹胀不显著或不对称，严重者有明显腹膜刺激征；移动性浊音阳性，可无高亢的肠鸣音；X 线检查符合绞窄性肠梗阻的表现，还可见空肠和回肠换位，或排列成多种形态的小跨度蜷曲肠袢等特有的征象。②乙状结肠扭转多见于男性老年人，常有习惯性便秘，或有多次腹痛发作经排便、排气后缓解的病史；除腹部绞痛外，有明显腹胀，但呕吐一般不明显；低压灌肠灌入量往往不超过 500 mL，钡剂灌肠 X 线检查见扭转部位钡剂受阻，钡影尖端呈"锥形"或"鸟嘴形"阴影。

3. 肠套叠

①原发性肠套叠多见于 2 岁以下小儿，尤以 4 ~ 10 月龄婴儿发病率最高，与饮食性质改变引起的肠功能紊乱有关，以回肠结肠型最为多见；其典型的三大表现为阵发性腹痛（哭闹）、果酱样黏液血便和腊肠形腹部肿块；空气或钡剂灌肠 X 线检查可见空气或钡剂在结肠内逆行受阻，受阻端呈"杯口状"或"弹簧状"阴影。②继发性肠套叠多见于成人，多因肠息肉、炎症、肿瘤、憩室等引起，症状不典型，多为不全性肠梗阻，少有

血便。

4. 肠堵塞

以蛔虫团或粪块堵塞多见。蛔虫性肠堵塞多见于农村地区的儿童。有便虫、吐虫史，多为不全梗阻，表现有脐周围阵发性腹痛、呕吐。腹部常扪及可变形、变位的条索状团块，肠鸣音可亢进或正常，X线平片有时可见成团蛔虫阴影。粪块肠堵塞多见于老年人，常有便秘史，左下腹可扪及块状物。

四、治疗

肠梗阻的治疗原则是纠正肠梗阻引起的全身生理功能紊乱（基础疗法），并及时解除梗阻（非手术或手术治疗）。

1. 基础疗法

缓解肠壁血运障碍，防治体液平衡失调，控制感染进展，为解除梗阻创造条件。无论是否手术，所有肠梗阻患者均需采用基础疗法，是保证治疗效果、降低死亡率的重要措施。具体措施包括胃肠减压、纠正体液平衡失调、抗感染及其他对症治疗等。

2. 解除梗阻

及时诊断、正确处理梗阻是提高治疗效果的关键。

（1）非手术疗法：适用于单纯性粘连性肠梗阻、麻痹性或痉挛性肠梗阻、蛔虫或粪块肠堵塞、肠结核等炎症引起的不完全性肠梗阻及肠套叠早期等。粘连性肠梗阻一般首先考虑非手术疗法，如胃肠减压、中医中药等，因为手术并不能消除粘连，术后还可能会形成更广泛的新的粘连；单纯性蛔虫肠堵塞非手术治疗效果较好，可采用口服生植物油、腹部按摩等方法；肠套叠早期采用低压空气灌肠复位法，效果可达90%以上；乙状结肠扭转早期可采用乙状结肠镜直视下插管，解除梗阻。

（2）手术疗法：大多数肠梗阻患者多需要采取手术治疗，如各种类型的绞窄性肠梗阻、肿瘤及先天性肠道畸形引起的肠梗阻，以及非手术治疗无效的肠梗阻患者等。

手术方法根据肠梗阻的类型、程度及患者的全身情况而定。①粘连松解术、肠切开取蛔术、肠套叠或扭转的复位术等单纯解除梗阻的手术；②肠肿瘤、肠坏死的肠切除吻合术；③肿瘤切除有困难、粘连难以分离等可行肠短路吻合术；④患者情况不允许复杂手术时可行肠造口或肠外置术。

五、护理诊断

1. 疼痛

与肠蠕动增强或肠壁缺血有关。

2．体液不足

与频繁呕吐、肠腔内大量积液及胃肠减压有关。

3．低效性呼吸型态

与肠膨胀致膈肌抬高有关。

4．其他

潜在并发症：腹腔感染、肠粘连、多器官功能障碍综合征（MODS）。

六、护理措施

1．非手术治疗及术前护理

（1）一般护理：包括以下护理措施。①饮食：肠梗阻患者应常规禁饮食，当梗阻缓解，患者出现排气、排便，腹痛、腹胀消失时可进流质饮食，但应忌食产气的甜食和牛奶等。②体位：当患者生命体征稳定后，可采取半卧位，有利于减轻腹部张力，减轻腹胀，改善呼吸和循环功能。③心理护理：关心、体贴和安慰患者，消除顾虑，积极配合治疗护理，早日康复。

（2）胃肠减压：吸出胃肠内积气积液，可降低胃肠道内的压力和肠膨胀程度，改善肠壁血液循环，同时减少肠内细菌和毒素，有利于改善局部和全身情况，应及早使用。在胃肠减压期间，应做好胃管护理，密切观察并记录引流液的颜色、性状及量，如发现抽出液为血性时，应考虑绞窄性肠梗阻的可能。

（3）记录出入液量及合理输液：记录呕吐物、胃肠减压引流物、尿液及输入液体量；结合患者脱水程度、血清电解质和血气分析结果，合理安排输液种类，调节输液速度和量，维持体液平衡。当每小时尿量＞40 mL 时，可补给钾盐，纠正低钾血症，并可促进肠蠕动的恢复。

（4）防治感染：遵医嘱正确、按时使用有效抗菌药物，同时注意观察用药效果及药物的不良反应。

（5）对症护理：具体如下。①呕吐：嘱其坐起或头侧向一边，避免误吸引起吸入性肺炎或窒息；及时清除口腔内呕吐物，漱口，保持口腔清洁；观察记录呕吐物的颜色、性状及量。②解痉止痛：腹部绞痛明显无肠绞窄征象的肠梗阻患者，可使用阿托品解除胃肠道平滑肌痉挛，缓解腹痛，禁用吗啡类镇痛剂，以免掩盖病情，延误诊治。

（6）治疗配合护理：具体如下。①通过胃管灌注中药。中药应浓煎，每次 100 mL 左右。避免大量灌注后引起呕吐，且灌药后须夹管 1 ～ 2 小时。②无肠绞窄的粘连性肠梗阻患者，可从胃管内注入液状石蜡，每次 20 ～ 30 mL，也可用 30% 硫酸镁溶液或 0.9% 氯化钠溶液低压灌肠，刺激排便、排气的恢复。③小儿原发性肠套叠，可行空气灌肠检查，治疗前应遵医嘱肌内注射镇静催眠药苯巴比妥钠，解痉剂阿托品，使患儿入睡，避免在检查治疗时躁动，并解除肠痉挛；操作时应协助医师将气囊肛管插入直肠；复位后应注意观察患儿有无腹膜刺激征及全身情况的变化。④粪块或蛔虫肠堵塞，可经胃管注入液状石蜡或豆油 100 mL，也可采用 0.9% 氯化钠溶液灌肠，促进粪块或蛔虫排出；蛔虫肠堵塞在梗阻缓解后应遵医嘱给予驱蛔治疗。

（7）严密观察病情：密切观察患者的生命体征、症状、体征及辅助检查的变化。高度警惕绞窄性肠梗阻的发生。出现下列情况之一时，提示有绞窄性肠梗阻的可能，多需紧急手术治疗，应及时报告医师并做好术前准备。①起病急，疼痛持续且固定，呕吐早且频繁。②腹膜刺激征明显。体温升高、脉搏增快、血白细胞计数升高。③病情发展快，感染中毒症状重，休克出现早或难以纠正。④腹胀不对称，腹部触及压痛包块。⑤移动性浊音或气腹征（＋）。⑥呕吐物、胃肠减压物、肛门排泄物或腹腔穿刺物为血性。⑦X 线显示孤立、胀大肠袢，不因时间推移而发生位置改变或出现假肿瘤样阴影。

（8）术前准备：对有手术指征的患者应积极做好术前常规准备，便于及时手术。

2. 术后护理

（1）一般护理：包括以下护理措施。①观察：术后注意观察患者的生命体征、腹部症状和体征的变化。注意腹痛、腹胀的改善情况，有无呕吐及肛门排气、排便等。②体位：麻醉清醒、血压平稳后患者应取半卧位，以改善患者的呼吸循环功能，也有利于腹腔渗液、渗血引流。③饮食：在肠蠕动功能恢复之前，应予以禁食，禁食期间给予补液，维持体液平衡，补充营养；待肠蠕动恢复并有肛门排气后，可开始进少量流质饮食，若无不适，逐步过渡至半流质饮食及普通饮食。④活动：肠梗阻手术，尤其是粘连性肠梗阻术后，鼓励患者早期活动，床上勤翻身，病情允许时，早期下床活动，促进肠蠕动恢复，防止再粘连。

（2）胃肠减压及腹腔引流管的护理：胃管及腹腔引流管应妥善固定，保持引流通畅，避免受压、折叠、扭曲或滑脱，造成引流管效能降低；注意观察并记录引流液的颜色、性状及量，若有异常应及时向医师报告。胃管一般在肛门排气、肠蠕动恢复后即可拔除。腹腔引流管一般放置 2～3 天，当患者情况好转，引流量逐渐减少，24 小时少于 20 mL 时拔除；为防止发生吻合口瘘，术后应留置引流管 7～10 天。

（3）并发症观察护理：具体如下。①感染：术后常规使用抗菌药物；若患者出现腹部胀痛、持续发热、血白细胞计数升高、腹壁切口红肿、腹腔引流管或引流管周围流出较多带有粪臭味的液体时；应警惕腹腔内或切口感染及肠瘘的可能，应及时报告医师处理。②切口裂开：一般发生于手术后 1 周左右，故对年老体弱、营养不良、低蛋白血症及缝合时发现腹壁张力过高的患者，手术时应采用减张缝合，手术后加强支持，腹带加压包扎，及时处理咳嗽、腹胀、排便困难等引起腹内压升高的因素，预防切口感染；如患者出现异常，疑有切口裂开时，应安慰、体贴患者，加强心理护理，使其保持镇静；若有内脏脱出，切勿在床旁还纳内脏，以免造成腹腔内感染，可用0.9%氯化钠溶液浸湿纱布覆盖切口，扣换药碗保护并腹带包扎，及时报告医师，协助处理。

七、健康教育

（1）少食刺激性强的辛辣食物，宜食营养丰富、高维生素、易消化吸收的食物；避免暴饮暴食，饭后忌剧烈活动。

（2）便秘者应注意通过调整饮食、腹部按摩等方法保持大便通畅，无效者可适当予以口服缓泻剂，避免用力排便。

（3）加强自我监测。若出现腹痛、腹胀、呕吐等不适，及时就诊。

（李艳芬）

第二节　急性阑尾炎

阑尾的急性化脓性感染称为急性阑尾炎，是外科最常见的急腹症，可发生于任何年龄，但以青少年多见，男性多于女性。

一、病因

急性阑尾炎的发病主要与阑尾管腔梗阻（或痉挛）及细菌感染等因素有关。

1. 阑尾管腔梗阻

这是急性阑尾炎最常见的病因。管壁中的淋巴滤泡明显增生及管腔中的肠石或结石是引起阑尾管腔阻塞的两大常见原因。淋巴滤泡增生多见于年轻人；肠石阻塞是引起成人急性阑尾炎的常见原因；食物残渣、寄生虫、肿瘤等其他异物引起梗阻少见。当胃肠功能紊乱时，阑尾管壁痉挛造成排空和管壁血运障碍，也易致细菌侵入发生感染。

2. 细菌感染

当阑尾管腔发生阻塞后，内容物排出受阻，存留在远端的细菌很容易生长繁殖，引起阑尾腔内和阑尾壁的急性感染。常见致病菌为革兰阴性杆菌和厌氧菌。

二、病理类型

急性阑尾炎根据临床过程和病理改变，分为以下四种类型。

1. 急性单纯性阑尾炎

病变只限于黏膜和黏膜下层。阑尾外观轻度肿胀，浆膜充血并失去正常光泽，表面有少量纤维素性渗出物。镜下见阑尾各层均有水肿和中性粒细胞浸润，黏膜表面有小溃疡和出血点。临床症状和体征均较轻。

2. 急性化脓性阑尾炎

常由急性单纯性阑尾炎发展而来。阑尾肿胀明显，浆膜高度充血，表面覆以纤维素性渗出物（脓苔）。镜下见阑尾黏膜溃疡面加大并深达肌层和浆膜层，管壁各层有小脓肿形成，腔内亦有积脓。阑尾周围的腹腔内有稀薄脓液，形成局限性腹膜炎。

3. 坏疽性及穿孔性阑尾炎

阑尾管壁坏死，呈暗紫色或黑色，局部可发生穿孔。穿孔的部位大多在阑尾根部或近端。穿孔后如未被包裹，感染扩散，可引起弥散性腹膜炎。

4. 阑尾周围脓肿

急性阑尾炎化脓坏死或穿孔，如果进展缓慢，大网膜可移至右髂区，将阑尾包裹并导致粘连，形成炎性包块或阑尾周围脓肿。

三、转归

急性阑尾炎的转归与细菌致病力、机体抵抗力及治疗措施等因素有关。

1. 炎症消散

细菌致病力小、机体抵抗力强、病变较轻的急性单纯性阑尾炎，经非手术治疗炎症可消退。但大多数患者即使炎症消退，仍留有管腔狭窄、管壁增厚等改变，成为慢性阑尾炎反复发作的病理基础。

2. 感染局限

细菌致病力与机体抵抗力相当时，感染可局限于阑尾周围，形成阑尾周围脓肿。

3. 感染扩散

细菌致病力强，机体抵抗力差，急性阑尾炎未及时手术切除，在尚未被大网膜包裹之前发生穿孔，造成炎症扩散，可发展为弥漫性腹膜炎、化脓性门静脉炎或感染性休克等。

四、护理评估

（一）健康史

了解患者有无急性肠炎、肠道蛔虫病等；发病前是否有剧烈活动和不洁饮食史，了解疾病发生的诱因。评估老年患者是否有心血管疾病、糖尿病及肾功能不全等病史。

（二）临床表现

1. 症状

（1）转移性右下腹痛：典型腹痛常突然发生。多起始于腹上区、剑突下或脐周围。数小时或十几小时后，腹痛逐渐转移并固定于右髂区，呈持续性并逐渐加重，此时腹上区或脐周疼痛的症状可消失。临床上，70% ~ 80%的患者具有这种典型的转移性右下腹痛表现，也有部分患者开始即有右耻区疼痛。腹痛一般呈持续性，少数为阵发性。腹痛程度与阑尾炎的病理类型关系密切，如单纯性阑尾炎表现为轻度隐痛；化脓性阑尾炎呈阵发性胀痛和剧痛；坏疽性阑尾炎呈持续性剧痛；穿孔性阑尾炎可因阑尾腔内压力骤减而使疼痛暂时减轻，但出现腹膜炎后，腹痛又可持续加剧。

（2）胃肠道症状：发病早期患者可能有畏食，也可有恶心、呕吐，部分患者可有便秘、腹泻等胃肠功能紊乱症状。早期呕吐多为反射性，呕吐物为食物残渣和胃液，晚期呕吐与腹膜炎导致麻痹性肠梗阻有关。

（3）全身反应：早期仅有乏力、低热；明显发热，中毒症状较重，多提示阑尾化脓、坏疽或穿孔，如出现寒战、高热、轻度黄疸，应考虑化脓性门静脉炎。

2．体征

（1）右下腹固定压痛：是急性阑尾炎最常见和最重要的体征。压痛点通常位于麦氏点，也可随阑尾的解剖位置变异而改变，但始终固定在一个位置。当阑尾炎症波及周围组织时，压痛范围也相应扩大，但仍以阑尾所在部位压痛最明显。

（2）腹膜刺激征：化脓性和坏疽性阑尾炎引起腹膜炎后可出现局限性或弥漫性腹膜刺激征，有压痛、反跳痛和腹肌紧张，肠鸣音减弱或消失。一般而言，腹膜刺激征程度、范围与阑尾炎症程度相平行，但老年人、小儿、孕妇、肥胖及体质虚弱者或盲肠后位阑尾炎患者，腹膜刺激征可不明显。

（3）腹部包块：阑尾周围脓肿较大时，可在右下腹触到边界不清、活动度差伴有压痛的包块。

3．其他表现

（1）结肠充气试验：患者取仰卧位，检查者先用右手按压患者左耻区降结肠区，再用左手反复挤压近侧结肠，结肠内积气可传至盲肠和阑尾，引起右下腹疼痛（图3-1）。

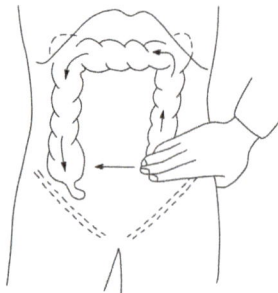

图 3-1　结肠充气试验

（2）腰大肌试验：患者取左侧卧位，检查者将患者右下肢向后过伸，如出现右下腹疼痛者为阳性，提示阑尾位置深，贴近腰大肌（图 3-2）。

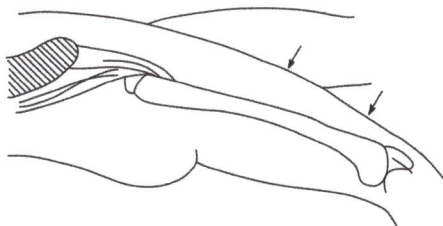

图 3-2　腰大肌试验

（3）闭孔内肌试验：患者取仰卧位，右下肢髋关节及膝关节均屈曲 90°，将右股内旋，引起右下腹疼痛者为阳性，表示阑尾位置较低，靠近闭孔内肌（图 3-3）。

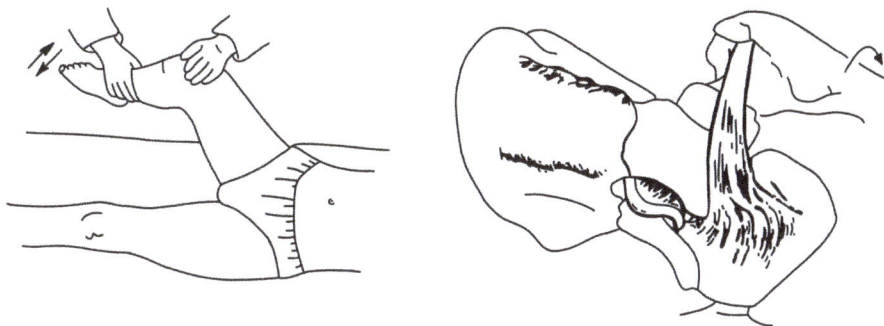

图 3-3　闭孔内肌试验

（4）直肠指检：盆腔位急性阑尾炎患者行直肠指检时，直肠右前方有明显触痛，甚至可触到炎性包块；阑尾穿孔伴盆腔脓肿时，直肠前壁膨隆并有广泛触痛。

五、辅助检查

1. 实验室检查

大多数急性阑尾炎患者白细胞计数和中性粒细胞比例升高，部分患者白细胞计数可无明显升高；尿常规检查一般无阳性发现，如尿中出现少数红细胞，说明炎性阑尾与输尿管或膀胱相靠近。

2. 其他检查

根据病情需要选择腹部 X 线平片、B 超、CT 和腹腔镜等检查帮助诊断。腹腔镜检查还可同时做阑尾切除术。

六、特殊类型阑尾炎

1. 小儿急性阑尾炎

较成人少见，是小儿常见的急腹症之一。由于小儿的阑尾在解剖、生理和免疫学方面的特点，临床表现与成人不全相同。临床特点主要有：①病情发展快且较重，早期即有高热、呕吐、腹泻等症状；②最常见的主诉为全腹痛，常在就诊时已发生腹膜炎；③腹部体征不典型，但有局部压痛和肌紧张；④小儿大网膜发育不全，阑尾壁薄，早期容易发生穿孔；⑤处理原则是早期手术，辅以输液，纠正脱水，应用广谱抗菌药物等。

2. 妊娠期急性阑尾炎

妊娠期女性常见，发病多在妊娠前 6 个月内。临床特点主要有：①压痛点随子宫增大而上移；②腹部压痛、反跳痛和肌紧张均不明显；③由于增大子宫的阻挡，大网膜难以下移包裹炎症阑尾，当阑尾穿孔时，炎症不易局限；④炎症刺激子宫，使子宫收缩，易引起流产或早产，威胁母子安全；⑤处理原则是早期进行手术切除阑尾，围手术期加用黄体酮，尽量不用腹腔引流，术后应用抗菌药物，若临产期急性阑尾炎或并发阑尾穿孔、全身感染症状严重时，可经腹行剖宫产术，同时切除阑尾。

3. 老年急性阑尾炎

随着社会老龄人口增多，老年人急性阑尾炎的发病率也相应升高。由于老年人对疼痛感觉迟钝，腹肌薄弱，防御功能减退，其临床特点主要有：①临床表现与病理变化不符，腹痛虽较轻，但炎症已很严重，易延误诊治；②全身反应多不严重，阑尾虽已坏疽，但患者只表现低热，压痛、反跳痛、腹肌紧张较轻；③由于老年人动脉硬化，阑尾动脉也会发生相应改变，易导致阑尾缺血坏死，穿孔率高，易引起腹膜炎；④老年人常伴发心血管疾病、糖尿病等，使病情更趋复杂严重；⑤处理原则为一旦明确诊断，应及时手术治疗，同时注意处理伴发的内科疾病。

4. 艾滋病（AIDS）/人类免疫缺陷病毒（HIV）感染患者的阑尾炎

其临床症状及体征与免疫功能正常者相似，但不典型，白细胞计数可不升高，易误诊而延误治疗。B 超、CT 检查有助于诊断。主要治疗方法为阑尾切除。

七、治疗

1. 非手术治疗

仅用于病情轻的单纯性阑尾炎或急性阑尾炎的诊断尚未确定，以及发病已超过 72 小时或已形成炎性肿块等有手术禁忌证者。具体措施包括卧床休息、抗菌药物应用及对症处理等。阑尾周围脓肿患者一般暂行非手术治疗，促进炎症消退，待肿块消失 3 个月以后，再行阑尾切除术。如非手术治疗期间，患者体温升高、脓肿增大，有可能破溃引起弥漫性腹膜炎，应行脓肿切开引流术。

2．手术治疗

适用于各种类型阑尾炎，原则上急性阑尾炎一经诊断应尽早手术切除阑尾。早期手术既安全、简便，又可减少急性阑尾炎并发症的发生。手术方式可分为传统开腹和腹腔镜阑尾切除术，两者临床总体评价并无显著优劣，然而对术前诊断不确定者，选择腹腔镜更为合适。

八、护理诊断

1．疼痛

与阑尾炎症刺激及手术创伤有关。

2．体温过高

与化脓性感染有关。

3．潜在并发症

门静脉炎、腹腔脓肿、切口感染、内出血、粘连性肠梗阻、粪瘘等。

九、护理措施

1．非手术治疗及术前护理

（1）体位与饮食：患者取半卧位，有利于炎症局限。病情稳定的单纯性阑尾炎患者进流质饮食；而病情较重的患者应暂禁饮食，以减少肠蠕动，并做好静脉输液护理；准备手术治疗的患者应禁饮食。

（2）抗感染：遵医嘱静脉滴注抗菌药物控制感染。

（3）严密观察病情：观察患者生命体征、精神状态、腹部体征及血白细胞计数的变化。每3～4小时测量生命体征1次，若短时间内体温升至38.5℃以上，脉搏100次/分以上，腹痛加重或出现腹膜刺激征，说明病情加重。

（4）对症护理：给予物理降温、止吐等。腹痛患者观察期间，禁止使用吗啡类镇痛药物，以免掩盖腹部体征，影响观察。禁服泻药及灌肠，以免导致阑尾穿孔。凡经非手术治疗短期内病情不见好转或病情已发展为化脓性阑尾炎、坏疽性阑尾炎者，应及时进行手术。阑尾周围脓肿非手术治疗期间，若脓肿范围逐渐扩大，全身中毒症状不断加重，应及时报告医师，考虑手术引流，以防脓肿破裂造成炎症扩散。

2．手术后护理

（1）体位：患者回病房后，先根据麻醉的要求，给予适当体位，血压平稳后采用半卧位。

（2）饮食：术后暂禁食，一般患者术后6小时可给予流质饮食，但阑尾穿孔伴有腹膜炎或术中阑尾根部处理不满意者应继续禁食，并静脉补液维持体液平衡，待胃肠蠕动恢复、肛门排气后可进少量流质饮食，次日给半流质饮食，术后第 5 ~ 6 天可进软质普食。1 周内忌产气食物，如甜食、豆制品和牛奶等，以免引起腹胀。

（3）早期活动：鼓励患者早期下床活动，促进肠蠕动恢复，防止肠粘连发生。轻症患者手术当天即可下地活动；重症患者应床上多翻身、活动四肢，待病情稳定后及早下床。

（4）严密观察病情：及时巡视，定时测量体温、脉搏、呼吸、血压。观察患者手术切口及腹部体征变化，保持切口敷料清洁干燥，发现异常及时通知医师。术后 1 周内禁忌灌肠和使用泻剂，以免因肠蠕动增强导致阑尾残端结扎线脱落。老年患者术后注意保暖，经常拍背，帮助咳嗽，预防坠积性肺炎。

（5）并发症的护理：常见并发症的护理如下。①内出血：常发生在术后 24 小时内，多因止血不完善或阑尾系膜血管结扎线松脱所致；患者表现为面色苍白、血压下降、脉搏细速，腹部叩诊有移动性浊音，安置有腹腔引流管者，可从引流管内引流出血性液；一经发现，应立即补液、输血，做好急诊手术前准备，协助再次手术止血。②切口并发症：包括切口感染、慢性窦道和切口疝。切口感染是急性阑尾炎术后最常见的并发症，表现为术后 3 ~ 5 天体温升高，切口局部有红肿、压痛及波动感；应给予抗菌药物、理疗等治疗，如已化脓应拆线引流。慢性窦道如经保守治疗 3 个月仍不愈合，应再次进行手术切除窦道，重新缝合。少数患者由于局部组织愈合不良，可形成切口疝，必要时可行手术修补。③粪瘘：多由阑尾残端处理不当或手术粗暴误伤盲肠所致；主要表现为伤口经久不愈，有粪便和气体溢出；一般采用加强引流、营养支持、抗感染等非手术治疗后，多数患者可自行愈合。如病程超过 3 个月仍未愈合，应考虑手术治疗。④腹腔脓肿：多发生于化脓性或坏疽性阑尾炎术后，由腹腔残余感染或阑尾残端处理不当所致；常发生于术后 5 ~ 7 天，患者表现为体温持续升高或下降后又上升，有腹痛、腹胀、腹部肿块、腹肌紧张及腹部压痛，也可表现为直肠膀胱刺激症状及全身中毒症状；处理可采取半卧位，使脓液流入盆腔，减少中毒反应，同时使用抗菌药物，未见好转者，应及时行手术切开引流。

十、健康教育

（1）对非手术治疗的患者，应向其解释禁食的目的，教会患者自我观察腹部症状和体征变化的方法。

（2）告知患者注意饮食卫生，避免暴饮暴食、过度疲劳和腹部受凉等，发生急性胃肠炎等疾病应及时治疗。

（3）介绍术后早期活动的意义，鼓励患者尽早下床活动，促进肠蠕动恢复，防止术后肠粘连。

（4）阑尾周围脓肿患者出院时，嘱患者 3 个月后再次住院做阑尾切除术。

（5）发生急性腹痛、恶心、呕吐等腹部症状，及早就诊。

（李艳芬）

第三节　急腹症

急腹症是指以急性腹痛为突出表现，需要紧急处理的腹部疾病的总称。它的特点是发病急、进展快、变化多、病情重，一旦延误诊治，就可能给患者带来严重的危害，甚至威胁生命。

一、病因

引起急腹症的疾病种类繁多，多由外科和妇产科疾病引起，如腹腔内急性感染（急性阑尾炎、急性胆囊炎、急性胰腺炎、急性梗阻性化脓性胆管炎、急性憩室炎、急性盆腔炎、急性继发性腹膜炎等），穿孔（胃十二指肠溃疡穿孔、胃癌穿孔、急性肠穿孔等），梗阻或扭转（急性肠梗阻、胆道蛔虫病、胆道结石、肾输尿管结石、急性胃扭转、大网膜扭转、急性脾扭转、卵巢囊肿蒂扭转、妊娠子宫扭转等），破裂出血（肝破裂、肝癌自发性破裂、肠破裂、异位妊娠破裂、卵巢滤泡或黄体破裂等），缺血（急性肠系膜动脉栓塞、肠系膜静脉血栓形成、脾梗死、肾梗死、腹主动脉瘤、夹层动脉瘤等）及其他疾病（急性胃扩张、痛经等）。亦有少部分急腹症可由内科疾病导致，如肋间神经痛、膈胸膜炎、急性心包炎、急性心肌梗死、急性胃炎、急性肠炎、慢性铅中毒、急性铊中毒、糖尿病酮症酸中毒、肝性血卟啉病、腹型紫癜、腹型风湿热等。

二、腹痛的机制

腹部疼痛可分为内脏性疼痛、躯体性疼痛和牵涉性疼痛三种。

1. 内脏性疼痛

由内脏神经感觉纤维传入引起的疼痛。由于内脏感觉纤维分布稀少，兴奋刺激阈值较高，传导速度慢，支配的范围又不明显，内脏痛的特点是疼痛出现缓慢但持续，较迟钝，定位不准确，对刺、割、灼等刺激不敏感，而对较强的张力（牵拉、膨胀、痉挛）、缺血及炎症等较敏感。

2. 躯体性疼痛

由躯体神经痛觉纤维传入的疼痛。在腹部为腹壁痛。急腹症的疼痛主要是壁腹膜受腹腔内病变刺激所致。其特点是对各种刺激表现出迅速而敏感的反应，能准确反映病变的部位，常引起反射性腹肌紧张，呼吸、咳嗽、活动等均可导致疼痛加重。

3. 牵涉性疼痛

牵涉性疼痛指某个内脏病变产生的痛觉信号被定位于远离该内脏的身体其他部位，如急性胆囊炎出现右上腹疼痛的同时常伴有右肩背部疼痛。

三、护理评估

（一）健康史

了解患者的既往史及现病史有助于判断急腹症的可能原因。

1. 年龄与性别

婴幼儿以先天性消化道畸形、肠套叠、绞窄性疝为多见，儿童期以蛔虫症、嵌顿疝常见，青壮年以急性阑尾炎、胃十二指肠溃疡穿孔、胆道蛔虫症好发，胃肠道肿瘤穿孔或梗阻、乙状结肠扭转、胆囊炎、胆石症多见于老年人，胃十二指肠溃疡穿孔以男性为多。

2. 既往史

有些急腹症与过去疾病密切相关，如胃十二指肠溃疡穿孔多有溃疡病史，胆囊炎、胆石症、阑尾炎也常有过去发作史，粘连性肠梗阻多有腹部手术史。

3. 月经史

有生育能力的妇女，准确的月经史、近期月经开始和终止日期对腹痛的诊断有重要意义。如异位妊娠破裂多有停经史，卵巢滤泡或黄体破裂常在两次月经之间的中、后期发病。

（二）临床表现

1. 腹痛

急腹症最主要和最早出现的表现是腹痛，了解腹痛情况对急腹症的诊断有重要意义。

（1）腹痛发生的诱因：急性腹痛常与饮食有关，如胆囊炎、胆石症常发生于进油腻食物后，急性胰腺炎常与饱食或过量饮酒有关，胃十二指肠溃疡穿孔在饮食后多见，剧烈活动后突然腹痛应考虑肠扭转的可能，驱蛔不当可以是胆道蛔虫的诱因。

（2）腹痛发生的缓急：腹痛开始时轻，以后逐渐加重，多为炎症性病变；腹痛突然发生，迅速恶化，多见于实质脏器破裂、空腔脏器穿孔、急性梗阻、绞窄、脏器扭转等。

（3）腹痛的部位：一般最先出现腹痛的部位或腹痛最明显的部位往往与病变的部位一致。因此，根据脏器的解剖位置，可以作出病变所在脏器的初步判断。

（4）腹痛的性质：可反映腹腔内脏器病变的性质，大体可分为三种。①持续性钝痛或隐痛多表示炎症性或出血性病变。②阵发性腹痛多表示空腔脏器发生痉挛或阻塞性病变，腹痛持续时间长短不一、有间隙期，间隙期无疼痛。③持续性腹痛伴阵发性加重，多表示炎症和梗阻并存。上述不同规律的腹痛可出现在同一疾病的不同病程中，并可相互转化。

（5）腹痛的程度：一般可反映腹腔内病变的轻重，但由于个体对疼痛的敏感程度及耐受程度不同而有差别，缺少客观的指标。一般情况下，炎症性刺激引起的腹痛较轻；空腔脏器的痉挛、梗阻、嵌顿、扭转或绞窄缺血、化学刺激所产生的疼痛程度较重，难以忍受。

2．消化道症状

（1）恶心、呕吐：可由严重腹痛引起。呕吐的原因常由胃肠道疾病所致，外科急腹症呕吐常继腹痛后发生；内科急腹症呕吐常早于腹痛，如急性胃肠炎，发病早期频繁呕吐。

（2）排便状况：如腹痛后停止排便、排气，常为机械性肠梗阻；腹腔内有急性炎症病灶常抑制肠蠕动，也可引起便秘；大量水样泻伴痉挛性腹痛提示急性胃肠炎；小儿腹痛、排果酱样便是小儿肠套叠的特征；脐周疼痛、腹泻和腥臭味血便提示急性坏死性肠炎。

3．其他伴随症状

腹腔内炎症病灶一般可伴有不同程度的发热，重症感染者可有寒战、高热；贫血、休克见于腹腔内出血或消化道出血；黄疸见于肝、胆、胰疾病；有尿频、尿急、尿痛、血尿、排尿困难等，应考虑泌尿系统疾病。

4．腹部体征

范围包括上至乳头，下至两侧腹股沟，但心肺检查也不能忽视。

（1）视诊：急性腹膜炎时，腹式呼吸运动减弱或消失；全腹膨隆是肠梗阻、肠麻痹或腹膜炎晚期的表现；不对称的腹胀可见于闭袢性肠梗阻、肠扭转等，如有腹部切口瘢痕可能为肠粘连所致梗阻；急性胃扩张可见上腹胃蠕动波；小肠梗阻时，可见阶梯样小肠蠕动波；注意两侧腹股沟区有无肿物或疝。

（2）触诊：是腹部最重要的检查方法。手法宜轻柔，从主诉非疼痛区开始，最后检查病变部位。触诊应着重检查有无腹膜刺激征，了解其部位、范围和程度。腹部压痛最显著的部位往往是病变所在之处。腹肌紧张是由壁腹膜受刺激引起的反射性腹肌痉挛所致，且不受患者的意志支配，为腹膜炎的重要客观体征。板状腹主要见于胃、十二指肠穿孔或胆囊穿孔早期；腹膜炎时间较长时，由于腹腔渗液增加、消化液被稀释、支配腹膜的神经麻痹等因素，腹肌紧张程度反而减轻。应该注意的是，老年人、衰弱者、小儿、经产妇、肥胖者及休克患者，腹膜刺激征常较实际为轻。除腹膜刺激征外，触诊还应检查肝脾有无增大，有无异常的肿块。男性患者还应检查睾丸是否正常，有无扭转。

（3）叩诊：先从无痛区开始，用力均匀。叩痛最明显的部位往往是病变所在的部位。肝浊音界缩小或消失提示有消化道穿孔。移动性浊音阳性是腹水的体征，说明腹腔内有渗液或出血。

（4）听诊：腹部听诊有助于对胃肠蠕动功能作出判断。主要了解肠鸣音及其频率和音调。机械性肠梗阻常表现肠鸣音活跃、音调高、音响较强或气过水声伴腹痛，肠麻痹时肠鸣音常消失，低钾血症时肠鸣音减弱或消失，腹上区有振水音提示幽门梗阻或胃扩张。

5. 直肠指检

急腹症患者应重视直肠指检。直肠指检时注意肛门是否松弛，直肠温度，直肠内有无肿物、触痛，指套有无血液和黏液等。

四、辅助检查

1. 实验室检查

白细胞计数检查可提示有无炎症、中毒；红细胞、血红蛋白、血细胞比容的连续观察用以判断有无腹腔内出血；尿中大量红细胞提示泌尿系统损伤或结石；尿胆红素阳性说明存在梗阻性黄疸；疑有急性胰腺炎时，血、尿或腹腔穿刺液淀粉酶水平明显升高；腹腔穿刺液涂片镜检可帮助诊断，如革兰阴性杆菌常提示继发性腹膜炎，溶血性链球菌可能为原发性腹膜炎，人绒毛膜促性腺激素测定可为诊断异位妊娠提供帮助。

2. 影像学检查

（1）X 线检查：是急腹症辅助诊断的重要项目之一。胸腹立位片或透视可观察有无肺炎、胸膜炎、膈肌位置及运动，膈下有无游离气体，小肠有无积气、气液平面，有无阳性结石影等。膈下游离气体是消化道穿孔或破裂的证据，多个气液平面或较大气液平面说明存在机械性小肠梗阻；异常的钙化影见于肾或输尿管结石、胆石症等。

（2）超声检查：B 超或彩超检查是肝、胆、胰、脾、肾、输尿管、阑尾、盆腔内病变迅速评价的首选方法。

（3）CT 检查：越来越多地应用于急腹症诊断。其诊断速度与 B 超相似，且不受肠管内气体干扰，对某些急腹症的诊断和鉴别诊断具有重要的诊断价值。

（4）动脉造影：疑有肝破裂出血、胆道出血或小肠出血等患者可采用选择性动脉造影确定诊断，部分出血性病变还可同时采用选择性动脉栓塞止血。

3. 腹腔诊断性穿刺或灌洗

诊断不确切的急腹症可采用此法协助诊断，但诊断已明确或严重腹胀者不宜采用。对疑有内出血、全腹膜炎病因不明及腹水性质不明，不能清楚准确地陈述病史或表述症状者更为适用。穿刺点一般选在两侧下腹脐和髂前上棘连线的中外 1/3 交界处。如抽出液为腥臭味的血性液体，绞窄性肠梗阻可能性大；抽出液为血性，胰淀粉酶含量高，应考虑急性出血坏死性胰腺炎；抽出的血液迅速凝固，则可能误刺入血管；抽出不凝血，说明有内出血；抽出脓液，为腹膜炎；抽出黄绿色浑浊液，带有食物残渣，无臭味，多为胃十二指肠溃疡急性穿孔；抽出金黄色液，应考虑胆囊穿孔；抽出无臭味的稀薄脓液，镜检淋巴细胞与中性粒细胞均增多，应考虑原发性腹膜炎。

五、治疗

外科急腹症发病急、进展快、病情危重，治疗应以及时、准确、有效为原则。

1. 非手术治疗

适用于诊断明确、病情较轻者；诊断不明确，但病情尚稳定、无明显腹膜炎体征者。可给予禁食、输液、胃肠减压、解痉及抗菌药物等治疗。同时，应加强观察和实验室监测，有利于诊断和判断病情变化，对伴有休克者，在抗休克的同时做好术前准备。

2. 手术治疗

适用于诊断明确、需立即处理的急腹症；诊断不明确，但病情危重，腹痛和腹膜炎体征加重，全身中毒症状明显者。手术前应加强准备，尽可能使患者的内环境接近稳定。

六、护理诊断

1. 疼痛

与腹腔炎症、穿孔、梗阻或绞窄等病变有关。

2. 焦虑或恐惧

与突然发病、剧烈腹痛、急症手术及担忧预后有关。

3. 体温过高

与腹腔器官炎症或继发感染有关。

4. 知识缺乏

缺乏有关急腹症的相关医疗护理知识。

5. 潜在并发症

休克、腹腔脓肿等。

七、护理措施

1. 加强心理护理

主动关心安慰患者，向患者解释腹痛的原因，稳定患者的情绪，积极配合各项检查和治疗。

2. 严密观察病情

（1）定时观察生命体征变化，注意有无脱水等体液平衡失调表现。

（2）密切观察腹部症状和体征的变化，同时注意有关伴随症状及呼吸、循环、妇科等其他系统的相关表现。注意有无腹腔脓肿形成。

（3）注意 24 小时出入量，并做好详细记录。

（4）动态观察实验室检查结果，了解病变进展情况。

在观察期间或非手术治疗期间，患者全身情况不佳或发生休克；腹膜刺激征明显；有明显内出血表现；经非手术治疗短期内（6～8小时）病情未见改善且趋恶化时，应及时与医师联系，考虑中转手术治疗。

3. 体位

急腹症患者一般宜取半卧位，大出血有休克体征者应取平卧位或中凹位。

4. 禁食和胃肠减压

禁食和胃肠减压是治疗急腹症的重要措施之一。一般入院后都暂禁饮食，根据病情或医嘱予以胃肠减压，保持有效引流，避免消化液进一步漏入腹腔。

5. 严格执行"四禁"

外科急腹症患者在诊断没有明确前必须严格执行"四禁"：禁用吗啡类镇痛剂、禁饮食、禁服泻剂及禁止灌肠，以免掩盖病情，使炎症扩散或加重病情。

6. 维持水、电解质及酸碱平衡

迅速建立静脉通路，合理安排输液顺序，必要时输血或输血浆等，防治休克，维持体液平衡及纠正营养失调。

7. 抗感染

遵医嘱给予抗菌药物及甲硝唑等，注意给药浓度、时间、途径及配伍禁忌等。

8. 做好术前准备

及时做好药物过敏试验、配血、备皮及有关常规检查或器官功能检查等，以备紧急手术的需要。

（李艳芬）

第四章

肾内科护理

第一节　急性肾小球肾炎

急性肾小球肾炎简称急性肾炎，是以急性肾炎综合征为主要临床表现的一组疾病。急性起病，以血尿、蛋白尿、水肿、高血压为特点，并可有一过性氮质血症。多见于链球菌感染后，少数患者由其他细菌、病毒及寄生虫感染引起。本病是一种常见的肾脏疾病。好发于儿童，男性多见，预后大多良好，常在数月内自愈。本节主要介绍链球菌感染后急性肾炎。

一、病因及发病机制

根据流行病学、临床表现、动物实验的研究，已知本病多由 β 溶血性链球菌致肾炎菌株感染所致。常在扁桃体炎、咽炎、猩红热、丹毒、化脓性皮肤病等链球菌感染后发病，患者血中抗溶血性链球菌溶血素 "O" 梯度增高。感染的严重程度与是否发生急性肾炎及其严重性之间不完全一致。

本病主要由感染所诱发的免疫反应引起。链球菌感染后导致机体免疫反应，可在肾小球内形成抗原—抗体免疫复合物。链球菌的细胞壁成分或某些分泌蛋白刺激机体产生抗体，形成循环免疫复合物沉积于肾小球，或原位免疫复合物种植于肾小球，最终发生免疫反应，引起双侧肾脏弥漫性炎症。

二、病理

本病病理类型为毛细血管内增生性肾炎。

1. 大体标本

肾脏体积增大，色灰白而光滑，表面可有出血点。切面皮质和髓质边界分明，锥体充血，肾小球呈灰白色点状。

2. 光镜

病变通常为弥漫性肾小球病变，以内皮细胞和系膜细胞增生为主要表现，累及大多数肾小球。由于抗原—抗体免疫复合物的形成，毛细血管内皮细胞及系膜细胞发生肿胀和增生，促进微血管周围产生新月形的肥厚，肿大的新月形区产生纤维化，并形成瘢痕组织，阻塞肾小球的血液循环并压迫毛细血管，导致毛细血管腔狭窄，甚至闭塞。急性期可伴有中性粒细胞及单核细胞浸润。电镜检查可见肾小球上皮细胞下有驼峰状大块电子致密物沉积。

3. 免疫荧光

可见 IgG 及 C3 呈粗颗粒状沿系膜区和（或）毛细血管壁沉积。

三、护理评估

（一）病史

询问患者有无近期感染史，特别是皮肤及上呼吸道感染（如皮肤脓疱疮、咽炎、扁桃体炎等）。有无近期外出或旅游接触病毒、细菌、真菌或寄生虫等情况。此外，近期的患病、手术或侵入性检查也会造成感染的发生。

（二）身体评估

1. 潜伏期

急性肾炎多发生于前驱感染后，常有一定的潜伏期，平均 10 ~ 14 天。这段时间相当于机体接触抗原后产生初次免疫应答所需时间。潜伏期的时间通常与前驱感染部位有关：咽炎一般 6 ~ 12 天，平均 10 天；皮肤感染一般 14 ~ 28 天，平均 20 天，由此可以看出，通常呼吸道感染潜伏期较皮肤感染短。

2. 尿液异常

（1）血尿：几乎全部患者都有肾小球源性血尿，30% ~ 40% 的患者出现肉眼血尿，且常为第一症状，尿液呈浑浊红棕色，为洗肉水样或棕褐色酱油样。肉眼血尿持续 1 ~ 2 周后转为镜下血尿。镜下血尿持续时间较长，常 3 ~ 6 个月或更久。

（2）蛋白尿：绝大多数患者有蛋白尿。蛋白尿一般不重，常为轻、中度，仅不到 20% 的病例呈大量蛋白尿（24 小时蛋白尿超过 3.5 g）。尿沉渣中尚可见白细胞，并常有管型（颗粒管型、红细胞管型及白细胞管型等）。

3. 水肿

常为首发症状。见于 70% ~ 90% 的患者，多表现为早起眼睑水肿，面部肿胀，呈现"肾炎病容"，并与平卧位置及组织疏松程度有关。严重时，出现全身水肿、胸腔积液、腹水，指压可凹性不明显。

4. 高血压

70% ~ 90% 的患者有不同程度的高血压，一般为轻度或中度增高，成人多在 150 ~ 180/90 ~ 100 mmHg。少数出现严重高血压，甚至并发高血压脑病。患者可表现为头痛、头晕、失眠，甚至昏迷、抽搐。

5. 肾功能异常

部分患者在起病早期可因尿量减少而出现一过性氮质血症，常于 1 ~ 2 周后随尿量增加而恢复正常，仅极少数患者可出现急性肾衰竭。

6. 全身症状

除水肿、血尿外，患者常伴有腰酸腰痛、食欲减退、恶心呕吐、疲乏、精神不振、心悸、气急，部分患者有发热，体温一般在 38℃。

7. 并发症

部分患者在急性期可发生较严重的并发症。

（1）急性充血性心力衰竭：多见于老年人。在小儿患者中，急性左心衰竭可成为急性肾炎首发症状，如不及时治疗，可迅速致死。常发生于肾炎起病后第 1 ~ 2 周内，一般表现为少尿、水肿加重，渐有呼吸困难，不能平卧，肺底有水泡音或哮鸣音，心界扩大，心率加速，第一心音变钝，常有收缩期杂音，有时可出现奔马律，肝大，颈静脉怒张。患者病情危急，但经过积极抢救、利尿后，症状常迅速好转。急性肾炎并发急性心力衰竭的原因主要是肾小球滤过率降低及一系列内分泌因素引起水钠潴留，循环血容量急骤增加。

（2）高血压脑病：常见症状是剧烈头痛及呕吐，继之出现视力障碍、意识改变、嗜睡，并可发生阵发性惊厥或癫痫样发作。本症是在全身高血压的基础上，脑内阻力小血管自身调节紊乱，血压急剧升高，脑血管痉挛，引起脑缺血和脑水肿所致。

（3）急性肾衰竭：随着近年来对急性充血性心力衰竭和高血压脑病及时、有效地防治，这两类并发症的死亡率已明显下降，因此，急性肾炎的主要致死并发症为急性肾衰竭。链球菌感染后、急性肾炎并发急性肾衰竭预后较其他病因所致者为佳，少尿或无尿一般持续 3 ~ 5 天，肾小球滤过功能改善，尿量增加，肾功能逐渐恢复。

（三）实验室检查

1. 尿液检查

显微镜检查显示，尿中 80% 以上的红细胞是外形扭曲、变形的多形性红细胞。尿沉渣中红细胞管型具有诊断价值，也可见到少量白细胞、上皮细胞、透明管型及颗粒管型。尿蛋白定量通常低于 1.2 g/d，只有约 20% 的病例可呈大量蛋白尿。

2. 血常规检查

常见轻度贫血，呈轻度正色素正红细胞性贫血，与血容量增大、血液稀释有关。白细胞计数大多正常，但当感染病灶未愈时，白细胞总数及中性粒细胞计数常升高。

3. 血生化检查

血清补体 C3 及总补体在起病时下降，8 周内逐渐恢复至正常，血清抗链球菌溶血素

"O"抗体升高（大于1∶400），循环免疫复合物及血清冷球蛋白可呈阳性。红细胞沉降率常增快，一般为30～60 mm/h（魏氏法）。

（四）心理—社会评估

（1）评估患者对疾病的反应：是否存在焦虑、恐惧等负性情绪，护士要耐心听取患者的倾诉，以判断其对疾病的态度。

（2）评估可能会帮助患者的家属、朋友、重要关系人的能力。

（3）评估患者及其家属对疾病治疗的态度：对于年龄较小的患者，家属往往因过分着急而过分约束或放纵患儿，护士应特别注意评估患儿及其家属对疾病病因、注意事项及预后的认识、目前的心理状态及对护理的要求。

四、护理诊断

1. 体液过多

与肾小球滤过率下降、尿量减少、水钠潴留有关。

2. 活动无耐力

与水肿及低盐饮食有关。

3. 营养不良：低于机体需要量

与食欲缺乏，摄入量减少有关。

4. 潜在并发症

急性充血性心力衰竭、高血压脑病、急性肾衰竭。

5. 有皮肤完整性受损的危险

与水肿、营养摄入差有关。

五、护理措施

通过治疗与护理，患者的水、电解质保持平衡，水肿减轻，无体液潴留症状。患者体重维持在正常范围内，无营养不良的表现。护士能及时发现并发症，并及时给予处理。

（一）观察病情

注意观察水肿的部位、程度及消长情况，记录24小时出入液量，监测尿量变化。密切观察血压及体重改变的情况。观察有无急性左心衰竭和高血压脑病的表现。监测实验室检查指标，如尿常规、肾功能、血电解质等结果。

（二）活动与休息

急性期患者应绝对卧床休息，症状比较明显者，卧床休息4～6周，直至肉眼血尿消失、水肿消退及血压恢复正常后，逐步增加活动，可从事轻体力活动，1年内避免重体力活动和劳累。

（三）饮食护理

根据水肿、高血压及肾功能损害程度确定饮食原则。一般认为，肾功能正常者蛋白质入量保持正常，按 1 g/（kg·d）供给。出现氮质血症及明显少尿阶段时，应限制蛋白质的摄入，按 0.5 g/（kg·d）供给，且优质蛋白，即富含必需氨基酸的动物蛋白，如牛奶、鸡蛋、瘦肉等所占的比例在 50% 以上。

热量的供给：25 ~ 30 kcal/（kg·d），1 600 ~ 2 000 kcal/d。热量的主要来源是糖类及脂肪，其中脂肪以植物脂肪为主。

有水肿及高血压时，每天食盐以 1 ~ 2 g 为宜。如果患者出现少尿或高钾血症，应限制摄入富含钾的食物，如海带、紫菜、菠菜、山药、香蕉、枣、坚果、浓肉汤、菜汤等。

根据患者的尿量适当控制液体摄入，一般计算方法是前一天患者尿量 +500 mL。严重水肿、少尿或无尿者，液体入量应低于 1 000 mL/d。

（四）用药护理

急性肾炎主要的病理、生理改变是水钠潴留，细胞外液容量增大，发生水肿、高血压，直至循环过度负荷、心功能不全，故利尿降压是对症治疗的重点。

1. 利尿剂

高度水肿者使用利尿剂，达到消肿、降压、预防心脑并发症的目的。常用噻嗪类利尿剂，如使用氢氯噻嗪 25 mg，每天 2 ~ 3 次，口服。必要时，给予袢利尿剂，如呋塞米 20 ~ 60 mg/d，注射或分次口服。一般不用保钾利尿剂。长期使用利尿剂可发生电解质紊乱（如低血钾等）、低氯性代谢性碱中毒、继发性高尿酸血症、高血糖及高脂蛋白血症等，护士应严密观察患者有无不良反应。

2. 降压药物

积极而稳步地控制血压可增加肾血流量，改善肾功能，预防心脑并发症。常用的药物为普萘洛尔 20 ~ 30 mg，每天 3 次，口服。还可使用钙通道阻滞剂，如硝苯地平 20 ~ 40 mg/d，分次口服，或者使用血管扩张药，如肼屈嗪 25 mg，每天 2 次。

3. 抗感染药物

有上呼吸道或皮肤感染者，应选用无肾毒性抗菌药物治疗，如青霉素、头孢霉素等，一般不主张长期预防性使用抗菌药物。反复发作的慢性扁桃体炎，待肾炎病情稳定后（尿蛋白少于"+"，尿沉渣红细胞少于 10 个 / 高倍视野）可做扁桃体摘除。术前、术后 2 周注射青霉素。

4. 中药治疗

本病多属实证，根据辨证可分为风寒、风热、湿热，因此，可分别予以宣肺利尿、凉血解毒等疗法。但应注意，目前有文献报道防己、厚朴和马兜铃等中药可引起肾间质炎症和纤维化，应避免应用上述中药。

（五）透析治疗的护理

少数发生急性肾衰竭有透析指征时，应及时给予透析（血液透析或腹膜透析均可）。特别是下列两种情况。

（1）出现急性肾衰竭，特别是发生高血钾时。

（2）严重水钠潴留，引起急性左心衰竭者。由于本病具有自愈倾向，肾功能多可逐渐恢复，一般不需要长期维持透析。

（六）健康教育

（1）指导患者积极锻炼身体，增强体质，改善身体防御功能，减少感冒的发生，改善环境卫生，注意个人清洁卫生，避免或减少上呼吸道及皮肤感染，可降低急性肾炎的发病率。嘱患者及家属一旦发生感染，应及时使用抗菌药物，重视慢性病的治疗，如慢性扁桃体炎、咽炎、龋齿、鼻窦炎及中耳炎。在链球菌流行时，可短期使用抗菌药物，以减少发病。

（2）指导患者避免接触损害肾的因素，如劳累、妊娠及应用肾毒性药物，如氨基糖苷类抗菌药物。

（3）教会患者及家属计算出入量、测量体重和血压的方法。

（4）指导患者及家属有关药物的药理作用、剂量、不良反应及服用时的注意事项。

（5）嘱患者病情变化时，应及时就医，不可耽误。

（6）病情预后。患者可于 1～4 周内出现利尿、消肿、降压。仅 6%～18% 的患者遗留尿异常和高血压而转成慢性肾炎，只有不到 1% 的患者可因急性肾衰竭救治不当而死亡。

六、预期结果与评价

（1）患者的水、电解质保持平衡，水肿减轻，无体液潴留。

（2）患者体重维持在正常范围内，无营养不良的表现。

（3）患者能充分休息。

（4）护士及时发现患者并发症的出现。

（5）患者皮肤完整，无受损。

（黄　娟）

第二节　慢性肾小球肾炎

慢性肾小球肾炎简称慢性肾炎，是以蛋白尿、血尿、水肿、高血压为基本临床表现，起病方式各不相同，病程迁延，进展缓慢，可有不同程度的肾功能减退，最将发展为慢性肾衰竭的一组肾小球疾病。慢性肾小球肾炎可发生于任何年龄，但多见于青壮年，男性多于女性。

一、病因及发病机制

多数患者病因不明。急性链球菌感染后肾炎迁延不愈，可转为慢性肾炎。大部分慢性肾炎与急性肾炎之间并无明确关系，可能是由于各种细菌、病毒、原虫、支原体、真菌、药物及毒物侵入体内后，通过免疫机制、炎症介质因子及非免疫机制等引起本病。目前乙型肝炎病毒感染所致的肾炎，已引起人们的重视。

1. 免疫机制

一般认为是变态反应所致的肾小球免疫性炎症损伤，大部分是免疫复合物型。循环免疫复合物沉积于肾小球或由于肾小球原位的抗原与抗体形成复合物而激活补体，引起肾组织损伤。

2. 非免疫机制

①肾内血管硬化：肾小球病变可引起肾内血管硬化，加重肾实质缺血性损害。肾脏病理检查显示，慢性肾炎肾小动脉血管硬化的发生率明显高于正常肾脏，而硬化小动脉可进一步引起肾缺血，从而加重肾小球损害。②高血压加速肾小球硬化：在肾炎后期，患者可因水、钠潴留等因素而出现高血压，持续的高血压会引起缺血性改变，导致肾小动脉狭窄、闭塞，加速肾小球硬化。③高蛋白负荷的影响：高蛋白饮食使肾血流量及肾小球滤过率增加，持续的高灌注及高滤过最终将导致肾小球硬化。④肾小球系膜的超负荷状态：正常时，肾小球系膜具有吞噬、清除免疫复合物及其他蛋白质颗粒的功能，是一种正常保护性作用。当超负荷时，为了吞噬这些物质，促使系膜细胞增生，系膜基质增多，系膜区明显扩张，最终使肾小球毛细血管阻塞、萎缩。

二、病理

常见的为系膜增生性肾小球肾炎、膜性肾病、系膜毛细血管性肾小球肾炎及局部病灶性节段性肾小球硬化等。早期可表现为肾小球内皮细胞及系膜细胞增生，基底膜增厚；晚期肾皮质变薄，肾小球毛细血管袢萎缩，发展为玻璃样变或纤维化，剩余肾单位呈代偿性增生与肥大，使肾表面呈颗粒状，肾体积缩小，最后呈"固缩肾"。除肾小球病变外，尚可伴有不同程度肾间质炎症及纤维化，肾小管萎缩，肾内小血管硬化等。

三、护理评估

（一）健康史

详细询问患者有无急性肾小球肾炎及其他肾病史，就诊情况和治疗经过，家族中有无类似患者等。

（二）身体评估

慢性肾炎多发生于青壮年，出现症状时的年龄多在 20 ~ 40 岁。起病多隐匿，进展较缓慢（2 年至数十年）。大多数慢性肾炎患者无明显的急性肾炎史，少部分则是由急性肾炎迁延不愈而进入慢性阶段。慢性肾炎是一组病因和病理改变不完全相同的疾病，故临床表现有很大差异，慢性肾炎的共同性表现如下。

1. 尿液异常改变

尿液异常几乎是慢性肾炎患者必有的症状。蛋白尿和血尿出现较早，多数为轻度蛋白尿和镜下血尿，部分患者可出现大量蛋白尿或肉眼血尿。多数患者由于蛋白尿因而排尿时泡沫明显增多且不易消失，尿蛋白含量不等，常在 1 ~ 3 g，亦可呈大量蛋白尿（24 小时尿蛋白超过 3.5 g）。在尿沉渣中常有颗粒管型和透明管型，伴有轻度至中度血尿，偶有肉眼血尿。

2. 水肿

大多数患者有不同程度的水肿，轻者仅面部、眼睑和组织疏松部位有轻至中度凹陷性水肿，一般无胸腔积液和（或）腹水。水肿重时则遍及全身，并可有胸腔积液或腹水，少数患者始终无水肿。

3. 高血压

大多数慢性肾炎患者迟早会出现高血压，有些患者以高血压为首发症状，多为中等度血压增高，尤其以舒张压升高明显。血压可持续性升高，亦可呈间歇性升高。有的患者因血压显著升高而出现头胀、头晕、头痛、失眠、记忆力减退。持续高血压数年后，可使心肌肥厚，心脏增大，心律失常，甚至发生心力衰竭。患者可伴有慢性肾炎眼底改变，即眼底视网膜动脉变细、迂曲反光增强和动静脉交叉压迫现象，少数可见絮状渗出物和出血。

4. 肾功能损害

慢性肾炎的肾功能损害呈慢性进行性损害，早期主要表现为肾小球滤过率下降，多数患者在就诊时，未降到正常值的 50% 以下，因此，血清肌酐及尿素氮可在正常范围内，临床上不出现氮质血症等肾功能不全的症状。后期随着被损害的肾单位增多，肾小球滤过率下降至正常值的 50% 以下，若这时在应激状态（如外伤、出血、手术或药物损害）下，加重肾脏负担，则可发生尿毒症。进展快慢主要与病理类型有关，如系膜毛细血管性肾炎进展较快，膜性肾病进展较慢，但也与是否配合治疗、护理和有无加速病情发展的因素，如感染、劳累、血压增高及使用肾毒性药物有关。

5. 贫血

慢性肾炎在水肿明显时，可有轻度贫血，这可能与血液稀释有关。如有中度以上贫血，多数是与肾内促红细胞生成素减少有关，表明肾单位损害严重。

（三）实验室检查

1. 尿液检查

尿蛋白为轻度至中度升高，定性为 + ～ ++，定量常在 1 ～ 3 g/d，尿沉渣可见红细胞增多和管型。

2. 血液检查

早期血常规检查多正常或轻度贫血。晚期红细胞计数和血红蛋白明显下降。晚期肾功能检查显示血肌酐和尿素氮升高，内生肌酐清除率下降。

3. B超检查

晚期可见肾脏缩小，皮质变薄，肾脏表面不平，肾内结构紊乱。

4. 肾活检病理检查

该检查有助于确诊本病，明确临床病理类型，指导治疗及预后。

（四）心理—社会评估

（1）患者对疾病的反应，如焦虑、否认、悲观情绪。

（2）家庭成员对疾病的认识及应对能力，是否能督促患者按时服药、定期复诊。

（3）患者及其家属有无坚持长期用药的思想准备，如果患者最终发展为慢性肾衰竭，是否有足够的经济基础，以保证患者的终生用药及透析治疗。

四、护理诊断

1. 营养失调：低于机体需要量

与食欲降低有关。

2. 活动无耐力

与低蛋白血症有关。

3. 体液过多

与肾小球滤过率下降有关。

4. 知识缺乏

缺乏慢性肾炎治疗、护理知识。

5. 预感性悲哀

与疾病的漫长病程及预后不良有关。

五、护理措施

通过积极治疗与护理，患者食欲增加，营养状况得到改善，患者水肿等症状得到缓解，能遵医嘱按时、准确地服用药物并坚持合理饮食。在进行健康教育之后，患者能够积极参与自我护理。患者焦虑感或恐惧感减轻，情绪稳定。

（一）饮食护理

视患者水肿、高血压和肾功能情况控制盐、蛋白质和水的摄入。给予优质蛋白、低磷饮食，以减轻肾小球毛细血管高压力、高滤过状态，延缓肾小球硬化和肾功能减退。有明显水肿和高血压者，需低盐饮食。

（二）用药护理

药物治疗的目的主要是保护肾功能，延缓或阻止肾功能的下降。

1. 利尿降压药物

积极控制高血压是防止本病恶化的重要环节，但降压不宜过低，以避免肾血流量骤减。有水钠潴留容量依赖性高血压患者，可选用噻嗪类利尿药，如氢氯噻嗪，一般剂量为 12.5 ～ 50 mg，每天 1 次或分次口服。对肾素依赖性高血压，则首选血管紧张素转化酶抑制剂（ACEI），如贝那普利 10 ～ 20 mg，每天 1 次。此外，常用钙通道阻滞剂，如氨氯地平 5 ～ 10 mg，每天 1 次。也可选用 β 受体阻滞剂，如阿替洛尔 12.5 ～ 25 mg，每天 2次。高血压难以控制时，可选用不同类型降压药联合应用。

研究证实，ACEI 延缓肾功能恶化的疗效并不完全依赖于它的降全身高血压作用，已证实该类药对出球小动脉的扩张强于对入球小动脉的扩张，故能直接降低肾小球内高压，减轻高滤过，抑制系膜细胞增生和细胞外基质堆积，以减轻肾小球硬化，延缓肾衰竭。因此，ACEI 可作为慢性肾炎患者控制高血压的首选药物。应用 ACEI 时，应注意防止高钾血症的发生，血肌酐＞ 350 μmol/L 的非透析治疗患者不宜使用。

2. 血小板解聚药

长期使用血小板解聚药可延缓肾功能减退，应用大剂量双嘧达莫或小剂量阿司匹林对系膜毛细血管性肾小球肾炎有一定疗效。

3. 糖皮质激素和细胞毒药物

一般不主张积极应用。如患者肾功能正常或仅轻度受损，肾体积正常，病理类型较轻，尿蛋白较多，如无禁忌者可试用。

（三）活动与休息

慢性肾炎患者若无明显水肿、高血压、血尿、尿蛋白及肾功能不全表现者，可以从事轻度的工作或学习，但不能从事重体力劳动，避免劳累、受寒，防止呼吸道感染等。有明显水肿、血尿、持续性高血压或有肾功能进行性减退者，均应卧床休息和积极治疗。若有发热或感染，应尽快控制。

（四）健康教育

（1）护士应告知患者常见的诱发因素。慢性肾炎病因尚未明确，但反复发作常有明显的诱因，如感染、劳累、妊娠等。应向患者及其家属解释各种诱因均能导致慢性肾炎的急性发作，加重肾功能恶化，必须尽量避免这些诱发因素。

（2）慎用或免用肾毒性及诱发肾损害的药物。药物引起的肾损害有两种类型，一类是药物本身具有肾毒性，如氨基糖苷类抗菌药物（包括新霉素、庆大霉素、妥布霉素、阿米卡星和链霉素等）、头孢菌素、两性霉素、顺铂及对比剂。另一类是药物可引起变态反应而导致肾损害，此类药物常见的有磺胺药、非甾体抗炎药（如吲哚美辛、布洛芬）、利福平等。

（3）戒烟、戒酒，不要盲目服用"偏方秘方"药物。

（4）告知患者一旦出现水肿或水肿加重、尿液泡沫增多、血压增高或有急性感染时，应及时到医院就诊。

六、预期结果与评价

（1）患者的营养状况能最大限度地促进康复，防止病情恶化。

（2）患者能充分地休息，有充足的睡眠。

（3）患者的水、电解质能保持平衡。

（4）患者能正视自己的疾病，积极参与自我护理。

（5）患者情绪状态稳定，焦虑、悲哀减轻。

（黄　娟）

第三节　肾病综合征

肾病综合征（nephrotic syndrome，NS）是在肾小球疾病中表现的一组综合征，以肾小球毛细血管壁对血浆蛋白通透性明显增高为特征，可伴或不伴肾小球的炎性改变。临床表现为三高一低：大量蛋白尿（24小时尿蛋白超过 3.5 g），高度水肿，高脂血症和低白蛋白血症（< 30 g/L）。

一、病因及发病机制

肾病综合征可由多种肾小球疾病引起，分为原发性和继发性两大类。继发性肾病综合征是指继发于其他疾病，如系统性红斑狼疮、糖尿病、过敏性紫癜、淀粉样变、多发性骨髓瘤等，而原发性肾病综合征是指原发于肾脏本身的病变。

引起原发性肾病综合征的肾小球疾病病理类型主要为微小病变型肾病、系膜增生性肾炎、系膜毛细血管性肾炎、膜性肾病及局灶节段性肾小球硬化。

二、临床表现及诊断

（一）临床表现

1．大量蛋白尿

肾小球滤过膜具有筛孔屏障及电荷屏障作用，但受损时，通透性增高，导致大量血浆蛋白从尿中漏出，漏出量远超过近曲小管回吸收量，形成大量蛋白尿。

2．低白蛋白血症

白蛋白从尿中丢失，刺激肝脏代偿性合成蛋白增加，若代偿合成仍不能补足丢失和分解时，即出现低白蛋白血症。肾病综合征时，胃肠黏膜水肿以致蛋白质摄入减少，也加重低白蛋白血症。

3．水肿

一般认为，低白蛋白血症、血浆胶体渗透压下降，使水分从血管内渗出是造成肾病综合征发生水肿的原因。水肿往往是肾病综合征患者最常见的体征，部位可因重心的移动而不同。久卧或清晨，以眼睑、头枕部或骶部为著，起床活动后，又以下肢的水肿较为明显，为凹陷性水肿。

4．高脂血症

肾病综合征时，高脂血症的发生与肝合成脂蛋白增加及脂蛋白分解减少相关。长期高脂血症易引起各种冠心病等心血管并发症，增加血液黏稠度，促进肾小球系膜细胞增生及肾小球硬化。

（二）并发症

1．感染

感染是主要并发症，常可致死，与蛋白质营养不良、免疫功能紊乱及应用激素治疗相关，常发生于呼吸道、泌尿道、皮肤及腹腔。

2．高凝状态

一方面由于肾病综合征患者机体的凝血、抗凝及纤溶系统失衡、血小板功能亢进、血液黏稠度增加，另一方面激素治疗又加重高凝，因此，肾病综合征易发生血栓和栓塞性并发症，最常见于肾静脉血栓、下肢静脉血栓等。

3. 急性肾衰竭

低蛋白血症、低血浆胶体渗透压使水分外渗，导致有效血容量不足、肾血流量下降而诱发肾前性氮质血症，经扩容、利尿治疗后可恢复，个别病例尚可发生严重的肾实质急性肾衰竭。

（三）实验室检查

1. 尿液检查

尿蛋白定性一般为（+++）～（++++），尿中可有红细胞、管型等。24 小时尿蛋白定量超过 3.5 g。

2. 血液检查

血清白蛋白低于 30 g/L，血中胆固醇、三酰甘油增高。

3. 肾穿刺活组织病理检查

肾组织病理检查可明确肾小球的病变类型，指导治疗方案及明确预后。

（四）诊断要点

诊断步骤主要为：①是否为肾病综合征（主要根据尿蛋白定量和血浆白蛋白浓度，并参考有无水肿及高脂血症作出诊断）；②是否为原发性肾病综合征（需仔细排除全身系统疾病及先天遗传性疾病所致的继发性肾病综合征）；③肾病综合征的肾小球病变类型（根据肾穿刺活组织病理结果）。

三、治疗

（一）一般治疗

1. 休息与活动

以卧床休息为主，为防止肢体血栓形成，应保持适度的床上及床边活动。

2. 饮食治疗

肾病综合征伴消化道黏膜水肿及大量腹水，消化功能受影响，此时应进易消化吸收的清淡饮食。

（二）对症治疗

1. 利尿消肿

常用噻嗪类或袢利尿药合用保钾利尿药，提高利尿效果，并减少钾代谢紊乱。若上述治疗无效，改用渗透性利尿药，如低分子右旋糖酐或 706 代血浆扩容后，再静脉注射袢利尿药，如呋塞米或布美他尼，可获良好的利尿效果。此外，静脉输注血浆或血浆白蛋白，可提高血浆胶体渗透压，防止血管内水分外渗，并促进组织中水分重吸收，从而利尿。

2. 减少尿蛋白

持续大量蛋白尿可致肾小球高滤过，加重肾脏病变，促进肾小球硬化。主要应用ACEI，肾功能不全患者服药期间要警惕高血钾的发生。

（三）主要治疗

抑制免疫与炎症反应。

1. 糖皮质激素

该药通过抑制免疫、抑制炎症、抑制醛固酮和血管升压素分泌而发挥治疗疗效。

糖皮质激素对肾病综合征的治疗反应可分为激素敏感型（用药 12 周内肾病综合征缓解）、激素依赖型（激素减药到一定程度即复发）及激素无效型三种。

2. 细胞毒药物

环磷酰胺是目前国内外最常用的细胞毒药物，有较强的免疫抑制作用。剂量为 100 mg/d 或 2 mg/（kg·d），分 1 ~ 2 次口服；或 200 mg 隔日静脉注射。常用于激素依赖型或激素无效型肾病综合征，配合糖皮质激素治疗，可提高缓解率，一般不单独应用。

3. 环孢素

该药能选择性地抑制 T 辅助细胞及 T 细胞毒效应细胞，近年来，试用于激素及细胞毒药物无效的难治性肾病综合征。

4. 其他

其他药物有来氟米特、霉酚酸酯等。霉酚酸酯药效好，不良反应少，为近年来的新药，但价格较为昂贵。

（四）并发症防治

1. 感染

用激素治疗时并不预防性使用抗菌药物，防止诱发真菌双重感染。一旦出现感染，应及时选用敏感、强效及无肾毒性抗菌药物积极治疗。

2. 血栓及栓塞

当血液出现高凝状态时（以简单的血浆白蛋白测定作为指标，当低于 20g/L 时，普遍存在高凝状态），即应给予抗凝药如肝素、华法林等，并辅以血小板袪聚药。一旦出现血栓、栓塞，应及时给予尿激酶或链激酶溶栓。

3. 急性肾衰竭

积极进行血液透析，并治疗基础肾病。

四、护理诊断

1. 水肿

与低白蛋白血症、血浆胶体渗透压下降有关。

2. 有感染的危险

与低蛋白血症及应用激素、细胞毒性药物等免疫抑制药有关。

3. 营养失调：低于机体需要量

与低白蛋白血症、胃肠道黏膜水肿，导致吸收障碍有关。

4. 知识缺乏

缺乏疾病及相关药物的知识

五、护理措施

1. 水肿护理

（1）钠盐摄入过多易造成水钠潴留，因此，水肿明显的患者应限制水、钠摄入，钠的摄入量应控制在 2 ~ 3 g/d，禁用腌制食品，尽量少用味精及食盐。水的摄入量视患者的具体情况而定，若尿量每天在 1 000 mL 左右，可不限水。

（2）卧床休息：水肿明显，大量蛋白尿者应卧床休息，可增加肾血流量，一方面有利于利尿，减轻水肿；另一方面可减少肾小球压力，减轻蛋白尿。由于肾病综合征患者伴有血脂升高引起的血液黏滞度增加，易造成静脉血栓形成，卧床休息时血流缓慢，可增加血栓形成的概率，因此，卧床时应注意活动足踝关节，以促进下肢静脉血液回流速度，避免发生下肢深静脉血栓。由于低蛋白血症可造成大量胸腔积液、腹水，当引起呼吸困难时，予以半坐卧位，必要时，给予吸氧。当24小时尿蛋白减少到 2 g 时，可恢复室外活动。整个治疗及恢复阶段，应避免剧烈运动。

（3）观察水肿的部位、范围、程度及消长情况：水肿时，每天测体重，体重增减和尿量变化可以较灵敏地反映水肿消退的情况。有腹水的患者，必要时每天测量腹围，并且记录。

（4）注意观察利尿药的治疗效果及有无电解质紊乱等不良反应：正确记录24小时尿量，利尿时，以每天尿量 2 000 ~ 2 500 mL，体重下降 1 kg 左右为标准。电解质紊乱以低钾血症最为常见，表现为食欲缺乏、软弱无力、恶心、呕吐等，应定期抽血检查血电解质情况。

2. 有感染的护理

（1）密切观察生命体征，尤其是体温的变化。免疫抑制药，尤其是激素可掩盖患者的感染症状，因此，应定期监测血、尿常规及做各种标本的培养，如痰标本、中段尿、咽拭子等，以便及早发现、及早治疗。

（2）告知患者保持口腔卫生，每天用碳酸氢钠溶液漱口至少 2 次。保持会阴部清洁，注意保护全身皮肤清洁和完整。对于水肿患者，尤其要保护好水肿处皮肤，护理时，动作应轻柔，以免造成皮肤破损。卧床患者水肿以骶部明显，应加强翻身。男性患者睾丸处水肿时，应予以抬高，减轻水肿。

（3）注意保暖，不与有感染的患者接触，劝说亲友及家属减少探视次数和人数。做好病室空气的清洁、消毒工作。

（4）纠正低蛋白血症，必要时，予以人血白蛋白静脉滴注，但量不宜过大，以免补得多，漏得多，反而加重肾小球负担。

（5）免疫抑制药应用之前，应确认患者自身无感染因素的存在，尤其是口腔、会阴部的卫生情况及尿常规情况。

3. 营养失调护理

（1）合理膳食。①适量优质蛋白饮食：肾病综合征患者每天从尿中丢失相当数量的蛋白，为了补偿蛋白丢失，必须给予高蛋白饮食，而长期高蛋白饮食又会加速蛋白从肾小球漏出，从而加重肾脏负担，加速病情恶化，因此，蛋白的摄入应为 1 g/（kg·d），以优质蛋白（主要是动物蛋白）为主。②低脂饮食：肾病综合征患者由于脂质代谢异常，表现为高脂血症，为三酰甘油和胆固醇升高，因此，以清淡饮食为主，限制动物内脏、肥肉等含胆固醇和脂肪丰富的油脂食物摄入，多吃富含多聚不饱和脂肪酸的食物，如植物油、鱼油，以及富含可溶性纤维的食物（如燕麦）。同时遵医嘱辅以降脂药物治疗，如阿托伐他汀钙、非诺贝特等。③提供足够热量：肾病综合征患者由于蛋白丢失较多，胃肠道黏膜水肿，食欲减退，进食量减少，处于总热量不足状态，因此，饮食上应提供足够热量，供给的热量不少于 126 kJ/（kg·d）。应注意各种维生素和微量元素的补充。

（2）定期监测血白蛋白、血前白蛋白及尿蛋白情况，以便及时了解治疗效果。

（3）遵医嘱合理使用利尿药，当尿量逐渐增加、体重逐渐减少时，提示水肿逐渐减轻，胃肠道水肿也逐渐减轻，胃肠道对食物的吸收功能逐渐恢复，营养不良将得到改善。

4. 知识缺乏护理

（1）告知患者休息、饮食、防寒保暖、预防感染对本病治疗及预防复发的重要性，使患者能自觉积极配合。

（2）用药指导：应用激素治疗应注意以下几点。①起始用量要足，如泼尼松起始量为 1 mg/（kg·d），共服 8～12 周。②减、撤药要慢，每 2～3 周减少原用量的 10%，当减至 20 mg/d 左右时疾病易反跳，更应谨慎。③维持用药要久，最后以最小剂量（10～15 mg/d）作为维持量，再服半年至 1 年或更久。

应用环磷酰胺的不良反应有骨髓抑制、中毒性肝炎、性腺抑制、脱发及出血性膀胱炎。注意事项：①用药过程中应注意复查血常规及肝功能，若白细胞低于 $4 \times 10^9/L$ 和（或）肝功能异常，则应停用；②保持口腔、会阴清洁卫生；③用药时多饮水，促进药物排泄，减少出血性膀胱炎发生的概率。

应用环孢素的注意事项：服药期间应定期监测血药浓度，观察有无肝肾毒性、高血压、高尿酸血症等不良反应的出现。

5. 健康教育

（1）心理指导：肾病综合征的预后与肾脏的病理密切相关。因此，应告知患者行肾穿刺活检术的重要性，做好患者的心理护理，指导患者正确配合肾穿刺活检术，根据病理类型进行用药。同时，用亲切的语言安慰和指导患者用药的必要性，使患者理解并能积极配合治疗。

（2）饮食指导。

1）低盐、优质蛋白饮食：肾病综合征根据病理类型和对药物敏感性的不同，尿蛋白转阴时间也不同。在尿蛋白还未转阴、肾功能正常时，蛋白质摄入以适量优质蛋白为主，摄入量为 1 g/（kg·d），过多摄入蛋白易加重蛋白从肾小球漏出，从而加重肾脏负担。若尿蛋白转阴，则可增加蛋白的摄入。肾病综合征水肿期时，应严格控制钠盐的摄入，避免进食含钠丰富的食物，如腌制品、罐头类食物、咸菜等。

2）低脂饮食：避免摄入动物内脏、动物油等高脂食物，烹调以清蒸为主，避免煎、炸等较为油腻的烹调方法。

3）肾病综合征伴肾功能不全者应控制蛋白的摄入，延缓肾功能的进一步恶化，同时减少含磷物质的摄入，如坚果类、蘑菇、海产品、干果类等。

4）激素治疗时，饮食上以低糖、低盐、低脂为原则，减轻甾体性糖尿病的发生概率，同时避免水、钠潴留的发生。

（3）作息指导：肾病综合征在尿蛋白未转阴、水肿仍存在的情况下，以卧床休息为主。卧床休息时，应注意活动踝关节，促进下肢静脉血液回流，减少下肢深静脉血栓形成的危险。

水肿消失、血压正常、尿中蛋白消失，各种生化检查均正常后，此时尿中红细胞仍可继续存在一段时间，此时可进行轻体力的工作，但要注意休息，劳逸结合，保证生活规律。

（4）用药指导。

1）糖皮质激素治疗：①清晨服用，一般激素的服用为每天清晨顿服或隔天顿服，此时为人体分泌最低峰，服用激素影响最小；②不可随意减量或漏服，激素治疗在于长期用药，指导患者坚持服用，根据检查指标和医师的医嘱进行减量，避免复发；③注意不良反应，常见不良反应为库欣综合征，做好患者的心理指导；易出现胃肠道反应、甾体性糖尿病、骨质疏松等，应加用胃肠道保护药，如奥美拉唑等，进食低糖饮食，口服补钙治疗，多晒太阳，促进钙吸收。

2）使用利尿药治疗的观察。

3）使用其他药物治疗的观察。

6．出院指导

（1）避免诱发因素。感染是肾病综合征复发的常见诱因，因此，应注意卫生，预防感染，在幼儿园、小学等儿童集中的场所，特别要注意预防呼吸道感染，注意口腔清洁和保持皮肤卫生，避免复发。当感染存在时，应积极进行抗感染治疗，及时的抗感染治疗可避免肾病综合征的复发。激素的敏感性是复发的另一常见因素，因此，应在医师指导下用药，在服用过程中应观察尿蛋白情况，尤其在激素减量至 20 mg/d 时应特别注意。

（2）规律服药，按时随访。根据检查结果及医师的意见逐渐进行药物调整，当出现尿液泡沫增多、眼睑水肿等情况时，应高度怀疑肾病综合征复发，及时就诊，早期治疗。

（3）避免使用肾毒性药物，如四环素类、氨基糖苷类、磺胺类及镇痛药等，用药时要认真看药物说明书或咨询医师，切勿自己用药。

（黄　娟）

第四节　急性肾衰竭

急性肾衰竭是由多种病因引起的一种临床综合征，表现为肾功能在短时间内（几小时至数几天）急剧地进行性下降，代谢废物排出急剧减少，血肌酐和尿素氮升高，水电解质和酸碱平衡紊乱及全身各系统并发症。

急性肾衰竭是临床较常遇到的一种危重疾病。如能迅速采取有效的治疗及护理措施，多数病例是可逆转的。

一、病因及发病机制

（一）病因

急性肾衰竭的病因很多，临床上分为肾前性、肾性和肾后性三种。

1．肾前性因素

肾前性因素是指肾脏本身无器质性病变，由引起有效循环血容量不足、心排血量下降、肾血管收缩等因素导致肾脏血流灌注量减少，以致肾小球滤过率降低。常见的肾前性急性肾衰竭的病因有以下几种。

（1）血容量不足：各种原因引起的大出血，如胃肠道大出血、产后大出血、严重外伤、外科手术导致出血过多等；烧伤及创伤面大量渗液、严重脱水、过度出汗导致大量体液从皮肤丧失；剧烈呕吐、腹泻等造成胃肠道液体大量丢失；长期大量使用利尿剂等。

（2）心排血量减少：严重的心肌病和心肌梗死导致的泵衰竭，严重心律失常引起的血循环不良等均可导致心排血量减少，致肾血灌注量减少。

（3）有效动脉血流量减少和肾内血流动力学改变，包括肾前小动脉收缩和肾后小动脉扩张。

2. 肾性因素

由肾实质损伤所致。最常见的是肾缺血或肾毒性物质损伤肾小管上皮细胞。常见的肾性因素有：急性肾小管坏死，占所有急性肾衰竭病例的 75% ~ 80%；急性肾间质病变；肾小球和肾血管病变。引起急性肾小管坏死的因素如下。

（1）缺血性病变：缺血性病变为急性肾小管坏死最常见的原因，各种肾前性因素如未能及时得到纠正，则可继续发展，导致肾小管坏死。

（2）药物及中毒：①金属盐类，如汞、铅、砷、金、银、铜；②有机溶剂，如甲醇、甲苯、四氯化碳、氯仿；③抗菌药物，氨基糖苷类抗生素是药物所致急性肾小管坏死的主要原因，常见的有卡那霉素、庆大霉素、阿米卡星、多黏菌素 B、妥布霉素、新霉素、链霉素等，其他的抗菌药物有磺胺类药物、四环素、甲氧苯青霉素、头孢菌素、两性霉素及利福平等；④其他药物，抗癌药物（如顺铂）、ACEI、雷公藤、非甾体抗炎药，如对乙酰氨基酚；⑤对比剂；⑥生物毒素，如蛇毒、蜂毒、鱼胆毒、毒蕈。

（3）血管内溶血：血型不合输血后，产生大量血红蛋白及红细胞破坏产物，血红蛋白在肾小管腔中形成管型，堵塞管腔，引起急性肾小管坏死。另外，使用奎宁、磺胺等药物，严重感染、毒素，如蛇毒、蜂毒、烧伤等亦可诱发急性溶血，引起肾小管坏死。

3. 肾后性因素

由多种原因的急性尿路梗阻所致。梗阻可以发生在从肾盂到尿道的任一尿路。肾后性急性肾衰竭较少见，多数可逆。及时解除梗阻可使肾功能迅速恢复正常。引起尿路梗阻的病因包括：①结石、肿瘤或坏死组织引起的输尿管内梗阻；②肿瘤压迫、粘连及纤维化病变引起的输尿管外梗阻；③前列腺肥大、前列腺癌、膀胱肿瘤、盆腔肿瘤等引起的下尿路梗阻等。

（二）发病机制

急性肾衰竭的发病机制尚有争议，一般认为，不同病因、不同病理损害类型有其不同的始动机制和持续发展因素。目前对于缺血所致的急性肾小管坏死的发病机制，主要有以下解释。

1．肾血管血流动力学改变

实验证明，几乎所有的急性肾小管坏死均有肾血流量减少，故不少学者认为它是病因。由于肾血流量重新分布，肾皮质血流量减少，肾髓质充血，导致肾小球滤过率降低。

2．肾小管上皮细胞代谢障碍

主要为缺氧所致。

3．肾小管上皮细胞陀螺、管腔中管型形成

该学说认为，变性坏死的上皮细胞及脱落的微绒毛碎片或血红蛋白、肌红蛋白等可阻塞肾小管，导致阻塞部位以上的肾小管内压增高，继而使肾小囊内压升高，当囊内压力＋肾小球毛细血管内胶体渗透压＝毛细血管内静水压时，肾小球滤过停止。

二、病理

由于病因及病情严重程度不同，病理改变可有显著差异，轻者仅肾小管轻微病变，重者可有肾小管广泛变性和坏死。一般肉眼检查可见肾脏增大而质软，剖面可见肾髓质呈暗红色，皮质肿胀，因缺血而呈苍白色。光镜检查可见肾小管上皮变薄、肿胀、坏死，管腔内有脱落的上皮、管型和炎症渗出物。肾间质可有不同程度的炎症细胞浸润和水肿。肾中毒所致者，病变多为近端小管上皮细胞融合样坏死，而基膜完整。肾缺血所致者，小管细胞多呈灶样坏死，分散于肾小管各段中，基底膜常遭破坏。有些患者的肾小管在普通光镜下没有改变，但电子显微镜检查常可见到上皮细胞的线粒体变形、内质网消失、微绒毛脱失等变化。

一般在1周左右，如基底膜仍完整存在，则肾小管上皮细胞可迅速再生，恢复病前的原状，但如基底膜已破坏，则上皮细胞不会再生而形成结缔组织瘢痕。

三、护理评估

（一）健康史

护士应详细询问可能会导致急性肾衰竭的原因，如失血、失液、败血症等所致的周围血管扩张而导致有效循环容量不足；心肌病变所致的心排血量减少；服用过肾毒性药物或接触过肾毒性物质。了解患者有无慢性肾脏疾病史及患者家族中有无肾脏疾病史等。

（二）身体评估

急性肾小管坏死是急性肾衰竭最常见的临床类型。通常按其病因分为缺血性和肾毒性。临床表现包括原发疾病、急性肾衰竭引起的代谢紊乱和并发症三个方面。典型的急性肾衰竭可分为起始期、维持期和恢复期三个阶段。

1. 起始期

起始期指典型肾前性氮质血症至肾小管坏死之前这一阶段。此期有严重肾缺血，但尚未发生明显的肾实质损伤，若及时治疗可避免 ATN 的发生。此期以远发病的症状体征为主要临床表现，伴有尿渗透压下降。历时较短，仅数小时至 2 天，肾损害可逆转。

2. 维持期

维持期又称少尿期。一般为 7 ~ 14 天，平均 10 天，极少数可达 30 ~ 70 天。肾小球滤过率保持在低水平，许多患者可出现少尿，也有些患者没有少尿，尿量在 400 mL/d 以上，甚至 1 000 ~ 2 000 mL/d，这称为"非少尿型"急性肾衰竭，预后往往较好。无论尿量是否减少，随着肾功能减退，临床上出现一系列尿毒症症状。

（1）水、电解质紊乱。

1）水肿：患者可表现为全身水肿，体重增加，严重时出现肺水肿、脑水肿、急性心力衰竭等而危及生命。临床上脑水肿常较突出，表现为极度衰弱无力、头痛、视物模糊、嗜睡、躁动、惊厥等一系列精神及神经症状。

2）高钾血症：是少尿期常见的死亡原因之一，主要是因为肾脏排泄钾减少。另外，体内存在高分解状态所致蛋白分解，释放出大量钾离子，或静脉滴注含钾药物，摄入含钾较多的食物或饮料及输大量库存血等因素均可引起或加重高钾血症。患者表现为四肢乏力、感觉异常、肌腱反射消失、恶心、呕吐等神经肌肉系统症状，以及心率减慢、心律失常、传导阻滞，甚至心搏骤停等心脏方面的表现。

3）低钠血症：主要是由于水分过多所致的稀释性低钠血症。另外，由于肾小管受损，其保留钠的功能受到破坏，大量钠被排出，亦可造成低钠血症。低钠血症可使血浆渗透浓度下降，导致水分向细胞内渗透，从而出现细胞水肿，表现为急性水中毒、脑水肿症状，并可加重酸中毒。

4）低钙血症、高磷血症：低钙血症是由于肾脏受损后，无法激活维生素 D，从而抑制钙的吸收，造成低钙血症。高磷血症是由于肾脏不能将磷排出体外，以至于在体内蓄积。

（2）代谢性酸中毒：主要是因为肾脏排泄酸性代谢产物能力降低，以及高分解状态使酸性代谢产物增加导致，表现为疲倦、嗜睡、深而快的呼吸、食欲缺乏、腹痛、恶心、呕吐，甚至昏迷等。

（3）氮质血症：由于氮质和其他代谢废物排出减少和高分解状态存在，血中尿素氮及肌酐升高。

（4）各系统临床综合征：全身各系统均可受累，表现出与慢性肾衰竭相似的症状。①首先出现消化道症状，包括食欲缺乏、恶心呕吐、腹胀腹痛、腹泻便秘。②呼吸系统可有肺水肿、尿毒症肺炎、肺泡及间质大量纤维素渗出、呼吸功能减退等表现。③循环系统表现为高血压、心肌病变、心律失常及心力衰竭等。④中枢神经系统可出现精神失常、躁动、嗜睡、扑翼样震颤、惊厥、昏迷等症状。⑤造血系统因红细胞生成功能受抑制，寿命缩短，因而出现贫血、血小板数量减少、功能障碍及有严重的出血倾向。

3. 恢复期

此期肾小管上皮细胞再生、修复，肾小管完整性恢复。肾小球滤过率逐渐恢复至正常或接近正常范围。少尿患者开始出现利尿，可有多尿表现，每天尿量可达 3 000 ～ 5 000 mL，甚至更多。持续时间多为 1 ～ 3 周或更长，继而恢复正常。与肾小球滤过功能恢复相比，肾小管浓缩功能的恢复相对延迟，常需数月至 1 年后才能恢复。若肾功能持久不恢复，可能提示肾脏遗留永久性损伤。一般认为，病者年龄大，少尿期持续时间长，并发症越多，肾功能的恢复越差。

（三）实验室检查

1. 血液检查

可有轻至中度贫血，血肌酐每天平均增加 > 44.2 μmol/L，血清钾浓度常大于 5.5 mmol/L，血气分析提示代谢性酸中毒。血钠浓度可正常或偏低，血钙可降低，血磷升高。

2. 尿液检查

尿液外观多浑浊。尿蛋白多为（+）～（++），以中小分子蛋白质为主。尿沉渣检查可见肾小管上皮细胞、颗粒管型、上皮细胞管型及少量红、白细胞等。尿比重降低且固定，多低于 1.015。尿渗透压低于 350 mOsm/L，尿与血渗透压之比低于 1.1。

3. 影像学检查

B 超显示肾脏体积增大或呈正常大小。尿路超声显像对排除尿路梗阻和慢性肾功能不全很有帮助。

4. 肾活检

肾活检是重要的检查手段。在排除肾前性和肾后性因素外，凡诊断不明均应做肾活检以明确诊断，决定治疗方案及估计预后。

（四）心理—社会评估

急性肾衰竭是危重病之一，尤其在少尿期，患者可有濒死感、恐惧感，护士应仔细评估患者对疾病的反应、采取的态度、接受的程度及应对能力。评估患者家庭和社会支持系统的情况、他们对疾病的了解程度、焦虑水平及应对机制。护士应在诊断和治疗阶段给予患者和家属支持。

四、护理诊断

1. 体液过多

与水钠潴留有关。

2. 潜在的并发症

猝死、高血压脑病、急性左心衰竭、心律失常、心包炎、多脏器功能衰竭、弥散性血管内凝血等。

3. 有感染的危险

与机体免疫力低下有关。

4. 营养失调：低于机体需要量

与恶心、呕吐、食欲下降及饮食受到限制有关。

5. 恐惧

与肾功能急剧恶化、病情重等因素有关。

五、护理措施

由于急性肾衰竭多为可逆的，任何治疗手段都应注意不要加重肾损害。治疗及护理重点在少尿期。应尽量减少少尿期的各种紊乱，纠正水电解质紊乱和酸碱失衡，积极治疗心力衰竭、心律失常、脑病、应激性溃疡大出血等严重的并发症，有条件者应尽量采取透析疗法。多尿期的治疗主要是防止电解质及水的负平衡，同时还应防止感染。

急性肾衰竭患者的总体治疗目标是患者能够维持营养平衡、维持出入量平衡、维持水电解质和酸碱平衡、无感染发生、焦虑程度减轻。

（一）少尿期的护理

1. 一般护理

（1）心理护理：急性肾衰竭是危重病之一，患者可有濒死感、恐惧感，护士应协助患者表达对疾病的感受，了解患者对疾病的态度。在护理过程中，护士应向患者及其家属详细解释疾病发展过程，以降低其恐惧、焦虑及不安情绪。另外，当患者精神方面发生改变时，向家属解释这是疾病导致的病理生理及心理上的改变，以解除家属的疑惑，并避免造成家属与患者间的隔阂。随时评估患者的悲伤情况，并给予情绪与心理支持。

（2）观察病情：每天评估患者的精神状况。注意观测患者的血压变化、脉搏、体温、呼吸的频率，是否有库斯莫尔（Kussmaul）呼吸（深而快的呼吸）。仔细观察患者皮肤的颜色、水肿情况、颈静脉是否有怒张、听诊肺部是否有啰音。记录 24 小时出入量和体重变化，观察水肿的消长、进食情况。进行心电监测，观察心率和心律的变化。监测电解质的变化。

（3）预防感染：协助患者进行口腔、皮肤、会阴部的清洁，静脉导管和留置导尿管等部位应定期消毒，预防感染。根据细菌培养和药物敏感试验合理选用对肾无毒性或毒性低的抗菌药物治疗，并按肾小球滤过率来调整药物剂量。尽量避免使用有较强肾毒性药物的抗菌药物，如氨基糖苷类抗生素、两性霉素等。

（4）休息、活动与营养：绝对卧床休息，以减轻肾脏负担，抬高水肿的下肢。对于能进食的患者，给予高生物效价的优质蛋白，蛋白质的摄入量限制在 20 g/d，并适量补充必需氨基酸。对有高分解代谢、营养不良及接受透析的患者，其蛋白质摄入量可适当放宽。给予高糖类和高脂饮食，供给足够的热量，每天 35 kcal/kg，保证机体正氮平衡。对于有恶心、呕吐的患者，可遵医嘱给予镇吐药，并做好口腔护理，促进其食欲。不能经口进食者，可用鼻饲或静脉补充营养物质。

2. 维持水、电解质、酸碱平衡

（1）严格限制液体入量，坚持"量出为入"的原则，24 小时补液量为前一天显性失液量 + 不显性失液量 − 内生水量。显性失液量是指前一天 24 小时内的尿量、粪便、呕吐物、出汗、引流液及创面渗液等可以观察到的液量的总和，不显性失液量是指每天从呼气中丢失的水分和从皮肤蒸发丢失的水分。通常不显性失液量 − 内生水量按 500 ~ 600 mL 计算。

（2）限制钠盐和钾盐的摄入：钠盐每天供给不超过 500 mg。对有高血钾的患者，还应限制钾的入量，每天进量少于 2 000 mg，少用或忌用富含钾的蔬菜、水果，如紫菜、菠菜、山药、坚果、香蕉、枣。

（3）高钾血症的处理：一般来说，轻度血钾升高（< 6 mmol/L）只需密切观察和严格限制含钾多的食物及药物。如血钾继续升高，浓度超过 6 mmol/L，心电图显示高而尖的 T 波、QRS 变宽、ST 压低时，可立即采取以下措施。①排出：使钾排出体外是最主要的治疗方法。中药（如大黄、牡蛎）煎剂灌肠或口服阳离子交换树脂均可促使钾从消化道排出。②转移：使钾从细胞外转入细胞内，可暂时缓解高钾血症。例如，可用 50% 葡萄糖注射液 50 mL 加胰岛素 10 U 静脉滴注，以促使葡萄糖和钾离子等转移至细胞内合成糖原，注射后 30 分钟即可降低血钾 1 ~ 2 mmol/L，维持时间可达数小时。③对抗：静脉输入钙、碱性药物可直接对抗高血钾对心脏的毒性作用。如将 10% 的葡萄糖酸钙 10 ~ 20 mL 在心电图的监护下缓慢（5 分钟）静脉注入，可快速拮抗钾离子对心肌的毒性作用。④血液透析或腹膜透析。

（4）纠正代谢性酸中毒：当血浆实际碳酸氢根低于 15 mmol/L 时，给予 5% 的碳酸氢钠溶液 100 ~ 250 mL 静脉滴注，根据心功能情况控制滴速，并动态随访监测血气分析。

3. 肾替代治疗

包括血液透析和腹膜透析治疗。

（二）多尿期的护理

多尿期治疗与护理的重点仍为维持水、电解质及酸碱平衡，控制氮质血症，治疗原发病和防治各种并发症。膳食中仍应严格控制蛋白质摄入量，每天应低于20 g。进入多尿期5～7天，由于氮质血症有好转，可将蛋白质进量稍放宽，按0.5～0.8 g/（kg·d）或45 g/d供给。给予高糖、高维生素及高热量饮食。入液量按尿量的2/5计算，其中一半是生理盐水，另一半是5%～10%的葡萄糖液。每天尿量超过2 000 mL时，应补充钾盐。

（三）恢复期的护理

一般无特殊处理，定期随访肾功能，避免使用对肾有损害的药物。待病情稳定后，可恢复正常饮食，蛋白质供给量为1 g/（kg·d），能量供给量为30～35 kcal/（kg·d），供给充分的热量、维生素等。

（四）健康教育

出院前，护士应明确患者和家属的需求，给患者相关指导，包括用药、饮食、活动的方法。定期门诊复查，检查尿液，出现症状立即就医。教育患者增强自我保健意识，预防感染，避免各种应激因素的发生。

六、预期结果与评价

（1）患者能够维持出入量平衡。
（2）患者能够维持水电解质和酸碱平衡。
（3）患者能够无感染发生。
（4）患者能够维持营养平衡。
（5）患者能够无恐惧，焦虑程度减轻。

（黄　娟）

第五节　慢性肾衰竭

慢性肾衰竭是指各种慢性肾脏病导致肾功能缓慢进行性减退，最终以代谢产物潴留，水、电解质和酸碱平衡紊乱为主要表现的一组临床综合征。按肾功能损害的程度可分为四期。①肾贮备能力下降期：肾小球滤过率（GFR）减少至正常的50%～80%，血肌酐正常，患者无症状。②氮质血症期：氮质血症期是肾衰竭的早期，GFR减少至正常的25%～50%，出现氮质血症，血肌酐高于正常，但<450 μmol/L，通常无明显症状，可有轻度贫血、多尿和夜尿。③肾衰竭期：GFR减少至正常的10%～25%，血肌酐显著升高，贫血较明显，夜尿增多，水、电解质紊乱，可有轻度胃肠道、心血管症状和中枢神经

系统症状。④尿毒症期：尿毒症期是肾衰竭晚期，GFR 减少至正常的 10% 以下，血肌酐 > 707 μmol/L，临床表现和血生化异常十分显著。

一、病因及发病机制

（一）病因

各种原发性肾小球疾病，如慢性肾小球肾炎、慢性肾盂肾炎、遗传性肾病、各种小管间质性肾病，以及各种继发性肾病如糖尿病肾病、高血压肾小动脉硬化症、多发性骨髓瘤，均可引起慢性肾衰竭。我国引起慢性肾衰竭的主要疾病为慢性肾小球肾炎，其次为糖尿病肾病、高血压肾病、多囊肾、梗阻性肾病等。

（二）发病机制

慢性肾衰竭的发病机制复杂，至今尚未完全明确，主要学说有以下几种。

1. 尿毒症毒素学说

蛋白代谢毒性产物是尿毒症毒素学说的中心问题。蛋白代谢的终末产物主要是尿素，尿素本身的毒性很低，但当体内浓度很高时就会引起症状，如乏力、头痛、呕吐等。除蛋白代谢产物外，还有以下几种毒素。①胍类：近年来证实，尿毒症患者血清中有胍类物质聚积，胍类是某些氨基酸和肌酐的代谢产物，主要蓄积于细胞内液，随着浓度的升高，可以引起恶心、呕吐、腹泻、皮肤瘙痒、贫血、胃十二指肠溃疡、意识障碍等。②肠道细菌代谢产物：尿毒症时，肠道的细菌代谢产物不能排泄出去，在体内蓄积，形成毒素作用。③中分子物质：目前，有关它的确切成分还不甚明确，但有学者认为此物质与尿毒症脑病、周围神经病变、红细胞生成抑制、某些内分泌紊乱等有关。

2. 矫枉失衡学说

该学说认为，体内某些物质的积聚并非完全由于肾脏排泄减少，而是肾小球滤过率下降后，机体在某些方面出现一种平衡适应过程，在此过程中又出现新的失调。如当肾小球滤过率降低时，血磷升高，后者刺激甲状旁腺功能，增加甲状旁腺素（PTH）分泌，抑制肾小管对磷的重吸收，促使血磷下降，导致继发性甲状旁腺功能亢进，PTH 继续升高，最终形成毒性物质，出现尿毒症症状。

3. 健存肾单位学说

该学说认为，当有一部分肾单位病变时，另一部分健存的肾单位进行代偿。但随着肾实质破坏继续进行，健存的肾单位越来越少，当健存的肾单位少于一半时，就会出现慢性肾衰竭的临床表现。

4. 其他学说

肾小球高压力、高灌注和高滤过学说，肾小管高代谢学说等。

二、病理

两侧肾对称性萎缩变小，色苍白，表面高低不平，呈细颗粒状，有时可有散在的小囊肿形成，肾体积小而质地硬，故称颗粒性固缩肾。切面可见肾皮质萎缩变薄，纹理模糊不清，皮髓质分界不明显，肾盂周围脂肪组织增多，小动脉壁增厚变硬。

镜下可见大量肾小球纤维化及玻璃样变，这些肾小球所属的肾小管萎缩、纤维化、消失。纤维组织收缩使纤维化、玻璃样变的肾小球相互靠近集中。有些纤维化的肾小球消失于增生的纤维结缔组织中，无法辨别原有的病变类型。存留的肾单位常发生代偿性肥大，肾小球体积增大，肾小管扩张。

三、护理评估

（一）健康史

询问患者及其家族成员是否患有肾脏或泌尿系统疾病，是否患有高血压、糖尿病、系统性红斑狼疮、肿瘤、关节炎、结核等可导致肾功能不全的疾病。既往用药情况，包括医师处方用药和患者自己服用的药物等。

（二）身体评估

慢性肾衰竭的症状非常复杂，可累及全身各个脏器和组织，并出现相应的症状。

1. 消化系统

消化系统症状是慢性肾衰竭患者最早出现和最常见的症状。首先表现为食欲缺乏、口淡无味及进食后腹部胀闷感。随着病情加重而出现恶心、呕吐、腹胀、腹痛、便秘、腹泻、口腔炎或口腔溃疡等。晚期患者呼气中可有尿味，部分患者可有胃黏膜损伤溃疡和出血，临床表现为柏油样便、呕血等。

2. 心血管系统

心血管系统并发症在慢性肾衰竭患者中甚为常见，主要包括高血压、尿毒症性心包炎和充血性心力衰竭。

（1）高血压和左心肥大：多数患者存在不同程度的高血压。导致高血压的原因主要是水钠潴留，也与肾素活性增加有关。长期的高血压会导致左心肥厚性扩张，心肌损害，心力衰竭和全身性小动脉硬化，其结果又可加重肾损害。个别可发展为恶性高血压。

（2）心包炎：心包炎可分为尿毒症性心包炎和透析相关性心包炎，后者主要见于透析不充分者。其临床表现与一般心包炎相同，但心包积液常为血性，可能与毛细血管破裂有关。严重者可发生心脏压塞。

（3）充血性心力衰竭：为慢性肾衰竭患者主要的死亡原因。导致心力衰竭的主要原因是高血压和水钠潴留。患者可出现全身水肿、心搏加速、气促、不能平卧、呼吸困难、双肺有啰音、肝大、颈静脉充盈、肝颈静脉回流征阳性等症状与体征。

（4）动脉粥样硬化：患者常有三酰甘油及胆固醇升高，其动脉粥样硬化发展迅速，也是主要的致死因素。

3. 呼吸系统

慢性肾衰竭患者由于毒素导致毛细血管通透性增高，容易发生尿毒症性肺水肿，极严重的尿毒症性肺水肿称为尿毒症性肺炎。尿毒症性肺炎是一种独特的肺部充血、水肿，患者不一定有全身体液过多，但却有特征性的心腔内压和肺动脉楔压升高。另外，由于患者自身免疫功能低下，容易并发支气管炎、支气管肺炎、间质性肺炎、尿毒症性胸膜炎及胸腔积液等。若发生酸中毒，可表现为深而长的呼吸。

4. 神经及肌肉系统

（1）中枢神经系统表现：患者早期可出现疲乏、易激惹、注意力不集中、头晕、记忆力减退、失眠等症状。随着病情加重，患者可出现性格和行为改变，如情绪低落、定向力障碍、综合分析能力减弱，有的出现幻想、幻觉及幻听等精神症状，甚至出现自杀倾向。晚期患者可出现扑翼样震颤、手足抽搐、昏迷，甚至死亡。

（2）周围神经病变：约75%的慢性肾衰竭患者有周围神经病变，早期主要侵犯感觉神经，表现为下肢远端感觉轻度异常，晚期有膝反射和跟腱反射丧失。患者可出现肢体麻木，有时有烧灼感，蚁走样不适，活动后好转，因此，患者常不断移动下肢，出现不宁腿综合征。

（3）尿毒症肌病：主要表现为易于疲劳，肌无力，肌肉萎缩。严重者工作和生活能力受限，如上下楼梯、梳头等。

5. 血液系统

（1）贫血：几乎所有的患者都有贫血，多为正细胞正色素性贫血。造成贫血的主要原因有促红细胞生成素分泌下降、毒素抑制红细胞的成熟并导致红细胞损伤致寿命缩短、铁摄入不足及造血物质如铁及叶酸缺乏、各种原因引起的失血等。

（2）出血倾向：慢性肾衰竭患者出血较为常见，可能与血小板数目及功能障碍、血小板与血管壁相互作用的改变有关。主要表现为皮下出血点、瘀斑、鼻出血、牙龈出血、月经量增多乃至内脏（主要为胃肠道）出血、脑出血等。

6. 肾性骨营养不良症

肾性骨营养不良症又称肾性骨病，主要包括软骨病（小儿为肾性佝偻病）、纤维性骨炎、骨质疏松症、骨质硬化症。患者早期常无明显症状，晚期则可有行走无力、骨痛（多为骶骨、腰椎等处）、自发性骨折、骨骼变形、生长发育停滞等表现。

7. 内分泌系统

血浆甲状旁腺素增高，促红细胞生成素降低，$1，25（OH）_2D_3$不足，部分患者可有轻度甲状腺素降低。此外，患者常有性功能障碍，如性欲减退，男性精液和精子数目减少、精子活动能力较差等，女性可有闭经、不孕症。

8. 皮肤

大多数慢性肾衰竭患者均有皮肤症状，其严重性随肾衰竭进展而加重。最常见的症状是皮肤瘙痒。由于尿素随汗液由皮肤排出从而形成尿素霜，而更加重瘙痒的程度。另外，患者常有不同程度的皮肤干燥、脱屑、色素沉着等。

（三）辅助检查

1. 血常规检查

血红蛋白 < 80 g/L，血小板计数正常或偏低，但功能下降。

2. 尿常规检查

慢性肾衰竭患者尿液改变的共同点：①尿渗透压减低，在 450 mOsm/L 以下，比重低，多在 1.010 以下；②尿量减少，多在 1 000 mL/d 以下，晚期可出现少尿，甚至无尿；③尿蛋白多在（+++）；④尿沉渣检查可见红细胞、白细胞、上皮细胞、颗粒管型及蜡样管型等。

3. 肾功能检查

最常用且最能准确反映肾脏功能的指标是血清肌酐和内生肌酐清除率。内生肌酐清除率 < 80 mL/min，则认为肾功能不全。

4. 血生化检查

血浆蛋白降低、血钙偏低、血磷升高等。血钾、血钠随病情而定，可有代谢性酸中毒。

5. B超检查

可见双肾缩小，皮质变薄，肾脏内结构紊乱。

（四）心理—社会评估

评估患者对疾病诊断和治疗的了解程度、焦虑水平和应对机制。询问患者的社会活动、工作型态、自我形象、性生活等社会心理方面的变化。由于慢性肾衰竭治疗费用昂贵，常导致患者及家属思想负担及经济负担过重，护士应了解患者及家属的心理活动情况、家庭经济情况及家属对疾病的认识及对患者的关怀、支持程度。

四、护理诊断

1. 焦虑

与社会经济状况变化、情境危机等有关。

2．有皮肤完整性受损的危险

与汗腺分泌减少、瘙痒、凝血异常等有关。

3．有感染的危险

与机体免疫力低下、白细胞功能异常有关。

4．营养失调：低于机体需要量

与恶心、呕吐、食欲下降、饮食限制等有关。

5．体液过多

与尿量减少、水钠潴留有关。

6．活动无耐力

与贫血、心脏病变等有关。

7．潜在的并发症

高钾血症。

五、护理计划与实施

通过治疗和护理，患者能够维持出入量平衡，维持营养平衡，无感染发生，无并发症发生，主诉活动能力加强，皮肤无破损，主诉焦虑减轻。

（一）一般护理

1．减轻焦虑

护士应为患者提供一个适当的环境，仔细倾听患者的感受，稳定患者的情绪。对于患者的病情，护士应以坦诚的态度，实事求是地帮助患者分析现实健康状况，分析有利条件及可能产生的预后，应使患者认识到心理健康对身体康复的重要性，激发其生存的欲望，同时提高对疾病的认识，树立战胜疾病的信心。告知患者接受透析和肾移植治疗可使其生活质量明显改善，生命明显延长等，让患者重新建立自尊，确认自己的价值。另外，重视患者家属的紧张心理状态，对他们进行心理疏导，使他们心情放松，共同协助患者渡过难关。

2．皮肤护理

评估患者皮肤的颜色、弹性及有无水肿等。应以温和的香皂或沐浴液做皮肤清洗，洗后涂护肤霜，以避免皮肤瘙痒，如需要，可遵医嘱给予患者止痒药剂。指导患者将指甲修整平整，并保持清洁，以防止患者在皮肤瘙痒时抓破皮肤，造成感染。

3．预防感染

嘱患者注意休息，避免受凉、受湿和过劳，防止感冒。慢性肾衰竭患者极易并发感染，特别是肺部和尿路感染，因此，患者要讲究清洁卫生，加强口腔及会阴部清洁，以防止感染。如有感染，应立即予以治疗，及时针对病原菌选用敏感的抗菌药物，抗菌药物的剂量应根据肌酐清除率进行调整，避免使用有肾毒性的抗菌药物。

（二）饮食护理

饮食治疗在慢性肾衰竭的治疗中具有重要的意义，合理的营养膳食调配能减少体内氮代谢产物的积聚及体内蛋白质的分解，维持氮平衡，保证营养供给，增强机体抵抗力，减缓病情发展。

1. 限制蛋白质的摄入

蛋白质的摄入量应根据 GFR 调整。一般认为，GFR 降至 50 mL/min 以下时，便需进行蛋白质限制，其中约 50% 必须是富含必需氨基酸的蛋白质，如瘦肉、鱼类、鸡蛋、牛奶等；应少食富含植物蛋白的食物，如花生等。GFR 为 10 ~ 20 mL/min 的患者，用 0.6 g/（kg·d）；GFR > 20 mL/min 的患者，可用 0.7 g/（kg·d）。透析治疗的慢性肾衰竭患者，蛋白质供给量应增加，可按 1 ~ 1.2 g/（kg·d）供给，其中优质蛋白占 50% 以上，首选蛋类和乳类。

2. 保证充足的能量

充足的能量可减少体内蛋白质的分解，供给量为 35 ~ 40 kcal/（kg·d），即每天摄入 2 000 ~ 3 000 kcal 热量。糖类和脂肪为能量的主要来源，且最好以纯淀粉类食品（如麦淀粉、玉米淀粉等）代替米、面等谷类食品，食用植物油。

3. 无机盐摄入

无机盐的供给量要根据病情随时调整。当出现水肿、高血压及心力衰竭时，需采用无盐、低盐或低钠饮食。当患者血钾升高，尿量减少时，应限制膳食中的钾盐含量。含钾较高的食物有豆类、紫菜、菠菜、坚果、香蕉等。

4. 液体量

有水肿者应限制盐和水的摄入。若水肿较重，可使用利尿剂。透析者要加强超滤。若水肿伴有稀释性低钠血症，应严格控制水入量，每天液体摄入量按前一天出量 +500 mL 计算。血液透析的患者，控制液体入量，使两次透析期间体重增加不超过 2.5 kg。

（三）血液净化疗法

血液净化疗法是用人工方法代替失去的肾功能，使血液得到净化，以维持患者生命。血液净化疗法常用的有血液透析术及腹膜透析术。

（四）肾移植

肾移植是指将异体的健康肾移植给慢性肾衰竭患者，是目前终末期肾病患者最理想的治疗方法。

1. 手术前护理

除常规术前准备外，受者需要做血液透析来达到良好的血液成分，护士还应告知患者，术后还需进行血液透析，以等待移植的肾脏发挥作用。

2. 手术后护理

（1）密切观察病情：观察患者生命体征及尿量的改变，术后 3 天内每小时观察 1 次，以后根据病情改为每 4 小时观察 1 次。每天查血常规、尿常规、血肌酐、尿素氮、血钾、钠、钙等，每天测量体重 1 次。

（2）排斥反应的治疗与护理：肾移植术后最主要的并发症是排斥反应，一般分为四种类型。①超急性排斥反应：常发生于术后 24 ~ 48 小时内，患者表现为血尿、少尿及无尿、血尿素氮及肌酐升高、血压升高、移植肾区剧痛，伴有寒战、高热等。一旦发生超急性排斥反应，应迅速摘除移植肾。②加速型排斥反应：常出现在术后 2 ~ 5 天。当护士发现患者有发热、高血压、移植肾区肿痛、血清肌酐及白细胞计数显著升高、放射性核素检查肾血流量明显减少等表现时，应立即通知医师。加速型排斥反应可以选择大剂量甲泼尼龙、抗淋巴细胞球蛋白或单克隆抗体等药物进行治疗，若抗排斥治疗无效时，需手术切除移植肾。③急性排斥反应：多发生于移植术后 1 ~ 3 个月内，是临床最为常见的排斥反应。典型患者表现为尿量减少、水肿、肾功能急剧恶化、发热、移植肾区不适等。一旦确诊，应及时给予甲泼尼龙进行冲击治疗，至少连用 3 天，然后继续使用口服常规免疫抑制药物。如治疗及时，60% ~ 80% 的患者可得到有效逆转。④慢性排斥反应：一般发生于移植术 3 个月以后。患者可表现为不同程度的蛋白尿、血压升高、移植肾脏缩小等。一旦发生慢性排斥反应，医护人员应指导患者按照慢性肾衰竭的治疗措施进行治疗。

（3）预防感染：术后患者应进行保护性隔离，严格限制探视。病室内应定期通风并保持室内干燥，使之不利于细菌的繁殖。医务人员入内应穿隔离衣，戴口罩、帽子，避免频繁进出病室，如有感冒，不得进入病室。

（4）用药治疗与护理：肾移植术后患者一般都需要使用免疫抑制药物，常见的免疫抑制药物如下。①硫唑嘌呤：是临床上最常用的预防肾移植排斥的免疫抑制药物。常见的不良反应为骨髓抑制、血小板减少、贫血、白细胞减少等，护士应指导患者每 1 ~ 2 周检查血常规 1 次。另外，由于此药可引起肝功能损害、黄疸等不良反应，患者还应定期复查肝功能。②环孢素 A：主要以口服用药为主，不良反应主要有多毛症、胃肠道反应、手足震颤、牙龈增生、肝功能异常、高血压及代谢异常等。护士应将这些不良反应告知患者及其家属，并嘱其定期抽血检查肝肾功能。③糖皮质激素：一般需与硫唑嘌呤或环孢素 A 合用，才能起到抑制移植排斥的作用。临床上常用的糖皮质激素包括泼尼松、甲泼尼龙等。不良反应主要有感染、消化性溃疡、骨质疏松、高血压等。特别值得注意的是，护士要向患者解释激素减量应在医务人员的指导下进行，切不可私自减药或突然停药。

（五）健康教育

出院前，护士应明确患者及其家属的需求，给患者相关指导，包括用药、饮食、活动。指导患者保持精神愉快，注意休息，避免过劳和受凉，防止感冒，不使用肾毒性药物，经常复查肾功能。当出现大量蛋白尿、血尿增多、肾功能减退时，应与医师联系。

提供患者进一步治疗的相关教育，如血液净化疗法和肾移植的指导。对于腹膜透析患者，护士采用多媒体教学方法进行示范式教育。护士进行操作并讲解，并现场指导患者或家属操作，使其熟练掌握腹膜透析的操作技术，包括腹膜透析的正确操作方法、腹透液的存放及液体质量检查、家庭透析对房间的要求等注意事项。

六、预期结果与评价

（1）患者能够维持营养平衡。

（2）患者能够维持出入量平衡。

（3）患者能够无感染发生。

（4）患者能够主诉活动能力加强。

（5）患者能够皮肤无破损。

（6）患者能够焦虑减轻。

（7）发现并发症，并通知医师及时处理。

（黄　娟）

第五章

肿瘤科护理

第一节 鼻咽癌

鼻咽癌是发生在鼻咽部的一种恶性肿瘤，尤以我国南方及东南亚地区为多见。鼻咽部位于面部中央，口腔后部悬雍垂上方，其上方紧贴头颅的底部，后面紧贴脊椎骨。鼻咽腔是一个立方体，有 6 个壁。前壁为后鼻孔、鼻中隔后缘；顶壁与后壁不易分开而称为顶后壁，为蝶窦底、斜坡；底壁为软腭、口咽；两侧壁为咽鼓管隆突，咽鼓管开口。前后壁长 2~3 cm，上下径 3~4 cm，左右径 3~4 cm。

一、临床表现

1. 颈部淋巴结肿大

颈部淋巴结肿大是最常见的症状。患者往往在无意中摸到颈部有一个肿块，或照镜子时发现两侧颈部不对称，或被别人发现肿块。它位于颈深淋巴结的上群，即乳突尖下方或胸锁乳突肌上段前缘处。肿块常较硬，触之无疼痛，活动常较差。具有转移早、转移率高的特点。病情晚期时其淋巴结转移可累及锁骨上，甚至腋窝、纵隔。鼻咽癌淋巴结很少转移到颌下、颏下、枕部淋巴结等。

2. 回缩性血涕

回吸鼻腔后，从口腔吐出带涕血丝，尤以早晨起床后为甚。可以持续一段时间，为肿瘤血管破裂出血所致，是鼻咽癌的一个早期症状。

3. 耳鸣或听力减退

耳鸣、耳部闷胀，或者耳聋，听力下降。因为鼻咽部肿瘤生长在侧壁上，压迫或堵塞咽鼓管开口，或肿瘤直接侵犯破坏咽鼓管周围组织，或直接向咽鼓管内浸润，或引起咽鼓管周围组织水肿等，均可引起耳部症状。部分患者出现分泌性中耳炎，检查可见鼓膜内陷或有液平面，穿刺抽液后很快复发，是鼻咽癌的一个较早症状。

4. 头痛

常表现为枕部或颞部疼痛，常为钝痛。约 70% 的鼻咽癌患者有头痛，常表现为偏头痛、颅顶枕后或颈项部头痛。早期可能为神经血管反射性头痛，常为间歇性；晚期多为肿瘤破坏颅底骨或脑神经、肿瘤感染、颈淋巴结转移压迫血管与神经等所致，常为持续性。鼻咽癌患者放疗后出现头痛，可能与肿瘤复发或放疗后感染有关。

5．鼻塞

鼻塞可为单侧或双侧。与肿瘤的部位、大小和类型有较大的关系。为肿瘤阻塞后鼻孔或侵犯鼻腔，导致鼻腔通气不畅。有些患者鼻腔可完全堵塞，并且有较多的分泌物，可有血丝。

6．面部麻木

面部麻木为肿瘤侵犯或压迫三叉神经所致，可以是感觉减退、痛觉过敏或是痛觉缺失。三叉神经是支配整个面部的感觉神经，分为 3 支，分别支配额部、面颊部和下颌，其运动支受侵犯可引起张口时下颌骨偏斜。

7．岩蝶综合征

岩蝶综合征又称海绵窦综合征。鼻咽癌好发在顶前壁，极易向两侧咽旁或顶后壁黏膜下浸润进展，肿瘤沿着颅底筋膜达岩蝶裂区周围的蝶骨大翼、破裂孔、岩骨等。脑神经受损次序为第Ⅴ、第Ⅵ、第Ⅳ、第Ⅲ、第Ⅱ对，最后出现麻痹性视野缺损。病变发生在颅内鞍旁海绵窦者，突眼不多见。

8．垂体—蝶骨综合征

鼻咽癌直接向上侵犯蝶窦、垂体、视神经，引起视力障碍。还可进一步扩展到海绵窦，产生第Ⅲ、第Ⅳ、第Ⅴ、第Ⅵ对脑神经损伤症状。鼻咽癌侵犯垂体和蝶窦常为首发症状。

9．眼眶综合征

鼻咽癌转移至眼眶或肿块压迫眼球运动神经周围分支，可引起眼球运动神经瘫痪，如三叉神经眼支或视神经均可受累。

10．颈交感受损的霍纳综合征

肿瘤侵犯或肿大淋巴结转移，累及压迫颈交感神经节，可引起同侧瞳孔缩小、眼球内陷、眼裂缩小及同侧面部皮肤无汗。

二、病理分型

世界卫生组织的鼻咽癌病理形态学描述分为以下几种。

1．角化性鳞癌或鳞癌

①分化好的和中等分化的角化性鳞癌；②分化差的鳞癌。

2．非角化性鳞癌

此型在高发区占95%以上，与EB病毒的关系更密切，绝大多数非角化性鼻咽癌患者血清 EB 病毒抗体水平高。可进一步分为：①分化型非角化性鳞癌，与 EB 病毒的关系密切；②未分化非角化性癌或鼻咽型未分化鳞癌，泡状核细胞癌或大圆形细胞癌是其中的亚型之一。

三、治疗

鼻咽癌综合治疗原则以放疗为主，辅以化疗及手术治疗。

1. 初诊鼻咽癌的综合治疗

（1）早期鼻咽癌（Ⅰ、Ⅱ期）：单纯放疗，包括外照射或外照射加腔内后装治疗。

（2）中、晚期病例：可选用放疗或化疗的综合治疗，包括同期放化疗、诱导化疗或辅助化疗。

（3）有远处转移的病例：化疗为主，辅以放疗。

2. 复发鼻咽癌的综合治疗

（1）放疗后1年以内鼻咽癌复发者，尽量不采用常规外照射放疗，可以选用辅助化疗、近距离放疗或适形调强放疗。

（2）放疗后颈部淋巴结复发者建议手术治疗，不能手术者可采用化疗。

（3）放疗后1年以上鼻咽或颈部淋巴结复发者可做第2周期根治性放疗。

（4）复发鼻咽癌再程放疗：只照射复发部位，一般不做区域淋巴结引流区的预防性照射。

3. 化疗方案

目前常用的化疗方案有顺铂＋氟尿嘧啶，顺铂＋氟尿嘧啶＋亚叶酸钙，顺铂＋博来霉素注射液＋多柔比星。近年来，紫杉醇、多西紫杉醇、吉西他滨也用于鼻咽癌的治疗。

四、护理措施

（一）症状的护理

鼻咽癌是发生在鼻咽部的恶性肿瘤，临床表现较为明显，如头痛、涕中带血、鼻塞、面部麻木、颈部淋巴结转移、耳鸣或听力减退、眼眶综合征等。

1. 头痛

（1）卧床休息，避免剧烈活动，减轻头痛，保持病房安静舒适，避免情绪激动，以免不良刺激加重头痛。

（2）疼痛剧烈的患者应注意观察其意识及生命体征，预防脑血管意外的发生，必要时可遵医嘱适当地给予镇痛药物，观察患者的疗效及不良反应，做好记录，认真交接班。

（3）保持大便通畅。便秘时可给予番泻叶、乳果糖等药物口服，也可用开塞露灌肠，避免用力排便导致颅内压升高，加剧头痛。

（4）做好心理护理，安慰患者减轻恐惧心理。

2. 鼻塞

（1）保持口腔及鼻腔的清洁，保持呼吸道通畅，患者如感觉胸闷、呼吸不畅，可给予氧疗，根据医嘱用药，减轻患者鼻塞症状。

（2）鼻塞严重的患者可进行鼻腔冲洗，每天 1 ~ 2 次，或者用呋喃西林滴鼻，保持通畅，缓解鼻塞症状。

（3）尽量避免有害烟雾吸入，如煤油灯气、杀虫气雾剂等，并积极戒烟、戒酒。

（4）鼻咽癌放疗后鼻腔黏膜腺体减少而干燥，鼻塞是鼻腔干燥结痂痂块堵塞的结果，可经常冲洗鼻腔，多注意观察。

3. 涕中带血

（1）少量涕中带血时，局部可用麻黄碱止血；中等量出血时，可局部用麻黄素、肾上腺素纱条或鼻棉填塞止血、肌内注射止血药；大量出血时，嘱咐患者不要咽下流血，保持镇静，及时报告医师进行抢救。

（2）使患者平卧；输液、输血，备好氧气和吸痰器。

（3）鼻上放置冰袋，鼻咽腔用凡士林油纱填塞鼻后孔压迫止血。

（4）静脉滴注大量止血剂，并严密观察血压、脉搏、呼吸的变化。

（二）化疗的护理

1. 饮食护理

由于鼻咽癌患者受其疾病的影响，心理负担重，食欲差，抵抗力低，护士要指导家属鼓励患者进食，且给予高蛋白、高维生素、低脂肪、易消化的食物，如豆类、牛奶、木耳、胡萝卜等。告知患者戒烟酒、忌生冷和硬食、忌辛辣和霉变食物。同时指导家属要为患者创造一个清洁、舒适的进食环境，提供色香味俱全、营养丰富的饮食。

2. 用药指导

告知患者及其家属化疗期间随时与医师联系。多数患者会出现恶心、呕吐，轻者可根据医嘱给予健胃、镇静药，症状重者要及时与医师联系，必要时根据医嘱给予补液治疗。教会家属掌握白细胞计数、红细胞计数、血小板计数的正常值，化疗期间每 3 ~ 4 天检查血常规 1 次，如有异常及时与医师联系，必要时停止化疗或遵医嘱给予升白细胞药物治疗。

3. 口腔清洁

鼻咽癌患者在治疗期间由于唾液腺分泌减少，口腔的自洁功能消失，导致咽干、咽痛、口腔溃疡、吞咽困难，甚至还会影响到患者进食，护士应告知患者及其家属口腔清洁的重要性。具体措施：晨起、睡前、饭后用软毛牙刷刷牙，饭前用清水或生理盐水漱口。口干时用1%甘草液漱口或用麦冬、金银花、胖大海泡服。口腔溃疡者局部用西瓜霜喷剂或双料喉风散喷剂喷涂，并做张口运动，使口腔黏膜皱襞处充分进行气体交换，破坏厌氧菌的生长，防止口腔继发感染。咽痛者可在餐前 30 分钟用维生素 B$_{12}$ 溶液加 2％ 利多卡因稀释后含 2 ～ 3 分钟，可减轻疼痛，增进食欲。

（龚木云）

第二节　肿瘤患者深静脉血栓形成

深静脉血栓形成（deep venous thrombosis，DVT）是指血液在大静脉内不正常地凝结、阻塞管腔，导致静脉回流障碍。DVT 发生率肿瘤患者为 5％ ～ 15％，胰腺癌患者可达 50％。主要是由于肿瘤细胞促进血小板激活，单核巨噬细胞与肿瘤细胞接触后诱导性表达组织因子激活凝血系统，血管内皮细胞的改变，抗凝活性的减弱及纤溶系统受抑制为血栓形成的基础。另外，化疗药、糖皮质激素、感染、创伤为血栓形成的因素。导管相关性血栓发生率国内文献报道为 0.19％ ～ 2.67％，国外报道为 1.6％ ～ 3％。

早在 1845 年德国病理学家 Virchow 就提出血栓形成机制的三大要素学说，即血管壁损伤、血流缓慢、高凝状态。①血管壁损伤：主要导致血管内皮细胞抗栓和促栓机制失衡。内皮细胞损伤暴露胶原蛋白，促进血小板黏附、集聚、活化；血小板释放血栓素，血管壁痉挛；促凝活性增强，抗凝活性下降；纤维蛋白聚集白细胞、红细胞形成血栓。②血流缓慢：血流缓慢导致血黏度升高，加重血流缓慢。凝血因子局部堆积，单核巨噬细胞系统清除作用受限，易形成静脉血栓。主要见于长期卧床、术后及肢体制动的患者。③高凝状态：血液高凝状态主要见于肿瘤、创伤、长期服用激素等情况，可由血小板计数升高、凝血因子含量增加、抗凝血因子活性降低导致血管内异常凝结形成血栓。

一、病因

（1）导管型号与血管直径不匹配，导管留置在血管内，漂浮在血液中，不可避免地对血管内膜产生碰触摩擦，引起血管内膜反应性炎症，损伤血管内皮，诱发血栓形成。

（2）穿刺技术不熟练，反复穿刺血管和反复送导管，导致血管内膜损伤较重，容易形成血栓。

（3）导管周围形成纤维蛋白鞘。导管置入后，穿刺处血管内膜损伤，纤维蛋白在导管内沉积，细菌附着，迅速被生物膜包裹，形成血栓。

（4）患者血液高凝状态。恶性肿瘤患者血小板增多，肿瘤细胞诱导血小板聚集功能增强。

（5）患者血流缓慢。肿瘤患者放化疗期间因胃肠道反应重、疲乏无力，大部分时间卧床，自主活动减少，同时置管侧手臂随意性自主活动受限，使血液流动缓慢，致血液淤滞，增加血栓形成概率。

（6）化疗当天安置经外周静脉穿刺的中心静脉导管（PICC）。安置 PICC 损伤血管内膜，化疗药输注加重血管内膜损伤，特别是输注强刺激性的化疗药物，使血管在短时间内受到两次打击，也增加血栓形成的危险。

（7）导管移位。导管移位于同侧颈内静脉、胸外侧静脉等处，引起置管侧肢体肿胀，血流缓慢，导致血栓形成。

二、临床表现

血栓形成的部位不同，临床表现各异。主要表现为血栓静脉远端回流障碍的症状。

1. 腋静脉血栓

主要表现为前臂和手部肿胀、胀痛，手指活动受限。

2. 腋静脉—锁骨下静脉血栓

整个上肢肿胀，伴有上臂、肩部、锁骨上和患侧前胸壁等部位的浅静脉扩张。上肢下垂时，症状加重。

3. 上腔静脉血栓

在上肢静脉回流障碍临床表现的基础上，还有面颈部和眼睑肿胀、球结膜充血水肿，颈部、胸壁和肩部浅静脉扩张，常伴有头痛、头胀及其他神经系统和原发疾病的症状。常见于纵隔器官或肺的恶性肿瘤。

三、辅助检查

1. 彩色多普勒检查

可测定血流方向、血流速度、血管直径、有无血栓存在。在临床广泛使用，是目前诊断深静脉血栓常用的检查工具。

2. 静脉造影检查

可直接显示静脉的形态，有无血栓存在，血栓的形态、位置、范围和侧支循环。但该项检查是侵入性操作，增加血管内膜的损伤，临床应用受到一定限制。

四、护理措施

（1）安慰患者，嘱患者卧床休息，患肢抬高，不能揉搓患肢。

（2）遵医嘱使用抗凝溶栓药物，抗凝溶栓药物可能引起皮肤黏膜出血，密切观察用药后的不良反应。

（3）用 25% 硫酸镁或 50% 硫酸镁湿敷，每天 3 次，每次 30 分钟；或用六合丹湿敷，每天 1 次，促进血液循环。

（4）观察患肢皮肤温度、颜色、肿胀情况，定期复查血管彩超，观察静脉血栓的转归。

五、健康教育

（1）告知患者不可揉搓或按摩置管侧肢体，不可过度做屈伸、外展、旋转置管侧手臂。告知患者输液、卧床休息时不可长时间压迫置管侧肢体，避免血流缓慢。

（2）告知患者放化疗期间多饮水，每天饮水 2 500 ~ 3 000 mL，避免血液黏度增高。

（3）告知患者提前安置 PICC 建立静脉通路，避免化疗当天安置 PICC，减少血管内膜的损伤程度。

（4）告知患者若置管侧肢体出现胀痛、皮温升高、皮肤颜色苍白，及时告知护士进行处理。

（5）告知患者保持良好的心理状态，避免高度紧张、焦虑引起血管长时间痉挛，导致血流速度减慢。

（龚木云）

第六章

营养科护理

第一节　围手术期患者营养支持与护理

围手术期患者营养支持是指从患者确定入院手术治疗时起，根据患者的营养状况，贯穿手术前、手术中、手术后直至与这次手术有关的治疗基本结束为止所提供的营养支持。围手术期营养支持是维持与改善器官、组织、细胞的功能与代谢，防止多器官功能衰竭发生的重要措施。护理的任务在于以"患者为中心"，遵循现代整体护理观，正确及时评价患者出现的问题，采取有效的措施，减少并发症，使患者顺利接受营养治疗，得到最佳治疗效果和最好照顾。围手术期营养支持包括肠内营养与肠外营养，护理上应注意密切监测，严格按操作规程护理以避免发生相关并发症。

围手术期患者营养治疗的重要性已经得到广泛关注，国外文献报道，20%～50%的外科住院患者存在营养不良；国内文献报道，普通外科营养不良的总发生率为11.7%。围手术期患者营养不良的原因有原发疾病（药物及社会、心理因素等）、术前禁食、手术应激和术后代谢增加。很多回顾性和前瞻性研究证实，营养不良会增加术后并发症发生率和死亡率。营养不良影响免疫功能，导致感染风险增加，伤口愈合延迟；影响肌肉功能，导致术后运动恢复延迟，增加住院时间和费用；影响心肺功能。与营养状态良好的患者相比，营养不良患者的住院时间延长40%～70%，可见围手术期营养治疗对于外科手术患者很重要，是整体治疗的一部分。营养支持并不是单纯地提供营养，更重要的是维持细胞、器官与组织的正常生理功能，加速组织修复，促进患者康复。随着临床营养支持的广泛应用和深入研究，近年来围手术期营养不断地得到完善和发展，营养支持与护理在外科临床上越来越发挥其重要作用。

一、围手术期患者营养支持

围手术期营养支持可分为三类：第一类是术前即需营养支持；第二类是术前需营养支持并延续至术后；第三类是术前营养状况良好，术后发生了并发症，或者是手术创伤大、术后不能经口进食的时间较长，或者摄入的营养量不足而需营养支持。

1. 术前营养支持与护理

手术患者术前的营养状况将影响术后并发症的发生率、住院时间和康复的状况。营养状况的评定主要根据病史、人体测量和某些检测结果等资料来综合评定，其目的在于了解患者的代谢变化，确定营养状况，诊断营养不良的程度和类型，预测术后并发症的发病率和病死率，协助制订营养支持方案及监测营养支持的效果。营养护理评估的方法很多，临床常用的是体重指数（BMI）测定，因其使用方便护理上应注意病史资料的收集，准确进行人体测量，按要求采集实验室标本，以便综合分析。需行营养支持的患者，手术时间允许，可在术前 5 ~ 10 天进行营养补充。术前补充营养以口服为主，当经肠内营养不足时，可采用肠外营养（PN）或肠内营养（EN）与肠外营养同时应用。以往，为减少麻醉引起误吸，术前夜即开始禁食、禁水，致患者手术时呈失水、饥饿状态，引起代谢紊乱，现经临床验证，胃肠道无功能障碍的情况下，停止进食时间改为前一天晚餐后。有学者提出，手术前夜给予 12.5％糖类饮料 800 mL、术前 2 ~ 3 小时给予 400 mL 饮料，可减轻患者术前口渴和焦虑状态，明显减少术后胰岛素抵抗的发生率。护士应认真评估，根据患者胃肠道功能，给予正确的术前饮食指导，详细交代术前禁食禁饮时间。

2. 术后营养支持与护理

创伤及手术后体内发生一系列的代谢改变，主要表现在以下方面：能量代谢增高；蛋白质分解代谢加速；动员体内的能量贮备，主要是脂肪组织分解；糖代谢紊乱；激素影响下的水盐代谢改变；负氮平衡等。早期给予肠内营养能安全有效地给患者补充营养，纠正水、电解质紊乱和负氮失衡，促进肠蠕动，调整肠道微生态，维护肠黏膜屏障，减少术后并发症，加快康复。术后应尽早给予肠内营养，从少量开始，逐渐增加，肠道营养供给不足时，考虑肠内营养与肠外营养并用的方法。

二、营养支持的途径

营养支持的途径有肠内营养和肠外营养。营养支持途径的选择要根据患者的情况而定，胃肠道有功能者首选肠内营养，必要时采用肠外营养补充部分能量、水和电解质，胃肠道无功能者则选择肠外营养。肠内营养和肠外营养各有其优缺点，两者应为互补，往往在一段时间的肠外营养后，根据患者的情况逐步过渡到肠内营养。在实际应用中，一般按下列原则选择营养支持方法。①在肠外营养和肠内营养之间首选肠内营养。②在周围静脉营养与中心静脉营养两者之间首选周围静脉营养。③肠内营养不足时，可用肠外营养加强。④营养需要量较高或期望短期内改善营养状况时可用肠外营养。⑤营养支持时间较长时应设法应用肠内营养。

（一）肠外营养

肠外营养是指通过静脉途径给予适量的蛋白质（氨基酸）、脂肪、糖类、电解质、维生素和微量元素，以达到营养治疗目的的一种方法。若所供给的能量、氮量和其他营养素的种类及数量完全达到患者的需要量，以及基本上完全经胃肠外途径供给，则称为全胃肠外营养（TPN）。肠外营养适用于无法经肠道进行管饲、肠内营养无法满足所有的营养需求或禁忌接受肠内营养的患者。

1. 输注途径

（1）外周静脉肠外营养：经外周静脉途径行营养支持，是一种给予部分营养支持较简便的方式，不存在中心静脉置管的风险，但外周静脉无法耐受高渗溶液，需定期更换注射部位，以防止液体渗漏和静脉炎，营养需求很难满足。

（2）中心静脉肠外营养：经中心静脉行肠外营养支持，是需要行肠外营养患者的最佳输注途径。高渗的肠外营养制剂必须经中心静脉输注。基于患者的情况和预期营养支持治疗的时间长短，有多种中心静脉置管的方式和位置可供选择，中心静脉置管可为短期或长期置管，短期中心静脉置管主要通过锁骨下静脉或颈内静脉置管完成，长期中心静脉置管需要外科手术置入皮下隧道导管或置入式输液港，也可由 PICC 来完成。

2. 静脉导管的护理

（1）置管前的护理：在静脉置管前，护士要了解患者的病情和营养状况，向其解释肠外营养支持对其治疗的重要性和静脉置管的必要性，告知患者在置管时如何配合，尽可能地消除患者的顾虑和恐惧，以取得良好的配合，减少并发症的发生。静脉置管不宜在晨间护理、患者进餐、伤口换药等时间进行，置管前应避免其他人员走动，以减少环境空气的污染。置管最好在手术室进行，如果在床边进行，可用床帘、屏风将患者与外界隔开。置管前，做好局部皮肤清洁工作，必要时剃毛、理发，用松节油、乙醚等去除污垢，防止导管被污染。

（2）置管时的护理：经锁骨下静脉穿刺置管行肠外营养是临床上广泛应用的方法。穿刺时患者正确的体位非常重要，患者应取仰卧头低足高位，床尾抬高 15°～ 25°，两肩胛骨之间垫一小枕，使两肩下垂，头转向操作者对侧。颈内静脉置管时，患者取仰卧位，头转向操作者对侧。护士必须熟悉每一操作步骤，做到严格无菌操作，主动密切配合。具体应做到：①摆好患者体位，暴露穿刺部位；②消毒置管区的皮肤；③备好输液导管，打开器械包，协助操作者穿手术衣、戴消毒手套；④协助操作者吸麻药和肝素生理盐水；⑤穿刺时观察患者有无病情变化，防止患者乱动；⑥置管成功后，穿刺处再次消毒，待干后覆盖消毒薄膜固定；⑦接妥输液管，观察输液是否通畅，局部有无肿胀；⑧协助患者恢复正常体位，观察有无不良反应，并嘱患者活动、翻身时要注意固定导管，防止导管扭曲、牵拉或脱落；⑨整理病床周围环境；⑩记录置管时间及其过程，置管后输液是否正常，必要时拍摄胸部 X 线片，以确定导管位置及有无气胸等并发症。

（3）置管后护理：①导管口的换药应隔天 1 次，如患者出汗多，薄膜潮湿，应及时更换；②根据营养液的总量，计算出每小时的用量，控制好输液速度，最好用装有报警系统的输液泵控制恒速输注；③输液导管应每天更换，换输液管时要夹闭中心静脉导管，以防空气栓塞；④每天量输注结束后，用生理盐水冲管，用肝素生理盐水封管；⑤无论是导管换药，还是更换输液导管，均应严格遵守无菌操作原则，导管接头处应消毒后用消毒纱布包好；⑥观察局部皮肤，尤其是穿刺点有无红肿、脓点、溃破和分泌物，若患者出现不能以其他原因解释的发热，应及时拔除静脉导管，做血培养和导管尖端的细菌培养；⑦若静脉导管滑出，不可将滑出的导管送回体内；⑧用作静脉营养的导管一般不接三通接头，不作抽血、输血、给药和测中心静脉压等他用，以免导管堵塞和污染；⑨使用 3 L 营养袋输注，可减少气栓形成和污染的机会，注意观察有无导管相关并发症。

3. 全胃肠外营养液的配制

在进行肠外营养时，为了保证机体最大限度地利用各种营养物质，应将各种营养物质混合输注，以使各种营养素同时参与代谢。早期传统的输注方式多利用 Y 形管让葡萄糖、氨基酸和脂肪乳剂等物质在接近静脉入口处混合，这种方式需多次操作输液管道，增加污染机会和增加护理工作量。近年来，提倡将葡萄糖、脂肪乳剂、氨基酸、电解质、维生素及微量元素等混合置于一个大容器中（如 3 L 袋），配制成全营养混合液（TNA），这种配制技术又称为"全合一"（all in one），是以前将脂肪乳剂、氨基酸和葡萄糖"三合一"（three in one）的发展。TNA 含有肠外营养所需的各种营养素，可按患者的需要量及一定比例配制，既可经中心静脉又可经外周静脉输注，是目前医院内或家庭中进行肠外营养治疗常用的营养液。

TNA 的配制要求在层流净化工作台上按无菌操作原则，并按特定的混合顺序进行。TNA 的混合一般按下列顺序进行：①将电解质、水溶性维生素、微量元素、胰岛素等加入氨基酸或葡萄糖溶液；②磷酸盐加入另一瓶氨基酸或葡萄糖溶液；③脂溶性维生素加入脂肪乳剂；④将含有各种添加物的氨基酸和葡萄糖溶液以三通路同时加入 3 L 营养袋；⑤最后加入脂肪乳剂，并不断轻轻摇动使之尽快均匀混合。

TNA 的优点：①各种营养成分同时均匀输入，有利于机体更好地代谢利用；②便于配制规范化、标准化；③无须空气进入 3 L 袋，减少污染和空气栓塞的发生；④ TNA 的总渗透压可降至 600 mmol/L，接近 10% 葡萄糖液的渗透压，经外周静脉输注也很少发生血栓性静脉炎；⑤减少护理工作量，简化输注设备。

注意事项：TNA 中不要加入其他药物，尤其是不要加入抗菌药物，以免影响抗菌效果。TNA 溶液的总量应大于 1.5 L，葡萄糖的最终浓度在 10% ~ 23%，配制好的 TNA 在室温下（22 ~ 25℃）应在 24 小时内使用完毕，配制后暂不使用应置于 4℃保存，一般保存不超过 48 小时。

4. 输注方式

肠外营养液的输注方法有持续输注和循环输注法。将一天的营养液在 24 小时内持续均匀输入体内称为持续输注法。各种营养物质同时按一定比例均匀输入，对机体内环境的影响相对较少，胰岛素的分泌也较为稳定，血糖浓度波动较小，便于纠正和控制。一般在肠外营养的早期，尤其是在探索最佳营养方案的阶段须采用持续输注法。严重创伤、感染等应激患者处于代谢亢进状态，其分解代谢持续进行，需不断地补充营养，营养的需要量也较大，也须采用持续输注法。心血管功能不全和不能在短期内输入大量液体的患者也须采用持续输注法。

循环输注法是在持续输注营养液较稳定的基础上，使输注时间由 24 小时缩短为 12 ~ 18 小时，使患者有一段不输液体的间期。循环输注法适用于稳定接受持续肠外营养，病情稳定及需长期进行肠外营养的患者。实施循环输注应监测机体对葡萄糖和液体量的耐受情况。为了避免血糖突然变化可能出现的并发症，输注速度要逐渐增加及逐渐减少，其间严密监测血糖变化。肠外营养无论是持续输注还是循环输注，输注速度的控制都非常重要，可采用重力滴注或输液泵控制输注速度。重力滴注法滴速难以控制，不易恒定，也易发生气体栓塞，有条件时应用输液泵控制输注速度，使营养液持续、恒速地输入。

5. 并发症及护理

肠外营养的并发症种类很多，轻重不一。轻则影响肠外营养疗程的完成，重则危及患者的生命。这些并发症有些是可以预防的或经及时处理可减轻其危害性。因此，医护人员必须了解肠外营养的常见并发症，并掌握其预防和处理方法，临床上常将肠外营养的并发症分为导管并发症、感染并发症及代谢并发症。

（1）导管并发症。

1）肺与胸膜损伤：气胸是最常见的并发症之一，置管时患者有剧烈的胸痛、咳嗽、呼吸困难、发绀时，应立即退针，重新选择穿刺点。插管后常规胸部 X 线检查可及时发现有无气胸存在。少量气胸可暂不进行特殊处理，但应每天复查胸片了解气胸发展情况。大量气胸或张力性气胸，一旦确诊应及时行粗针胸腔穿刺减压或放置胸腔闭式引流管。

2）空气栓塞：可发生在置管、输液及拔管过程中。空气栓塞的症状随进入血管的空气量而异，少量进入可无症状，大量进入患者可出现呼吸困难、发绀、意识不清甚至昏迷、心动过速、静脉压增高而血压下降、心前区闻及杂音等，严重者如处理不及时可致死亡。空气栓塞在很大程度上是可以预防的，在置管时应做到：穿刺时置患者于头低足高位，使上腔静脉充盈，静脉压增高；穿刺静脉时，令患者吸气后憋住；卸下注射器时，随即以手指堵住穿刺针接头部，以免空气进入；改进器材，采用密封的穿刺方法。在护士输液过程中，采取下列措施可预防空气栓塞的发生：①液体输完及时换瓶；②防止输液管道各连接部脱落，如有脱落应立即夹闭管道，嘱患者不要大声呼叫；③采用重力输液时，可将输液管加长（可连接上延长管），使其悬垂于床边，最低点应低于患者的心脏平面10 cm，这样即使输液管道内已进入空气，但仍保留20 cm以上的水柱，超过胸腔内的负压，不致空气进入胸腔；④3 L输液袋的应用减少了空气进入的机会；⑤有条件时，应用带有报警装置的输液泵。在拔管过程，嘱患者在拔管时要保持安静、配合，操作者在拔除管道后应紧压入口处窦道3～5分钟。如有气体栓塞发生，应立即将患者置左侧卧位，头低足高，必要时可行右心室穿刺抽吸术或紧急剖胸术。

3）导管尖端异位：通常情况下，做腔静脉置管时，导管尖端应在上腔静脉水平。发生异位时，导管可进入同侧颈内静脉、颈外静脉或腋静脉，对侧锁骨下静脉，右心房、右心室，下腔静脉、肝静脉。导管尖端异位的后果是输液不畅，静脉炎、静脉血栓形成，血管穿破、心脏穿破，心律不齐、三尖瓣纤维化，肝、肺等脏器的梗死，以及导管异位部位渗液、肿胀等。为防止导管异位所引起的并发症，在放置导管后，需检查其位置是否正确。可经导管回抽血液，观察导管是否通畅，从而间接了解导管位置是否正确，在导管位置不当时，常回血不畅。目前的静脉导管多由不透X线的材料制成，故胸部X线检查可了解导管的位置，如位置不当应即行纠正。当患者有循环、呼吸症状时，应考虑有导管异位的可能，并进行检查。如临床症状为导管异位所致，则应立即拔除导管，并给予适当的治疗。

4）静脉炎和静脉血栓形成：肠外营养引起静脉炎和静脉血栓形成的原因是多方面的，主要有高渗液体对血管壁的刺激和导管材料不佳两方面的因素。经周围静脉输注高渗透压（超过600 mmol/L）的营养液，容易发生闭塞性化学性静脉炎。导管材料质地较硬者易损伤血管壁，如聚乙烯导管发生静脉炎的机会较硅胶多。导管尖端异位也较容易发生静脉炎。近年来，由于全营养混合液（渗透压降低）及硅胶导管的应用，静脉炎和静脉血栓形成的发生率已明显降低。静脉炎和静脉血栓形成一旦诊断明确，应即拔除导管，并进行溶栓治疗。导管堵塞后用尿激酶溶栓是一种较为有效的挽救方法。

（2）感染：是肠外营养的严重并发症之一。造成感染的因素是多方面的。

感染微生物的来源有：①营养液及营养液配制过程中的污染；②穿刺点局部污染，病原菌繁殖并沿导管或导管窦道、间隙被带入体内或导管尖端；③患者身体其他部位存在感染灶，感染灶将病原菌释放入血；④肠道细菌易位。因此，严格的无菌技术和完善的管理系统是预防导管感染发生的最主要措施。

其他预防措施包括：①需长期肠外营养支持者，中心静脉导管经皮下隧道引出；②尽量避免经中心静脉导管取血、输血、注药和测中心静脉压等操作，以减少污染的机会；③导管穿刺部位隔日应消毒和更换敷料；④应用终端过滤器，目前推荐应用1.2 cm孔径的过滤器，既能有效地阻挡细菌和真菌，又不影响输液速度；⑤应用 3 L 输液袋，并由专人规范地配制全营养混合液；⑥尽早部分或全部过渡到肠内营养；⑦标准的肠外营养液中缺乏谷氨酰胺，肠外营养液中添加谷氨酰胺或谷氨酰胺肽，有助于维持肠道黏膜屏障的结构和功能，减少肠道细菌易位；⑧积极治疗体内原有的感染病灶。

导管感染（或导管败血症）是指接受完全肠外营养的患者出现临床败血症的表现，而全身各组织器官又未能发现明确的感染源，且这一败血症表现经拔除中心静脉导管后得以控制或缓解。导管感染的主要临床表现是发热伴寒战，发热在拔除静脉导管后 8 ~ 12 小时逐渐消退。导管尖端培养及血培养阳性，且病原菌一致可作为确诊依据。导管感染的常见病原菌为金黄色葡萄球菌、表皮葡萄球菌和真菌等。因此，病原菌的培养应常规进行细菌和真菌培养。当接受肠外营养的患者出现不明原因发热，怀疑有导管感染的可能时，应采取下列措施：①立即停止营养液的输注，改用等渗葡萄糖溶液经外周静脉输注；②全面检查患者，拍胸片，取血、尿、痰和引流液等标本送有关的培养；③拔除静脉导管，拔管后在无菌操作条件下剪取导管尖端送培养，同时从外周静脉采血作培养；④如需继续全肠外营养支持，可在 24 小时后再次行中心静脉插管，按以往的方案输注营养液；⑤先凭经验应用足量、广谱抗菌药物，然后根据培养结果选用有效的抗菌药物。

（3）代谢并发症：全肠外营养的代谢并发症包括水、电解质和酸碱平衡紊乱，糖代谢、氨基酸代谢、脂肪代谢异常，维生素和微量元素缺乏，以及由非正常营养途径和某些特定营养物质缺乏等导致的肝胆系统异常和肠道结构与功能异常等。随着人们对营养底物的需求和不同状态下机体代谢特点认识的加深，以及对各种营养制剂的改进、各种营养物质的合理搭配、营养支持方案的合理实施、某些特定营养物质的应用和监测技术的进一步完善，肠外营养的代谢并发症明显减少。

（二）肠内营养

肠内营养是指经胃肠道口服或通过管饲来提供营养基质及其他各种营养素的营养支持方式。肠内营养较肠外营养经历了更漫长的考验和发展，随着临床营养支持治疗研究的发展，人们已逐渐认识到胃肠道仍然是消化吸收营养物质的最好途径，直接经肠道提供营养物质对维持肠道完整有重要的意义，因此，肠内营养的重要性重新得到认识和肯定。近年来，由于新型肠内营养制剂的不断开发，以及肠内营养管和置管技术的改进，肠内营养的应用和研究日渐增多。对于胃肠道尚存部分功能的患者，采用肠内营养可获得与肠外营养基本相同的疗效。

1. 输注途径

肠内营养的输入途径有口服、经鼻胃管、鼻十二指肠 / 空肠管、胃造瘘管、空肠造瘘管、经肠瘘口远端置管等。临床上应用最多的是经鼻胃管和空肠造瘘管。近年来，经皮内镜胃造瘘（PEG）管的应用逐渐增多。

（1）经鼻胃插管或胃造瘘途径：优点是胃的容量大，对营养液的渗透压不敏感，适用于各种完全营养膳的输注；缺点是有反流与误吸入气管的危险，早期采用的橡胶管或聚氯乙烯管较粗较硬，长期使用对黏膜有刺激而易引起坏死、食管狭窄或食管炎。目前使用的硅胶肠内营养管质地软，患者感觉较舒适，容易耐受。对于预计需要长时间肠内营养支持的患者，最好选用手术胃造瘘或PEG途径。

（2）经空肠造瘘或鼻空肠插管途径：空肠造瘘喂养是肠内营养支持常用的途径。优点：①营养液反流而引起呕吐和误吸的发生率较低；②肠内营养支持与胃十二指肠减压可以同时进行，这对胃十二指肠外瘘及胰腺疾病患者尤为适宜；③喂养管可长期放置适用于需要长期营养支持的患者；④患者能同时经口摄食；⑤空肠造瘘管的管径往往较小，患者无明显不适，机体和心理负担较小。

2. 输注方式

肠内营养的输注方法有按时一次性输注、间歇重力滴注和连续输注三种方式。①按时一次性输注：将配好的营养液用注射器缓慢地注入胃内，每次200～400 mL，每天6～8次。该法易引起腹痛、腹泻、腹胀、恶心、呕吐。②间歇重力滴注：将配好的营养液置于输液瓶内，经输液管与肠道营养管连接，借重力缓慢滴注，每次250～500 mL，速率30 mL/min，每天滴注4～6次。该法的优点是患者有较多的活动时间，类似正常饮食，但由于肠道蠕动与逆蠕动的影响，常会引起输注速度不均，可引起一些胃肠道症状。③连续输注：其装置与间歇性重力滴注的装置基本相同，但一般采用输液泵12～24小时持续均匀输注。使用输液泵便于控制输注速度的恒定，目前多主张采用这种方式进行肠内营养支持。

3. 肠内营养的时机

近年来，许多研究表明，肠道在应激反应和危重疾病中起着极为重要的作用。术后积极地进行早期肠道营养，有助于胃肠功能和形态恢复，防止肠黏膜萎缩，保持肠黏膜结构和屏障功能的完整性，阻止菌群失调，防止肠道细菌易位，预防肠源性感染。过去通常认为，腹部手术由于创伤和麻醉的影响，术后会有持续3天左右的肠麻痹，阻碍了小肠对营养物质的吸收，故要待肠道动力恢复，肛门排气后才开始进食。然而，Rothine等的研究发现，小肠蠕动和肠鸣音在肠道术后2小时就已恢复。Page等的研究表明，术后胃肠道麻痹仅局限于胃和结肠，小肠的蠕动和吸收功能在术后早期即已恢复，术后6～12小时小肠就能接受营养物质的输入。近十年，大量文献报道了术后早期肠内营养的应用和肠内营养与肠外营养的效果比较。虽然文献报道的结果相差较大，但对于严重创伤患者，大多数的研究发现早期肠内营养较肠外营养的并发症发生率较低。其原因尚不太清楚，可能与肠内营养的特殊作用有关，也可能与肠外营养本身或肠外营养的过度喂养造成感染并发症的发生率较高有关。因此，在血流动力学稳定的前提下，对于大手术后患者，理想的早期肠内营养可于术后 24 小时内开始。肠外肠内营养的围手术期营养支持指南建议，术后应尽早给予肠内营养，并从小量开始，逐渐增加。

4. 肠内营养制剂

目前肠内营养用膳的种类很多，各学者对其分类尚未取得一致意见。一般根据其组成可分为完全膳食、不完全膳食及特殊应用膳食三大类。完全膳食所含的各种营养素齐全，能够提供足量的蛋白质、糖类、脂肪、维生素及矿物质，以维持机体的营养状态。不完全膳食只提供一种或数种营养素，不足以维持健康成人的正常营养状态，主要用于营养补充，以适合患者的特殊营养需要。特殊用膳主要有肝、肾衰竭患者膳，呼吸功能不全膳，小儿膳，先天性氨基酸代谢缺陷病膳，减肥膳等，用于特殊情况下，以达到治疗和营养支持的双重目的。

5. 并发症的预防护理

（1）机械性并发症：主要是喂养管并发症，如喂养管堵塞、脱落和喂养管刺激引起消化道糜烂、出血、穿孔等。采用黏度低的膳食，喂养前后、注入药物前后均用 30 ~ 50 mL 温水冲洗管道，添加药物要先溶解或研碎，以防管道阻塞。若发生滴注速度减慢或管腔堵塞，可用等渗盐水尝试加压冲管；若仍不能解除堵塞，可在医师指导下用原管内导丝小心通管。妥善固定肠内营养管路，防止喂养管移动变位是管饲护理的一项重要内容，为便于观察，管道应有标记，对于烦躁、不能配合患者应适当约束，加强观察，牢固固定，防止非计划性拔管。固定方法：取长条形胶布，上端固定于鼻尖，下端剪成两条分叉，缠绕在鼻胃管或鼻肠管上，注意勿压迫鼻腔黏膜，胃造瘘管或空肠造瘘管注意固定缝线有无脱落、管道留置长度，检查造瘘管固定是否过松或过紧，过紧引起疼痛，腹壁胃壁缺血坏死，过松引起营养液外漏，导致皮炎、糜烂。注意周围皮肤有无红肿、出血、糜烂、分泌物，每天或隔天予瘘口换药，用 Y 形纱块外贴，胶布固定，外露导管固定在腹壁上，防止牵拉引起不适或疼痛。

（2）肺吸入：可发生于昏迷、呕吐、胃张力降低的患者或喂养管移位时。患者床头抬高 30° 或更高，吸痰患者应在管饲前或管饲 1 小时后吸痰，管饲时如果咳嗽或打喷嚏应暂停，胃造瘘管输注前应检查胃潴留量，大于 100 mL 停止输注。

（3）胃肠道症状：腹胀、腹泻、恶心、呕吐、肠痉挛、倾倒综合征、便秘等。进行肠内营养支持初期，要使胃肠道有一个适应过程，逐渐增加营养液的浓度、输注速度和投给量，直到满足需要。根据肠内营养途径和患者的具体情况，选择适当的营养制剂。营养液应严格无菌操作配制。营养液要新鲜配制或使用已配制好的营养制剂，输注前要充分摇匀，使用肠内营养专用泵管，匀速泵入鼻饲，滴注时遵从浓度由低到高、液量由少到多、速度由慢到快的原则。起始速度 20 ~ 30 mL/h，若无不适，可适当加快，但不宜超过

120 mL/h，以免速度过快造成腹胀。输注时要适当加温，可将输注管道置于39℃的温水瓶中或通过恒温加热器加热，暂未输注的营养液可置4℃冰箱保存。腹泻、腹痛、腹胀时可加用止泻药或解痉物；便秘时可多进水，添加膳食纤维，并鼓励患者多活动。

（4）代谢并发症：水、电解质和酸碱平衡紊乱，肾前性氮质血症，必需脂肪酸缺乏等，护理上注意监测液体出入量、皮肤弹性和体重，防止过快输注引起液体摄入过多、血糖过高，注意监测血糖及电解质情况。

（李艳芬）

第二节　胃肠疾病患者营养支持与护理

营养支持治疗日趋完善，已经成为胃肠疾病患者救治中不可缺少的重要措施。20世纪30年代，Studley等已经注意到营养不良对消化性溃疡患者预后的影响。营养支持的优点是肯定与明确的，但不恰当的应用会给患者带来危害。因此，要掌握营养支持的适应证、营养物质供给的方法等，发挥其应有的作用，减少不足之处，更利于患者的康复。

胃肠道疾病患者由于疾病消耗及术前应激等因素影响，常伴随轻至中度营养不良，特别是术前即存在营养风险者，麻醉及术后禁饮食常造成机体内环境紊乱，加重营养不良状况，患者常出现恶心、呕吐及胃肠道功能恢复缓慢等现象。据统计，进行性营养消耗使50%以上的恶性肿瘤患者存在不同程度的营养不良，导致心、肺、肾、胃肠道等器官功能受损，并可降低机体免疫力和肌肉收缩功能，大大增加了切口感染、裂开、吻合口瘘等并发症的发生率，部分患者甚至会出现多脏器功能不全、住院时间延长、医疗费用增加并影响后续治疗。许多循证医学证据表明，营养不良会影响外科患者的临床结局，并成为重症及大手术死亡的重要因素，给予患者适时的营养支持成为临床医师的共识，营养支持方式也逐渐分为肠外营养和肠内营养两大类。

一、营养支持的作用

1. 维护性营养支持

疾病危重，且分解代谢高于合成代谢或者由于疾病、手术等原因不能经口进食5小时以上者，营养支持的目的在于基础需要量的维持。

2. 补充性营养支持

对原有营养不良患者或因疾病原因丢失营养过多者进行营养补充或纠正。

3. 治疗性营养支持

临床主要应用某些特殊营养物质，如鱼油、精氨酸、谷氨酰胺等有药理性作用的营养液，在疾病的康复过程中，有明确的治疗作用，成为危重病患者治疗中不可或缺的一部分。

二、营养状况的评定

对患者进行客观全方位的营养评价，决定是否对其进行营养支持。临床工作中，营养状态测评的主要指标是患者的体重指数、体重、血红蛋白和血清白蛋白水平等。现阶段，在国际上比较受到认可的营养评价工具有 2 个：①全面营养评价法（SGA），由 Detsky 等提出，该评价的 B 级与 C 级患者需要进行营养支持治疗，同时，该评价工具获得美国肠内肠外营养学会推荐；②营养风险筛查，由 Kondrup 等提出，总分 7 分，评分 ≥ 3 分为有营养风险，该评价工具获得欧洲肠内肠外营养学会的认可及推荐，同时受到中华医学会肠外肠内营养学分会的推荐。

外科医师在为患者实施营养支持治疗前，应根据患者的水电解质平衡状况、有无营养风险存在并结合临床研究作出选择。

三、肠外营养的应用

全静脉营养制剂（TPN）是指将机体所需要的营养素按照一定的比例、一定的速度以静脉滴注的方式输入患者体内的注射剂，能够提供患者足够的能量，增强自身免疫力，同时能够促进伤口的愈合。Dudrick 和 Willmore 通过行锁骨下静脉置管术进行肠外营养治疗，被视为现代临床营养发展的开端，数十年来，肠外营养广泛应用于临床，对于胃肠道疾病患者，如高位肠瘘、短肠综合征等的治疗发挥了至关重要的作用。

1. 肠外营养支持的适应证

肠外营养支持分为三大类：①术前进行营养支持，主要适用于不能经口进食或不能进行肠内喂养且严重营养不足者；②术前已开始营养支持，并一直延续至术后者；③术前营养状况良好，未行营养支持治疗，但手术创伤大，术后发生并发症，或者是术后长时间不能经口进食或术后摄入的营养不足而需要营养支持者。

2. 肠外营养输注途径

（1）外周静脉：主要应用于进行短期营养支持、中心静脉插管有困难者。外周静脉营养的实施避免选用下肢静脉，尽量选择上肢静脉，可防止因活动减少下肢静脉血栓形成，同时应避免选择跨越关节的静脉，防止导管弯曲移位等。

（2）中心静脉：适用于长期胃肠外营养支持治疗，通过穿刺或切开上、下腔静脉的大血管，向近心端插入导管，放置时导管头端应在上腔静脉起始处，如颈外静脉、颈内静脉、锁骨下静脉、股静脉、头静脉、大隐静脉等，上腔静脉内每分钟有 2 ~ 5 L 的血液通过，即使快速滴注营养液，也可以被充分稀释，可有效减少静脉炎的发生。

3. 肠外营养液及输注方式

肠外营养液的成分是按照患者自身需要配制而成的，24 小时的营养液混合在一起，装入 3 L 袋混匀，按照每天每千克体重需糖类 3 ~ 4 g、脂肪 0.7 ~ 1.0 g、能量 30 ~ 35 kcal、氮 0.2 ~ 0.3 g，同时给予平衡型复方氨基酸液。肠外营养液多采用 24 小时持续滴注的方式，也可进行间歇性、周期性输注，多采用重力输注的方式，也可采用输液泵动力输注。已配制的营养液需在 24 小时内输完，每次输液结束后注入 5 mL（1 mg 肝素，1 mL 生理盐水）肝素液封管，封管后可自由活动。

4. 肠外营养支持的并发症及护理

（1）电解质紊乱：准确记录患者 24 小时的液体出入量，定时测量动脉血气分析、血电解质，及时给予药物纠正，对症处理。

（2）血糖异常：当血糖波动较大时，定时监测血糖变化，根据血糖适当调节输液滴速，患者出现不适症状时立即测血糖，并给予对症处理。

（3）感染：在配液及输液过程中，严格无菌操作，密切观察穿刺点皮肤有无红肿、渗出等感染迹象。选用透气性好的敷料，保持敷料干燥，避免污染敷料，如有潮湿、卷边等随时更换。

（4）静脉炎：外周静脉输注肠外营养液时 24 小时更换 1 次输液部位，出现静脉炎时，立即停止输入，采用局部热敷，如果出现静脉外渗可用透明质酸局部封闭。

四、肠内营养的应用

1. 肠内营养支持的适应证

凡不能经口进食、进食不足，术前或术后营养补充，或有禁忌、多种胃肠道疾病等，胃肠道功能存在或部分存在并且可以利用的患者，都可接受肠内营养支持治疗。主要有以下几种。

（1）咀嚼、吞咽困难者。

（2）营养状况差，无力进食者。

（3）消化系统疾病稳定期。

（4）高分解代谢性疾病，如创伤、手术、严重感染等。

（5）慢性消耗性疾病，如肿瘤等。

（6）纠正或补充胃肠道疾病患者手术前后的营养不良状况。

（7）术前肠道准备，要素膳可替代流质饮食作为胃肠道术前准备。

2. 肠内营养制剂

（1）要素制剂：有低聚体和单聚体制剂，成分主要包括被酶解成不同程度的大分子营养素，少量消化即可吸收。残渣少，不含谷胶及乳糖。

（2）聚合物制剂：即整蛋白制剂，是标准化的肠内营养制剂，大多由完整的营养素制成，营养完全，主要适用于尚有功能的消化系统。糖类主要来源于低聚糖、淀粉或麦芽糖糊精，氮源为整蛋白，脂类主要来源于植物油、维生素、无机盐及微量元素。

（3）家庭营养制剂：适用于经鼻胃管途径或者胃造口置管者，家庭营养制剂营养素来源不同，能量低，同时为满足患者需要，一般输注量较大或者添加商品化的肠内营养制剂。

（4）特殊疾病制剂：根据不同的疾病而分类设计，如增强型制剂，富含核苷酸、精氨酸等，适用于准备手术的患者及免疫力低下者。

3. 肠内营养途径

肠内营养治疗的实施如能口服则首选口服，不能口服患者可采用鼻胃管、鼻肠管或者胃肠造瘘管等进行。

（1）鼻胃管途径：主要用于胃肠功能正常、短时间鼻饲的患者，简单、易行，但易发生反流、误吸、上呼吸道感染等。

（2）鼻空肠营养管：导管通过幽门进入十二指肠或空肠，可降低反流与误吸的发生率，患者的耐受性增加。

（3）胃造瘘：可行 PEG，将营养管插入胃内。可减少鼻咽部及上呼吸道的感染，且可长期留置营养管，适用于长时间不能进食，但胃排空良好的患者。

（4）空肠造瘘：特殊疾病患者行腹部大手术时可行空肠造瘘术，可长期留置营养管，适用于长时间不能进食者。

4. 肠内营养输注方法

（1）一次性输注：即推注法。将营养液在一定的时间内使用注射器缓慢推注。

（2）分次输注：即间断滴注法，24 小时循环滴注，中间可以休息。

（3）持续输注法：不间断持续输注肠内营养液，最长可持续达 24 小时，可采用重力滴注法，也可使用喂养泵输注。

5. 肠内营养支持的并发症及护理

（1）机械性并发症：与喂养管放置操作有关，如气胸、鼻咽及食管损伤、误插气管，喂养管扭曲、堵塞等。肠内营养操作应规范，动作轻柔，遇见阻力不可硬插，放置喂养管后采用抽吸、听诊或 X 线等确定导管尖端在消化道内。喂养时患者取半卧位，并定时检查残留量，如残留量大于 200 mL，应停止输注，以减少误吸的发生。每次输注前后及喂养 4 ~ 6 小时后用 20 ~ 50 mL 生理盐水冲洗，如有堵塞可用 4% 碳酸氢钠液冲洗。

（2）感染性并发症：常见吸入性肺炎，由于喂养管损伤食管下括约肌、移位或卧位不当等引起。喂养时采用半卧位，同时严格控制滴速，一旦发生误吸应立即停止输注肠内营养，鼓励患者咳嗽以清除气管内液体，必要时行气管内吸引。

（3）胃肠道并发症：常见恶心、呕吐、腹胀、腹泻等，主要因为患者长期未进食、灌注速度过快、初次鼻饲、浓度过高、吸收不良或者乳糖不耐症等引起。初次灌注应从低浓度、低速度开始，逐渐增加浓度及速度，注意渗透压，防止腹泻。根据胃肠功能，选择合适的肠内营养制剂。

（4）代谢性并发症：高血糖或低血糖，应定时监测血糖变化，根据血糖适当调节肠内营养液滴速，患者出现不适症状时立即测血糖，并给予对症处理。

（李艳芬）

第三节　危重症患者营养支持与护理

危重症患者往往处于高分解代谢状态，出现营养不良和免疫功能低下，从而促使病情急剧恶化，易并发二重感染和全身衰竭，使之成为患者死亡的重要原因。营养支持已成为此类患者常规治疗的一部分，研究表明，肠外营养＋肠内营养比普通全肠外营养（TPN）更有临床应用价值，有助于提高患者的免疫功能，减少患者的并发症，降低医院内感染的发生率，缩短住院天数，降低病死率。营养支持不但能弥补其他治疗措施的不力，而且是危重症患者综合治疗的重要组成部分。

危重症患者在病情危重的状态下，机体对代谢的改变极为敏感。蛋白质－能量营养不良导致机体蛋白质消耗，免疫功能受损，导致感染及多种并发症的发生，包括细胞功能损害和难治性感染、器官功能障碍，甚至死亡。近年来，对危重症患者进行有效营养干预的进展之一是大大减少了患者的并发症，降低医院内感染的发生率，缩短住院天数，降低病死率。

目前，TPN 作为综合治疗的组成部分，发挥着越来越重要的作用。然而有些报道指出，单纯 TPN 对患者肠通透性、器官功能恢复、预后等均有不良影响。营养支持的作用对于危重患者而言是"支持"而非"治疗"。

一、危重症患者营养支持目的

由于危重症患者蛋白质－能量营养不良，机体必需氨基酸、脂肪酸、微量元素等营养素缺乏，非特异性和特异性免疫功能低下，表现为补体生成、激活受损，粒细胞趋化和对细菌杀伤力降低，对细菌调理能力低下，总淋巴细胞计数下降，结核菌素试验阳性率下降。因此，开展营养疗法，改善营养状况，已成为提高危重症患者存活率和生活质量研究的重要课题。纠正已存在的营养不良，阻止进行性蛋白质－能量的消耗，调整和改善患者的代谢状态（包括液体、电解质），减少并发症的发生率和缩短住院天数。因此，在积极抢救治疗的同时，应坚持三大营养素同步参与的治疗原则，以期达到补充血容量、满足组织的氧输送、积极防治氧自由基损伤、纠正内脏缺血即隐匿性代偿性休克、保护肠黏膜、防止细菌和内毒素移位。总之，危重症患者营养支持目的在于供给细胞代谢所需要的能量与营养底物，维持组织器官结构与功能，通过营养素的药理作用调理代谢紊乱与炎症反应，调节免疫功能，增强机体抗病能力，影响疾病的发展与转归。

二、危重症患者能量需求的评估

1. 经验性估计

轻度应激：20 ～ 30 kcal/d；中度应激：30 ～ 40 kcal/d；重度应激：40 ～ 50 kcal/d；特殊病例（严重复合伤、大面积烧伤、严重感染等）：60 ～ 80 kcal/d。

$$静息能量代谢 REE（男）= 66.47+13.75 \times 体重 +5 \times 身高 -6.76 \times 年龄$$
$$REE（女）= 65.09+9.56 \times 体重 +1.85 \times 身高 -4.68 \times 年龄$$

2. 危重症患者能量补充原则

应激早期合并有全身炎症反应的急性重症患者能量供给在 25 kcal/（kg·d），被认为是大多数重症患者能够接受并可实现的能量供给目标，即"允许性"低能量喂养。目的是补充代谢需要的底物，避免加重应激状态下的代谢紊乱，避免营养支持相关的并发症，如高血糖、高碳酸血症、胆汁淤积、脂代谢障碍与脂肪沉积。

三、肠外营养支持的指征与时机

1. 肠外营养应用指征

胃肠道功能障碍的重症患者；由于手术或解剖问题胃肠道禁止使用的重症患者；存在有尚未控制的腹部情况，如腹腔感染、肠梗阻、肠瘘。

2. 肠外营养时机

水、电解质与酸碱平衡紊乱基本纠正；休克复苏后，循环、呼吸功能趋于稳定；临床无大出血情况；血糖平稳或能在胰岛素控制下趋于平稳；肝、肾衰竭经过初步处理或经血液净化治疗趋于稳定；胆道梗阻解除后应及时尽早对危重症患者进行营养支持。

3. 肠外营养的禁忌证

早期复苏阶段、血流动力学尚未稳定或存在严重水、电解质与酸碱失衡；严重肝功能衰竭，肝性脑病；急性肾衰竭，存在严重氮质血症；严重高血糖尚未控制。

四、肠内营养应用指征与时机

1. 肠内营养应用指征

胃肠道功能存在（或部分存在），但不能经口正常摄食的重症患者，优先考虑给予肠内营养，只有肠内营养不可实施时才考虑肠外营养。

2．肠内营养时机

早期肠内营养，即"进入 ICU 24 ～ 48 小时内"，并且血流动力学稳定、无肠内营养禁忌证的情况下开始肠道喂养。

3．肠内营养的禁忌证

肠梗阻、肠道缺血；严重腹胀或腹腔间室综合征；严重腹胀、腹泻；经一般处理无改善，建议暂时停用肠内营养；俯卧体位。

值得注意，在 ICU 中，无论患者有无肠鸣音或者肛门排气或排便，都不应该成为是否开始肠内营养的指标，因为在 ICU，胃肠道功能障碍的发生率高达 30% ～ 70%，究其原因，与患者当时的健康状况，机械通气、使用药物和代谢状态有关。一般认为，ICU 中的胃肠道功能障碍有三种类型：黏膜屏障破坏、黏膜萎缩，消化道运动功能减退，以及肠道淋巴结功能的减退。肠鸣音只是代表肠道的收缩蠕动，与黏膜完整性、屏障功能及吸收能力无关。

五、营养支持途径与选择的原则

肠外肠内营养支持是危重患者营养支持的基本途径，单纯 TPN 易导致肠通透性异常、肠道菌群失调、细菌移位，造成肠源性感染率增加，进而损害机体的免疫功能。然而单纯使用肠内营养，在病情危重的状态下，大多不能补充足够的热量，故危重症患者常采用肠外营养 + 肠内营养。有研究提示，肠外营养 + 肠内营养较 TPN 更能改善和增强危重症患者的细胞免疫功能。其机制可能为肠内营养可以维护肠道淋巴组织功能，以保护肠黏膜的完整性，避免肠道菌群失调和移位，并提高 T 淋巴细胞对有丝分裂原的反应性，刺激 T 淋巴细胞的增生，调节细胞因子分泌，在一定程度上可降低全身性内毒素血症。

1．肠外营养支持途径与选择原则

（1）外周静脉：常用贵要静脉，简便，安全，静脉炎发生少，可以反复穿刺，但流量小。

（2）PICC：如肘正中静脉、贵要静脉。

（3）中心静脉：常用锁骨下静脉、颈内静脉、股静脉输注高浓度和大剂量液体，减少反复静脉穿刺的痛苦。需要医务人员熟练的置管技术、严格的无菌条件以减少气胸、导管感染等置管相关并发症。

2．肠内营养支持途径与选择原则

包括经鼻胃管途径、经鼻空肠置管喂养、PEG、经皮内镜下空肠造口术（PEJ）、术中胃/空肠造口或经肠瘘口等途径。与鼻胃管营养方式相比，鼻肠管营养支持能有效改善重症患者总蛋白、白蛋白、血红蛋白营养指标，减轻胃肠功能失调，减少并发症发生率，大大提高患者营养支持治疗的安全性和耐受性。研究发现，食物分解产物距幽门越远，刺激肠黏膜释放胰泌素就越少。

六、危重症患者营养液选择

1. 糖类

种类：单糖，包括葡萄糖、果糖、半乳糖；双糖，包括蔗糖、麦芽糖、乳糖；多糖，包括淀粉、糊精、糖原。

（1）功能：提供能量；构成细胞，构成神经组织；保肝解毒作用；防止蛋白组织过度分解和酮症酸中毒。

（2）需求：最低需要量 100 g/d。

（3）重症患者营养支持的重要策略：葡萄糖 / 脂肪保持在 60/40 ～ 50/50，强化胰岛素治疗控制血糖水平。

2. 脂肪

组成：大豆油、红花油、卵磷脂、甘油。

（1）功能：浓缩的能源（9 kcal）；构成机体组织；必需脂肪酸的来源；促进脂溶性维生素的吸收；维持体温，保护脏器；饱腹作用（延长胃的排空）。

（2）需求：占总能量的 30% ～ 50%；平衡摄入各种脂肪酸；必需脂肪酸不低于总能量的 3%。常用类型：长链脂肪乳剂（LCT）；中长链混合脂肪乳剂（MCT/LCT），包括 10%、20%、30% 浓度。危重成年患者脂肪乳剂的用量一般可占非蛋白质热量（NPC）的 40% ～ 50%，1 ～ 1.5 g/（kg·d）。

3. 氨基酸 / 蛋白质

氨基酸 / 蛋白质是肠外营养的核心。

（1）目的：提供氮源，合成蛋白质。

（2）要求：氮量足够，同时有足够的非蛋白热量供给。

（3）组成：结晶 L- 氨基酸。含有各种必需氨基酸（EAA）及非必需氨基酸（NEAA）。EAA 与 NEAA 的比例为 1/1 ～ 1/3，保持细胞内氨基酸的平衡。支链氨基酸（BCAA）强化的复方氨基酸液有助于肝功能障碍患者调整血浆氨基酸谱和防治肝性脑病。

4. 精氨酸

能调理机体的免疫功能，在复方氨基酸液增加精氨酸的含量达 2%，将有利于增加患者的免疫功能。

5. 谷氨酰胺

利于蛋白质合成，改善免疫功能，是肠黏膜细胞、淋巴细胞所需的能量底物及组织特殊营养。非蛋白能量 / 氮的比值（NPC：N）提示了配方中能量和蛋白质的比例关系，反映出糖类和脂肪提供的能量是否足以达到节氮效应，建议 NPC：N 为 150：1。

6．n–3 脂肪酸

多不饱和脂肪酸，休克、感染及器官衰竭有关的炎症介质如前列腺素、白三烯和血小板活化因子。

7．电解质和微量元素

包括钠、氯、钾（电解质）、钙、铁、镁、磷、硫、碘、铬、钼、铜、锰、氟、钴、锌、硒。

（1）功能：参与酸碱平衡及渗透压作用，参与化合物经细胞壁的转运，参与神经冲动的传导和肌纤维的兴奋，构成机体的组分如骨骼和牙齿。

（2）需要量：根据临床变化调整。

七、危重症患者肠外营养液的配制

1．TNA 配制的步骤

（1）将电解质、微量元素、水溶性维生素、胰岛素等加入氨基酸中。

（2）将磷酸盐溶液加入另一瓶氨基酸溶液中。

（3）脂溶性维生素加入脂肪乳剂中。

（4）将含有各种添加物的氨基酸液先后加入含有高渗葡萄糖液的 3 L 袋中。

（5）最后加入脂肪乳剂并轻晃混匀。

2．配置注意

（1）液中葡萄糖的浓度应 < 25%。

（2）钠、钾离子的总量应 < 150 mmol/L，钙与镁离子应 < 4 mmol/L。

（3）TNA 液的 pH 应 > 5.0。

（4）应含有足量的氨基酸。

（5）不加入其他药物。

（6）保存在 4 ~ 25℃，并要求在 24 ~ 48 小时内输注完毕。

（7）严格无菌操作（无菌台、层流治疗室）。

（8）脂肪乳剂单位时间输注量对其生理作用产生影响，含脂肪的全营养混合液应在 24 小时内匀速输注，如脂肪乳剂单瓶输注时，输注时间应 > 12 小时。

八、肠内营养的优点

肠内营养可改善和维持肠黏膜细胞结构和功能的完整性，减少肠道细菌移位及肠源性感染，刺激某些消化性激素、酶的分泌，促进胃肠蠕动与胆囊收缩，增加内脏血流，减少胆汁淤积及胆结石的发生，其对危重患者的支持效果、花费、安全性及可行性都要明显优于肠外营养。在美国肠内营养占 90%。

肠内营养支持是维持胃肠道的生理功能，如消化吸收功能、免疫器官、肠黏膜屏障功能。肠黏膜屏障功能如下。①机械屏障：肠黏膜上皮、肠道向下的推进作用和肠黏膜表面的黏液。②化学屏障：肠腔内的化学物质如胃酸、胰蛋白酶及其他胰酶、胆盐、溶菌酶和IgA等。③生物屏障：肠道的正常菌群及其产物。④免疫屏障：包括肠黏膜分泌的IgA、肠道相关的淋巴组织和库普弗（Kupffer）细胞（星状巨噬细胞）等，肠黏膜屏障$10 \sim 20 \ m^2$，肠道微生态系统占人体微生物总量的78%，数量大，品种多，人类肠道细菌有$1 \sim 1.5 \ kg$，活菌达$10^{12} \sim 10^{13}$个，这些正常菌参与宿主的代谢、免疫、生化和生物拮抗等多方面的作用，以维持微生态平衡，而禁食48小时可导致肠黏膜屏障损伤。肠内营养主要功能是维护肠黏膜屏障、增加肠黏膜血流、直接为肠黏膜提供营养物质、刺激肠道激素和消化液的分泌、刺激肠黏膜增生，促进肠上皮修复、刺激肠蠕动，维护肠道原菌群。

九、危重症患者营养支持护理

1. 肠外营养护理

管道系统无菌，密闭，通畅，防折叠、受压、脱落；每天更换管路系统，更换时夹闭近端，防空气进入；输液泵匀速输入（$30 \sim 40$滴/分或$< 200 \ mL/h$）；输入的速度变动在15%左右；各接头妥善固定，无菌纱布包裹，每天更换；导管尽量不作他用，如输血、抽血、推药、压力监测；外周输入注意省氮原则。

2. 肠内营养护理

注意管饲方式：①一次投给，每次$250 \sim 400 \ mL$，每天$4 \sim 6$次；②间歇重力滴注，每次$250 \sim 400 \ mL$，每天$4 \sim 6$次；③连续经营养输注泵滴注，连续滴注可持续$16 \sim 24$小时，肠内营养输注泵控制滴速，$< 100 \ mL/h$或$20 \sim 30$滴/分恒速泵入（开始$< 60 \ mL/h$泵入）；④营养液配置，管饲浓度不宜过高，从10%开始渐增到25%，保温在$37 \sim 40 \ ℃$输注，现配现用。

十、肠内营养并发症及护理

1. 相关并发症

导管相关并发症包括：消化道反应，肠内营养相关并发症如腹泻、恶心、呕吐、吸入、吸入性肺炎、喂养管堵塞、溶液污染和代谢并发症，精神心理并发症。

消化道反应中恶心、呕吐占10%～20%；腹胀、腹痛、导管相关性腹泻发生率为30%，ICU超过60%；药物相关的腹泻，如H_2受体阻滞剂、抗菌药物、抗心律失常药物。

2. 反流和误吸的原因

重力性反流、咽部刺激引起胃食管括约肌功能异常、导管穿过贲门、仰卧位喂养、意识不清或呕吐反射减弱等。

3. 预防处理

喂养时抬高床头超过 30°，并持续至餐后 30 分钟；服用抑酸或保护胃黏膜药物，减少胃潴留；等渗营养液、促动力药物、使用输液泵喂养后 4～6 小时胃液残留量 ≥ 200 mL，改变途径（幽门下置鼻空肠管）或暂时停止输注或降低输注速度。

4. 预防反流

床头抬高 30°～45°（无禁忌证情况下注意考虑腹腔灌注压、肾滤过、器官功能影响）；床头抬高的角度应使用工具或病床标记，每 8 小时确认 1 次。

肠内营养的管理与肠道喂养安全性评估很重要，重症患者往往合并胃肠动力障碍，头高位可以减少误吸及其相关肺部感染的可能性。胃内营养患者应严密检查胃腔残留量，避免误吸的危险，通常需要每 6 小时后抽吸 1 次腔残留量，如果潴留量 ≤ 200 mL，维持原速度，如果潴留量 ≤ 100 mL，增加输注速度 20 mL/h，如果残留量 ≥ 200 mL，应暂时停止输注或降低输注速度。

十一、有助于增加肠内营养耐受性的措施

（1）对肠内营养耐受不良（胃潴留 > 200 mL、呕吐）的患者，可予促胃肠动力药物。

（2）肠内营养开始营养液浓度应由稀到浓。

（3）使用动力泵控制速度，输注速度逐渐递增。

（4）在喂养管末端夹加温器，有助于患者肠内营养的耐受。

应用肠内营养耐受性评分表，内容包括腹痛、腹泻、恶心、呕吐、肠鸣音、腹内压、血流动力学评估。在实施肠内营养支持时，医护人员应对不同疾病患者的胃肠功能进行动态评估，制订个性化、合理化的营养方案，从而减少耐受不良发生率。

十二、不同危重症的代谢特点与营养支持原则

（1）严重脓毒症与多器官功能障碍综合症（MODS）患者，应密切监测器官功能与营养素的代谢状态，非蛋白质热氮比可进一步减低至（80～130）kcal : 1 g 氮。

（2）严重脓毒症患者，应避免应用富含精氨酸的免疫营养制剂。

（3）心力衰竭患者的营养支持宜选择能量密度较高的营养配方，适当增加糖类比例，并严密监测心脏功能。

（4）合并肝功能不全的重症患者，营养支持时应增加支链氨基酸的供给，并降低芳香族氨基酸的比例。非蛋白质热量以糖脂双能源供给，其中脂肪乳剂补充宜选用中长链脂肪乳剂。

（5）接受肾替代治疗的急性肾衰竭患者，应额外补充丢失的营养素。

（6）对重度颅脑创伤患者，宜选择经空肠实施肠内营养。

（7）相对于其他重症患者，烧伤患者有胃肠功能时宜及早开始肠内营养。

（8）重症急性胰腺炎患者，初期复苏后条件许可时可开始营养支持，优先考虑空肠营养，并应增加谷氨酰胺补充。

（9）COPD 患者合并呼吸衰竭应尽早给予营养支持，并首选肠内营养，适当降低糖类。

十三、危重症患者营养支持的监测

包括液体平衡、血尿渗透压、血气分析检查、血糖、尿糖、血清电解质检查、肝功能检查、血脂测定、血常规检查。

1. 体重氮平衡

水钠潴留或脂肪存积，亦表现为体重上升。上臂中点肌肉周径，主要判断骨骼肌量的变化，肱三头肌皮肤褶皱厚度，用于判断脂肪存储量。

2. 免疫功能测定

（1）迟发型过敏皮肤试验：了解免疫能力，白蛋白营养不良时，反应减弱。

（2）总淋巴细胞计数：正常值（1.5 ~ 3.0）× 10^9/L，随着营养改善，总淋巴细胞逐渐恢复。

（3）肌酐身高指数：2 ~ 3 次 24 小时尿肌酐总量测定的平均值，与相同性别及身高的标准尿肌酐值比较所得的百分比。如＞ 90% 为理想营养状态。

3. 实验室监测

血糖（8.3 mmol/L）、尿糖（+）~（++++）（每 4 ~ 6 小时 1 次），血常规、电解质、血气、肝肾功、血脂（每天 1 次）。

4. 其他

体温、24 小时出入量、空气和导管、入口处皮肤创口细菌和真菌培养等。

总之，营养支持对于危重症患者是必需的，其能改善治疗结局。营养支持是危重症患者重要的辅助治疗手段。TPN 和过度饮食可能与不良预后有关，早期肠内营养是较好的治疗策略。

（李艳芬）

第七章

助产护理

第一节　胎儿宫内窘迫

胎儿窘迫（fetal distress）是指胎儿在子宫内因急性或慢性缺氧危及胎儿健康和生命的综合症状。急性胎儿窘迫多发生在临产后，慢性胎儿窘迫多发生在妊娠期。胎儿宫内窘迫是胎儿围生期死亡及新生儿神经系统后遗症的常见原因。

一、病因

1. 母体血氧含量不足

母体患严重贫血、高热、失血性休克、心脏病心力衰竭等。

2. 子宫胎盘血运受阻

子宫收缩过强、子宫过度膨胀（如双胎妊娠、羊水过多）。

3. 胎盘功能低下

过期妊娠、妊娠高血压综合征、前置胎盘、胎盘早剥等。

4. 脐带循环障碍

脐带脱垂、受压、打结、过短、绕颈等。

5. 胎儿因素

胎儿有先天性心血管疾病，产程延长使胎头受压过久引起颅内出血，母儿血型不合引起的胎儿溶血，胎儿畸形等。

二、病理生理

胎儿轻度缺氧时，出现呼吸性酸中毒，交感神经兴奋，肾上腺儿茶酚胺及肾上腺素分泌增多，血压上升，心率加快。重度缺氧时，迷走神经兴奋，心率由快变慢。无氧糖酵解增加，丙酮酸及乳酸等有机酸堆积，胎儿血 pH 下降，出现混合性酸中毒。缺氧使细胞膜通透性增加，胎儿出现高钾血症和低钙血症。缺氧使肠蠕动亢进，肛门括约肌松弛，胎便排出污染羊水，呼吸运动加深，出生后可出现新生儿吸入性肺炎。若在妊娠期慢性缺氧，可出现胎儿发育及营养异常。临产后易发生进一步缺氧。

三、临床表现及诊断

1. 急性胎儿窘迫

（1）胎心率异常：这是胎儿窘迫的重要征象。缺氧早期，胎心率于无宫缩时变快，>160 次 / 分；缺氧严重时胎心率< 120 次 / 分。胎儿电子监护出现频繁晚期减速、重度变异减速；胎心率< 100 次 / 分，伴频繁晚期减速提示胎儿缺氧严重，可随时宫内死亡。

（2）羊水胎便污染：羊水污染分 3 度。Ⅰ度浅绿色，常见胎儿慢性缺氧；Ⅱ度深绿色或黄绿色，提示胎儿急性缺氧；Ⅲ度棕黄色，稠厚，提示胎儿严重缺氧。头先露时有诊断意义，但当胎先露固定，胎心率< 100 次 / 分，应在无菌条件下，于宫缩间歇期上推胎头，观察羊水性状。臀先露时，胎儿腹部受压可将胎便挤出，故臀先露时羊水中出现胎便不一定就是胎儿窘迫的征象。

（3）胎动异常活跃：这是胎儿缺氧时一种挣扎现象，随缺氧加重，胎动可减少，甚至停止。

（4）酸中毒：随着胎儿窘迫加重，胎儿头皮血血气分析，若 pH < 7.2（正常值为 7.25 ～ 7.35），$PaO_2 < 10$ mmHg（正常值为 80 ～ 100 mmHg），$PaCO_2 > 60$ mmHg（正常值为 35 ～ 55 mmHg），诊断胎儿酸中毒。

2. 慢性胎儿宫内窘迫

主要发生在妊娠晚期，常延续到临产加重，多因妊娠期高血压疾病、慢性肾炎、糖尿病等所致。

（1）胎动减少或消失：12 小时胎动< 10 次，为胎儿缺氧的重要表现，临床常见胎动消失 24 小时后胎心消失。

（2）胎儿电子监护：无应激试验（NST）无反应型，缩宫素激惹试验（OCT）或宫缩应激试验（CST）出现频发晚期减速及变异减速，均提示胎儿有宫内窘迫的可能。

（3）胎儿生物物理评分：根据 B 超监测的胎动、胎儿呼吸运动、胎儿肌张力、羊水量及胎儿电子监护 NST 结果进行综合评分，每项 2 分；≤ 3 分提示胎儿宫内窘迫，4 ～ 7 分提示胎儿可疑缺氧。

（4）胎盘功能低下：24 小时尿雌三醇（E_3）值 10 mg 或连续监测减少 30% ～ 40%，尿雌激素 / 肌酐的比值< 10，提示胎儿窘迫。

（5）羊水污染：羊膜镜检查见羊水呈浅绿色、深绿色及棕黄色。

四、处理

1. 急性胎儿窘迫

采取果断措施，改善胎儿缺氧状态。

（1）一般处理：左侧卧位，面罩或鼻导管吸氧，10 L/min，每次 30 分钟，间隔 5 分钟，纠正脱水及电解质紊乱。

（2）病因治疗：若为不协调性子宫收缩过强，停用缩宫素，用抑制子宫收缩药物特布他林、哌替啶、硫酸镁。若为羊水过少，脐带受压，可行羊膜腔内输液。

（3）终止妊娠：具体情况如下。①宫口未开全：建议立即剖宫产。指征包括：胎心率＜120 次 / 分或＞180 次 / 分，伴羊水污染Ⅱ度；羊水污染Ⅲ度，伴羊水过少；OCT 或 CST 出现频发晚期减速及重度变异减速；胎儿头皮血 pH＜7.2。②宫口开全：骨盆各径线正常，胎头双顶径已达坐骨棘水平以下，应尽快阴道分娩。

2. 慢性胎儿窘迫

根据病因、孕周、胎儿成熟度、缺氧程度决定。

（1）一般处理：左侧卧位，定时吸氧，每天 2 ~ 3 次，每次 30 分钟。积极治疗妊娠并发症。

（2）期待疗法：孕周小，胎儿娩出后存活率低，尽量保守治疗延长孕周，同时促胎肺成熟，争取胎儿成熟后终止妊娠。

（3）终止妊娠：妊娠近足月，胎动减少，OCT 出现频繁晚期减速及重度变异减速，胎儿生物物理评分≤3 分，均应剖宫产终止妊娠。

五、护理诊断

1. 胎儿有受伤的危险

与宫内缺氧有关。

2. 焦虑

与担心胎儿安危有关。

3. 预感性悲哀

与胎儿可能死亡有关。

六、护理要点

1. 病情监护

（1）急性胎儿窘迫：观察胎动变化及羊水性状，每 10 ~ 15 分钟听 1 次胎心并记录。遵医嘱进行胎心电子监护。

（2）慢性胎儿窘迫：加强孕期监护，协助检查胎盘功能，教会孕妇胎动计数和判断方法（嘱孕妇每天早、中、晚各计数 1 小时胎动，3 小时胎动之和乘以 4 得到 12 小时的胎动计数。凡 12 小时胎动＜10 次，或逐日下降 50% 而不能恢复者为异常情况，有异常及时报告）。

2．治疗配合

（1）改善胎儿缺氧状况。

1）急性胎儿窘迫：①左侧卧位，吸氧；②缓解宫缩，立即停止滴注缩宫素；③遵医嘱用药。

2）慢性胎儿窘迫：遵医嘱应用宫缩抑制剂和促胎儿肺成熟的药物，争取胎盘供血改善，延长孕周。

（2）协助终止妊娠：胎儿缺氧严重或经处理无效者应迅速结束分娩。宫口开全，胎头双顶径已达坐骨棘平面或以下，协助行阴道手术助产；宫口未开全，估计在短时间内不能结束分娩者，迅速做好术前准备，协助医师使胎儿尽快娩出，做好新生儿窒息的抢救准备。

3．一般护理

（1）休息：嘱患者取左侧卧位。

（2）饮食：对于慢性胎儿窘迫的患者，在妊娠期应指导患者加强营养，进高蛋白、高热量、高维生素、富含铁的食物，以促进胎儿生长发育。

4．心理护理

向患者提供相关信息，包括造成目前状况的病因、病情、治疗方案及患者需做的配合，对他们的疑虑给予适当的解释，减轻其焦虑，使其能够积极配合处理。若胎儿夭折，应帮助产妇及家属度过悲哀期。

5．健康教育

（1）向患者及其家属介绍围生期保健知识，指导妊娠期高血压疾病、心脏病、糖尿病的高危患者增加产前检查次数，酌情提前住院待产。

（2）指导患者学会自我监护，一般从妊娠 32 周开始自行胎动计数。一旦发现异常，立即到医院进一步检查，及早发现胎儿窘迫，及时处理，避免胎儿受到伤害。

（何　芬）

第二节　妊娠时限异常

一、流产

妊娠不足 28 周、胎儿体重不足 1 000 g 而终止者，称为流产。流产发生在妊娠 12 周以前者称为早期流产，发生在 12 周以后至不足 28 周者称为晚期流产。自然流产的发生率占妊娠总数的 10%～15%，其中早期流产占 80% 以上。流产可影响妇女健康，甚至可因急性出血或严重感染而威胁妇女生命。

（一）病因

1. 胚胎（或胎儿）因素

染色体异常是早期流产最常见的原因。夫妇任何一方有染色体异常可传至子代。染色体异常包括数目异常和结构异常。数目异常以三体居首位，其次为 X 单体，三倍体及四倍体少见。结构异常主要是染色体易位、嵌合体等，也有报道染色体断裂、缺失、倒置、重叠等。除遗传因素外，感染、药物等因素也可引起胚胎染色体异常。若发生流产，多为空胚囊或已退化的胚胎。染色体异常的胚胎即使少数妊娠至足月，亦可能娩出畸形儿或代谢及功能缺陷儿。

2. 母体因素

（1）全身性疾病：孕妇患全身性疾病，如严重感染，可因高热刺激子宫强烈收缩导致流产；细菌毒素或某些病毒，如巨细胞病毒、单纯疱疹病毒经胎盘侵入胎儿血液循环，造成胎儿死亡导致流产；孕妇患严重贫血或心力衰竭引发胎儿缺氧、死亡而导致流产；孕妇患慢性肾炎或高血压引发胎盘梗死导致流产。

（2）生殖器官异常：子宫畸形（如子宫发育不良、双子宫、子宫纵隔等）、子宫肿瘤（如子宫黏膜下肌瘤等），均可因妨碍胚胎着床发育而导致流产。有时子宫颈内口松弛、宫颈重度裂伤使宫颈不能承受增大的胎儿胎囊压力，引发胎膜早破而致晚期自然流产。

（3）内分泌异常：黄体功能不全，致蜕膜发育不良，影响孕卵发育而流产；甲状腺功能减退、严重糖尿病血糖未能控制等均可导致流产。

（4）强烈应激与不良习惯：妊娠期严重的躯体不良刺激（如手术、直接撞击腹部、性交过度）和心理不良刺激（如过度紧张、焦虑、恐惧、忧伤等）均有可能导致流产。孕妇的某些不良习惯，如过量吸烟、酗酒、饮咖啡及使用二醋吗啡（海洛因）等毒品，均有导致流产的报道。

3. 免疫功能异常

胚胎及胎儿属于同种异体移植物。母体对胚胎及胎儿的免疫耐受是胎儿在母体得以生存的基础。若孕妇于妊娠期间对胎儿免疫耐受性降低可导致流产，如父方的人白细胞抗原（HLA）、胎儿抗原、母胎血型抗原不合、母体抗磷脂抗体过多、抗精子抗体存在、封闭抗体不足等，均是引发流产的危险因素。调节性 T 细胞与效应性 T 细胞的平衡是维系免疫反应的关键所在，某些特发性流产与调节性 T 细胞功能相对或绝对低下存在明显相关性，可能是导致孕妇对胎儿免疫耐受性降低的主要原因。

4. 环境因素

过多接触放射线和砷、镉、铅、有机汞、DDT、甲醛、苯、氯丁二烯、氧化乙烯等化学物质，均可能引起流产。

（二）病理

妊娠 8 周前的早期流产，病理变化多数是胚胎先死亡，然后底蜕膜出血并与胚胎绒毛分离，已分离的胚胎组织犹如异物，刺激子宫收缩排出胚胎及胎儿。因此时胎盘绒毛发育不成熟，与子宫蜕膜联系尚不牢固，绒毛较容易与底蜕膜分离，故妊娠物多能完全排出，出血不多。在妊娠 8 ~ 12 周时，胎盘绒毛发育茂盛，密切连接于蜕膜，故流产时妊娠物不易从子宫壁剥离，排出常不完全，部分妊娠物滞留在宫腔内，影响子宫收缩，导致出血量较多。妊娠 12 周以后的完全流产，因此时胎盘已完全形成，故流产时往往先有腹痛，然后排出胎儿、胎盘。有时由于底蜕膜反复出血，凝固的血块包绕胎块，形成血样胎块而引起出血不止。时间久后，可因血红蛋白被吸收形成肉样胎块，有时胎儿被挤压，形成纸样胎儿，或胎儿钙化后称为石胎。

（三）临床表现

流产的主要症状为停经后出现腹痛和阴道流血，但随着孕周的增加，主要症状出现的顺序有所不同。

1. 早期自然流产

因开始时是绒毛与蜕膜剥离，血窦开放，故先出现阴道流血，继而剥离的妊娠组织和宫腔内的血液刺激子宫收缩，产生阵发性下腹疼痛，并排出妊娠组织物。组织物完全排出后，子宫的收缩使血窦闭合，出血逐渐停止。

2. 晚期自然流产

整个流产过程与早产和足月产相似，先有阵发性腹痛，然后排出胎儿、胎盘，出血不多。

（四）临床类型

按自然流产发展的不同阶段，分为以下临床类型。

1. 先兆流产

先兆流产指妊娠 28 周前，先出现少量阴道流血，常为暗红色或血性白带，无妊娠物排出，随后出现轻微的阵发性下腹痛或腰骶部坠痛。妇科检查宫颈口未开，胎膜未破，子宫大小与停经周数相符。此时胚胎仍存活，经休息及治疗后，如果症状消失，可继续妊娠；若阴道流血增多或腹痛加剧，可发展为难免流产。

2. 难免流产

难免流产指流产已不可避免，一般多由先兆流产发展而来。此时，阴道流血量明显增多，阵发性下腹痛加剧，或出现阴道流液（胎膜破裂）。妇科检查宫颈口已扩张，有时可见胚胎组织或胎囊堵塞于子宫颈口内，子宫大小与停经周数相符或略小。

3. 不全流产

由难免流产继续发展而来。这时，部分妊娠物已排出宫腔，部分残留于宫腔内或嵌顿于宫颈口处，或胎儿排出后胎盘滞留宫腔或嵌顿于宫颈口处，影响子宫收缩，导致大量出血，甚至发生失血性休克。妇科检查宫颈口已扩张，宫颈口有妊娠物堵塞及持续性血液流出，子宫小于停经周数。

4. 完全流产

完全流产指妊娠物已全部排出，阴道流血逐渐停止，腹痛减轻或消失。妇科检查宫颈口已关闭，子宫接近正常大小。

5. 稽留流产

稽留流产又称过期流产，指胚胎或胎儿死亡后滞留在宫腔内未能及时自然排出。典型表现为早孕反应消失，有一过性先兆流产的症状或无任何症状，子宫不再增大反而缩小。若已到中期妊娠，孕妇腹部不见增大，不出现胎动或胎动消失，不能闻及胎心音。妇科检查宫颈口未开，子宫较停经周数小，质地不软，未闻及胎心。胎死后在宫腔内如稽留时间过长，可导致凝血功能障碍。

6. 习惯性流产

习惯性流产指连续自然流产3次或3次以上者。近年国际上常用复发性流产取代习惯性流产，改为连续2次或2次以上的自然流产。每次流产多发生在同一妊娠月份，其临床经过与一般流产相同。早期流产常见的原因为胚胎染色体异常、免疫功能异常、黄体功能不足、甲状腺功能减退症等。晚期流产常见的原因为子宫畸形或发育不良、宫颈内口松弛、子宫肌瘤等。

7. 流产合并感染

流产合并感染指流产合并生殖器官感染，可见于各种类型的流产，以不全流产较多见。多因流产过程中阴道流血时间过长，有妊娠产物残留于宫腔内或非法堕胎、消毒不严等。常为厌氧菌及需氧菌混合感染，严重时感染可扩展到盆腔、腹腔甚至全身，并发盆腔炎、腹膜炎、败血症及感染性休克等。一般表现为寒战、发热，腹痛，白带呈脓性，阴道反复出血并有腥臭味，子宫及附件压痛。

（五）诊断

诊断自然流产根据病史及临床表现多能确诊，仅少数需行辅助检查。确诊自然流产后，还需确定其临床类型，决定相应的处理方法。各型流产的鉴别见表7-1。

表 7-1　各型流产的鉴别

流产类型	病史			妇科检查		辅助检查	
	出血量	下腹痛	组织排出	子宫颈口	子宫大小	妊娠试验	B超
先兆流产	少	无或轻	无	闭	与妊娠周数相符	(+)	多有胎心
难免流产	中→多	加剧	无	扩张	相符或略小	(+)或(-)	胎囊塌陷或无胎心
不全流产	少→多	减轻	有	扩张或有物堵塞或闭	小于妊娠周数	(+)或(-)	宫内见残留组织
完全流产	少→无	无	全排出	闭	正常或略大	(+)或(-)	宫腔空虚

1. 病史

应询问患者有无停经史和反复流产史，有无早孕反应、阴道流血，如有阴道流血，应追问阴道流血量及持续时间，有无腹痛，腹痛的部位、性质、程度，阴道有无水样排液，阴道排液的色、量、味，有无妊娠物排出等。了解有无发热、阴道分泌物性状及有无臭味可协助诊断是否为流产合并感染。

2. 体格检查

观察患者全身情况，有无贫血及感染征象，测量体温、脉搏、呼吸、血压。消毒外阴后行妇科检查，检查时操作要轻柔，以免加重症状；注意子宫颈口是否扩张，有无妊娠物堵塞，羊膜囊是否膨出；子宫大小是否与停经周数相符合，有无压痛等；双侧附件有无压痛、增厚或包块。

3. 辅助检查

（1）B超检查：首先确定是否为宫腔内妊娠；对疑为先兆流产者，可根据妊娠囊的形态、大小、有无胎心搏动及胎动，确定胚胎或胎儿是否存活，以指导正确的治疗方法。若妊娠囊形态异常或位置下移，提示预后不良。不全流产及稽留流产均可借助B超检查协助诊断。

（2）妊娠试验：临床多采用早早孕诊断试纸条法，对诊断妊娠有价值。放射免疫法连续进行血 β - 人绒毛膜促性腺激素（hCG）的定量测定可进一步了解流产的预后，正常妊娠 6～8 周时，其值每天应以 66% 的速度增长，若 48 小时增长速度 < 66%，提示妊娠预后不良。

（3）妊娠激素测定：测定血中黄体酮水平，能协助判断先兆流产的预后。

（六）预防

（1）妊娠前积极治疗母体全身性疾病，如原发性高血压、糖尿病、肾炎、心脏病等。

（2）在妊娠前及妊娠期积极防治各种传染病及其他感染性疾病。

（3）做好孕期保健，防止外伤，避免过度劳累，妊娠早期禁止性生活，避免精神刺激。

（4）改变不良生活习惯，做好接触有毒有害物质的防护工作。

（5）明确习惯性流产的病因，纠正病因后再妊娠。

（七）处理

确诊流产后，应根据自然流产的不同类型进行相应的处理。

1. 先兆流产

对 B 超提示孕囊清晰，活胎，子宫大小符合孕周，妊娠试验阳性的先兆流产可行保胎治疗。

2. 难免流产

一经确诊，应尽早使胚胎及胎盘组织完全排出。早期流产时，应及时行刮宫术，术后仔细检查吸出物是否与妊娠周数相符，并送病理检查；晚期流产时，由于子宫较大，出血较多，可用缩宫素 10 ~ 20 U 加于 5% 葡萄糖注射液中静脉滴注，促进子宫收缩。胎儿及胎盘娩出后，检查是否完整，必要时行刮宫术或钳刮术以清除宫腔内残留的妊娠物。应给予抗菌药物预防感染。

3. 不全流产

一旦确诊，应尽快清除宫腔内残留组织。无感染者可行刮宫术或钳刮术，阴道大量出血或伴休克者，应同时输血输液，并给予抗菌药物预防感染，术后纠正贫血。如已有感染则按照流产合并感染处理。

4. 完全流产

流产症状消失，B 超检查证实子宫腔内无残留物，若无感染征象，无须特殊处理。嘱患者术后注意休息，积极查找流产原因。

5. 稽留流产

处理较困难，明确诊断后，应住院治疗，尽早排出宫腔内妊娠物。

（1）检查凝血功能：胎盘组织机化，与子宫壁紧密相连，不但使刮宫困难，且稽留时间过长，可能发生凝血功能障碍，导致弥散性血管内凝血，造成严重出血。因此，在处理前，应检查血常规及凝血功能，并做好输血准备。如凝血功能正常，先口服炔雌醇 1 mg，每天 2 次，连用 5 天，或苯甲酸雌二醇 2 mg，肌内注射，每天 2 次，连用 3 天，可提高子宫平滑肌对缩宫素的敏感性。如凝血功能障碍，应尽早使用肝素、纤维蛋白原及新鲜血等，经治疗凝血功能好转后，再行引产或刮宫术。

（2）处理方法选择：子宫大小 < 12 孕周者，可行刮宫术，手术应特别小心，防止子

宫穿孔，一次不能刮净，可于 5 ～ 7 天后再次刮宫；子宫大小＞ 12 孕周者，应静脉滴注缩宫素引产，促使胎儿胎盘娩出。

6. 习惯性流产

染色体异常夫妇应于妊娠前进行遗传咨询，确定是否可以妊娠；男方检查精液中是否有细菌及不健康精子者；女方通过妇科检查、子宫输卵管造影及宫腔镜检查明确子宫有无畸形与病变，有无宫颈内口松弛等。宫颈内口松弛者应在孕前行宫颈内口修补术或于妊娠 12 ～ 18 周行宫颈内口环扎术，术后定期随访，提前住院，待分娩发动前拆除缝线。若环扎术后有流产征象，治疗失败，应及时拆除缝线，以免造成宫颈撕裂。当原因不明的习惯性流产妇女出现妊娠征兆时，应及时补充维生素 E、肌内注射黄体酮注射液 10 ～ 20 mg，每天 1 次，或肌内注射 hCG 3 000 U，隔天 1 次，用药直至妊娠 10 周或超过以往发生流产的周数。应安定患者情绪并嘱卧床休息、禁止性生活。

7. 流产合并感染

应以迅速控制感染的同时尽快清除宫腔内残留组织为原则。

如阴道流血不多，应先用广谱抗菌药物 2 ～ 3 天，待感染控制后再行刮宫术。如阴道流血量多，则应先控制出血，在静脉滴注抗菌药物及输血的同时，用卵圆钳将宫腔内残留的组织夹出，同时用缩宫素以减少出血，切不可用刮匙全面搔刮宫腔，以免造成感染扩散。术后应继续给予广谱抗菌药物，待感染控制后再彻底刮宫。若已合并感染性休克，应积极进行抗休克治疗，待病情稳定后再彻底刮宫。若盆腔脓肿形成或感染严重，应手术引流，必要时切除感染的子宫来挽救患者的生命。

（八）护理诊断

1. 有组织灌流量改变的危险

与流产出血有关。

2. 有感染的危险

与反复出血、宫腔手术操作有关。

3. 焦虑

与担心胎儿健康、安危有关。

4. 自理缺陷

与先兆流产需卧床休息有关。

（九）护理措施

1. 先兆流产的护理

保胎者需卧床休息，禁止性生活，慎做妇科检查，以减少对子宫的刺激。黄体功能不足者可遵医嘱予黄体酮注射液 10 ～ 20 mL 肌内注射，每天或隔天 1 次，也可口服维生素 E

促进胚胎发育。重视心理护理，应安慰孕妇，使其情绪稳定，增强信心，对精神过度紧张者，必要时遵医嘱予对胎儿危害较小的镇静剂，如地西泮 2.5 mg，每天 3 次，口服。保胎期间需观察患者腹痛及出血情况，经治疗 2 周，阴道流血停止，B 超提示胚胎存活，可继续妊娠；若临床症状加重，B 超见胚胎发育不良，β-hCG 持续不升或下降，表明流产不可避免，应及时终止妊娠。

2. 难免流产及不全流产的护理

护士应及时做好刮宫术准备，协助医师完成手术，术中注意观察患者情况，术毕扶患者到休息室休息；观察血压、宫缩及阴道出血情况；仔细检查吸出物是否与妊娠周数相符并送病理检查。

3. 稽留流产的护理

向患者解释术前化验检查及治疗的必要性，取得其配合。刮宫术前备好缩宫素以防术中宫缩不良、出血过多，余同难免流产护理。

嘱患者术后注意外阴清洁，1 个月内禁止盆浴和性生活，如阴道出血多于月经量或持续 10 天以上，甚至有发热、腹痛应及时到医院就诊。指导患者术后注意休息，加强营养，纠正贫血以增强机体抵抗力。

二、早产

早产是指妊娠满 28 周至不足 37 周（196 ~ 258 天）间分娩者。此时娩出的新生儿称为早产儿，体重在 2 500 g 以下，各器官发育尚不成熟，出生孕周越小，体重越轻，其预后也越差。在我国早产占分娩总数的 5% ~ 15%。约 15% 的早产儿于新生儿期死亡，防止早产是降低围产儿死亡率的重要措施。近年由于早产儿治疗学及监护手段的进步，其生存率明显提高，伤残率下降，国外学者建议将早产时间上限提前到妊娠 20 周。

（一）病因

（1）胎膜早破、绒毛膜羊膜炎最常见，30% ~ 40% 早产与此有关。

（2）下生殖道及泌尿道感染，如 B 族溶血性链球菌、沙眼衣原体、支原体感染等。

（3）孕妇合并全身急、慢性疾病及妊娠并发症，如妊娠合并流感、慢性肾炎、急性肾盂肾炎、病毒性肝炎、急性阑尾炎、严重的心脏病、高血压、重度贫血、重度营养不良、妊娠期高血压疾病、妊娠期肝内胆汁淤积症等。

（4）子宫过度膨胀及胎盘因素，如羊水过多、多胎妊娠、胎盘功能不全、前置胎盘及胎盘早剥等。

（5）子宫病变，如子宫畸形（如双角子宫、纵隔子宫、鞍形子宫等）、子宫肌瘤、宫颈内口松弛等。

（6）其他，如外伤、妊娠晚期性交、从事重体力劳动、精神刺激、每天吸烟 ≥ 10 支、酗酒等，既往有晚期流产史、早产史及产伤史者容易发生流产。

（二）临床表现及诊断

早产的主要临床表现是子宫收缩，起初为不规则宫缩，常伴有少许阴道流血或血性分泌物，以后可发展为规律宫缩，其过程与足月临产相似，但胎膜早破发生率较足月产高。

妊娠满 28 周至不足 37 周出现至少 10 分钟 1 次的规律宫缩，伴宫颈管缩短，可诊断为先兆早产。如规律宫缩 20 分钟 ≥ 4 次，宫缩持续时间 ≥ 30 秒，伴宫颈管缩短 ≥ 75%，宫颈扩张 2 cm 以上，可诊断为早产临产。部分患者可伴有少量阴道流血或阴道流液。

诊断早产应与妊娠晚期出现的生理性子宫收缩相区别。生理性子宫收缩一般不规则、无痛感，且不伴有宫颈管消退和宫口扩张等改变。

（三）预防

（1）定期产前检查，加强孕期指导，消除可能引起早产的因素，积极治疗泌尿道、生殖道感染，妊娠晚期节制性生活，避免胎膜早破。

（2）加强对高危妊娠的管理，积极治疗妊娠并发症和预防妊娠并发症的发生。

（3）积极预防胎膜早破及亚临床感染。

（4）对易发生自发性宫缩者，给予沙丁胺醇 2.4 mg，每天 3 次，口服，可明显预防早产的发生。

（5）对宫颈内口松弛者，应于妊娠 14 ~ 18 周行宫颈内口环扎术。

（四）处理

若胎膜未破，胎儿存活，无胎儿窘迫，无严重妊娠并发症及并发症时，应设法抑制宫缩，尽可能延长妊娠周数。若胎膜已破，早产不可避免时，应设法提高早产儿存活率。

1. 先兆早产

（1）镇静休息：卧床休息，左侧卧位，可减少自发性宫缩频率，增加子宫胎盘的血流量，增加胎盘对氧、营养和代谢物质的交换。对精神过度紧张且影响休息者，可用地西泮 2.5 mg 口服。

（2）抑制宫缩药物。

1）β 肾上腺素能受体激动剂：可激动子宫平滑肌中的 $β_2$ 受体，抑制子宫平滑肌收缩，延长妊娠周数。常用的药物如下。①利托君：近年该药渐成国内首选、有效药物，150 mg 加入 5% 葡萄糖注射液 500 mL 行静脉滴注，初始剂量为 0.05 mg/min，根据宫缩调节，每 10 分钟增加 0.05 mg/min，最大量至 0.35 mg/min，待宫缩抑制后持续滴注 12 小时，停止静脉滴注前 30 分钟改为口服 10 mg，每 4 ~ 6 小时 1 次。用药过程中宜左侧卧位，减少低血压危险，同时密切注意孕妇主诉及心率、血压、宫缩等变化，限制静脉输液量，以防肺水肿。如患者心率＞140次/分，应减少滴数或药物剂量；如出现胸痛，应立即停药并行心电监护。长期用药者需监测血糖。②沙丁胺醇：常用剂量为口服 2.4 ~ 4.8 mg，通常首次 4.8 mg，以后每 8 小时口服 2.4 ~ 4.8 mg，直到宫缩消失后停药。

β_2肾上腺素能受体激动剂类药物主要不良反应有母儿心率增快、心肌耗氧量增加、血糖升高、水钠潴留、血钾降低等，故对妊娠合并心脏病、重度高血压、未控制的糖尿病等孕妇慎用或不用。

2）硫酸镁：镁离子可直接作用于子宫平滑肌细胞，拮抗钙离子对子宫收缩的活性，来抑制子宫收缩。常用方法是：25%硫酸镁 16 mL 加 5%葡萄糖注射液 100 mL，在30 ~ 60 分钟内缓慢静脉滴注，然后维持硫酸镁 1 ~ 2 g/h 滴速至宫缩＜6 次/小时，每天总量不超过 30 g。用药过程中应注意观察硫酸镁的不良反应。

3）钙通道阻滞剂：能选择性地减少 Ca^{2+} 的内流，干扰细胞内 Ca^{2+} 的浓度，抑制子宫收缩。常用硝苯地平 5 ~ 10 mg 舌下含服，每 6 ~ 8 小时 1 次。需密切注意患者心率及血压变化。已用硫酸镁者慎用，以防血压急剧下降。

4）前列腺素合成酶抑制剂：前列腺素有刺激子宫收缩的作用，而前列腺素合成酶抑制剂能抑制前列腺素合成酶，减少前列腺素的合成或抑制前列腺素的释放以抑制宫缩。常用药物为吲哚美辛，初始剂量 50 mg，每 8 小时口服 1 次，24 小时后改为 25 mg，每 6 小时 1 次；阿司匹林 0.5 g，每天 3 次，口服。由于这类药物可通过胎盘，长期使用可使胎儿动脉导管提前关闭，导致肺动脉高压而发生胎儿血液循环障碍；且有使肾血管收缩，抑制胎儿尿形成，使胎儿肾功能受损及羊水减少的严重不良反应，现已较少使用，仅在妊娠 34 周前短期选用，用药过程中需密切监测羊水量及胎儿动脉导管血流。

（3）控制感染：感染是早产的重要诱因，应用抗菌药物治疗对早产可能有益。

2. 早产临产

（1）预防新生儿呼吸窘迫综合征：对妊娠 34 周前的早产儿，可应用糖皮质激素 1 ~ 7 天，促进胎儿肺成熟。为预防新生儿呼吸窘迫综合征的发生，可在分娩前 7 天内应用地塞米松 6 mg 肌内注射，每 12 小时 1 次，共 4 次。紧急时可经静脉或向羊膜腔内直接注入地塞米松 10 mg，后者可同时监测羊水胎儿肺成熟度。

（2）分娩处理：大部分早产儿可经阴道分娩，临产后慎用吗啡、哌替啶等抑制新生儿呼吸中枢的药物；停用一切宫缩抑制剂；为了防止胎儿缺氧及颅内出血，产程中可给产妇吸氧；宫口开全后行会阴侧切术，缩短第二产程。对于早产胎位异常或有其他产科并发症者，在权衡新生儿存活利弊基础上，可以考虑剖宫产。

（五）护理诊断

1. 焦虑

与担心分娩结局及胎儿安危有关。

2. 有围生儿受伤的危险

与早产儿发育不成熟、生活能力低有关。

（六）护理措施

1. 一般护理

（1）先兆早产患者要卧床休息，左侧卧位，必要时遵医嘱给予镇静剂。减少刺激，禁止性生活，注意勿刺激乳头及腹部，慎做直肠指检和阴道检查，避免诱发宫缩。

（2）注意早产儿的护理，如保暖，细心喂养。

2. 病情监护

严密观察宫缩、胎心、阴道流血、流液等情况，有异常时积极配合医师进行处理。做好新生儿窒息抢救的准备。

3. 治疗配合

遵医嘱给予宫缩抑制剂、镇静剂、糖皮质激素等药物治疗，注意观察疗效及不良反应。分娩时行会阴切开术（减少胎头娩出时在盆底遇到的阻力），早产儿肌内注射维生素 K 等预防颅内出血。应用抗菌药物预防感染。

4. 心理护理

安抚患者情绪，减轻孕妇及家属的焦虑，使其配合治疗。

三、过期产

凡平时月经周期规律，妊娠达到或超过 42 周尚未分娩者，称为过期妊娠。过期妊娠使围产儿的患病率、死亡率增加，妊娠 43 周时，围产儿死亡率为正常足月分娩者的 3 倍，故过期妊娠被列为高危妊娠的范畴。

（一）病因

病因尚不明确，可能与妊娠晚期雌、孕激素比例失调导致孕激素过多、头盆不称、畸胎、胎儿肾上腺皮质功能不全或遗传因素等有关。

（二）病理

1. 胎盘功能正常

胎儿继续生长发育，可出现巨大胎儿或因颅骨钙化变硬、骨缝变窄、分娩时胎头不易变形而易造成难产、头盆不称、宫缩乏力、产程延长、产后出血，手术产机会也增加。

2．胎盘功能减退

（1）胎盘供血供氧不足：缺氧胎儿不再继续生长，可相继出现胎脂消失，皮下脂肪减少，皮肤干燥、多皱，貌似"小老人"。因胎儿缺氧，肛门括约肌松弛，胎便排出，羊水及胎儿皮肤被胎便污染。胎儿在宫内处于缺氧的不利环境，易致胎儿窘迫、新生儿窒息、胎便吸入综合征等，增加围产儿患病率及死亡率。

（2）羊水量减少：妊娠过期时，羊水量逐渐减少，妊娠 42 周后约 30％减少至 300 mL以下。羊水量少，脐带易受压，胎儿窘迫的发生率更高。

（三）临床表现

妊娠期限超过 42 周，随着时间的推移，孕妇及家属因担心母儿的安危而焦虑、烦躁不安。

（四）诊断

1．病史

了解孕妇平时月经情况，评估孕妇或家族中有无过期妊娠史及有无引起过期妊娠的病因存在。

2．诊断

诊断为过期妊娠之前，必须首先核实孕周。

（1）月经周期规律、正常，根据末次月经计算孕周。

（2）月经周期不规律或末次月经不清者，可根据以下情况综合分析判断妊娠是否过期：①受孕月基础体温升高的排卵期；②早孕反应或胎动开始的时间；③早孕妇科检查的子宫大小记录；④产前检查宫底高度记录；⑤妊娠早、中期 B 超测得的孕囊大小和胎儿各部位径线等情况。

3．体检

测量宫底的高度及腹围，并判断与孕周是否相符；监测胎心、胎动计数有无异常。

4．辅助检查

监测胎盘功能及胎儿安危状况，如胎动计数、胎儿电子监护仪监测、B 超监测、测定尿雌激素与肌酐（E/C）比值、羊膜镜检查等。

（五）处理

明确诊断后及早终止妊娠。终止妊娠的方法应视宫颈成熟度或胎儿胎盘功能综合考虑。

（六）护理诊断

1. 有围产儿受伤的危险

与胎盘功能减退、难产手术有关。

2. 知识缺乏

缺乏过期妊娠的知识。

3. 焦虑

与担心围产儿的安全有关。

（七）护理要点

1. 病情监护

（1）监护胎儿情况：严密观察胎心变化，教会孕妇自测胎动，注意观察羊水的颜色、性状，必要时行胎儿电子监护，以便及时发现胎盘功能减退和胎儿窘迫。

（2）协助医师进行各项辅助检查，并向孕妇及其家属简要解释各种检查的目的、方法等。

2. 治疗配合

（1）阴道分娩：胎盘功能及胎儿情况良好，无其他产科指征者，在严密监护下经阴道分娩。①宫颈条件未成熟者按医嘱用促宫颈成熟的药物，如普拉睾酮；或用缩宫素、前列腺素制剂引产。②宫颈条件成熟者 Bishop 评分＞7 分，行人工破膜和静脉滴注缩宫素引产。

1）人工破膜术：嘱产妇排尿后取膀胱截石位；常规消毒、铺巾，术者戴无菌手套；一手指伸入宫颈管触及前羊膜囊，另一手持有齿钳或穿刺针在宫颈内手指的引导下，钳破或刺破胎膜，使羊水缓慢流出；破膜后立即听胎心音，观察羊水颜色、性状，记录破膜时间；嘱产妇卧床休息，保持外阴清洁，必要时按医嘱用抗菌药物预防感染。

2）缩宫素静脉滴注：缩宫素静脉滴注，1 次引产用液不宜超过 1 000 mL，不成功者次日可重复应用。

（2）剖宫产：引产失败者，胎盘功能减退，胎儿有宫内窘迫、羊水过少或有产科指征，均应行剖宫产。按要求做好剖宫产的术前准备、术中配合及术后护理，做好新生儿窒息的抢救准备，确保孕产妇及围产儿的受损程度降至最低。

（3）产程中的护理：①严密观察胎心及产程进展，适时行胎心监护；②常规吸氧，按医嘱行葡萄糖注射液加维生素 C 静脉滴注；③出现胎儿窘迫情况，若宫口开全，行阴道手术助产；若宫口未开全，短时间内不能从阴道分娩者，立即改行剖宫产；④产后常规用宫缩剂，预防产后出血；⑤在新生儿出现第一次呼吸前及时彻底清除呼吸道分泌物及羊水，特别是被胎便污染的羊水；⑥新生儿按高危儿加强护理，密切观察，按医嘱给予药物治疗。

3. 一般护理

（1）嘱孕妇取左侧卧位，吸氧。

（2）协助复核孕周：仔细询问孕妇末次月经时间，引导其回忆本次妊娠的有关情况，协助医师重新认真复核孕周。

4. 心理护理

妊娠过期后，孕妇及其家属有的担心胎儿安危，急于要求人工终止妊娠；有的认为"瓜熟才蒂落"而不愿接受人工终止妊娠。护士应仔细倾听他们的诉说，了解孕妇的心理活动，耐心向患者及其家属说明病情及适时终止妊娠的必要性，讲解治疗护理计划，对他们提出的问题给予积极、明确、有效的答复，解除其思想顾虑，鼓励患者积极配合治疗。

5. 健康教育

加强孕期宣教，向孕妇及其家属介绍过期妊娠对母儿的不良影响和适时终止妊娠的必要性。教会孕妇自我监测胎动的方法，嘱其坚持每天按要求自测胎动，了解胎儿宫内安危，有异常情况及时就诊。超过预产期1周未临产者应及时到医院检查、处理。嘱产妇注意休息，保持外阴清洁，防止感染；指导避孕措施。

（何　芬）

第三节　胎膜早破

胎膜在临产前破裂，称为胎膜早破，可引起早产、脐带脱垂及母儿感染，增加围生儿的死亡率。妊娠满37周后的胎膜早破发生率为10%，妊娠不满37周的胎膜早破发生率为2.0%～3.5%。孕周越小，围生儿预后越差。

一、病因

导致胎膜早破的因素很多，往往是多种因素综合作用的结果，常见的因素如下。

1. 胎膜炎

生殖道病原微生物上行感染引起胎膜炎，使胎膜局部张力下降而破裂。

2. 营养因素

缺乏维生素C、锌及铜等营养物质，可使胎膜抗张能力下降而致胎膜早破。

3. 羊膜腔压力增高

常见于羊水过多、多胎妊娠及妊娠晚期性交。

4. 胎膜受力不均

头盆不称、胎位异常、骨盆狭窄等，使胎先露部与骨盆不能紧密衔接，前羊水囊所受压力不均，导致胎膜破裂。

5. 宫颈内口松弛

产伤、手术创伤、先天性宫颈组织结构薄弱等造成宫颈内口松弛，使前羊水囊楔入，受压不均，加之此处胎膜接近阴道，缺乏宫颈黏液保护，易受病原体感染，导致胎膜早破。

6. 细胞因子

IL-6、IL-8、TNF-α 升高，可激活溶酶体酶，破坏羊膜组织导致胎膜早破。

二、诊断

1. 临床表现

孕妇突感较多的液体自阴道流出或经常性少量间断流出，有时可混有胎脂及胎便，无腹痛等其他产兆，咳嗽、打喷嚏、负重等腹压增加时，阴道流液增多。破膜后若脐带受压，可出现胎心异常。阴道内诊或直肠指检时前羊膜囊消失，将先露上推，阴道流液增多。症状不明显时可行阴道窥器检查，见阴道后穹隆有羊水积聚或有羊水自宫口流出，即可确诊胎膜早破。伴羊膜腔感染时，阴道流液有臭味，并有发热、母儿心率增快，子宫压痛，白细胞计数升高，血 C 反应蛋白（CRP）升高。隐匿性羊膜腔感染时，无明显发热，但常出现母儿心率增快。

2. 辅助检查

（1）阴道液 pH 测定：正常阴道液 pH 为 4.5 ~ 5.5，羊水 pH 为 7.0 ~ 7.5，若阴道 pH ≥ 6.5，提示胎膜早破，准确率达 90%。如阴道内混有血液、尿液、宫颈黏液、精液及细菌污染可出现假阳性。

（2）阴道液涂片检查：阴道液置于载玻片上，干燥后镜检见羊齿植物叶状结晶为羊水，准确率达 95%。

（3）羊膜镜检查：未见前羊膜囊，直视胎先露即可确诊。

（4）胎儿纤维连接蛋白（fFN）测定：fFN 是胎膜分泌的细胞外基质蛋白。当宫颈及阴道分泌物 fFN 含量 > 0.05 mg/L 时，胎膜抗张能力下降，易发生胎膜早破。

（5）羊膜腔感染检测：①羊水细菌培养；②羊水涂片革兰染色检查细菌；③羊水白细胞 IL-6 检测，IL-6 ≥ 7.9 ng/mL，提示羊膜腔感染；④血 C 反应蛋白 > 8 mg/L，提示羊膜腔感染。

（6）超声检查：羊水量减少可协助诊断。

三、对母儿影响

1. 对母体的影响

破膜后，阴道内的病原微生物易上行感染，感染程度与破膜时间有关，破膜超过 24 小时，感染率增加 5 ~ 10 倍；羊膜腔感染易发生产后出血；若突然破膜，可能引起胎盘早剥；常合并胎位异常与头盆不称。

2. 对胎儿的影响

胎膜早破常诱发早产，早产儿易发生呼吸窘迫综合征，增加围产儿死亡率；并发绒毛膜羊膜炎时，易致新生儿吸入性肺炎，严重者发生败血症、颅内感染等；胎膜早破易发生脐带受压、脐带脱垂等可致胎儿窘迫。发生胎膜早破时孕周越小，胎肺发育不良发生率越高。

四、治疗

1. 期待疗法

适用于妊娠 28 ~ 35 周，胎膜早破不伴感染、羊水平面 ≥ 3 cm 者。

（1）一般处理：绝对卧床，保持外阴清洁，避免不必要的直肠指检与阴道检查；给孕妇以精神安慰并增加营养；密切观察病情变化。

（2）抑制子宫收缩：沙丁胺醇、利托君可使子宫和子宫血管扩张，具有抑制子宫收缩的作用，其中利托君可有效抑制宫缩，心血管不良反应少，并能促进肺泡 B 型细胞释放表面活性物质；硫酸镁较安全而不良反应小，有宫缩者可静脉滴注硫酸镁。

（3）预防感染：破膜 12 小时以上者应预防性使用抗菌药物。

（4）促胎肺成熟：妊娠期 < 35 周，应给予倍他米松 12 mg，静脉滴注，每天 1 次，共 2 次或地塞米松 10 mg，静脉滴注，每天 1 次，共 2 次。

（5）纠正羊水过少：羊水池深度 ≤ 2 cm，妊娠期 < 35 周，可经腹羊膜腔输液，减轻脐带受压，输注过程中预防感染。

2. 终止妊娠

胎龄 > 35 周者，应及时终止妊娠。

五、护理

（一）心理护理

（1）突然发生的胎膜早破使孕妇及其家属惊慌失措，担心孕妇和胎儿的安危。护士应向孕妇及其家属讲解胎膜早破疾病知识和护理注意事项，使其树立治疗的信心，积极配合医师治疗。

（2）因胎膜早破可能导致早产或采取剖宫产术终止妊娠，新生儿的健康和生命可能受到威胁，孕妇会有紧张、恐惧手术等心理。此时孕妇家属应鼓励、支持孕妇，让孕妇感受到家庭的温暖，消除孕妇的负面情绪，孕妇也可多与医师沟通了解治疗的必要性，从而平复情绪，正确面对治疗。

（二）用药护理

严格遵循医嘱用药，不可擅自调整药物用量，同时注意药物不良反应，如有不适及时告知医师并积极接受相关治疗。

（何　芬）

第八章

血液净化技术

第一节　血浆置换

血浆置换是通过有效的分离、置换方法从循环血液中去除病理血浆或血浆中的病理成分（如自身抗体、免疫复合物、副蛋白、高黏度物质、与蛋白质结合的毒物等），同时将细胞成分和等量的血浆替代品回输患者体内的血液净化疗法。

自开展血浆置换疗法以来，常规应用两种分离技术，即离心式血浆分离和膜式血浆分离。随着血液净化技术的不断发展，离心式血浆分离已逐步被膜式血浆分离所替代，临床上膜式血浆分离又分为非选择性血浆置换与选择性血浆置换。

一、临床应用

（一）适应证

目前血浆置换的诊疗范畴已扩展至神经系统疾病、结缔组织病、血液病、肾病、代谢性疾病、肝病、急性中毒及移植等领域 200 多种疾病，其主要适应证如下。

1. 作为首选方法的疾病或综合征

冷球蛋白血症、抗肾小球基底膜病、吉兰-巴雷综合征、高黏滞综合征、栓塞性血小板减少性紫癜、纯合子家族性高胆固醇血症、重症肌无力、药物过量（如洋地黄中毒）、与蛋白质结合的物质中毒、新生儿溶血、自身免疫性血友病甲。

2. 作为辅助疗法的疾病或综合征

急进性肾小球肾炎、抗中性粒细胞胞质抗体阳性系统性血管炎、累及肾脏的多发性骨髓瘤、系统性红斑狼疮（尤其是狼疮性脑病）。

（二）治疗技术及要求

1. 血浆置换的频度

一般置换间隔时间为 1～2 天，连续 3～5 次。

2. 血浆置换的容量

为了进行合适的血浆置换，需要对正常人的血浆容量进行估算，可按以下公式计算：

$$PV=（1-HCT）×（B+C×W）$$

式中：PV 为血浆容量，HCT 为血细胞比容，W 为干体重，B 为 1530（男）、864（女），C 为 41（男）、47.2（女）。如血细胞比容正常（0.45），则血浆容积大致为 40 mL/kg。

3. 置换液的种类

置换液包括晶体液和胶体液。血浆置换时应用的晶体液为林格液（富含各种电解质），补充量为丢失血浆量的 1/3 ~ 1/2，500 ~ 1 000 mL。胶体液包括血浆代用品和血浆制品。血浆代用品包括中分子右旋糖酐、低分子右旋糖酐、羟乙基淀粉（706 代血浆），补充量为丢失血浆量的 1/3 ~ 1/2；血浆制品有 5% 白蛋白和新鲜冰冻血浆。一般含有血浆或血浆白蛋白成分的液体占补充液 40% ~ 50%。原则上补充置换液时采用"先晶后胶"的顺序，即先补充电解质溶液或血浆代用品，后补充蛋白质溶液，目的是使补充的蛋白质尽可能少丢失。

4. 置换液补充方式

血浆置换时必须选择后稀释法。

5. 置换液补充原则

等量置换，即丢弃多少血浆，补充多少血浆；保持血浆胶体渗透压正常；维持水电解质平衡；如应用的胶体液为 4% ~ 5% 的白蛋白溶液时，必须补充凝血因子；为防止补体和免疫球蛋白的丢失，可补充免疫球蛋白；应用血浆时应注意减少病毒感染机会；置换液必须无毒性、无组织蓄积。

6. 抗凝剂

可使用肝素或枸橼酸钠作为抗凝剂。肝素用量为常规血液透析的 1.5 ~ 2 倍。对于无出血倾向的患者，一般首剂量为 40 ~ 60 U/kg，维持量为 1 000 U/h，但必须根据患者的个体差异来调整。枸橼酸钠一般采用 ACD-A 配方，即含 22 g/L 枸橼酸钠和 0.73 g/L 枸橼酸，其用量为血流速度（mL/min）的 1/25 ~ 1/15。为防止低血钙，可补充葡萄糖酸钙。

二、常见血浆置换术

（一）非选择性血浆置换

1. 原理

用血浆分离器一次性分离血细胞与血浆，将分离出来的血浆成分全部去除，再置换与去除量相等的新鲜血浆（FFP）或白蛋白溶液。

2. 适应证

重症肝炎、严重的肝功能不全、血栓性血小板减少性紫癜、多发性骨髓瘤、手术后肝功能不全、急性炎症性多神经炎、多发性硬化症等。

3．护理评估

（1）对患者的体重、生命体征、意识、原发病、治疗依从性进行评估，并做好相应干预措施。准确的体重有助于确定患者血浆置换的总量；对患者依从性的评估，有利于提升患者对治疗的信心和配合程度；评估可能的并发症以确定干预措施。

（2）对设备、器材、药物等进行评估，做好充分准备；对血浆、白蛋白等做好存放和保管。

（3）确认相关的生化检查（凝血指标），操作过程、治疗参数。

（4）对血管通路及血液流量进行评估，确认静脉回路畅通，以免静脉压增高而引起血浆分离器破膜或再循环。

4．操作准备

（1）物品准备：配套血路管、血浆分离器、生理盐水 2 000 mL、血浆分离机、心电监护仪等。

（2）药品及置换液准备。

1）置换液：置换液成分原则上根据患者的基础疾病配制，如肝功能损害严重、低蛋白血症患者应适当提高患者胶体渗透压，提高白蛋白成分；血栓性血小板减少性紫癜患者除常规血浆置换外，可适当补充新鲜血小板；严重肝功能损害患者在血浆置换以后可适当补充凝血因子、纤维蛋白原等。

置换液（以患者置换血浆 3 000 mL 为例）主要有两种配方：①白蛋白 60 g、低分子右旋糖酐 1 000 mL、706 代血浆 500 mL、平衡液 1 000 mL、5％或 10％葡萄糖注射液 500 mL（注：白蛋白根据医嘱稀释于 5％或 10％葡萄糖溶液 500 mL）；②新鲜血浆 1 000 mL、706 代血浆 500 mL、低分子右旋糖酐 500 mL、平衡液 500 mL、5％或 10％葡萄糖注射液 500 mL。以上配方可根据患者病情或需要做适当调整。

2）抗凝剂：血浆置换患者大多为高危患者，故在抗凝剂的选择上首选低分子肝素。

3）葡萄糖酸钙：非选择性血浆置换时，在输入大量新鲜血浆的同时，枸橼酸钠也被输入体内，枸橼酸钠可以与体内钙离子结合，造成低血钙，患者出现抽搐，故可适当补充葡萄糖酸钙。

4）激素：血浆置换时输入了大剂量的异体蛋白，患者在接受治疗过程中可能出现变态反应。

（3）建立血管通路：采用深静脉留置导管或内瘘，动脉血流量应达到 150 mL/min。静脉回路必须畅通，采用双腔留置导管时注意防止再循环。

5．操作过程及护理

血浆置换是一种特殊的血液净化方法，操作治疗时应有一个独立的空间，并有专职护士对患者进行管理和监护。术前向患者及其家属做好心理护理和治疗风险意识培训，取得患者的积极配合。

（1）打开总电源，打开血浆分离机电源，开机并自检。

（2）连接血路管、血浆分离器，建立通路循环。

（3）阅读说明书，按血浆分离器说明书上的预冲方法，进行管路及血浆分离器的预冲。预冲的血流量一般为 100 ~ 150 mL/min，预冲液体量为 1 500 ~ 2 000 mL。用 500 mL 生理盐水加入 2 500 U（20 mg）肝素，使血浆分离器和管路肝素化。

（4）设定各项治疗参数：每分钟血流量（mL）、每小时血浆分离量（mL）、置换总量、肝素量、治疗时间等。

（5）建立血管通路，静脉端注入抗凝剂（等待 3 ~ 5 分钟，充分体内肝素化），建立血循环，引血时血流量应< 100 mL/min。运转 5 分钟后患者无反应，加大血流量至 100 ~ 150 mL/min；启动弃浆泵及输液泵。要求保持进出液量平衡，可将弃浆泵及输液泵流量调节至 25 ~ 40 mL/min。

（6）观察血浆分离器及弃浆颜色，判断有无破膜现象发生。一旦出现破膜，立即更换血浆分离器。

（7）治疗过程中严密监测生命体征；随时观察跨膜压、静脉压、动脉压变化，防止破膜；观察变态反应及低钙反应；观察电解质及容量平衡。

（8）及时记录数据，及时处理各类并发症。

（9）下机前评估：患者生命体征、标本采集、抗凝剂总结、治疗目标值情况。

（10）书写记录，患者转运、交班，整理物品，处理好医疗废弃物及环境。

（二）选择性血浆置换

1. 原理

选择性血浆置换又称双重血浆置换。由血浆分离器分离血细胞和血浆，再将分离出的血浆引入血浆成分分离器（血浆成分分离器原则上按照分子量的大小进行选择，如胆红素分离器、血脂分离器等），能通过血浆成分分离器的小分子物质与白蛋白随血细胞回输入体内，大分子物质被滞留而弃去。根据弃去血浆量补充相应的白蛋白溶液，白蛋白的相对分子质量为 69 000，当致病物质分子量为白蛋白分子量 10 倍以上时，可采用选择性血浆置换。

2. 适应证

多发性骨髓瘤、原发性巨球蛋白血症、家族性难治性高脂血症、难治性类风湿关节炎、系统性红斑狼疮、血栓性血小板减少性紫癜、重症肌无力、多发性硬化症、多发性神经炎及移植前后的抗体去除等。

3．护理评估

同非选择性血浆置换。

4．操作准备

（1）物品准备：配套血路管、血浆分离机、血浆分离器、血浆成分分离器、心电监护仪等。

（2）药品和置换液准备：生理盐水 4 000 mL、白蛋白溶液 30 g（备用，根据丢弃量补充所需白蛋白）、激素等。

（3）血管通路：同非选择性血浆置换。

（4）抗凝剂应用：同非选择性血浆置换。

5．操作过程与护理

（1）打开总电源，打开血浆分离机电源，开机并自检。

（2）连接血路管、血浆分离器及血浆成分分离器，建立通路循环。

（3）按照说明书要求预冲血浆分离器、血浆成分分离器及管路。预冲流量为 100 ～ 150 mL/min，预冲液量为 2 500 ～ 3 000 mL。最后用 1 000 mL 生理盐水加入 2 500 U（40 mg）肝素使血浆分离器、血浆成分分离器和血路管肝素化。

（4）设定各项治疗参数：每分钟血流量（mL）、每小时血浆分离量（mL）、每小时血浆成分分离器流量（mL）、血浆置换总量、肝素量、治疗时间等。

（5）建立血管通路，注入抗凝剂，建立血液循环，引血时建议血流量 < 100 mL/min。运转 5 分钟后患者无不适反应，治疗血流量增至 120 ～ 150 mL/min，启动血浆泵、弃浆泵及返浆泵。

（6）操作中严密监测动脉压、静脉压、跨膜压的变化，以防压力增高，引起破膜。

（7）观察血浆分离器、成分分离器及弃浆颜色，判断有无破膜发生。一旦发生破膜，及时更换。

（8）选择性血浆分离，根据患者体重和病情决定血浆置换总量，根据分子大小决定弃浆量，一次选择性血浆置换会丢弃含有大分子蛋白的血浆 100 ～ 500 mL。

（9）治疗过程中严密监测生命体征；随时观察跨膜压、静脉压、动脉压变化，防止破膜；观察电解质及容量平衡。

（10）及时记录数据；及时处理各类并发症。

（11）达到治疗目标值，下机。

（12）完成护理记录，向患者所在病房交班，合理转运危重患者，整理物品，处理医疗废弃物。

三、并发症及护理干预

血浆置换的并发症同常规血液净化的并发症、血管通路的相关并发症、抗凝的并发症等。与血浆置换特别相关的并发症如下。

1. 变态反应

新鲜冰冻血浆含有凝血因子、补体和白蛋白，但由于其成分复杂，常可诱发变态反应。据文献报道，变态反应发生率为 0 ~ 12%。补充血液制品前，静脉给予地塞米松 5 ~ 10 mg 或 10% 葡萄糖酸钙 20 mL 并选择合适的置换液是预防和减少变态反应的关键。

治疗过程中要严密观察，如出现皮肤瘙痒、皮疹、寒战、高热时不可随意搔抓皮肤，应及时给予激素、抗组胺药或钙剂，可摩擦皮肤以缓解瘙痒。治疗前认真执行"三查八对"，核对血型，血浆输入速度不宜过快。

2. 低血压

引起低血压的主要原因：置换液补充过缓，有效血容量减少；应用血制品引起变态反应；补充晶体溶液时，血浆胶体渗透压下降。血浆置换中应注意血浆等量置换，即血浆出量应与置换液输入量保持相等。当患者血压下降时可先输入胶体溶液，血压稳定时再输入晶体溶液。要维持水、电解质的平衡，保持血浆胶体渗透压稳定。当患者出现低血压时可延长血浆置换时间，血流量应控制在 50 ~ 80 mL/min，血浆流速相应减低，血浆出量与输入的血浆和液体量保持平衡。

3. 低血钙

新鲜血浆含有枸橼酸钠，过多、过快输入新鲜血浆容易导致低血钙，患者会出现口麻、腿麻及小腿肌肉痉挛等低血钙症状，严重时发生心律失常。治疗前应常规静脉注射 10% 葡萄糖酸钙 10 mL，注意控制枸橼酸钠输入速度，出现低钙反应时及时补充钙剂。

4. 出血

严密观察皮肤及黏膜、消化道等有无出血点。进行医疗护理操作时，动作轻柔、娴熟，熟练掌握静脉穿刺技巧，避免反复穿刺加重出血。一旦发生出血，立即通知医师采取措施，必要时用鱼精蛋白中和肝素，用无菌纱布加压包扎穿刺点，并观察血小板的变化。

5. 感染

当置换液含有致热原、血管通路发生感染、操作不严谨时，患者会出现感染、发热等。必须严格无菌操作，患者应置于单间进行治疗，要求治疗室清洁，操作前紫外线照射 30 分钟，家属及无关人员不得进入治疗场所。操作人员必须认真洗手，戴口罩、帽子，配制置换液时需认真核对、检查、消毒，同时做到现配现用。

6. 破膜

血浆分离的滤器因为制作工艺的原因而受到血流量及跨膜压的限制，如置换时血流量过大或置换量增大，往往会导致破膜。故应注意血流量在 100 ~ 150 mL/min，每小时分离血浆 < 1 000 mL，跨膜压控制于 50 mmHg。预冲血浆分离器时注意不要用血管钳敲打，防止破膜。

四、选择性血浆置换和非选择性血浆置换的比较

（一）非选择性血浆置换

1. 优点

可补充凝血因子（使用新鲜冰冻血浆时），排出含有致病物质的全部血浆成分。

2. 缺点

因使用他人的血浆，有感染的可能性；因混入微小凝聚物，有产生相应不良反应的可能。必须选用新鲜血浆或白蛋白溶液。

（二）选择性血浆置换

1. 优点

对患者血浆容量的改变较小、特异性高，故所用置换量少，约为常规血浆置换量的 1/4，有时甚至可完全不用。这既节省了开支，又减少了感染并发症的发生机会。选择性血浆分离法不但可选择使用不同孔径的血浆成分分离器，同时可根据血浆中致病介质的分子量，选择不同的膜滤过器治疗不同的疾病，如应用 0.02 ~ 0.04 μm 孔径的滤膜治疗冷球蛋白血症、家族性高胆固醇血症等。

2. 缺点

因为利用分子量大小进行分离（根据膜孔的不同分离），所以可能会除去一些有用的蛋白质。

（樊梅荣）

第二节　连续性肾脏替代治疗

连续性肾脏替代治疗（CRRT）是每天连续 24 小时或接近 24 小时的一种连续性血液净化疗法，它主要利用弥散和（或）对流的原理，将患者血液中蓄积的毒素排出体外，并维持水、电解质及酸碱平衡，以达到替代受损肾功能的效果。CRRT 可以简易理解为床旁的连续性血液净化（CBP）治疗。自 1983 年 Lauer 将 CRRT 运用于重症监护室（ICU）的急性肾衰竭（ARF）患者后，该技术得以不断深入研究及发展，目前应用范围更超出了肾脏替代治疗的领域，扩展到各种临床上常见危重患者的急救。CRRT 技术的问世为危重患者的治疗探索了一条新的途径，从而改善了危重患者的预后，也提高了肾功能恢复率及患

者生存率。

一、应用指征

1. 肾脏疾病

（1）急性肾损伤（AKI）伴有心力衰竭、肺水肿、脑水肿、严重电解质紊乱、外科手术后严重感染等。

（2）慢性肾衰竭（CRF）合并急性肺水肿、心力衰竭、尿毒症脑病、血流动力学不稳定等。

2. 非肾脏疾病

多脏器功能障碍综合征（MODS）、全身炎症反应综合征（SIRS）、急性呼吸窘迫综合征（ARDS）、急性坏死性胰腺炎、挤压综合征（横纹肌溶解综合征）、乳酸性酸中毒、药物或毒物中毒等。

二、技术特点及潜在优势

（1）良好的血流动力学特性，血浆的渗透浓度变化较小。

（2）较好地控制氮质血症、电解质和酸碱平衡。

（3）高效地清除液体。

（4）能够清除中大分子物质、炎性介质、内毒素、细胞因子、花生四烯酸等。

（5）促进营养和静脉药物（如升压药、血管收缩剂等）治疗。

（6）对颅内压影响较小。

（7）简易，可在床边进行。

三、常用技术及原理

1. 连续性动脉－静脉血液滤过（CAVH）

CAVH 是利用人体动静脉之间所产生的压力差作为体外循环驱动力，以对流的原理清除体内各种物质、水和电解质。它根据原发病治疗的需要补充置换液，通过超滤降低血中溶质的浓度并调控机体容量平衡。CAVH 在模拟肾小球的功能上比血液透析（HD）更接近于肾小球滤过生理。

2. 连续性静脉－静脉血液滤过（CVVH）

CVVH 清除溶质的原理与 CAVH 相同，不同之处是采用中心静脉（股静脉、颈内静脉或锁骨下静脉）留置单针双腔导管建立血管通路。借助血泵驱动血液循环，临床根据需要采用前稀释或后稀释法输入置换液。由于 CVVH 加用血泵可使操作步骤标准化，深静脉留置导管安全性高，故 CVVH 已经逐渐取代 CAVH。

3. 连续性动脉—静脉血液滤过及静脉—静脉血液透析（CAVHD/CVVHD）

CAVHD 及 CVVHD 溶质转运主要依赖于弥散及少量对流。当透析液流量为 150 mL/min（此量小于血流量）时，可使透析液中全部小分子溶质呈饱和状态，从而使血浆中的溶质经过弥散机制被清除。CVVHD 的原理与 CAVHD 的原理相同，区别在于 CVVHD 采用静脉—静脉建立血管通路，用血泵驱动血液。

4. 连续性动脉—静脉血液透析滤过及静脉—静脉血液透析滤过（CAVHDF/CVVHDF）

CAVHDF 及 CVVHDF 是在 CAVH 及 CVVH 的 DF/CVVF 基础上发展起来的，加做透析以弥补 CAVH、CVVH 对氮质清除不足的缺点。CAVHDF、CVVHDF 的溶质转运机制是对流加弥散，不仅增加了小分子物质的清除率，还能有效清除中大分子物质。

5. 缓慢连续性超滤（SCUF）

SCUF 主要是以对流的方式清除溶质和水分。它不补充置换液，也不用透析液，对溶质清除不理想，不能使肌酐保持在可以接受的水平，有时需要加用透析治疗。

6. 连续性高流量透析（CHFD）

CHFD 应用高通量血滤器，不用置换液，透析液逆向输入。CHFD 包括连续性血液透析系统和一个透析液容量控制系统。它由两个泵控制超滤过程，一个泵输送已加温的透析液，另一个泵调节透析液流出量和控制超滤。

7. 高容量血液滤过（HVHF）

持续进行 CVVH，每天输入置换液 50 L，应用高通量滤器，面积达 $1.6 \sim 2.2 \ m^2$，则称为 HVHF。

8. 连续性血浆滤过吸附（CPFA）

用血浆分离器连续分离血浆，分离出的血浆进入包裹的炭或树脂吸附装置进行大分子毒素的吸附，净化后的血浆经静脉通路返回体内，无须补充置换液。治疗特点为可以特异性地针对某一种物质进行吸附清除，可选择性地去除炎性介质、细胞因子、内毒素和活化的补体，临床上主要用于消除内毒素和促炎症介质。

四、操作前准备

1. 环境准备

应在一个相对独立的环境中进行治疗（大多数危重患者由于病情原因，在重症监护室或危重患者治疗室接受治疗），地面、桌面可用含氯消毒液擦洗，限制与本治疗无关的人员进入治疗场所等。

2. 操作者准备

操作者应按卫生学要求着装，洗手，戴口罩、帽子。

3. 物品准备

（1）药品准备：抗凝剂，各类抢救药物，配制置换液所需的药物如生理盐水、碳酸氢钠、葡萄糖、10% 葡萄糖酸钙、硫酸镁等。

（2）CRRT 物品：CRRT 机器、配套血路管、血液过滤器（根据治疗方式选用血液过滤器或透析器）治疗包等。选择 CRRT 滤器时需要考虑治疗方法的不同，如 CVVHD 时可选用高效透析器，CVVH、CVVHDF 时则通常选用血滤器，其他特殊方法选用相应的滤器。此外，选择滤器时还需要考虑到滤器膜对溶质的清除率、膜的生物相容性和滤器表面积大小等因素。一个良好的血滤器除有出色的生物相容性和出色的溶质清除率外，还可吸附细胞因子及其他脓毒血症相关介质（如血小板活化因子、肿瘤坏死因子），并能承受长时间的治疗而较少出现凝血现象。与此同时，还应考虑到血滤器的饱和时间，及时更换，以免耽搁治疗效果。

（3）抢救器械：氧气装置、心电监护、吸引器、抢救车、人工呼吸机，必要时配备除颤仪等。

4. 建立血管通路

CRRT 常用的血管通路为临时性血管通路，常见于股静脉、颈内静脉或锁骨下静脉留置导管。

5. 置换液准备与配置

临床上常用的置换液主要分为两大类，一类为乳酸盐置换液（商品），另一类为碳酸氢盐置换液（临床自行配制）。

CRRT 的置换液成分需因人而异。置换液的电解质原则上应接近人体细胞外液成分，根据需要调整钠和碱基成分。碱基常用碳酸氢钠、乳酸盐和醋酸盐，MODS 及败血症伴乳酸酸中毒或合并肝功能障碍者不宜使用乳酸盐，大量输入醋酸盐也会引起血流动力学不稳定。因此，近年来大多推荐用碳酸氢盐作缓冲剂。置换液配置注意点如下。

（1）建议在静脉输液配制中心（PIVA）配制置换液，如无 PIVA，应在治疗室内进行置换液的配制。操作前室内紫外线照射 30 分钟，用含氯消毒液擦洗操作台面等。

（2）严格无菌操作，配制置换液前洗手，戴帽子、口罩。

（3）严格执行"三查七对"，配制前应双人核对药物，配制时注意各种药物剂量的准确，配制后应在置换液袋外做好相应标识，双人核对并签名。

（4）碳酸氢钠置换液应现用现配。

（5）必要时检测置换液的电解质浓度。

6. 治疗前患者护理评估

（1）了解患者原发病及目前病情，了解各项生化指标、生命体征和并发症，包括尿量、血压、心率、心律、呼吸、意识、动脉血气分析、电解质、肌酐、尿素、酸碱度、有否出血现象或倾向等。

（2）了解治疗方案，选择合适的血液净化器材及抗凝剂。

（3）了解患者监护设备的应用情况，如心电监护仪、呼吸机、动态血压监测等。

（4）评估血管通路、患者对治疗的耐受性、治疗过程安全性及并发症和危险因素，并做好相应的护理干预。

五、操作方法与护理

1. 开机

连接电源，开机，对机器进行安全性能检测。

2. 安装和预冲

连接安装管路（按照机器说明书提示和说明）、透析器或血滤器，进行预冲。推荐密闭式循环，严格准确的预冲和密闭循环可有效防止首次使用综合征，减少凝血和残血的发生。

3. 设置治疗参数

根据医嘱选择治疗模式，设定治疗参数。低血压患者暂时不设置超滤量，待患者上机平稳后再根据血压情况缓慢设置。

4. 连接患者

（1）颈内或锁骨下静脉留置导管，建议协助患者戴口罩；股静脉留置导管者，注意隐私部位的保护。

（2）去除留置导管外部的包裹敷料，初步消毒。

（3）戴无菌手套，取无菌治疗巾铺于导管出口处。

（4）先分离动脉端的肝素帽（注意：动脉夹子必须在关闭状态），用消毒棉球或棉签消毒导管口（建议使用含低浓度乙醇成分的消毒剂），包括内侧、外侧、横截面，用含有生理盐水的无菌注射器抽出导管内的封管液及可能形成的血凝块（注意：导管口应有空针保护，不敞开）。

（5）遵医嘱静脉端注入抗凝剂（大多数危重患者 CRRT 治疗过程不使用抗凝剂）。

（6）将血泵速度调到每分钟 50 ～ 100 mL，取下动脉端的空针，连接动脉血路，打开夹子，启动血泵，放预冲液、引血（如患者有低血压等，则根据情况保留预冲液）。

（7）引血至静脉壶，停泵，夹闭透析管路静脉端，将其连接于血管通路静脉端（注意排出空气），打开夹子，妥善固定管路，开启血泵。

（8）再次检查循环管路连接是否紧密，有无脱落、漏水、漏血等。

（9）根据医嘱选择前稀释或后稀释，设定每小时置换液量。

（10）核对患者的透析处方，并做到两人核对、签名。

（11）严密监测患者生命体征后，逐渐调整血流量（根据患者心脏功能及治疗方式制订血液流量，150～300 mL/min），机器进入治疗状态，记录血液净化治疗记录单。

（12）清理用物，整理床单位，洗手。

5. 治疗过程的监测及护理

（1）严密观察体温、心率、心律、血压、呼吸、血氧饱和度、中心静脉压、每小时尿量等；严密观察患者的意识，当患者出现意识改变、烦躁等症时，应做好安全性约束；严密观察血液净化技术的并发症，如首次使用综合征等。

（2）根据患者病情随时监测（平稳患者可每30分钟监测1次）、记录各治疗参数，如静脉压、动脉压、跨膜压、超滤速度、超滤量、置换液速度等，及时发现和处理各种异常情况并观察疗效。

（3）正确采集各类标本，密切监测血电解质、肝肾功能及动脉血气等的变化，发现异常及时根据医嘱进行调整。

（4）在CRRT治疗过程中，出血是最常见的并发症之一，应用抗凝剂应严格按照医嘱，剂量准确；应用无抗凝剂治疗时可采用前稀释法。严密观察跨膜压、动脉压、静脉压的变化，观察滤器的颜色，必要时使用生理盐水冲洗管路和滤器，以防止管路和滤器凝血的发生。在治疗过程中观察患者静脉穿刺处有无渗血，观察皮肤黏膜及创面的渗血和渗液是否增加，观察引流液的量和颜色等。

（5）患者安全管理及设备运转的监测：治疗途中严密观察CRRT设备的运转和报警，及时排除故障；随时检查管路有无扭曲、受压、脱落、堵塞，检查各连接口及滤器衔接是否正常，保持管路通畅。

（6）患者液体平衡的管理：严密监测患者的每小时尿量、创面渗血和渗液情况、各种引流量、静脉高营养量、抗菌药物用量、胃肠减压量，正确计算置换液进出量，保证进出平衡，并根据以上情况正确设定及时调整超滤量。

（7）血管通路的管理：维持血管通路通畅是保证CRRT有效运转的最基本要求。治疗期间保证血管管路固定、通畅，无脱落、打折、贴壁、漏血等现象；置管口局部敷料应保持清洁、干燥、潮湿、污染时及时换药，以减少感染机会；注意观察局部有无渗血、渗液、红肿；当动脉端血流有微细气泡现象时，可能是静脉导管内口紧贴血管壁所致，这时应调整患者体位或导管位置，同时快速松动一下动脉管路连接口，可有效改善导管吸壁现象。

（8）置换液补充方法：包括前稀释法和后稀释法。①前稀释法：置换液在滤器前输入（由动脉端输入）。前稀释法血流阻力小、滤过率稳定，残余血量少，不易形成蛋白覆盖层；同时因为置换液量大（6～9 L/h），可降低血液黏稠度，减少滤器内凝血。②后稀释法：置换液在滤器后输入（由静脉端输入）。后稀释法清除率较高，但容易发生凝血，因此，超滤速度不能超过血流速度的30%。

（9）置换液的温度设置：置换液的温度应根据实际情况进行设置，一般为36.5 ~ 37.5℃。CRRT设备通常都有加温装置，但该装置的加热速度有时不能与置换液的补充速度相匹配，难以保证置换液的温度始终接近患者的体温。因此，患者在治疗过程中常会感到寒冷，此时应特别注意患者的肢体保暖。但实际上，CRRT对血流动力学的益处很大程度上取决于这种冷热效应，长时间采用CRRT将导致患者的热量减少，但同时又可以减少发热、感染及炎症反应引起的体温变化。

六、常见并发症及护理

1．低血压

接受CRRT治疗的患者大多合并多脏器功能障碍，病情危重，生命体征不稳定，CRRT治疗前或治疗过程出现低血压较为常见，故应密切观察生命体征，利用桡动脉测定即时血压。

（1）对于低血压患者，上机时从动脉端缓慢引血，血流速度为50 ~ 80 mL/min，预冲液不放（对于无抗凝剂患者，将预冲液换成无肝素盐水，必要时可用代血浆、血浆或新鲜血预冲）。

（2）上机成功、血压稳定后逐渐增加血流量至150 ~ 300 mL/min，增加超滤量。术中通过调整脱水量及升压药的速度，使血压保持在安全范围。

（3）治疗过程出现低血压，可采取头低位，停止超滤，补充生理盐水，补充置换液或遵医嘱使用白蛋白等。如血压好转，则逐步恢复超滤，同时观察血压的变化。

2．凝血

接受CRRT治疗的危重患者，存在出血或潜在出血的危险，治疗过程大多采用无抗凝剂或小剂量低分子量肝素抗凝。由于治疗时间长，容易发生体外凝血，而凝血是CRRT治疗失败的重要原因之一。

（1）充分预冲滤器和循环管路，可减少凝血的发生。

（2）采用肝素吸附法预冲滤器及管路，即用稀肝素盐水浸泡滤器及管路（出血或出血倾向患者引血前必须去掉肝素盐水溶液），再开始CRRT治疗，这样可有效抗凝。

（3）置换液采用前稀释可有效抗凝，或间隔15 ~ 30分钟从动脉端输入生理盐水100 ~ 200 mL，使血液在进入滤器前加以稀释，以增加滤器的效率及溶质的清除率，并且通过降低血液黏滞度、增加血流量及静水压而增加滤器的使用寿命和早期识别滤器有无凝血倾向。

（4）无抗凝剂治疗要保持充足的血流量，保持血管通路通畅，在患者血流动力学稳定、心功能允许的情况下可加大血流量。

（5）避免泵前输入高营养液、脂肪乳剂、血制品等。

（6）严密监测静脉压、跨膜压、滤器前压及波动范围，仔细观察滤器盖端上的血液分布是否均匀、滤器的纤维颜色有无变深或呈条索状、滤出液是否通畅、静脉壶的滤网有无凝血块等，及时发现是否发生凝血，以便及早处理。

3. 感染

进行 CRRT 治疗的患者病情危重，机体抵抗力低下，加之各种侵入性的检查、治疗，容易引起感染。感染是危重患者死亡的主要原因之一，在 CRRT 治疗时严格执行无菌技术是防止发生感染的一项重要措施，任何一个环节都不能违反无菌操作规程。

（1）环境的管理：治疗过程中限制与治疗无关的人员入室，入室时需戴帽子、口罩、鞋套；地面、桌面用消毒液擦洗，室内每天 2 次紫外线消毒。

（2）做好留置导管的护理：操作时严格无菌，保持穿刺点敷料清洁干燥，局部有渗血、渗液、红肿时应及时换药。

（3）配制和更换置换液必须注意无菌操作，置换液要做到现用现配。

（4）及时合理应用抗菌药物：CRRT 治疗会导致抗菌药物浓度下降，因此，应根据药代动力学及抗菌药物的分子量选择应用时间及剂量，以使抗菌药物达到有效浓度。

（5）做好患者的基础护理，如口腔护理、压疮护理、呼吸道护理、引流管护理等。

4. 出血

接受 CRRT 治疗的危重患者，其原发病与手术、创伤、肝衰竭、凝血功能障碍等有关，往往伴有出血或潜在出血的现象，CRRT 治疗过程中抗凝剂的应用使出血危险明显增加或加重出血，因此，对此类患者应加强护理。

（1）注意观察创口、牙龈等出血，注意观察皮肤黏膜的颜色，是否有瘀斑及出血点。

（2）注意引流液、痰液、尿便颜色，并做好记录。

（3）注意血压及意识的变化，注意颅内出血的危险。

（4）严格抗凝剂的应用，发现出血倾向时根据医嘱及时调整抗凝剂用量或使用无肝素技术，以避免出现由此引起的严重并发症。

5. 心律失常

患者在治疗过程中可因心脏病变、电解质紊乱、酸碱平衡紊乱或血容量改变引起低氧血症、低血压，诱发心律失常。轻者仅有心悸、胸闷、低血压的临床表现，重者则可能发生猝死。因此，在治疗过程中如遇心律失常应积极治疗原发病，控制血流量，给予氧气吸入并加强心理护理，缓解患者的紧张情绪。

七、下机操作及护理

（一）下机操作

1. 物品准备

接受 CRRT 治疗的患者大多采用临时性血管通路，准备物品有治疗盘、含 20 mL 生理盐水的注射器 1 支、与导管相应容量的已配制肝素溶液 2 支（2 mL 注射器）、无菌纱布、肝素帽 2 个、无菌手套 1 双、生理盐水 500 mL、医疗废弃物盛物筒。

2. 患者准备

颈内静脉、锁骨下静脉留置导管患者接受治疗时，建议戴口罩或头侧向一边；股静脉留置导管患者应注意保护隐私部位。

3. 工作人员准备

洗手，戴口罩、帽子。

4. 下机前评估

（1）确认治疗参数已经达到医嘱要求。

（2）测血压、脉搏、呼吸、心率、心律、体温等。

（3）确认患者所有生化标本已经采集和送检。

5. 下机程序操作

（1）调整血流量至 50 ~ 100 mL/min，关闭血泵，动脉端连接生理盐水或置换液，夹闭、断开动脉管路和导管。

（2）开启血泵，翻转滤器（或透析器），使静脉端朝上，并观察其全身情况。

（3）观察滤器（或透析器）和循环管路中的残血状况，可用双手轻搓滤器（或透析器），以促进残血排出。

（4）待静脉管路内的液体为淡粉红色或接近无色时关闭血泵（必须在监测血压以后），夹闭、断开静脉管路和静脉导管。

（5）按《消毒隔离管理规范》处理医疗废弃物，清洁并消毒机器。

（6）准确总结出入水量，对治疗过程进行小结。根据患者病情做好患者安全转运，对相关科室进行书面和床边交班。

（7）关机，关电源。

（二）下机护理

（1）下机过程中必须监测患者各项生命体征和意识变化。

（2）观察滤器（或透析器）和循环管路的残、凝血状况，并记录。

（3）注意患者在治疗过程或治疗结束是否有出血现象。

（4）准确计算治疗过程中的出入水量。

（5）做好床边交班。

八、CRRT 的展望

肾脏替代方式主要包括血液透析（HD）、CRRT 和腹膜透析（PD）。CRRT 作为一种较新的技术，在抢救急危重症患者中已经发挥了其独特的优势。CRRT 与血液透析相比，主要优势是改善心血管稳定性、维持脑灌注、有效控制高分解代谢、维持水电解质和酸碱平衡，为营养支持创造条件。重症急性肾损伤伴有血流动力学不稳定、脑水肿、高分解代谢和严重液体负荷者，应首选 CRRT。

近年来，杂合肾脏替代治疗（HRRT）受到了越来越多的关注，尽管其尚无明确定义，但临床应用已较为广泛。目前，狭义的 HRRT 是指介于 HD 和 CRRT 之间的持续低效透析方式；广义的 HRRT 则是将血液透析和血浆置换、免疫吸附等血液净化模式相结合的治疗方法。HRRT 主要适用于各类疾病合并急性肾损伤，其预后（生存率）有待进一步观察。

随着血液净化技术的进步与开展，无论是 CRRT 还是 HRRT，都对护理人员的技术水平提出了更高的要求。这需要护理人员在实际应用过程中不断总结经验，提升护理水平，在保证治疗顺利进行的同时，提高危重症患者的生存率。

（樊梅荣）

第三节　血液灌流

血液灌流（HP）技术是指将患者的血液引出体外，经过灌流器，通过吸附的方法来清除人体内源性和外源性的毒性物质，达到净化血液的一种治疗方法。

目前灌流器常用的吸附材料包括活性炭和树脂（合成高分子材料）。以活性炭为吸附剂的灌流器，其特点是吸附速度快、吸附容量高、吸附选择性低，但活性炭与血液接触会引起血液有形成分的破坏，同时炭的微颗粒脱落有引起微血管栓塞的危险。随着科学技术的进步，活性炭灌流器得以改良，用半透膜材料将活性炭进行包裹，防止炭微颗粒脱落。以树脂为吸附剂的灌流器，对有机物具有较大的吸附能力，选择性高，性能稳定，目前临床应用较广，已应用于多学科和多种疾病的治疗，具有特异性及先进性。

HP 技术与其他血液净化方法联合应用，如 HP 与 CRRT、HD 或血液透析滤过（HDF）联合可形成不同的杂合式血液净化方法。

一、适应证

1. 急性药物或毒物中毒

当药物或毒物中毒时，利用血液透析也能清除毒物，但仅适用水溶性、不与蛋白质或血浆其他成分结合的物质，且对分子量较大的毒物无效。对于大部分毒物或药物，血液灌流效果比血液透析的效果好。

（1）巴比妥类：苯巴比妥、异戊巴比妥、司可巴比妥、甲基巴比妥、硫喷妥钠等。

（2）非巴比妥镇静催眠药类：地西泮、甲丙氨酯、格鲁米特、硝西泮、氯氮䓬、水合氯醛、异丙嗪、奥沙西泮等。

（3）抗精神失常药：奋乃静、氯丙嗪、氯普噻吨、阿米替林、硫利达嗪、三氟拉嗪、丙米嗪等。

（4）解热镇静药：阿司匹林、对乙酰氨基酚、非那西丁、秋水仙碱等。

（5）心血管药：地高辛、洋地黄毒苷、奎尼丁、普鲁卡因胺等。

（6）除草剂、杀虫剂：氯丹、敌草快、百草枯、有机磷类、有机氯类、氟乙酰胺（灭鼠药）等。

（7）食物中毒：青鱼胆中毒、毒蕈中毒等。

（8）其他：士的宁、茶碱、奎宁、苯妥英钠、三氯乙烯等。

2. 尿毒症

血液灌流可以清除很多与尿毒症有关的物质，如肌酐、尿酸，且中分子物质的清除率比血液透析好，但不能清除水分和电解质，因此，不能单独用来治疗尿毒症。对尿毒症伴有难治性高血压、顽固性瘙痒等疗效显著。

3. 肝衰竭

对肝衰竭患者血中的芳香族氨基酸、硫醇有机酸酚类和中分子代谢药物有显著的吸附作用，对重症肝炎伴肝性脑病、高胆红素血症有较好的治疗效果。

4. 严重感染

脓毒症或系统性炎症综合征。

5. 其他疾病

银屑病或其他自身免疫性疾病、肿瘤化疗、甲状腺危象等。

二、操作方法

（一）操作前准备

1. 灌流器准备

选择合适的灌流器（灌流器型号具有不同功能），使用前阅读说明书，检查包装及有效期。

2. 建立血管通路

紧急灌流治疗的患者常规选用临时性血管通路，首选深静脉置管（股静脉或颈内静脉）。若维持性血液透析患者需血液灌流联合治疗，则应用其血液透析时的血管通路。

3. 机器准备

根据原治疗中心的设备，可选用 CRRT 机器、血液透析器或血液灌流器。

4. 治疗物品的准备

配套的循环管路、生理盐水、肝素、5% 葡萄糖注射液、抗凝剂、穿刺针等。

5. 抢救物品和药物的准备

心电监护、抢救车、除颤仪等。

（二）操作程序

仔细阅读产品说明书，不同的产品有不同的预冲要求。

1. 预冲

（1）方法一：将灌流器静脉端向上垂直固定在支架上，血路管分别连接灌流器的动脉端和静脉端，用肝素生理盐水（500 mL 生理盐水 +2 500 U 肝素）从血路管动脉端、灌流器、静脉端依次排出，流速 200 ~ 300 mL/min，预冲肝素生理盐水总量为 2 000 ~ 5 000 mL（根据说明书要求）。预冲时轻拍和转动灌流器，排出气泡，排出微小炭粒，保证灌流器充分湿化、肝素化、无气泡。

（2）方法二：将灌流器静脉端向上垂直固定在支架上，血路管分别连接灌流器的动脉端和静脉端，先用 5% 葡萄糖注射液 500 mL 充满血路管和灌流器（使其糖化），再用肝素生理盐水（500 mL 生理盐水 +2 500 U 肝素）预冲，流速 200 ~ 300 mL/min，预冲肝素生理盐水总量为 2 000 ~ 5 000 mL（根据说明书要求）。预冲时轻拍和转动灌流器，排出气泡，排出微小炭粒，保证灌流器充分湿化、肝素化、无气泡。糖化的目的：使灌流器吸附糖的能力饱和，防止治疗时灌流器吸附人体血液中葡萄糖而导致低血糖发生。

（3）方法三：将灌流器静脉端向上垂直固定在支架上，血路管分别连接灌流器的动脉端和静脉端，用肝素生理盐水（500 mL 生理盐水 +2 500 U 肝素）从血路管动脉端、灌流器、静脉端预冲，流速 200 ~ 300 mL/min，预冲肝素生理盐水总量为 2 000 mL；再用肝素生理盐水（生理盐水 500 mL + 肝素 12 500 U）300 mL 冲洗。如果血液灌流和血液透析联合应用时，接上透析器（透析器已用生理盐水预冲），灌流器置于透析器前，再进行闭路循环 20 分钟（根据说明书提供）。预冲时轻拍和转动灌流器，排出气泡，排出微小炭粒，保证灌流器充分湿化、肝素化、无气泡。

（4）方法四：打开灌流器上端的帽盖，使用去除针头的无菌针筒抽取肝素 100 ~ 200 mg

（12 500 ~ 25 000 U），加入灌流器。加入肝素时缓慢注入，回抽相应量的空气，盖上帽，上下颠倒 10 次，使肝素液与树脂充分融和，置于治疗盘中 30 分钟以上。如果血液灌流和血液透析联合应用，先将血路管和透析器预冲好，再将灌流器置于透析器前。用生理盐水 3 000 mL、血泵流速 200 mL/min 进行冲洗后，连接患者。

2. 抗凝

树脂和活性炭具有吸附作用，同时接受灌流治疗的患者病情也有不同，故应根据患者的血红蛋白、凝血状况等合理应用抗凝剂。在护理操作中，除准确根据医嘱给予抗凝剂外，同时要注意首剂抗凝剂必须在引血治疗前 3 ~ 5 分钟静脉注射，使其充分体内肝素化。

3. 治疗前护理评估

（1）判断患者意识状况，监测生命体征。

（2）对烦躁、昏迷、意识不清等患者应加强安全护理，防止坠床，必要时进行约束。

（3）做好抢救的各种准备工作。

（4）评估患者有无出血情况；糖尿病患者还应评估进食情况，防止低血糖发生。

4. 建立体外循环

从动脉端引血，血流量为 50 ~ 100 mL/min，灌流器静脉端向上，动脉端朝下。如患者的血压、心率平稳，可逐渐增加到 150 ~ 200 mL/min。

5. 治疗时间

灌流器中吸附材料的吸附能力与饱和度决定了每次灌流的时间。一般吸附剂对溶质的吸附在 2 ~ 3 小时内达到饱和。因此，临床需要可每 2 小时更换 1 次灌流器，但一次治疗不超过 6 小时。对于部分脂溶性的药物或毒物，在一次治疗后很可能会有脂肪组织中的相关物质释放入血的情况，可根据不同物质的特性间隔一定的时间后再次灌流治疗。

6. 治疗结束

灌流结束，根据灌流器的成分，选择空气或生理盐水回血（根据多年临床经验和生产厂家建议，近年来炭罐选择空气回血、树脂罐选择生理盐水回血为宜），血泵速度为每分钟 100 mL，严密监测，严防空气进入血液。如果是血液灌流和血液透析联合应用，2 小时后灌流器卸除，继续透析治疗。

三、护理干预

1. 密切观察患者生命体征的变化

如果患者处于昏迷状态，在治疗后 1 小时会逐渐出现烦躁，应防止坠床，保持呼吸道通畅。如果是血液灌流和血液透析联合应用的患者，在开始引血时，体外循环血量增加，应注意防止低血压的发生。

2. 保持体外循环的通畅

注意血路管和灌流器固定牢固，防止导管滑脱，各管路的接头应紧密连接。

3. 注意不良反应

若患者在灌流开始后 1 小时出现寒战、发热、胸闷、呼吸困难等反应，可能是灌流器生物相容性所致；建议遵医嘱用地塞米松、给予吸氧，不要盲目卸下灌流器终止治疗，密切观察患者病情，以免延误抢救。

4. 严密观察体外循环的情况

观察血液颜色、静脉压、血流量及静脉壶是否有血凝块。

5. 联合应用血液透析和血液灌流

若维持性血液透析患者合并急性药物或毒物中毒须联合应用血液透析和血液灌流，灌流器应置于透析器之前，以免经透析器脱水后血液浓缩，使血液阻力增大，导致灌流器凝血。

6. 观察患者是否有出血现象

监测血 APTT、ACT，根据检验结果调节肝素用量。如患者并发出血或有出血倾向，可用鱼精蛋白按 1：2 或 1：1 进行中和。

7. 血液灌流结束的回血方法

有两种不同观点：①必须空气回血，防止生理盐水回血时将吸附物同时带入患者体内；②为防止空气栓塞必须使用生理盐水回血。

（樊梅荣）

第四节　单纯超滤和序贯透析

排出患者体内多余的水分是透析疗法的主要功能之一。排出水分有两种方法：一是在透析的同时将所要清除的水分利用机器的跨膜压进行超滤；二是超滤与透析分开进行，治疗过程仅仅进行水分清除，这种方法称为单纯超滤（IUF）。

一、单纯超滤

（一）原理

单纯超滤是通过对流转运机制，采用容量控制或压力控制，经过透析器或血滤器的半透膜等渗地从全血中除去水分。血液引入透析器后，血液中的水经透析膜外的跨膜压而得以清除。单纯超滤因为没有电解质浓度和渗透压方面的变化，有利于组织水向血浆水转移，因此，单纯超滤脱水效果好，见效快，患者耐受良好。单纯超滤时没有弥散的作用，仅极少量溶质随水分一起被清除，故与透析存在很大不同。

（二）临床应用

（1）肾功能不全者的水钠潴留。

（2）难治性心力衰竭。

（3）急、慢性肺水肿。

（4）药物治疗效果不佳的各种原因的严重水肿。

（三）操作方法

1. 用物准备

血液透析机、透析器、血液透析管路、穿刺针、穿刺包、抗凝剂、预冲液、止血带、碘伏等。

2. 护理评估

（1）评估患者生命体征及意识状态。

（2）评估患者容量负荷状况，如体重增长情况、尿量、水肿程度、卧床体位（能否平卧），测定中心静脉压（CVP）或肺毛细血管楔压（PCWP）。

（3）观察患者皮肤完整性、内脏有无出血及各类引流管的渗血情况，查看相关凝血检验参数。

3. 操作程序

（1）目前应用的血液透析机多为容量超滤型装置。打开设备开关，进行机器前冲洗及自检。

（2）选择操作程序，按顺序安装管路，连接透析器，注意将透析器滤出液口放置在上端，避免膜外产生气体。

（3）进行管路、透析器预冲，连接患者等。

（4）根据患者的病情特点，遵医嘱设置超滤量、超滤时间。超滤量通常设定为每小时 < 2 L，可根据临床实际情况进行调整。

（5）完成目标超滤量后，将血流量调整至 80 ~ 100 mL/min，用生理盐水回血后下机，结束单纯超滤治疗。

（6）密切观察有无并发症发生（低血压、透析器破膜、透析器及管路凝血、出血、心律失常、猝死等），做到及时发现、及时通知医师、及时处理。

（四）护理干预

1. 低血压的护理干预

控制超滤的量和速度，防止因超滤量过大而诱发低血压。密切观察患者，早期表现为打哈欠、肌肉痉挛或出现便意等，进而可有恶心、呕吐、出汗、面色苍白、呼吸困难和血压下降。此时应降低超滤率，必要时补充生理盐水或白蛋白，经过上述处理后血压仍不能恢复正常的患者应停止单纯超滤，并给予积极救治。

2. 心力衰竭和肺水肿护理干预

吸氧，必要时乙醇湿化吸氧；半卧位，两腿下垂；心电监护，严密观察患者的心率、心律变化，监测氧饱和度；观察脱水量与心力衰竭、肺水肿的改善状况；应用降低前负荷和后负荷药物时，注意观察患者的血压和心率，注意药物的滴速，防止药物不良反应。

3. 严重水肿患者的护理干预

注意皮肤护理，严重水肿者翻身、按摩时防止皮肤破损，防止压疮；穿刺点注意压迫，防止皮下血肿；固定点使用胶布时，注意防止因撕开胶布而导致皮肤破损、起疱。

4. 心律失常、猝死的护理干预

超滤前做好患者的护理评估，评估其心功能、电解质和酸碱平衡情况。对于心血管状态不稳定的患者，单纯超滤过程中有出现致命性心律失常，甚至猝死的可能。如出现上述情况，应立即停止单纯超滤，积极抢救。对于这样的患者，原则上推荐采用缓慢连续性超滤（SCUF）模式进行治疗。

5. 其他

各种记录完整，特别是对治疗过程的补液量、脱水量应详尽记录并交班。

（五）缺点

1. 溶质清除不足

单纯超滤没有弥散功能，没有离子交换，故对溶质的清除率低，可出现高钾血症或氮质潴留。

2. 低血压

单纯超滤虽然对水分清除较快，但如果超滤速度过快，仍会出现低血压。为了防止低血压的发生，建议超滤率最好不超过 30 mL/（kg·h）。

二、序贯透析

序贯透析由单纯超滤和透析（含超滤和弥散）两个程序组成，对超滤和透析的顺序和时间比例没有固定模式。根据患者情况，在治疗中的不同时间段对应不同治疗模式的血液透析方案。如透析中因患者病情原因需快速清除水分，减轻患者症状，则先行超滤，待病情稳定再行透析。

（一）方法

评估患者后，发现患者有水负荷增长过多等征象时，可考虑序贯透析。单纯超滤应在血液透析之前，其优点在于能维持血流动力学的稳定性。若将单纯超滤放在透析后，由于透析的后续作用，弥散影响依然存在，致使机体不能用收缩血管的方法来代偿由低血容量造成的低血压。

（二）临床应用指征

（1）体重增长过多、过快。

（2）透析过程中血压不稳定。

（3）心血管功能差的急性透析患者。

（4）老年急、慢性维持性血液透析患者。

（三）护理要点

在透析中如应用序贯透析，需补足患者总透析时间，防止溶质清除不足。

（樊梅荣）

第五节　儿童患者腹膜透析

由于儿童生理、心理的特殊性，血液透析中的护理侧重点与成人有所不同。

一、概述

腹膜透析（PD）是一种肾脏替代治疗方法，主要用于治疗急性肾损伤和慢性肾脏病。间歇性腹膜透析（IPD）模式主要用于急性腹膜透析的患儿；慢性腹膜透析（CPD）模式是终末期肾衰竭儿童透析治疗的首选方式，其技术相对简单，不需要维持性血液透析所需的长期血管通路（长期血管通路的维护对于婴幼儿来说更加困难）。CPD包括持续性非卧床性腹膜透析（CAPD）和各种模式的自动腹膜透析（APD），CAPD和APD都能够为终末期肾衰竭儿童和婴儿提供有效、持久的透析。

腹膜是人体内面积最大的浆膜，儿童因其腹膜总面积较成人大（每千克体重腹膜面积为成人的2倍），即单位有效滤过面积大，且极少有因血管硬化所致的腹膜毛细血管改变，因此，较成人能更有效地清除溶质；儿童腹膜对葡萄糖的吸收率虽然较成人高，但由于腹膜总面积较大，仍然有较好的超滤效果。此外，儿童腹膜透析的处方需根据儿童的体表面积计算每次的灌入量，即充分地考虑到儿童的腹膜面积、接触面积及腹膜毛细血管的面积。

二、临床应用指征

（一）透析开始时机

1. 慢性肾脏病腹膜透析指征

（1）美国肾脏病基金会肾脏病预后与生存质量指导（NKF-KDOQI）推荐，当肾小球滤过率（GFR）< 14 mL/（min · 1.73 m^2）或每周尿素清除指数（Kt/V）< 2.0 时应开始透析。

（2）当患儿出现水钠潴留、高血压、高血钾、高血磷、酸中毒、生长障碍、尿毒症所致神经症状及持续的难以控制的营养不良时，应及早透析。

2. 急性肾脏病或肾损伤腹膜透析指征

（1）少尿或无尿的急性肾脏病，需要清除多余的水分和电解质以利于药物及营养供给。

（2）过度水钠潴留导致充血性心力衰竭、脑水肿、肺水肿、严重高血压。

（3）严重代谢紊乱，血钾 ≥ 6.5 mmol/L；难治性代谢性酸中毒、高磷血症。

（4）肌酐清除率较正常下降超过 50%；高分解代谢，即每天尿素氮上升 ≥ 14.3 mmol/L，肌酐上升 ≥ 17 μmol/L。

（5）有明显的尿毒症症状，伴有精神神经症状或出血。

（6）异型输血，游离血红蛋白 ≥ 800 mg/L。

（7）急性药物、毒物中毒。

（二）禁忌证

1. 绝对禁忌证

①脐疝。②腹裂。③膀胱外翻。④膈疝。⑤腹膜腔缺失或腹膜无功能。

2. 相对禁忌证

①即将进行或最近进行大型腹部手术。②缺乏合适的居家照顾者。③严重心肺功能不全。

三、护理

由腹膜透析专职护士、医师与患者及其家属进行术前谈话，讲述腹膜透析与血液透析的原理、适应证、禁忌证等，让患者及其家属选择透析方式，并给出建议。评估患儿及其家属的心理状况、经济状况、家庭住房及家庭支持情况，确定腹膜透析患者的居家照顾者。

（一）术前准备

1. 患儿准备

（1）皮肤清洁：术前沐浴，乙醇棉球消毒脐部及脐周皮肤，无须备皮；更换清洁衣裤，注意保暖。

（2）肠道准备：全身麻醉患者术前禁食 6 小时，予开塞露通便，排空尿便。

（3）遵医嘱应用抗菌药物，术前 1 小时和术毕 6 ~ 12 小时应用。

（4）详细了解病史，协助做好各项术前检查。除血常规、尿常规、大便常规外，还需进行鼻拭子检查，了解患儿及其家属鼻咽部带菌情况，如有感染应先进行治疗。

（5）参与外科医师手术会诊讨论，商讨出口处定位、方向、透析管尺寸。导管出口应避开腰带位置，对于婴幼儿应在尿布或尿裤之上，大龄儿童应避开皮带的位置，外出口的方向应朝下，减少出口的感染，并降低透析管相关腹膜炎的发生危险。

2. 用物准备（带入手术室）

（1）导管：按照年龄、身高、体重选择合适的透析导管，插入腹内段的长度相当于患儿脐至耻骨联合的距离。标准儿童腹膜透析导管为双腔 cuff 导管，总长 30 cm，腹内段长 12 cm，适用于大多数的患儿；体重 < 3 kg 的婴儿需用单腔 cuff 导管，总长 30 cm，导管末端与 cuff 的距离为 14.5 cm；6 岁以上、体重 > 30 kg 的儿童，可以应用成人型腹膜透析导管。

（2）腹膜透析外接短管。

（3）腹带：根据年龄选择大小合适的腹带。

（4）1.5% 腹膜透析液 2 L（加热至 37 ~ 38℃）。

（5）腹膜透析碘伏帽。

（6）电子秤。

（7）钛接头。

（8）蓝夹子。

（二）术中配合

导管置入后，给予小剂量 1.5% 腹膜透析液冲洗导管（10 mL/kg），直至透出液清亮或至少 3 个循环。检查导管是否通畅，观察腹膜透析液的流动情况，注意出口周围有无渗漏。

（三）术后护理

（1）术后卧床休息 24 小时，第二天可轻微活动，避免剧烈活动。

（2）减少腹内压，防止渗漏。保持安静，避免哭闹，适当镇痛；保持大便通畅；注意保暖，防止感冒，避免咳嗽；早期透析予仰卧位。

（3）最初 2 ~ 3 周，每周更换 1 次敷料，用生理盐水冲洗出口处，75% 乙醇消毒出口周围，避免使用聚维碘酮和过氧化氢。如有渗血、渗液，及时更换敷料，保持出口处干燥，术后第一次换药时做出口拭子培养，检测有无致病菌定植。

（4）确保导管固定良好，避免牵拉、移位、脱出，将导管多点固定于腹部，保持通畅。肝素每周通管 1 次（肝素 1 mg + 生理盐水 20 mL），对于婴儿患者，推荐每天进行腹膜透析导管冲洗。

（四）术后连续护理

1. 环境准备

房间用含氯消毒液拖地、擦拭床单位，更换清洁床单，紫外线消毒 45 分钟。减少人员走动，允许 1 名家长陪护，注意预防呼吸道感染，并做好对陪护人员手卫生的培训。

2. 心理护理

腹膜透析是个长期的治疗过程，家长对术后长期治疗的效果、巨大的治疗费用、如何居家照顾腹膜透析的患儿，以及年长患儿对自己将来的学业和生活会有较大的心理负担。手术前向家长和年长患儿进行耐心的解释工作，讲解腹膜透析的相关知识及其重要意义，让患儿和家长了解到，医护人员除对他们做相应的培训、考核、电话回访、家访外，还会定期组织肾友会，以取得相互的信任，从而更好地配合治疗和护理。对于不配合的患儿，积极查找不配合的原因，针对不同的原因采取不同的办法解决，如通过介绍年龄相仿的腹膜透析患儿和家庭相互认识，相互传授透析心得；采取自动腹膜透析，白天可以正常活动，减少对患儿生活的影响；请社会工作者或者志愿者在住院期间帮助患儿复习功课；请已经行肾移植的患儿和透析患儿沟通交流，鼓励其树立战胜疾病的信心。

3. 导管的护理

（1）保持导管在自然位置，防止弯折导管，固定好导管（可借助腰带），避免导管接触锐器。

（2）钛接头处用无菌纱布加以包扎固定，避免患儿产生好奇心理，触摸钛接头而引起松动。钛接头每周消毒更换 1 次。

（3）腹膜透析短管每半年更换 1 次。如发生腹膜炎，待感染控制后更换，并记录更换时间。如发现短管有裂隙或导管脱落，应立即停止治疗，更换外接短管。

（4）每天透析结束后，更换新的碘伏帽。

4. 出口处护理

（1）拆线后每天或隔天换药 1 次。用安尔碘棉球从内到外消毒 2 次，待干，然后用无菌纱布或非封闭性无菌干燥敷料覆盖。

（2）严格执行无菌操作，注意手卫生，换药时患儿必须戴口罩。

（3）出口处观察：正常出口表现为导管周围皮肤发红或轻微发红，没有疼痛、硬结、流液和肉芽肿。如有结痂，不要强行揭掉，可用生理盐水软化；有分泌物则需做出口处分泌物培养，增加换药次数，每天换药 2 次。

（4）无感染患儿置管术后 6 周可淋浴，不可坐浴，淋浴时用造瘘袋保护出口，淋浴后及时换药，保持皮肤清洁。

（五）饮食护理

儿童处于生长发育期，对蛋白质、热量及其他营养物质需要量大，尿毒症患儿食欲相对较差，透析时又有蛋白质丢失，因此，饮食干预非常重要。患儿的食欲和饮食行为在不同的年龄阶段有不同的变化，应结合患儿的饮食习惯和营养生化指标，定期给患儿及其居家照顾者提供饮食建议。蛋白质的摄入需根据实际年龄建议的每天摄入量加预期的透析蛋白质丢失量（表8-1），同时补充足量的维生素、电解质及微量元素，这样才能满足儿童生长发育所需。摄入低磷食物以预防继发性甲状旁腺功能亢进。循环血容量过多和水肿的患儿应限制盐的摄入，可以使用醋、五香粉、大蒜、洋葱、香菜等来增加食物的口感。培训患儿及其居家照顾者，使其掌握饮食的注意事项，包括蛋白质、热量、水分、磷、钾、盐的摄入和控制。

表8-1 腹膜透析患儿蛋白质摄入量

年龄	蛋白质摄入量 [g/（kg·d）]	年龄	蛋白质摄入量 [g/（kg·d）]
0～6个月	1.8	4～13岁	1.1
7～12个月	1.5	14～18岁	1.0
1～3岁	1.3		

（六）药物指导

正确指导腹膜透析患儿服用药物，确保药物的效果。例如，磷结合剂和复方 α 酮酸需要在进餐时服用，否则无效；促红细胞生成素需要放置冰箱，否则影响药物疗效；降压药物需要在监测血压的情况下调整用量、用法。

（七）相关并发症的护理

腹膜透析相关并发症包括感染性并发症和非感染性并发症。

1. 感染性并发症

包括腹膜炎和导管出口或隧道感染。儿童腹膜透析患者因年龄小，生活不能完全自理，抵抗力低，腹膜炎的发生率较成人高。

（1）临床一旦考虑腹膜炎，为了早期诊断，需留取透出液标本，做细胞计数及分类、革兰染色、细菌培养及药敏试验。留取方法和处理流程见后。

（2）为减少脓性分泌物的粘连，用1.5％透析液注入腹腔快速冲洗后，腹腔内注入含负荷剂量头孢唑林和头孢他啶（500 mg/L）的透析液，留腹6小时，然后用维持剂量头孢唑林和头孢他啶（125 mg/L）透析液治疗。确认细菌培养结果，决定抗菌药物疗程。

（3）分析患儿发生腹膜炎的原因，重新评估、培训和考核患儿及其居家照顾者腹膜透析各项操作技术，并对居家腹膜透析环境进行再评估。

2. 非感染性并发症

非感染性并发症包括腹膜透析导管功能障碍，如导管移位、导管堵塞；腹腔内压力增高所致的疝、渗漏；糖、脂代谢异常；腹膜功能衰竭；营养不良；心血管并发症及钙磷代谢紊乱等。其中以导管移位为多。

（1）导管移位的原因：包括导管置入位置不当、导管引出时皮下隧道方向不当、肠蠕动异常（便秘、腹泻）、伤口愈合前反复牵拉腹膜透析导管。

（2）导管移位的诊断：导管移位表现为腹膜透析液单向引流障碍、腹膜透析流出液量减少、流速减慢或停止。立位腹部平片可显示腹膜透析导管移位，不在真骨盆内。

（3）导管移位的预防和处理：①注意术前排空膀胱、置入导管时避开大网膜、导管末端置于盆腔处；②导管引出时皮下隧道方向正确；③选择恰当的植管位置；④避免肠蠕动异常和腹腔压力增高，避免电解质紊乱导致的肠蠕动异常、积极治疗慢性肠炎、保持大便通畅、多食蔬菜、多活动、避免长时间下蹲或剧烈咳嗽等。一旦发生导管移位影响治疗，须手术重新植管。如不影响透析引流，可暂不处理。

四、相关操作方法

（一）自动腹膜透析

操作流程大致可分为上机前准备、上机、开始治疗和治疗结束四部分。

1. 上机前准备

（1）环境准备：①用消毒巾擦拭放置腹膜透析机的桌面；②关闭门窗和送风式空调，减少房间内空气流动；③房间每天紫外线消毒1次，时间45分钟。

（2）洗手：①用洗手液按七步洗手法洗手，擦手纸擦干；②使用快速手消毒液消毒双手。

（3）准备物品：透析液、卡匣式管组、引流袋、消毒纱布、胶布、口罩、帽子、记录本。

2. 上机

（1）连接腹膜透析机电源，打开总开关。

（2）加热透析液：将透析液放置在加温槽上，透析液需盖过温度感测键。

（3）确认腹膜透析的设置。

1）按"↓"键，屏幕显示流程设置，按"ERTER"键进入流程设置。

2）屏幕显示CCPD/IPD。

3）按"↓"键，屏幕显示治疗总量，按"ERTER"键，数字闪烁，按"↑"或"↓"

键，根据医嘱更改设置，更改完成按"ERTER"键确认，数字不再闪烁（治疗总量＝治疗量 × 周期数）。

4）按"↓"键，屏幕显示治疗量，设置方法同步骤"3）"。

5）按"↓"键，屏幕显示总治疗时间，设置方法同步骤"3）"（总治疗时间＝单次治疗时间 × 周期数＋留置引流所需时间）。

6）按"↓"键，屏幕显示末袋留腹量，设置方法同步骤"3）"。

7）按"红键"，以确认周期数和单次留置时间。

（4）按开始键（"绿键"），屏幕显示装置管组。

（5）装置管组。

1）打开阀门。

2）将卡匣式管组平整装入凹槽内。

3）将四头管平整装入阀门内。

4）关闭阀门，将管组架挂于门上，关闭所有管夹。

5）连接引流管，将引流管固定于引流桶的上缘。

（6）机器自我检测：按"绿键"，屏幕显示机器自我检测。

（7）连接透析液袋：待机器自我检测结束，屏幕显示连接透析液袋，红色管夹的管路连接加热槽上的透析液袋。

（8）排气：打开四头管所需管夹，按"绿键"，屏幕显示排气，机器开始排气。

（9）连接患者。

1）排气结束后，屏幕显示连接患者。

2）患儿准备：戴口罩，取仰卧位。

3）确认透析液面上升至患者短管路拉环处，并关闭管夹。

4）正确连接患者端管路和外接短管，消毒纱布包裹，胶布固定。

5）打开患者端旋转式开关。

3. 开始治疗

按"绿键"，屏幕显示确认 0 周期引流，治疗开始。机器会自动进行注入、留置和引流，直到完成治疗。治疗期间注意观察引流是否通畅及有无腹痛等不适主诉，记录每次引流液的色、质、量。

4. 治疗结束

（1）环境准备同前。

（2）洗手法同前。

（3）准备物品并检查：碘伏帽。

（4）屏幕显示治疗结束，按"绿键"。

（5）屏幕显示分离患者，关闭患者端旋转式开关，分离管组与患者，拧上碘伏帽，妥善固定管道。

（6）打开阀门，取出卡匣式管组。

（7）按"绿键"，屏幕显示关机，关闭电源。

5. 机器报警处理方法

腹膜透析机报警的原因及处理步骤见表8-2。

表8-2　腹膜透析机报警的原因及处理步骤

显示信息	原因	报警问题处理步骤
引流量不足	引流量低于已设定的0周期引流量警示值	自动再启动警讯： 1. 改变患者体位 2. 检查患者端管路有无扭曲或反折 3. 降低机器高度（15 cm） 手动再启动警讯： 1. 按"红键"消音 2. 改变患者体位 3. 检查患者端管路有无扭曲或反折 4. 降低机器高度（15 cm） 5. 按"绿键"继续治疗
检查患者端、加温袋端、补充袋端、最末袋端、引流端管路	管路扭曲或反折，管夹未打开，或者外接短管的拉环帽未拧开	自动再启动警讯： 1. 检查管路有无扭曲或反折 2. 检查相应的管夹是否打开 3. 检查外接短管的拉环帽是否拧开 4. 检查有无纤维蛋白阻塞现象 5. 检查折塞是否折断
检查管路与透析液袋	单个或多个管夹未打开，引流液袋已空，或引流液袋的绿色出口塞未折断	手动再启动警讯： 1. 按"红键"消音 2. 检查所有管路与引流液袋 （1）有无扭曲或反折 （2）管夹是否打开 （3）引流液袋是否已空 （4）引流袋的绿色出口塞是否折断 3. 按"绿键"继续治疗
检查患者体重，检查注入液量	患者体重或注入液量的数据设定错误	手动再启动警讯： 1. 按"红键"消音 2. 更正相关数据 3. 按"ERTER"键确认 4. 按"绿键"退出更改程序
引流速度过慢	引流的速度过慢	自动再启动警讯： 1. 检查管路有无扭曲或反折 2. 检查相应的管夹是否打开 3. 检查外接短管的拉环帽是否拧开 4. 检查有无纤维蛋白阻塞现象

显示信息	原因	报警问题处理步骤
系统错误 ××××	系统出现问题	手动再启动警讯： 1. 按"红键"消音 2. 关闭机器 3. 再打开机器 4. 当面板显示电量恢复时，按"红键" 5. 按"绿键"继续治疗 6. 如问题未解决，联系医护人员
重新置入管组 ××××	卡匣置入不当	手动再启动警讯： 1. 按"红键"消音 2. 关闭所有管夹 3. 打开卡匣门，重新置入卡匣 4. 关闭卡匣门 5. 打开相应管夹 6. 按"绿键"继续治疗
重新注满加温袋与检查补充袋管路交替出现	当液体不足以完成不定期补充时会出现警报声，此时警讯不能被略过。按照步骤返回并再次注入	手动再启动警讯： 1. 按"红键"消音 2. 按"绿键" 3. 当面板显示重新注满加温袋时，按"红键" 4. 按"下键"两次 5. 当面板显示略过时，按"ERTER"键 6. 按"红键"消音 7. 按"↓"键4次 8. 当面板显示"略过"时，按"ERTER"键

（二）更换外接导管

1. 环境准备和洗手

同自动腹膜透析。

2. 准备物品

换药碗、蓝夹子2个、安尔碘（倒入换药碗中的小药杯内）、外接短管、治疗巾2块、碘伏帽、无菌盘、无菌手套2幅、胶布、无菌纱布1块。

3. 患者准备

患儿取仰卧位，戴口罩，暴露腹部，注意保暖。

4. 更换步骤

（1）操作人员戴口罩，戴无菌手套，铺无菌洞巾。

（2）两个蓝夹子夹住钛接头上方腹膜透析导管，用安尔碘纱布擦拭钛接头和外接短管连接处2次，分离钛接头和外接短管。

（3）钛接头末端浸入安尔碘药杯内3～5分钟。

（4）连接新的外接短管。

（5）连接处用无菌纱布擦干并用纱布包裹，胶布妥善固定。

（6）排气。

（7）拧上新碘伏帽。

（8）妥善固定管道。

5. 记录更换时间

外接短管每 6 个月更换 1 次。

五、儿童标准腹膜透析平衡试验

由于目前国内没有专门采集所有腹膜透析引流液的引流袋，可利用 2 L 腹膜透析液的双连系统，排空透析液袋，再利用加药口抽取 0 小时、2 小时、4 小时的引流液标本进行检验。具体步骤如下。

（1）前夜 2.5% 腹膜透析液留腹 8 ~ 12 小时。

（2）准备 2.5% 腹膜透析液 2 L，加温至 37℃。

（3）患者取坐位，在 20 分钟内引流出前夜保留 8 ~ 12 小时的透析液，测定引流量。

（4）患者取仰卧位，将 2.5% 腹膜透析液以目标剂量（1 100 mL/m^2，即每平方米体表面积 1 100 mL）灌入腹腔，余量引流至废液袋，将透析液袋清空，记录灌入完毕的时间，并以此定为 0 小时。在每灌入目标剂量的 20% 时，嘱患者左右翻身，变换体位。

（5）透析液在腹腔保留 0 小时和 2 小时，收集透析液标本；从腹腔内引流 10% 目标剂量的透析液进入清空的透析液袋，摇动 2 ~ 3 次；消毒加药口 3 次；用注射器从透析液袋中抽出 5 mL 透析液，测定肌酐和葡萄糖浓度，将剩余透析液灌回腹腔；留存标本并做标记。

（6）在腹腔保留 2 小时，同时抽取血标本，测定血糖和肌酐。

（7）在腹腔保留 4 小时，患者取坐位，在 20 分钟内将腹腔内透析液全部引流出来，摇动透析液袋 2 ~ 3 次，抽出透析液 5 mL，测定葡萄糖和肌酐浓度。

（8）测定引流量。

六、患儿和居家照顾者的培训和考核

新植腹膜透析管的患儿，术后采取 IPD 模式进行小剂量透析，起初透析剂量为 300 mL/m^2，交换 12 ~ 24 次，7 ~ 21 天内逐渐将交换容积提高到 1 100 mL/m^2，交换 5 ~ 10 次。患儿及其家属完成所有的培训和考核，考试合格后方可出院，首次住院时间 3 ~ 4 周。

1. 培训人员

由腹膜透析专职护士负责培训。

2. 培训对象

腹膜透析居家照顾者和患儿本人（大龄儿童）。

3. 培训时间

腹膜透析培训的课程根据不同的患儿和家庭定制，首次培训的时间为 1 ~ 2 周。

4. 培训方式

发放宣教手册、口头讲解、PPT 讲课、观看 DVD、示范教学、个性化的培训和强化培训。

5. 培训内容

包括肾脏的生理、腹膜透析及透析各组成部分及其作用、正确洗手、无菌技术、出口处护理、透析并发症、腹膜炎、饮食控制和出入量计算、居家透析用物和环境的准备、服用的药物、居家透析应急处理（导管意外、停电、机器报警）、腹膜透析值班的电话、定期随访的重要性。对于自动腹膜透析患者，还要培训 CAPD 操作方法，以防因居家停电或者机器故障而耽误治疗。

6. 培训频率

一般每 3 ~ 6 个月再培训 1 次，除首次培训的内容外，还应结合患儿居家透析期间咨询的内容及其他透析患儿经历的个案经验。

（梁　蝶）

第六节　儿童患者血液透析

相对于成人而言，儿童血液透析发展比较晚。儿童处于生长发育阶段，其肾脏生理和血管通路的特殊性给血液透析带来一定的难度，同时血液透析对儿童的营养、代谢及心理也产生很大影响，因此，透析过程中的护理工作显得尤为重要。

一、儿童血液净化的生理特点

儿童体内电解质和成人相近，透析液、置换液的配方与成人相似。儿童血容量约占体重的 8%（新生儿：100 mL/kg；体重 < 20 kg 者：80 mL/kg；体重 > 20 kg 者：70 mL/g），体外循环最大量 ≤ 8 mL/kg，因此，应选择血室容积小的透析管路和低顺应性的透析器。透析器表面积一般不能超过儿童的体表面积，一般根据其体重选择合适的透析器。儿童血液透析血流量按 3 ~ 8 mL/（kg·min）计算，透析器和血液管道总容量若超过患儿循环血量的 10% ~ 15%，容易出现低血压。对于血流动力学不稳定及 5 岁以下患儿，应首选腹膜透析治疗。

二、儿童血液透析护理

1. 一般护理

（1）做好透析患儿的心理护理：为血液透析患儿创造一个安静、舒适的环境，张贴卡通图案贴纸，消除他们的陌生、紧张感，使患儿尽快适应血液透析室环境。医务人员可以通过与透析患儿交谈他们感兴趣的事，努力成为他们的朋友；用温柔的言语和娴熟的技能缓解患儿恐惧、紧张的心理；通过做好生活护理，及时发现和满足患儿的需求，拉近与患儿的距离，提高他们在透析过程中的依从性。由于患儿对父母的依赖性较强，适应能力差，可以允许患儿家长陪伴，提升患儿的安全感、配合度。对年长患儿可以交流沟通，注意患儿透析期间的情绪变化，耐心倾听患儿的诉说和要求，及时予以疏导、调整、安抚。对年龄稍大的患儿可进行宣教工作，告知他们疾病相关的知识、透析间期血管通路的自我保护及饮食控制的知识，以及自我护理对疾病预后的重要性。

（2）根据患儿的不同情况，如体重、血压、出血倾向等，选择不同膜面积的透析器、一次性血路管、超滤量、透析时间、抗凝剂剂量等。

（3）对于低蛋白血症患儿，可在透析时输注白蛋白或血浆，提高血浆胶体渗透压。对于低血压和贫血患儿，选择血容量少的血路管和低顺应性的透析器。对于低血压患儿，引血前可保留透析器的预冲液，防止血容量急剧下降。

（4）对于动静脉内瘘患儿，手术后 1 ~ 2 周指导和督促训练动静脉内瘘血管，使之扩张成熟。儿童的血管条件较成人差，穿刺技术不佳可以引起血肿，诱发动静脉内瘘闭塞，因此，应避免反复穿刺，避免加重患儿对血液透析的恐惧。对于使用临时血管通路的患儿，除保证血液透析中有充分的血液流量外，还要注重导管的固定，防止滑脱、牵拉，同时要注意预防感染。

（5）透析过程中，每 15 ~ 30 分钟观察并记录患儿的意识、血压、脉搏变化及透析各参数，预防并及时处理并发症。

2. 饮食管理

接受维持性血液透析治疗的患儿的营养目标是促进生长和发育，避免在电解质紊乱及尿毒症情况下出现营养状态恶化。摄入量是根据残余肾功能和营养需要而定的，营养不良是慢性肾衰竭患儿生长迟缓的主要原因，患儿饮食中摄入的蛋白质和热量应足以满足正氮平衡及干体重和身高的增长。透析患儿的饮食应该个体化、多样化，包括饮食习惯、口味。儿童处于生长发育期，其代谢速度较成人快，因此，应避免过于严格的营养定量限制，以免引起营养摄入不足。

血液透析患儿摄入蛋白质应为 1.5 ~ 2.0 g/（kg·d），其中 70% 为优质蛋白质。饮食不能满足蛋白质要求时，应考虑补充蛋白质制剂。

热量摄入充足，身体才能有效地利用摄入的蛋白质，保持充足的营养储备。否则，会使体内蛋白质因提供热量而分解，增加毒素。维持性血液透析患儿，热量的摄入取决于年龄和活动水平。热量的主要来源是糖类和脂肪，也可食用含热量高而含蛋白质相对低的一些食品，如土豆、白薯、山药、芋头、南瓜。

维持性血液透析患儿常伴有脂肪代谢紊乱，应限制脂肪摄入，以植物脂肪为主，如豆油、玉米油。限制胆固醇的摄入，以鱼肉、蛋清等优先。

液体量限制原则：指导患儿做好饮食控制，特别是水分的控制，让家属和患儿了解水分控制的重要性。鼓励患儿及其家属共同做好饮食日记，以利于患儿营养的补充、水与电解质的控制、血压控制等。透析间期体重增长不应超出总体重的5%。

限制钠（盐）、钾、磷的摄入：不进或少进高钠食物，少用含钠高的调味品及高钠配料。严格控制钾摄入量，防止高钾血症。采取低磷饮食，限制磷的摄入。

补充钙剂、维生素：多食含钙食品，补钙要注意限磷，建议首选醋酸钙。B族维生素和维生素C属于水溶性维生素，易随透析液排出体外，可适当补充新鲜水果和蔬菜，但需注意钾的含量。

3. 并发症及其护理

（1）低血压：护理措施如下。①限制小儿体外循环血量＜8 mL/kg，根据患儿体重采用小面积透析器及儿童专用管路。婴儿、有低血压倾向、重度贫血或有出血倾向的患儿，预冲液可改用新鲜全血。②控制超滤量和超滤速度。超滤脱水不超过体重的5%，控制血流量为3～5 mL/（kg·min），正确评价患儿的干体重，严重水负荷状态时，在有血容量监测的情况下，除水可达体重的10%。③透析中进行在线血容量监测。④采用钠曲线或序贯透析。⑤适当进行低温透析。⑥合理使用降压药和镇静剂。一旦发生低血压，立即给予患儿去枕平卧位，吸氧，减少或降低超滤至最小超滤率，减慢血流量，立即回输生理盐水、高渗葡萄糖、白蛋白或血浆等，纠正低血压。对于反复低血压患儿，建议行腹膜透析治疗。

（2）失衡综合征：儿童失衡综合征较成人更常见，因此，设定最初几次的治疗血流量和透析时间、透析器的膜面积都非常重要。首次透析时间一般为1.5～2小时，初始治疗选用低顺应性的透析器。为防止透析过程中渗透压下降，可在血液透析治疗时选择20%甘露醇（0.5～1 g/kg）静脉给药。

（梁　蝶）

第七节　永久性血管通路：自体动静脉内瘘

1943 年，Koiff 发明透析疗法时采用了直接穿刺血管的方法进行血液透析，但是经过几次穿刺后已无可供穿刺的浅表血管可用，因此，患者无法进行长期的血液透析。1960年，Shields 开创了动静脉外瘘技术，Seribner 和 Quinton 等不断进行改进，使动静脉外瘘技术更为完善。由于动静脉外瘘技术的应用，一些慢性肾衰竭患者能够进行较长时间的血液透析，同时也推动了血液透析技术的发展。1966 年，Cimino 和 Brescia 应用显微外科技术建立了动静脉内瘘技术，解决了慢性肾衰竭患者的永久性透析问题。

动静脉内瘘是指动、静脉在皮下吻合建立的血管通道，包括自体动静脉内瘘和移植动静脉内瘘。前者是利用自身动、静脉血管直接吻合制成的内瘘，后者是在动、静脉间插入一段移植血管制成的内瘘。一个理想的血管通路不但能够为血液透析提供足够的血流量，而且使用时间长，并发症少。相对而言，动静脉内瘘是一种安全且能长久使用的永久性通路，适用于维持性血液透析患者。

一、造瘘手术前后护理

（一）术前评估

1. 全身状态评估

应对患者心、肺、肝等重要脏器功能和循环血流动力学状态进行充分评估；检查血常规、出凝血指标，以便评估患者的凝血功能。

2. 血管条件评估

选择的静脉直径要 ≥ 2.5 mm，静脉通路无节段性狭窄或梗阻；选择的动脉直径要 ≥ 2 mm，两上肢的动脉压不超过 20 mmHg。如患者置有心脏起搏器、有胸部手术应避免选择同侧上肢部位。有报道，同侧颈内静脉或锁骨下静脉较长时间留置导管可能影响自体动静脉内瘘的血液流量。

（二）手术策略

1. 原则

先上肢后下肢，先非惯用侧手臂后惯用侧手臂，先肢体远心端后近心端，先自体血管后移植血管。

2. 常见部位

①腕部：桡动脉—头静脉（首选）、桡动脉—贵要静脉、尺动脉—贵要静脉、尺动脉—头静脉。②肘部：肱动脉—贵要静脉、肱动脉—头静脉、肱动脉—肘正中静脉（又称

高位动静脉内瘘）。其他部位内瘘，如踝部、大腿部内瘘等很少采用。

3．吻合方式

端—侧吻合法（首选）、端—端吻合法、侧—侧吻合法。

（三）术前护理及患者宣教

动静脉内瘘被视为长期血液透析患者的生命线，建立一个成功的血管通路，使之得以长期使用，必须依靠医患双方的共同努力和重视。循证护理指导临床护士，在疾病早期就应保护患者上肢血管，早期建立动静脉内瘘。

1．术前心理护理

术前向患者说明造瘘的目的、意义及该手术对治疗有何帮助，消除患者焦虑不安、紧张恐惧的心理。告知患者造瘘只是一个小手术，不必紧张，并告知患者一些基本的手术方法及造瘘时可能会出现的一些不适，如疼痛等，让患者做好心理准备，积极配合，坦然面对手术。

2．术前宣教及护理

（1）嘱患者保护好造瘘侧手臂，切勿在造瘘侧手臂进行动、静脉穿刺，以利于手术顺利进行。

（2）平时注意保持造瘘侧手臂皮肤的清洁，切勿抓伤、碰伤皮肤，以防术后感染。

（3）内瘘术前不宜使用肝素等抗凝剂，以防术中或术后出血。

（4）术前用肥皂水彻底清洗造瘘侧手臂，剪短指甲，剃去皮肤毛发。

3．术后护理及健康教育

造瘘术后的护理对今后的使用及内瘘寿命极其重要。

（1）动静脉内瘘成形后，将患者造瘘侧肢体抬高至水平以上30°，以利于静脉血液回流，减轻造瘘侧手臂肿胀。

（2）术后24小时内密切观察内瘘通畅及全身情况，观察以下各项指标。①患者心率、心律、呼吸是否有改变，询问患者是否有胸闷、心悸。②造瘘侧手臂手指末梢血管充盈情况，注意手指有无麻木、发冷、疼痛、缺血等。③内瘘吻合口处有无血肿，局部有无渗血。④内瘘血管通畅情况，触摸内瘘静脉端血管有无震颤或用听诊器听诊是否有血管杂音，如触摸不到或听不到杂音，应检查是否局部敷料包扎过紧，以致吻合口及静脉侧受压。

（3）更换敷料时要严格执行无菌操作；包扎时敷料不宜过多、过紧，以能触摸到震颤为度。

（4）禁止在造瘘侧手臂测血压、静脉注射、输液、抽血等。

（5）术后患者的健康教育：具体内容如下。①告知患者保持造瘘侧手臂的清洁，保持敷料清洁、干燥，防止敷料潮湿，以免引起伤口感染。②防止造瘘侧手臂受压，造瘘侧手臂的衣袖要宽松，睡眠时避免侧卧于造瘘一侧；造瘘侧手臂不持重物，不佩戴过紧饰物。③教会患者自行判断内瘘是否通畅的方法，每天触摸内瘘静脉处有无震颤，如扪及震颤则表示内瘘通畅。反之，则应及时报告医护人员。④术后2～3天伤口无渗血，可指导患者进行早期功能锻炼，如握拳、松拳、指端活动。⑤术后2周即可指导患者进行正规功能锻炼，以促进内瘘早期成熟。造瘘侧手臂捏橡皮健身球每天3～4次，时间由短逐渐加长，如刚开始时每次2～5分钟，以后10～15分钟；也可指导用健侧手指轻轻压住造瘘侧手臂上端，使静脉血管适度扩张充盈，每天2～3次，时间由短逐渐加长至10～15分钟。经过锻炼，血管充盈度不够，可指导患者在造瘘侧手臂上端（静脉上端）用止血带压迫，并轻轻甩臂，以提高血管充盈度。如有局部肿胀，应指导患者抬高肢体并热敷，以促进回流。⑥内瘘成熟前，若患者病情突然加重，如高钾血症、急性心力衰竭、严重酸中毒、血肌酐水平升高等需紧急血液透析，不宜过早使用内瘘，可采用临时性血管通路过渡。⑦内瘘的成熟取决于患者血管的自身条件、手术情况及术后患者的配合情况。一般应静脉呈动脉化（血管壁增厚，显露清晰，突出于皮肤表面，有明显动脉震颤或搏动），内瘘直径增粗，能保证穿刺成功及提供足够的血流量。成熟时间需要6～8周，最好在成形术后3～4个月再使用。

（四）穿刺技术要点

熟练、正确的穿刺技术是保护好内瘘，使内瘘能够长期使用的必要条件。

1. 穿刺点的选择

（1）动脉穿刺点距吻合口的距离至少要3 cm，穿刺方向可向心亦可离心。据报道，新内瘘穿刺动脉距离吻合口远，采用离心方向穿刺会降低血肿的发生率。

（2）静脉穿刺点距动脉穿刺点至少要间隔8 cm，针尖朝向心方向穿刺。

（3）动脉与静脉避免穿刺于同一血管上，以减少血液再循环。

2. 穿刺方法的选择

目前常用的穿刺方法有绳梯样穿刺法、扣眼穿刺法、区域穿刺法（纽扣式）。

（1）绳梯样穿刺：这是一种最经典的穿刺方法。优点：可使整条动脉化的静脉血管平均受用，血管粗细均匀。穿刺要点：穿刺部位要轮流更换，切忌定点穿刺；可沿着内瘘的走向，上下交替进行穿刺；每个穿刺点相距0.5～1 cm；绳梯样穿刺避免了定点穿刺造成的血管壁受损、弹性减弱、硬节和瘢痕形成等缺点。

（2）扣眼穿刺：近几年，有学者认为扣眼穿刺法可减少动静脉内瘘并发症，可有效减轻患者的疼痛，操作简便。扣眼穿刺法包括两个步骤：①建立扣眼隧道；②使用钝针进行穿刺。建立扣眼隧道的方法有专人法、图钉法和留置针法。

1）专人法：应用最广，但对人员的专一化要求给护士排班带来不便。专人法的要点是"三同"，即由同一名护士、以相同的穿刺角度和深度行 6～10 次穿刺后形成扣眼隧道，然后使用钝针进行穿刺。隧道形成之后，其他的穿刺者也需完全遵循隧道形成者的手法，否则将无法使钝针顺利进入隧道。

2）图钉法：不需要专人操作，但因图钉价格昂贵，其使用范围受到一定限制。

3）留置针法：建立扣眼隧道简单、易于操作，不用反复穿刺，对人力安排没有特殊要求。此法将两根聚氨酯套管留置在血管内，皮下通道和血管通道在同一直线上，7～10 天后隧道形成，钝针可顺利进入血管，从而提高钝针穿刺的成功率。应用扣眼穿刺前需对患者进行严格评估，对于卫生状况较差、自理能力较差、糖尿病患者、皮肤过敏患者等需谨慎。在建立扣眼隧道期，必须做好患者宣教，告诫清洁卫生的重要性。对于从事体力工作的患者，应谨慎采用图钉法和留置针法。

（3）区域穿刺：又称定点穿刺，即在一个固定点或区域内反复穿刺，临床上往往会出现受用过多造成的血管壁受损，血管弹性减弱，局部出现硬节或瘢痕形成，周围皮肤松弛或弹性下降，容易渗血，形成动脉瘤，而未受用的血管则出现狭窄。因此，不推荐采用。

3. 新瘘穿刺护理及管理

（1）新的动静脉内瘘使用前由资深护士评估，确认动静脉内瘘已经成熟。

（2）首次穿刺应由资深护士执行。

（3）对于新内瘘的第一次穿刺，动脉穿刺点的选择应远离吻合口，距吻合口越近血流冲力越大，容易发生血肿。可暂时选择在肘正中静脉或贵要静脉离心方向穿刺做动脉引血，而静脉穿刺则选择下肢静脉，待内瘘条件进一步成熟时，动脉穿刺点再往下移。采用上述方法，动脉发生血肿的概率就会减小。

二、穿刺操作

动静脉内瘘穿刺技术是保证患者接受有效治疗的基础，正确合理的穿刺技术直接关系到患者动静脉内瘘并发症的发生率和长期使用时间。

1. 物品准备

（1）动静脉内瘘穿刺包（治疗巾、胶布、无菌创可贴、消毒棉球、纱布、手套）。

（2）选择合适的动静脉内瘘穿刺针，常规穿刺针为 16～17 号，如果要达到高的血流量则需要选择粗的针头，如 14～15 号。

（3）稀释肝素溶液（500 mL 生理盐水 + 肝素 10 mg）、抗凝剂。

（4）压脉带或止血带。

（5）皮肤消毒液（安尔碘或其他消毒液）。

2．工作人员准备

洗手，戴口罩、帽子。

3．患者准备

穿刺前穿刺部位用肥皂液和流动清水清洗，暴露穿刺部位。

4．内瘘评估

（1）望诊：检查有无感染、血肿、皮疹、狭窄等。

（2）触诊：触摸动静脉内瘘是否通畅，检查震颤强弱，摸清血管走向。

（3）听诊：对于血管条件较差、通过触诊无法判断动静脉内瘘情况的患者，可使用听诊器听诊血管杂音和走向；对U形的移植血管，通过听诊辨别动脉端、静脉端。

（4）确认：选择穿刺部位和穿刺点。

5．操作方法

（1）确定穿刺部位，消毒动、静脉穿刺点各一遍。消毒范围：以穿刺点为中心，半径为5～6cm的区域；消毒时间：自然待干。

（2）戴手套，将治疗巾铺于准备穿刺侧肢体下。

（3）用稀释肝素生理盐水预冲穿刺针。

（4）使用止血带。

（5）再次消毒动脉端或静脉端。

（6）穿刺内瘘动脉血管：可以向心，也可以离心方向，离吻合口3cm，针尖斜面向上穿刺动脉血管。确认穿刺成功，放松止血带，进行固定。一般先横向固定针翼，针尖部用消毒敷贴或无菌纱布保护。

（7）扎止血带，再次消毒动脉端或静脉端。

（8）穿刺内瘘静脉血管：穿刺点可选择内瘘血管的静脉端或其他外周静脉；向心方向，针尖斜面向上穿刺静脉端。确认穿刺成功，放松止血带，进行固定（固定方法同动脉端）。

（9）检查动、静脉穿刺通畅情况，询问患者有无出血。确定穿刺成功，按医嘱从静脉端给予抗凝剂。

（10）整理物品，填写穿刺记录。注意：①须达到消毒液等待时间（自然干燥）；②引血前须达到肝素化时间（3～5分钟）；③建议穿刺顺序可先动脉端后静脉端；如临床需要也可先静脉端后动脉端；④抗凝剂必须在动、静脉穿刺结束后从静脉端推注。

三、止血（拔针）技术

1．物品准备

无菌纱布2块或无菌敷贴2张，弹力绷带2根。

2．工作人员准备

洗手，戴口罩、手套。

3．操作方法

（1）透析结束进入回血状态。

（2）撕开动脉端固定胶布，左手固定穿刺针，用无菌纱布或无菌敷贴保护穿刺点（如有污染，先消毒）。

（3）左手示指和中指（也可用弹力绷带）轻压于纱布上，右手水平方向将针拔出的同时，左手加力下压，按压力度要适中，以不渗血但能扪及动静脉内瘘震颤为标准。

（4）静脉穿刺针拔针方法同动脉穿刺针，按压的力度可轻于动脉端。

（5）压迫 15 ～ 30 分钟，见不出血、渗血，可松开弹力绷带。

（6）建议：①根据患者的个体因素，如抗凝剂应用、血红蛋白、血小板等，观察并计算患者凝血时间，从而估计动静脉内瘘止血时间，防止动静脉内瘘过度受压或出血；②指导有能力的患者自行指压动静脉内瘘，减少应用弹力绷带止血引起的动静脉内瘘过度扩张和血栓形成；③可采用密闭式回血，回血完毕后分别拔出动、静脉穿刺针，减少操作者的忙乱及针刺伤的发生率。

4．效果评价

（1）止血压迫点准确，无血肿、渗血。

（2）压迫力度适中，既不出血又能扪及动静脉内瘘震颤。

（3）止血成功，指导患者注意事项。

四、自我护理

正确、良好的日常护理是动静脉内瘘能够长期使用的一个重要前提。护士应指导患者正确地进行内瘘的自我护理，降低并发症的发生，使内瘘得以有效、长期地使用。

（1）通过宣教和交流，使患者了解内瘘对其生命的重要性，使患者在主观上重视，积极配合。

（2）日常生活中保持造瘘侧手臂的皮肤清洁。透析前用肥皂水将造瘘侧手臂彻底清洗干净。

（3）透析结束当日穿刺部位避免接触水，并用无菌敷料覆盖 4 小时以上，以防感染。如果穿刺处发生血肿，可压迫止血，并用冰袋冷敷；24 小时后可热敷，可配合多磺酸粘多糖乳膏按摩消肿。内瘘处如有硬结，可在医护人员指导下进行按摩、热敷等。

（4）造瘘侧手臂不能受压，衣袖要宽松，不能佩戴过紧饰物。夜间睡觉不要将造瘘侧手臂垫于枕后，尽量避免侧卧于造瘘侧手臂一侧。造瘘侧手臂避免持重物。

（5）造瘘侧手臂不能测血压、输液、静脉注射、抽血等。

（6）每 6 小时左右触摸内瘘吻合口或用听诊器听诊血管杂音；如果震颤、杂音消失，局部有触痛或疼痛，应去医院就诊。

（7）避免造瘘侧手臂外伤，建议佩戴护腕，以免引起出血。护腕松紧应适度，不能过紧压迫导致内瘘闭塞。有动脉瘤的患者应采用弹性绷带加以保护，避免继续扩张及意外破裂。

五、常见并发症及护理

（一）内瘘出血

1．常见原因

（1）技术原因：手术血管结扎不全；内瘘穿刺失败；拔除穿刺针时未准确压到止血点；长期区域或定点穿刺，皮肤松弛，造成穿刺处出血、渗血、皮下血肿。

（2）治疗原因：抗凝剂应用后，患者凝血功能障碍等。

（3）其他原因：动脉瘤破裂、内瘘感染及外伤引起的出血。

2．护理干预

（1）使用新的动静脉内瘘应得到护士长或高年资护士的认可，选择合适的穿刺点和穿刺方法，并做好记录。

（2）提高穿刺水平，避免定点穿刺，建议绳梯样或扣眼穿刺，每次穿刺后记录穿刺点，以便更好地选择适当的穿刺点。

（3）因尿毒症患者常有贫血和凝血功能障碍，应密切观察伤口渗血情况；局部动脉瘤、瘘口周围感染等应医护评估后再进行穿刺；透析过程中应密切观察穿刺处有无渗血、穿刺针固定有无松动，发现情况及时处理。

（4）透析结束穿刺针拔除后，用无菌纱布和弹性绷带压迫止血 10 ～ 30 分钟（建议指导有一定自理能力的患者自行指压），可减少因弹性绷带压迫而造成的血管损伤。

（5）如出现皮下血肿应充分止血、局部冷敷，24 小时后热敷或 50% 硫酸镁湿敷。

（6）指导患者对动静脉内瘘进行自我护理，提高患者对血管维护的信心。

（7）意识不清或配合较差的患者，加强安全护理干预。

3．穿刺针拔除后出血的护理

（1）确定出血部位，判断出血的原因是压迫力度不够还是压迫点出现偏差。

（2）当发生动脉穿刺点渗血时，先压迫吻合口上方血管，阻断血流，暴露穿刺点，更换创可贴与无菌纱布，重新指压穿刺点，按压力度要适中，以不渗血但能扪及动静脉内瘘震颤为标准。

（3）当发生静脉穿刺点渗血时，暴露穿刺点，更换创可贴与无菌纱布，重新指压或使用弹力绷带压迫，原则上静脉点的弹力绷带应松于动脉点。

（4）当发生动、静脉穿刺点周围皮下血肿时，往往无法准确判断出血点，此时必须改为指压，最好用3个手指压迫，以扩大压迫范围，当确认止血成功后方可松开。

（二）内瘘感染

1. 临床表现

动静脉内瘘局部红、肿、热、痛，全身表现可见发热、寒战，严重者可发生败血症。

2. 常见原因

（1）内瘘穿刺前穿刺点周围皮肤消毒不规范，穿刺针污染。

（2）患者个人卫生习惯不佳，透析结束后穿刺点过早接触水或用不洁之手搔抓，引起皮肤感染。

（3）内瘘周围皮肤过敏，发生皮肤破损、溃烂，引起皮肤感染。

（4）局部血肿后形成感染。

3. 护理干预

（1）动静脉瘘术后，保持术侧肢体清洁，避免潮湿，不要随意去除包扎敷料，勿抓挠吻合口处。

（2）透析前要求患者用肥皂水清洗穿刺部位皮肤，保持手臂清洁、干燥。沐浴最好在下次透析前进行，并在穿刺部位贴防水创可贴保护。平时要保持内衣干净。

（3）内瘘穿刺时应严格无菌操作，消毒范围要广，穿刺成功后用无菌创可贴覆盖穿刺点，做到一人一单一巾，防止医源性感染。

（4）透析结束后当日穿刺处避免接触水，告知患者切勿抓挠穿刺处。发现穿刺点有轻度发红和局部硬结时，应禁止在该部位进行穿刺，并遵医嘱用药，防止感染发生。

（5）加强对患者的卫生宣教，提高患者自我管理和自我护理的水平。

4. 发生感染后的处理方法

（1）评估感染情况：轻度感染可继续使用内瘘，但必须避开感染部位穿刺；感染严重时，应停止使用内瘘，改为临时性血管通路，同时按医嘱使用抗菌药物。

（2）轻度感染可表现为局部血管变硬，皮肤外观有轻度的红肿，患者体温正常，此时应加强对局部血管的消毒和护理，告知患者注意卫生，按医嘱口服或静脉滴注抗菌药物。

（3）重度感染可表现为内瘘处较为严重的红、肿、热、痛或周围有脓性分泌物，波及范围广，患者可有发热、寒战，严重者血培养呈阳性，此时必须改用临时性血管通路。

（三）内瘘血栓形成

1. 临床表现

动静脉内瘘部分血栓形成时表现为血流量不足，内瘘血管处搏动、震颤及杂音减弱，部分患者主诉吻合口周围疼痛；血管完全栓塞时，搏动、震颤及杂音完全消失，此时吻合口处血管可变硬，弹性消失。

2. 常见原因

（1）早期栓塞原因：患者血管条件较差，如高龄、糖尿病患者；术中血管内膜损伤、吻合时动静脉对位不良、血管扭曲成角、术后渗血行补针缝合等。

（2）患者因素：静脉纤维化、静脉狭窄、血管内膜增生肥厚等；血液黏稠度高，属于高凝状态；动脉硬化、高血脂；大剂量促红细胞生成素的应用等。

（3）其他原因：内瘘过早使用、反复的定点穿刺、压迫止血时间过长及各种原因引起低血压、局部感染或静脉炎症。

3. 护理干预

（1）术后包扎伤口的敷料不宜过多，压力不宜过大，以能扪及内瘘震颤或听到血管杂音为宜；护士每天检查 3 ～ 4 次内瘘是否通畅。

（2）衣袖宜宽松，术侧避免受力；严禁在术侧肢体进行测量血压、输液、抽血及注射等操作。

（3）术后避免各种血管收缩因素的刺激，如寒冷、大量出汗、低血压、疼痛、压迫等，特别是糖尿病患者在季节更换时应注意保暖。

（4）避免过早使用内瘘，动静脉内瘘的成熟一般在术后 6 ～ 8 周，老年人、糖尿病患者及血管条件差者适当延长时间。

（5）宣教患者透析间期体重增加控制在干体重的 3% ～ 5%，超滤不可过多；密切监测血压，及时纠正低血压。

（6）科学、合理、个性化地制订穿刺计划，建议绳梯样或扣眼穿刺，力求一针见血。

（7）透析结束时，压迫止血时间不宜太长，避免血管受压时间太长引起局部血栓形成（建议根据患者个体差异摸索止血时间），压迫力度以不出血且能扪及震颤为宜。

（8）正确服用降压药，及时了解血压变化；定期监测血脂，控制饱和脂肪酸和胆固醇食物的摄入，减轻血管粥样硬化，防止血液黏稠度增高；有高凝状态时，根据医师指导合理应用抗凝药等。

4. 处理方法

（1）判断血栓形成的程度：早期表现为搏动、震颤及杂音减弱，血液流量不足；如果血栓形成时间较长，动静脉内瘘搏动、震颤及杂音则完全消失，血液颜色变黑。

（2）当发现动静脉内瘘搏动、震颤及杂音减弱时，应立即测血压。若血压偏低，寻找低血压原因，血容量不足时应及时纠正；心源性低血压时应及时纠正心功能；若血压正常，可用多磺酸粘多糖乳膏轻轻按摩吻合口并给予热敷。当血管搏动、震颤及杂音增强时可全身肝素化行透析治疗，无效时按医嘱给予尿激酶 25 万 ～ 50 万 U 溶于生理盐水 20 mL

中，在吻合口缓慢注射（进行局部溶栓，需在医师指导下应用），并轻轻按摩。

（3）当发现动静脉内瘘搏动、震颤及杂音完全消失时，首先询问患者，了解阻塞时间，若阻塞时间＜12小时，可在医师指导下进行溶栓治疗。

（4）复旦大学附属中山医院肾脏科经皮血管成形术（PTA）治疗动静脉内瘘血栓形成成功率达88.9%。与药物溶栓法比较，PTA具有操作简单、创伤小、再通率高、不良反应少、并发症低的优点；透析患者出现内瘘闭塞72小时内均能施行PTA治疗，而药物溶栓则必须在12小时内，故PTA切实延长了内瘘的使用寿命，减少了患者的痛苦，有较高的临床应用价值。

（四）动脉瘤

1. 临床表现

表现为动静脉内瘘血管过度扩张或呈瘤状。

2. 常见原因

（1）内瘘手术后没有经过系统锻炼，过早使用，静脉壁太薄。

（2）穿刺点离吻合口过近，血流冲力过大。

（3）反复在同一部位定点穿刺，局部皮肤变薄，血管瘤变大。

3. 处理方法

（1）内瘘手术后7～10天指导患者循序渐进地进行锻炼，使血管充分扩张，同时使静脉血管弹性增强，减少血管瘤的产生。

（2）动静脉内瘘的成熟期为术后6～8周，老年人、糖尿病患者及血管条件差者适当延长时间，静脉充分动脉化后方可使用。首次使用内瘘，需有经验的护士长或高年资护士进行规范评估后，选择穿刺时间、穿刺方法及穿刺点。

（3）首次使用内瘘应注意穿刺成功率，防止出现血肿、出血；动脉端穿刺点应远离吻合口，减少血肿和出血的发生。

（4）有计划地更换穿刺点，防止血管壁因使用过多而受损，弹性减弱，血管壁变薄，形成血管瘤。平时可用弹性绷带或护腕轻轻压迫、保护，避免继续穿刺；当血管瘤增大、自发出血、穿刺位置受限或有破裂的危险时可手术处理。

4. 预防护理

透析前避开动脉瘤处穿刺，结束时给予护腕压迫保护；增加心脏负担，有破裂危险时，手术治疗。

（樊梅荣）

第八节　永久性血管通路：移植物人工血管内瘘

由于患者自身血管条件差（如静脉纤细、短缺、闭塞）和多次直接动静脉内瘘吻合术后，自身血管无法再利用的患者，可选用自身、异体及人工血管搭桥造瘘。常见的有自身血管移植、同种异体血管移植、异种血管移植和人工血管移植内瘘。

本节着重介绍移植物人工血管内瘘技术及护理。人工血管具有生物相容性好、长期通畅率高、血流量大、口径和长度可任选、能反复穿刺及使用时间长等优点；缺点为价格贵、手术难度高及术后易发生血清性水肿（血清肿）。

常用的人工血管材料有聚四氟乙烯（E-PTEE）和聚醚—氨基甲酸酯（PEU）。PTEE柔软、多孔、易于穿刺及处理，抗感染性能优于涤纶，为目前应用最广泛的移植物假体。最常见的假体规格是内径 6 mm、孔间距 10 ~ 30 μm。

一、血管移植部位和手术方法

（一）部位

首选非惯用侧上肢前臂，然后依次为惯用侧上肢前臂、非惯用侧上肢上臂、惯用侧上肢上臂及下肢大腿。

（二）手术方法

1. 直桥式吻合（直桥式 J 形）

配对动、静脉为前臂桡动脉与头静脉、贵要静脉或正中静脉。直桥式对动、静脉相距大或远端静脉纤细者较适合。移植血管两端通常与动、静脉做端—侧吻合或端—端吻合。

2. 袢式吻合（袢式 U 形）

配对动、静脉为桡动脉根部与贵要静脉、正中静脉或头静脉，上臂肱动脉与贵要静脉、头静脉、肱动脉或腋静脉，腋动脉与腋静脉。移植血管通过 U 形皮下隧道，两端分别与所选的动、静脉做端—侧或端—端吻合。现临床上大多应用袢式吻合。

二、术前评估

（1）准备搭桥的动脉必须有足够的内径（≥ 3.0 mm），保证血流量至少 300 mL/min。通过术前和术中仔细检查（包括物理检查、超声、血管造影和术中观察）确定血管内径。

（2）准备搭桥的静脉流出道内径 ≥ 4.0 mm，以减少回流阻力，并保证近心端通畅无阻。检查方法包括物理检查、静脉造影、Fogarty 导管法和输液试验等。

（3）对患者病情进行评估，对于既往有上肢深静脉留置导管史（如锁骨下静脉、颈内静脉）的患者，须了解置管时间、方法并排除该静脉狭窄；对于有胸部、腋下（如乳腺癌的根治术）等手术的患者，应排除人工血管内瘘术后引起的回流受阻。

三、术后护理

（1）术后抬高患肢；保持伤口干燥、整洁，不要随意去除包扎敷料，以防止伤口感染；若发现有渗血不止、疼痛难忍，应及时通知医师，并有效止血，合理使用抗菌药物。

（2）术后早期，应尽量穿袖口宽松的内衣（如将冬天的内衣、毛衣袖子用拉链缝合，既保暖又不影响治疗）。如出现局部肿胀，可能为血清肿（血浆通过多孔的 PTEE 移植物渗出），应促进其消退；局部红肿明显时，可用50%乙醇湿敷。

（3）包扎伤口的敷料不宜太多太厚，压力不宜过大，以能扪及瘘管震颤或听到血管杂音为宜，并避免其他外来压力，如测血压、挂重物或戴过紧的饰物。造瘘侧血管严禁用于输液或抽血。

（4）造瘘肢体术后5～7天可适当做握拳动作或腕关节运动，以促进血液流动，防止血栓形成。若是高凝状态者，应遵医嘱服用抗凝剂。

（5）注意检查人工血管功能状态，教会患者判断瘘管是否通畅的方法，即用非手术侧手触摸手术侧静脉处，若扪及震颤或听到血管杂音，则提示通畅。如无震颤、搏动及血管杂音减轻或消失，或出现辐射性搏动，应立即通知医师，以进一步确定人工血管是否发生闭塞。

（6）术后2周内常有明显的血清肿，4周后才能与周围组织愈合。如操作不当，容易引起感染，一旦感染应将移植血管全部切除，故不建议在2周之前使用内瘘。建议手术后2～3周，由资深护士长或资深护士评估后再使用。如过早使用，发生隧道内出血，易形成血肿及假性动脉瘤。因此，掌握合适的使用时间，对于患者人工血管使用寿命的延长是十分重要的。如患者病情严重，需行紧急透析时，在无明显血清肿和局部红肿的情况下亦可使用。

（7）指导患者养成良好的个人卫生习惯，保持手臂清洁。血液透析后应保持穿刺部位干净，当日避免接触水，用无菌敷料覆盖6～8小时，防止感染。

四、穿刺技术

人工血管内瘘不同于自体动静脉内瘘，其损伤后需要周围组织参与修复，且修复时间长，故对操作者要求比较高。

（一）穿刺前准备

1. 患者准备

洗手，清洁人工血管侧手臂，暴露穿刺部位。

2. 评估患者血管

查看前次记录或穿刺记录表；望诊，观察局部有无血肿、瘀斑、红肿等；听诊或触摸血管，了解通畅和深浅度；明确血流方向，选择准确穿刺点。

3. 明确血流方向

袢形的人工血管在穿刺前应先听诊，杂音响的一侧为动脉，弱的一侧为静脉；穿刺后压力大的一侧为动脉，反之为静脉。压迫人工血管的中点，检测受压点两边血管内的脉搏、震颤，强者为动脉，弱者为静脉。

4. 合理使用血管

由于人工血管价格比较昂贵，修复比较慢，使用寿命有限，穿刺时动脉穿刺可应用人工血管，静脉使用自身血管。据国外报道，对人工血管内瘘进行系统管理，每次治疗时对血管穿刺点有明确标识，可降低穿刺的失误率，提高穿刺成功率，延长血管的使用寿命。

（二）穿刺要点

1. 严格无菌操作

戴无菌手套，消毒皮肤，铺无菌治疗巾，进针前再次消毒皮肤，消毒面积以穿刺点为中心，直径＞ 8 cm。

2. 穿刺针的方向

动脉穿刺的方向可以顺血流也可逆血流，静脉穿刺顺血流方向即向心方向，使重复循环降至最少。由于人工血管的修复较慢，动脉穿刺可用人工血管，静脉穿刺用周围血管，减少了再循环，从某种意义上讲，人工血管的寿命也延长了。

3. 穿刺角度

穿刺角度在 40°～ 45° 比较合适，可使人工血管穿刺部位形成"皮片"效应，这种效应可于穿刺针拔出时发挥类似瓣膜的功能，以减少穿刺点的出血。进针角度越大，越容易留下圆形的穿刺孔，不产生"皮片"效应，对人工血管的损伤增大；而贴近皮肤平行进针，则会损伤人工血管外壁。

4. 穿刺针的斜面

有学者认为，穿刺针的斜面朝上损伤小。但根据经验，斜面朝下损伤较小，主要是穿刺针的切割面与皮肤形成一体，减少了损伤。

5. 穿刺针的旋转

有报道，人工血管穿刺时，可使针头斜面朝下，然后再将针头旋转为斜面朝上。根据作者的经验，穿刺时原则上针头斜面朝下，只要血流量好，可以不再旋转针头，以减少损伤。如发现血流量不好，可适当旋转针头。虽然旋转针头可以保护血管后壁不受针尖损伤，但会牵拉穿刺点，造成穿刺点渗血，旋转针头也可使血管内膜受损。

6. 穿刺点的选择

穿刺点轮流替换是非常重要的，切忌定点穿刺。对于人工血管的管理应制订显示穿刺点及穿刺日期的图表，这将有助于穿刺点的合理使用，避免在同部位重复穿刺。沿着人工血管的平行轴每一个穿刺点相距 0.5 ~ 1 cm，动静脉穿刺间的距离应在 4 cm 以上，距吻合口处约 3 cm 的位置不能穿刺。

7. 穿刺成功的标志

皮肤严格消毒后，戴无菌手套，选择穿刺点后，沿皮肤平行进针，进血管前提高穿刺角度至 40° ~ 45°，突破血管后平行推入针头。如有回血但流量不佳，提示针头可能进入人工血管的夹层，也有可能针头斜面贴在血管壁上或者穿透了人工血管。

注意：早期穿刺，由于患者手臂肿胀，血管显露不清晰，可用柔和的压力推开水肿，摸清血管方向后，再将针头推入血管。将针头推入血管时，必须注意进针的角度及手腕的力量，以防止损伤人工血管后壁或刺入血管夹层内。利用皮肤张力保持针的位置，加以固定，减少管腔后壁损伤。

（三）止血方法

临床上常见的止血方法是指导患者自己指压。此方法对人工血管创伤最小，止血效果最好。指压方法是指在拔针的同时在皮肤穿刺点上方 0.2 ~ 0.3 cm 处进行指压（此处正好为血管进针点），压迫的力量为既能保持穿刺点两端有搏动或震颤，又能控制出血，以免压力过重导致人工血管闭塞。压力过轻会引起皮下出血或血管穿刺处假性动脉瘤形成。应做到起针和按压动作协调，以减少血管损伤。如患者不能自行压迫，则由医护人员协助压迫。压迫时间一般为 15 ~ 25 分钟，为了防止血栓形成而采用抗凝治疗的患者，应注意延长止血时间。注意：人工血管内瘘止血，不能采用传统的压脉带压迫止血。

五、并发症的护理

移植物人工血管内瘘的并发症与自体动静脉内瘘基本相同，常见并发症为感染、血栓形成、出血和血肿。最常见的并发症为血栓形成，血清肿仅见于人工血管内瘘。

（一）血栓形成

早期血栓形成与外科手术操作技术有关（3 个月内），晚期主要与血管内膜增生性狭窄有关。血栓形成干预和护理要点如下。

（1）人工血管的穿刺有它的独特性，穿刺技术要求高。为了提高人工血管的使用寿命，穿刺者应是一名资深的、穿刺技能优秀的护士。

（2）宣教患者自我保护，如每天触摸震颤，血红蛋白浓度不要太高，定期随访抗凝指标（凝血酶原时间、APTT），可根据医嘱服用华法林、双嘧达莫、阿司匹林等抗凝剂。注意个人卫生，保持局部清洁，防止感染。

（3）人工血管造瘘侧手臂不提重物，不受压，不用绷带压迫，不测血压等。特别是不要将造瘘侧手垫于头下或侧睡于造瘘侧。

（4）局部出现血肿时，应立即冷敷，并以多磺酸粘多糖乳膏按摩，第二天再行热敷。

（5）透析中容易发生低血压的患者注意水分控制，及时调整干体重，或调整透析方法，发现低血压时应及时平卧或补充容量。

（6）发现血管杂音偏低或消失，应立即到医院处理。

（二）血清肿

血清肿是指血清性积液形成的局限性肿物，主要发生于人工血管吻合口处，其中袢式移植的发生率可高达90%以上，表现为移植血管周围弥漫性肿胀。血清肿多在术后1～3天开始出现，持续数周可自行消退，但也有许多患者持续数月或数年。出现血清肿的患者一般无须做特殊处理，可在术后尽量抬高术侧肢体。对于消退较慢的患者，可采用红外线灯照射，每天2～3次，每次20～30分钟。术后1周内肝素化血液透析可加重血清肿，此时透析应采用无肝素或低分子量肝素透析。对于较大、长期不消退的血清肿，可行手术清除。

（樊梅荣）

链接 1：动静脉内瘘钝针穿刺的使用及护理流程

【护理目标】

建立血管通路，维持足够的血流以完成血液透析治疗。

【设备及用物】

（1）16号透析用穿刺钝针2根。

（2）穿刺包1个。

（3）抗凝药1支。

（4）透析病历1本。

（5）快速洗手液1瓶。

（6）50%碘伏1瓶。

（7）一次性手套1盒。

（8）无菌手套1副。

（9）外科口罩、帽子（传染病区要准备防护面罩或者护目镜）1套。

【流程指引】

（1）操作者准备：着装整齐，洗手，戴口罩、帽子、清洁手套。

（2）摆放体位。

（3）核对患者身份、医嘱。

（4）评估：患者心理、意识状态、生命体征、合作能力、有无透析器过敏史。患者对透析的认知程度、内瘘是否震颤、可否闻及血管杂音等情况。

（5）告知：穿刺的目的、步骤和配合事项，穿刺中可能出现的风险。

（6）穿刺：穿刺前戴无菌手套，造瘘侧手臂铺无菌巾，常规消毒。去痂，再次消毒，手持针管与皮肤成 ≥ 25° 角斜角向上，缓慢滑入皮下，捻针缓慢划入隧道进入瘘管，顺血管进针 0.5 ~ 1 cm，穿刺成功后用胶布塑形固定，创可贴覆盖针眼，建立循环通道并观察：密切观察患者生命体征（包括每 30 分钟监测 1 次血压、心率等），观察患者有无变态反应等，密切观察机器运行情况（包括血流速度、动脉压、静脉压、跨膜压变化等），观察穿刺点有无肿胀、渗血等。

（7）建立循环通道并观察：密切观察患者生命体征（包括每 30 分钟监测 1 次血压、心率等），观察患者有无变态反应等，密切观察机器运行情况（包括血流速度、动脉压、静脉压、跨膜压变化等），观察穿刺点有无肿胀、渗血等。

（8）记录：监测患者的意识状态、血压、心率；穿刺点是否出现渗血，血流量是否充足及患者内瘘使用情况。

（9）整理：①整理用物，垃圾分类处理；②脱手套，用快速洗手液洗手；③再次核对机器参数，并做好相关记录。

（黄　娟）

链接 2：密闭式回血血液透析下机操作流程

【护理目标】

回输血液透析的体外循环血液，结束治疗。

【设备及用物】

（1）外科口罩、帽子（传染病区要准备防护面罩或者护目镜）1 套。

（2）普通肝素钠 1 支。

（3）20 mL 注射器 1 支。

（4）2.5 mL 注射器 2 支。

（5）一次性手套 1 盒。

（6）无菌手套1副。

（7）肝素锁2个。

（8）无菌方纱2块。

（9）胶布1卷。

（10）污物桶1个。

（11）生活垃圾袋。

【流程指引】

（1）操作者准备：着装整齐，洗手，戴口罩、帽子、清洁手套。

（2）患者准备：评估患者情况，测量生命体征。评估治疗时间及脱水量是否达到要求。

（3）回血：①打开动脉端预冲侧管，用生理盐水将残留在动脉侧管内的血液回输到动脉壶；②关闭血泵，靠重力作用将侧管近心端的血液回输入患者体内；③夹闭动脉管路夹子和动脉穿刺针处夹子；④打开血泵，用生理盐水全程回血，回血过程中，可使用双手揉搓滤器，不应挤压静脉端管路，生理盐水回输至静脉壶、安全夹自动关闭后，停止继续回血，不宜将管路从安全夹中强制取出，将管路液体完全回输至患者体内；⑤夹闭静脉管路夹子和静脉穿刺针处夹子。

（4）对于内瘘患者，先拔出动脉内瘘针，然后拔出静脉内瘘针，压迫穿刺部位2～3分钟。

（5）对于深静脉置管患者，分别用20 mL生理盐水冲洗管腔，用肝素盐水封管，锁紧肝素锁。贴上敷贴，用消毒方纱及干方纱包裹导管，固定。

（6）再次测量患者生命体征，评估患者体重及脱水情况。准确登记各项护理记录。

（7）整理：①整理用物，垃圾分类处理；②脱手套，用快速洗手液洗手；③再次核对机器参数，并做好相关记录。

（黄　娟）

链接3: 人工血管的使用及护理流程

【护理目标】

建立血管通路，维持足够的血流以完成血液透析治疗。

【设备及用物】

（1）16 号透析用穿刺针 2 根。

（2）穿刺包 1 个。

（3）抗凝药 1 支。

（4）透析病历 1 本。

（5）快速洗手液 1 瓶。

（6）0.5% 碘伏 1 瓶。

（7）一次性手套 1 盒。

（8）无菌手套 1 副。

（9）外科口罩、帽子（传染病区要准备防护面罩或者护目镜）1 套。

【流程指引】

（1）操作者准备：着装整齐，洗手，戴口罩、帽子、清洁手套。

（2）摆放体位。

（3）核对患者身份、医嘱。

（4）评估：患者心理、意识状态、生命体征、合作能力、有无透析器过敏史、患者对透析的认知程度、内瘘是否震颤、可否闻及血管杂音等情况。

（5）告知：穿刺的目的、步骤和配合事项，穿刺中可能出现的风险。

（6）穿刺：穿刺前戴无菌手套，造瘘侧手臂铺无菌巾，常规消毒。穿刺针针尖与皮肤成 40°~45° 角斜角向上，缓慢进入皮下，在压低针柄沿血管方向潜行刺入血管，顺血管进针 0.5~1 cm，穿刺成功后用胶布塑形固定，创可贴覆盖针眼。

（7）建立循环通道并观察：密切观察患者生命体征（包括每 30 分钟监测 1 次血压、心率等），观察患者有无变态反应等，密切观察机器运行情况（包括血流速度、动脉压、静脉压、跨膜压变化等），观察穿刺点有无肿胀、渗血等。

（8）记录：监测患者的意识状态、血压、心率；穿刺点是否渗血，血流量是否充足及穿刺点位置。

（9）整理：①整理用物，垃圾分类处理；②脱手套，用快速洗手液洗手；③再次核对机器参数，并做好相关记录。

（黄　娟）

链接 4：深静脉置管的护理流程

【护理目标】

为非内瘘透析患者建立透析血液通道，包括临时性中心静脉导管、长期带涤纶套深静脉留置导管。

【设备及用物】

（1）换药治疗包 1 个。

（2）0.5% 碘伏 1 瓶。

（3）3M 敷贴 1 个。

（4）2.5 mL 注射器 2 支，20 mL 注射器 2 支。

（5）透析护理记录单 1 本。

（6）快速洗手液 1 瓶。

（7）一次性手套 1 盒。

（8）无菌手套 2 副。

（9）治疗车 1 台。

【流程指引】

（1）操作者准备：着装整齐，洗手，戴口罩、帽子、清洁手套。

（2）机器准备。

（3）核对患者身份、医嘱，透析器型号。核对患者的治疗模式，各项参数是否开具齐全。

（4）评估：患者全身及局部情况，患者的心理状态，包括意识状态、生命体征、中心静脉置管伤口敷料是否干净、管道是否固定、敷贴周围皮肤情况。患者对透析的认知程度、合作能力。

（5）告知：换药的目的、步骤和配合事项，以及可能出现的风险。

（6）实施。

1）摆体位：患者取舒适体位，为患者戴口罩，如是颈内或锁骨下导管，患者头转向对侧。

2）评估置管伤口：观察伤口有无肿胀、渗血渗液，管道有无脱出，缝线有无脱落等；脱掉手套，快速消毒双手，打开无菌包，戴无菌手套，按需整理包内物品。

3）脱脂：戴无菌手套，用乙醇纱块脱去导管及穿刺口周围皮肤上的油脂及脂屑，将脱脂后的导管放置于无菌治疗巾上，更换无菌手套。

4）消毒伤口及导管：用碘伏棉球从穿刺点中心向外消毒，消毒范围直径＞8 cm；消毒后用无菌纱块覆盖；再消毒 A、V 导管，铺第 2 块无菌治疗巾。

5）消毒导管口：拧开肝素帽，用碘伏分别消毒 A、V 导管口。采用螺旋式的转动擦净导管口的血渍，旋转擦拭至少 15 次，确保无肉眼可见血迹后再进行下一步操作。顺序：先擦拭导管出口平面，再旋转擦拭导管口周围。

6）回抽封管肝素盐水：用 5 mL 注射器回抽导管内的肝素盐水，观察有无血栓，用无菌纱块遮盖导管口。若抽吸不通畅说明有导管堵塞，可适当旋转置管；若仍无法回抽，应考虑管腔血栓形成的可能，告知医师，必要时行溶栓或拔管处理。

7）包扎、固定伤口：临时导管贴上 3M 透明敷料，洗手后写上更换日期及操作者；长期导管用胶布贴好导管伤口处纱块。

（7）建立循环通道并观察：密切观察患者生命体征（包括每 30 分钟监测 1 次血压、心率等），观察患者有无变态反应等，密切观察机器运行情况（包括血流速度、动脉压、静脉压、跨膜压变化等），观察穿刺点有无肿胀、渗血等。

（8）记录：监测患者的意识状态、血压、心率；穿刺点是否出现渗血，血流量是否充足及患者内瘘使用情况。

（9）整理：①整理用物，垃圾分类处理；②脱手套，用快速洗手液洗手；③再次核对机器参数，并做好相关记录。

（黄　娟）

链接 5：动静脉内瘘锐针穿刺的使用及护理流程

【护理目标】

建立血管通路，维持足够的血流以完成血液透析治疗。

【设备及用物】

（1）16 号透析用穿刺锐针 2 根。

（2）穿刺包 1 个。

（3）抗凝药 1 支。

（4）透析病历 1 本。

（5）快速洗手液 1 瓶。

（6）0.5% 碘伏 1 瓶。

（7）一次性手套 1 盒。

（8）无菌手套 1 副。

（9）外科口罩、帽子（传染病区要准备防护面罩或者护目镜）1 套。

【流程指引】

（1）操作者准备：着装整齐，洗手，戴口罩、帽子、清洁手套。

（2）摆放体位。

（3）核对患者身份、医嘱：患者身份要有两种以上的识别方式，医嘱要查看患者采用的血管通路。

（4）评估：患者心理、意识状态、生命体征、合作能力、有无透析器过敏史、患者对透析的认知程度、内瘘是否震颤、可否闻及血管杂音等情况，遵循知情同意原则。

（5）告知：穿刺的目的、步骤和配合事项，穿刺中可能出现的风险。教会患者配合操作的方法。

（6）穿刺：穿刺前戴无菌手套，造瘘侧手臂铺无菌巾，常规消毒。穿刺针针尖与皮肤成 25° 角斜角向上，缓慢进入皮下，在压低针柄沿血管方向潜行刺入血管，顺血管进针 0.5 ~ 1 cm，穿刺成功后用胶布塑形固定，创可贴覆盖针眼。消毒范围至少为 8 cm×8 cm，动脉穿刺点距离瘘口 3 cm 以上，静脉穿刺点尽量远离动脉穿刺点，一般在 5 ~ 8 cm，最好不要与动脉穿刺在同一条血管上，以降低再循环量，提高透析效率。

（7）建立循环通道并观察：密切观察患者生命体征（包括每 30 分钟监测 1 次血压、心率等），观察患者有无变态反应等，密切观察机器运行情况（包括血流速度、动脉压、静脉压、跨膜压变化等），观察穿刺点有无肿胀、渗血等。静脉压及跨膜压升高须注意观察静脉穿刺点有无肿胀，患者是否感觉疼痛，有无透析器或管路凝血等。若穿刺失败出现肿胀，应选择另一血管行穿刺。原穿刺不应立即拔针，用胶布固定，冰块冰敷并注意观察。注意造瘘侧手臂保暖。

（8）记录：监测患者的意识状态、血压、心率；穿刺点是否渗血，血流量是否充足及患者内瘘使用情况。

（9）整理：①整理用物，垃圾分类处理；②脱手套，用快速洗手液洗手；③再次核对机器参数，并做好相关记录。完善医嘱，签名。

（黄　娟）

链接 6：血液透析上机操作流程

【护理目标】

建立血管通路，引出血液进入血液透析治疗。清除潴留体内的代谢废物或毒物，纠正水、电解质和酸碱平衡紊乱。

【设备及用物】

（1）外科口罩、帽子（传染病区要准备防护面罩或者护目镜）1 套。

（2）普通肝素钠 1 支。

（3）20 mL 注射器 1 支。

（4）血液透析内瘘穿刺包、深静脉换药包。

（5）一次性无菌手套 1 盒。

（6）一次性手套 1 盒。

（7）治疗篮 1 个。

（8）污物桶 1 个。

（9）生活垃圾袋 1 个。

（10）锐器盒 1 个。

（11）快速洗手液 1 瓶。

【流程指引】

（1）操作者准备：着装整齐，洗手，戴口罩、帽子、清洁手套。

（2）查对患者身份、透析器资料及医嘱。

（3）评估：病情状况、生命体征、是否需要吸氧、心电监护、有无出血情况、血管通路评估、穿刺针的选择、实际体重与干体重之差值、上次透析后情况等。

（4）再次检查管路连接是否正确，预冲是否充分。核对并检查用物：透析器类型、管路、抗凝剂的使用、治疗模式、超滤量设定。

（5）打开血液透析穿刺包，根据情况准备穿刺针、肝素盐水、注射器及深静脉置管换药敷贴。

（6）动静脉内瘘穿刺。

1）评估患者血管通路：有无红肿、渗血、硬结，并摸清血管走向和搏动。

2）选择穿刺点后，消毒穿刺部位，选择穿刺针；采用阶梯式、纽扣式等方法，以合适的角度穿刺血管。先穿刺静脉，再穿刺动脉，动脉端穿刺点距动静脉内瘘口 3 cm 以上，动、静脉穿刺点的间距 10 cm 以上为宜，固定穿刺针。

3）根据医嘱推注首剂量肝素。

（7）深静脉置管患者消毒插管处，需查看插管口有无渗血、红肿，视情况给予莫匹罗星软膏外涂。取一块无菌巾置于导管下，拧开动脉端肝素锁，用 5 mL 注射器抽出 2 mL 血液（如有血栓可视情况增加抽出的血液量），丢弃注射器，用吸好 3 mL 生理盐水的 10 mL 注射器测试是否通畅，保留注射器在管口。静脉端处理同动脉端。根据医嘱推注首剂量肝素。

（8）将管路动脉端与动脉端穿刺针或深静脉置管动脉端连接，开泵引出血液，血流速度成人 100 mL/min，小儿、低血压或心功能不全患者 50 ~ 80 mL/min。将血液引至静脉壶，关泵，连接管路静脉端与静脉端穿刺针或深静脉置管静脉端。

（9）上机后的护理观察：①测量血压、脉搏，询问患者的自觉症状，并记录；②检查各连接处、管路开口处固定是否良好，根据医嘱查对机器治疗参数，并详细记录；③观察穿刺部位有无渗血、穿刺针有无脱出移位，并记录，必要时给予心电监护。

（10）整理：①整理用物，垃圾分类处理；②脱手套，用快速洗手液洗手；③再次核对机器参数，并做好相关记录。

（黄　娟）

链接 7：一次性透析器血路管路预冲流程

【护理目标】

冲洗血路管路和透析器，为上机做好机器和管路准备。

【设备及用物】

（1）外科口罩、帽子（传染病区要准备防护面罩或者护目镜）1 套。

（2）500 mL 生理盐水 3 袋。

（3）透析病历附新血液透析记录单 1 本。

（4）新透析器 1 个。

（5）快速洗手液 1 瓶。

（6）血路管 1 套。

（7）一次性手套 1 盒。

（8）治疗篮 1 个。

（9）污物桶 1 个。

（10）生活垃圾袋 1 个。

【流程指引】

（1）操作者准备：着装整齐，洗手，戴口罩、帽子、清洁手套。

（2）机器准备。

（3）核对患者身份、透析器资料、医嘱、透析液及用物等。

（4）评估：患者心理、意识状态、生命体征、合作能力、有无透析器过敏史。

（5）再次核对并检查用物：查看血路管、透析器型号、有效期及包装完整性。

（6）连接管路：取出 A、V 管（拧紧所有盖帽，夹闭 A 壶侧管、肝素管、泵前侧管，夹闭 V 壶侧管，A、V 管和废液袋的连接处）。

1）安装透析器，生理盐水 1 500 mL。安装 A 管，找到动脉端血路连接管，挂动脉壶，装泵内软管理顺输液管，连接生理盐水（检查所有侧管是否夹闭）。连接 V 管，找到静脉端血路连接管与透析器 V 端连接，安装静脉壶，管路放入空气探测夹，正向悬挂废液袋（连接口朝上）。

2）透析器预冲。①启动透析机血泵 80～100 mL/min，生理盐水先排净透析管路和透析器血室（膜内）气体，生理盐水流向动脉端、透析器、静脉端，不得逆向预冲。②将泵速调至 200～300 mL/min，连接透析液接头与透析器旁路，排净透析器透析液室（膜外）气体。③生理盐水预冲量应严格按照透析器说明书的要求进行，建议至少 800 mL；进行密闭式循环或肝素生理盐水预冲，应在生理盐水预冲量 500 mL 达到后再进行。④若为湿膜透析器，先冲膜内，再冲膜外，泵速调至 200～300 mL/min。⑤预冲生理盐水直接流入废液收集袋，并且废液收集袋放于机器液体架上，不得低于操作者腰部以下。

3）循管：患者已到位也可不用循管（过敏体质者除外）。1 000 mL 生理盐水约排剩 1/2 或 1/3 时，停血泵夹，闭废液袋主管夹子，打开 A 管夹子，开动血泵循管（血泵流速为 300 mL/min）。

（7）记录：监测患者的意识状态、血压、心率；穿刺点是否渗血，血流量是否充足及患者内瘘使用情况。

（8）整理：①整理用物，垃圾分类处理；②脱手套，用快速洗手液洗手；③再次核对机器参数，并做好相关记录。

（黄　娟）

介入篇

第九章

冠心病介入治疗及护理

第一节　冠状动脉造影

选择性冠状动脉造影术（SCA）是经皮穿刺外周动脉（股动脉、桡动脉等），冠状动脉造影管在 0.038 英寸（0.97mm）的 J 形导丝的引导下，沿降主动脉（或股动脉）逆行至主动脉根部，分别将左、右冠状动脉造影管置于左右冠状口，推注对比剂，使冠状动脉显影，从而明确冠状动脉是否病变及病变的部位和程度。选择性冠状动脉造影可提供明确的诊断信息。

一、冠状动脉造影的临床意义

1. 明确冠心病诊断

对于不典型心绞痛症状，临床难以确诊，尤其治疗效果不好的患者，以及中老年患者心脏扩大、严重心律失常、心力衰竭、心电图异常，怀疑有冠状动脉病变，但无创检查结果不能确诊者，冠状动脉造影可提供有力的诊断依据。

2. 指导治疗方案

对于临床上确诊的冠心病患者在保守治疗不佳，而考虑采用经皮冠状动脉腔内成形术（PICA）或冠状动脉旁路搭桥手术，以及风湿性心脏病者行瓣膜置换，术前需了解冠状动脉情况的中年患者，均要先行冠状动脉造影及左心室造影，在指导治疗策略的制订中占据绝对优势。尤其目前无创的诊断其精确性还十分有限，冠状动脉造影依旧是诊断冠心病的"金标准"。

二、介入治疗

1. 适应证

（1）疑有或已患有冠心病，伴不稳定型或稳定型心绞痛，药物治疗效果不好者。

（2）急性心肌梗死发病 12 小时以内，或超过 12 小时仍有持续性胸痛，或急性心肌梗死发病 36 小时内合并心源性休克，并心源性休克发生在 18 小时以内者，为迅速开通梗死相关动脉，需做急诊冠状动脉造影及急诊冠状动脉血管内支架成形术。

（3）不管是否行静脉溶栓治疗，心肌梗死 7 ～ 10 天后一般需做冠状动脉造影，特别是分级运动试验或其他检查提示有心肌缺血证据者。

（4）变异型心绞痛。

（5）没有症状但运动试验强烈提示心肌缺血者，尤其是放射性核素检查结果阳性者。

（6）心脏瓣膜病、先天性心脏病，男性年龄超过 35 岁、女性闭经的患者准备做手术矫正前。

（7）不明原因的反复非典型胸痛未确诊但又不能除外冠心病，特别是有冠心病高危因素者。

（8）冠状动脉搭桥手术、冠状动脉血管内支架成形术后，反复发作不能控制的心绞痛。

2．禁忌证

冠状动脉造影应用非常广泛，一般无绝对禁忌证，在临床上根据情况考虑的是相对禁忌证。

（1）未能控制的心功能不全。

（2）严重肝、肾功能障碍。

（3）合并严重感染的患者。

（4）妊娠期。

（5）对比剂过敏。

（6）出血性疾病。

（7）急性心肌炎。

三、冠状动脉造影导管的选择

左、右冠状动脉造影导管的选择比较简单，但患者的冠状动脉开口不尽相同（当然术前了解患者有无主动脉瓣膜、二尖瓣病变、高血压、身材高大或瘦小是必不可少的），且掌握的资料并不一定准确，往往需要在常规造影导管不能到位的情况下，根据开口、主动脉根部等情况另行选择。值得注意的是，在导管反复不能到位的情况下，要特别注意慎重操作，动作要轻柔，同时严密观察血压的变化，避免开口的病变因操作不当引起并发症。

在左、右冠状动脉发育正常的情况下，造影导管常用 6 F、JL4、JR4 即能满足需要。当高位右冠状动脉开口向上时，可选用 3DRC 型号的导管。6 F 是导管的直径，JL4、JR4 是导管头端塑性的长度，主要是根据患者主动脉根部的直径选择。一般有高血压、主动脉瓣病变的患者要选择 JL4.5、JL5 或 JR4.5、JR5，冠状动脉开口异常者还可选择其他形态的导管。另外，还要根据左主干的长短和右冠状动脉开口的情况选择导管的形态和型号。

右冠状动脉解剖变异较大，因此，右冠状动脉较左冠状动脉难以到位，且右冠状动脉开口病变多见，反复刺激或操作不当会造成开口撕裂或心律失常，需慎重选择和操作。难以到位时，应选择猪尾导管升主动脉造影，这样有助于发现冠状动脉开口。正确选择导管的大小和形态是冠状动脉造影取得成功的一个关键因素，同时又可缩短手术时间，减少对比剂的使用。

四、冠状动脉的投影角度

冠状动脉投影角度的选择很重要，它可以缩短手术时间。X 线束穿过组织时所发生的衰减不仅与组织密度有关，还与投影角度有关。采用头位、足位或斜位等较复杂的投影角度时，X 线的穿透距离增加，X 线在体内衰减增加，X 线管的输出增加，患者所受辐射剂量增加，操作者离患者射线入口最近。据统计，若能将后前位 + 足 30° 代替左前斜60° + 足 20° 暴露左主干与分叉病变，则患者所受辐射可减少 62%，操作者所受辐射可减少 87%。因此，既要充分展示血管所需的角度给予最佳的投影体位，又能使患者和操作者少受辐射，冠状动脉解剖的控制投影角度还有待于改进。总之，减少对比剂的用量，尤其可以将要检查的血管充分地给予展示，给予最佳的体位，患者和操作者所受的辐射剂量最少，就是最好的投影角度。

五、狭窄程度的测定

1. 计算机辅助的定量分析

通过电视密度法计算辅助测定参考血管直径，病变阶段直径狭窄百分数和病变长度（通常以导管直径为参考）。

2. 目测法

通常以造影导管为参考（6 F 导管的直径是 2 mm，1 F=0.33 mm）估测参考血管直径和病变节段直径的狭窄程度。

3. 血管内超声

血管内超声需用超声导管进入冠状动脉进行检查，评价血管直径、病变的范围和性质精确度较高，目前较常用于经皮冠脉介入术（PCI）后监测支架的贴壁状况。

六、病变的分类

1. 心肌桥

心肌桥仅在心脏的收缩期出现某一阶段的狭窄，舒张期则恢复正常。

2. 瘤样扩张

瘤样扩张指冠状动脉 ≥ 7 mm 或超过邻近血管 50% 的局部或弥漫性扩张。

3．溃疡

溃疡多见于急性冠状动脉综合征患者，其造影表现为"龛影"。

4．夹层

自发性夹层较为少见，在介入治疗过程中，尤其球囊扩张病变时较为多见，冠状动脉造影时有时也能出现夹层。

（1）造影后的血管腔内出现局限性线形透光区。

（2）冠状动脉腔内出现与血管平行的条状线。

（3）血管壁外对比剂支流。

（4）螺旋夹层，最易出现冠状动脉急性闭塞。

5．血栓

血栓最常见于急性冠状动脉综合征患者，冠状动脉造影表现为腔内磨玻璃样改变或者出现充盈缺损。

6．冠状动脉痉挛

在冠状动脉造影中出现痉挛多由导管所致，表现为表面光滑的狭窄节段，且远端血管无病变。

7．冠状动脉疾病

冠状动脉及分支直接与右心房、右心室肺动脉或冠状动脉沟通，形成动静脉瘘，90%的患者存在左向右分流，冠状动脉造影是证实冠状动脉瘘的唯一方法。

七、操作步骤

1．股动脉穿刺途径

股动脉穿刺成功后插入动脉鞘→将插入导丝的导管沿动脉鞘插入→股动脉→髂外动脉弓髂总动脉→腹主动脉→主动脉弓→升主动脉→主动脉根部撤出导丝，若导管大小适宜其尖端会自行进入冠状动脉口，尤其左冠状动脉开口。若未能进入可将导管后撤，重新插入并边推送、边轻轻逆时针方向转动导管，寻找冠状动脉开口。

导管进入开口后，不要插入过深以防导管嵌顿或超选，若压力曲线无衰减可试验性注射对比剂，以检查导管的位置，校正导管尖端的方向，指向血流而不是抵住动脉壁，保持导管与血管的同轴性良好，选择合适的投影体位，推注对比剂进行连续摄影。

当右冠状动脉造影时，在左前斜45°下将导管尖端送至主动脉瓣上2～4 cm处，此时导管尖端指向左后方，缓慢顺时针方向旋转导管尾端，管尖将向前、向右并自发向下移动2～3 cm进入右冠状窦，继续缓慢顺时针方向旋转导管尾部，导管尖端将进入右冠状动脉口。

若经旋转后不能进入，可边缓慢顺时针方向旋转、边向前推送导管，这样有助于进入右冠状动脉口，成功后勿将导管插入过深，避免导管嵌顿或刺激窦房结动脉等导致并发症的发生。整个操作过程都要轻柔缓慢，避免夹层和血管损伤等并发症的出现。

2. 桡动脉穿刺途径

桡动脉穿刺成功后插入桡动脉鞘→肱动脉→腋动脉无名动脉→升主动脉→主动脉根部撤出，导丝寻找冠状动脉口，大致与经股动脉穿刺后左、右冠状动脉造影相同。值得注意的是，桡动脉穿刺要注意手部血管的条件，桡动脉的弹性要好、血管粗而无迂曲；另外，置入桡动脉鞘会影响到桡动脉的血流，因此，要考虑尺动脉的代偿功能。为减少导管的插入次数，可选用多功能导管，一次完成左、右冠状动脉造影。

八、介入护理

（一）护理评估

1. 评估患者的心理

冠心病是身心疾病之一，与心理因素密切相关，介入治疗可引起躯体、精神心理等方面的不适，是该类患者重要的应激原，这会对手术的进展带来诸多不便，护士必须对患者的心理状态、配合能力采取量化评估。

2. 了解患者的病史

了解患者的病史，包括既往史、现病史、药物过敏史、家族史及治疗情况，根据患者综合病史及身体状况，判断术中的备药情况、并发症的发生概率，给予整体评估。

3. 了解患者的社会支持系统

冠心病的诊断或治疗虽然已经较为普及，但由于患者来自各个阶层，其家属对介入诊断的认识是比较肤浅的，对疾病的认识程度、家庭经济条件、承担风险的意识也不同，需给予正确评估，并了解签署知情同意书等相关医疗文件时是否有疑虑。

4. 身体评估

观察患者的一般状态及生命体征等是否符合手术要求。

5. 实验室检查及其他检查结果

（1）心电图和冠状动脉 CTA 检查：了解患者的病变部位、病变大小及狭窄程度，是否有心肌梗死，心肌梗死部位，有无心律失常等，从而判断术中备药情况。

（2）化验检查：查看血、尿、便常规，出凝血时间等有无异常，肝、肾功能，血糖情况，选择合适的对比剂。

6. 术中评估

了解穿刺入路、麻醉方式、介入医师的操作技能、患者的表情和卧位的舒服程度、生命指征的变化、尿量情况、影像上导管与血管的同轴情况、冠状动脉开口有无异常等。评估手术的顺利与否和并发症的发生概率。

7. 导管材料

冠状动脉造影是诊断冠心病的"金标准"，所需材料也是最基础的，除按常规准备外，要评估特殊导管材料的型号、形态、是否齐全，以备冠状动脉开口异常的患者使用。

（二）护理措施

1. 术前护理

（1）患者的心理干预：了解患者的心理状态，通过针对性的个体认知干预、情绪干预及行为干预，从以下几方面采取措施。

1）环境：由于岗位的特殊，首先要以热情的态度接待患者，介绍数字减影血管造影（DSA）的环境，消除陌生环境给患者带来的恐惧；调整好 DSA 房间的温湿度，注意保暖，让患者放松地平卧与检查床上，缓慢深呼吸，分散患者的注意力，解释需要暴露部位的必要性，并注意保护患者的隐私。采取技巧性的护理手段保证患者以最佳的心理状态接受治疗。

2）介绍配合的要点：医源性的体位限制会给患者带来疲劳，导管材料在体内操作也会给患者带来不适，对比剂的注入也会使患者有异样的感觉，尤其对比剂产生的不良因素等，都必须考虑周全并向患者逐一交代。同时，要交代如何配合才能达到最好的诊疗效果，如屏气的方法，两腿自然分开的好处等。防止患者情绪波动和配合失误，影响影像的质量，将人为的因素导致的负面效应降至最低。

3）进行舒适性护理：萧氏双 C 护理可使人在生理、心理上达到最愉快的状态，降低不愉快的程度。

（2）根据病史给予相关的护理干预：依照患者的病史和个体情况，限定对比剂的使用种类和其他药物的使用，对于心功能不全不能平卧的患者，原则上应等症状缓解后再做冠状动脉造影，对于个别症状缓解不完全的患者，体位上尽量给予头高位，氧气吸入（湿化瓶中适当加入乙醇），遵医嘱给予利尿药和强心药，控制液体输入量，在症状稍微缓解后，尽快完成冠状动脉造影。

（3）物品的准备。

1）导管材料：根据造影的结果、介入治疗的顺序，将所需导管材料（常用的和不常用的都需备全）有序地摆放好，用后要做好登记，贵重材料要将条形码一份粘贴在耗材登记本上，一份粘贴在患者巡回治疗单上。

2）设备：急救设备必须在备用状态。用后的导联连线、氧饱和感应器，有、无创压力连线传感器，微量输液泵，连线呼吸机螺纹管，喉镜，大、中、小号气管插管等，都必须有条不紊地放在固定的地方，既方便使用，又整齐不乱。

（4）药品的准备：PCI治疗时，药物都要精确配备，阿托品、多巴胺、硝酸甘油等按要求稀释好，并注明每毫升含的浓度，需要替罗非班治疗时，配药要精确，给药要及时。

2. 术中护理

（1）按介入护理细化护理常规。

（2）卧位：协助患者平卧于手术台上，暴露穿刺部位和心前区（以备术中除颤）。

（3）掌握冠状动脉解剖特点：导管室的护士应明确认识左主干的重要性，了解右冠状动脉开口处发出窦房结动脉等。这样可以简单地对手术中的风险、并发症的相关因素有一个大体的评估。

（4）注意造影导管的过程：操作者正确的操作方法是，首先将导管置于升主动脉，待一切准备工作完成后，再将导管慢慢地插入冠状动脉。如果操作者一开始就盲目地将导管插入冠状动脉，容易损伤血管。插入过深且导管的顶端与冠状动脉上壁紧密接触，在影像上能明显看到导管与冠状动脉不同轴。尤其在左冠状动脉主干或右冠状动脉开口处存在严重狭窄或不稳定软斑块时，用力推注对比剂时容易引起斑块撕裂、血栓形成，因此，对左主干、右冠状动脉开口起始端较重的病变即使撤出导管也不可掉以轻心。

总之，要贯穿始终地注视操作的每一步骤和监护的压力曲线。导管头端与冠状动脉开口同轴与否是早期发现并发症的关键。出现严重心律失常时，应沉着、冷静，一边安慰患者，一边采取积极的、相应的抢救措施，最大限度地避免和减少手术中意外的发生。

（5）注意病变部位：造影中要注意病变的位置，有无累及分叉的病变、分叉的血管角度、血管直径，这对造影后的治疗、选材方面是很重要的。如果是分叉部位的病变，会根据血管分叉的角度及分叉血管的直径，有可能采取T形式支架置入法、Y形或裤裙式支架置入法等，手术的难度、选用的材料是与常规支架置入术有区别的，风险也会相应升高，手术的时间也会长。应对病变需要的导管材料的种类、型号等，能否满足手术的需要或每一种材料的型号从小到大的数量都要做到心中有数。

（6）患者有效的配合：每次造影后要嘱咐患者深吸气—屏气—用力咳嗽，目的是使胸腔内的压力增加，从而驱逐对比剂迅速排出冠状动脉，恢复造影前的血流供应，减少心肌缺血时间（因为每次造影需要3个心动周期）。

（7）术中记录：详细记录术中所用的材料型号、数量、LOT号，药品名称、剂量、给药时间，以备术后交班、记账和材料清点查询。

3. 术中并发症及护理

（1）冠状动脉开口夹层：多由操作不当引起，如造影导管与冠状动脉不同轴、操作粗暴、选用导管不合适等，导致开口夹层，甚至血管急性闭塞。应密切观察血压的变化及心电监护上的压力曲线是否正常，左心室化压力曲线和压力嵌顿曲线是有明显区别的。同时，视影像上口的情况选择合适的导管，并调整好导管尖端的位置，保持良好的同轴性。

只有当压力不改变、试验注射证实导管在血管内呈游离状态时，再行造影则会避免发生夹层。

（2）对比剂相关并发症：包括变态反应、心功能不全和对比剂肾病。预防措施是术前了解患者有无过敏史和肾功能的情况，尤其肾功能不全合并糖尿病的患者，应选用等渗对比剂，在心功能好的情况下术中、术后充分水化，术前推注 5 mg 地塞米松，必要时给予透析。

（3）冠状动脉痉挛：通常由导管诱发，可经冠状动脉导管注入硝酸甘油 100 ～ 200 μg，但要注意血压的变化。

（魏小英）

第二节　经皮穿刺冠状动脉腔内药物洗脱支架成形术

冠心病的介入治疗是在不开胸的情况下，通过导管技术对冠状动脉病变部位进行机械性扩张和血管内旋磨或支架成形术，开通原来狭窄或闭塞的冠状动脉，从而改善心肌血液供应，减轻或消除症状，提高患者的生活质量，降低冠心病的死亡率。

一、概念

经皮穿刺冠状动脉腔内成形术（PTCA）是在冠状动脉造影的基础上，将球囊导管送入狭窄的冠状动脉进行扩张达到重建血流的目的。临床发现，PTCA 后再狭窄的发生率较高。随着医学的不断发展，人们发现将扩张后的冠状动脉置入型号相适应的支架，使冠状动脉持续扩张，从而使冠状动脉内血流通畅，显著降低了再狭窄的发生率，尤其对于 PTCA 后并发夹层、急性闭塞或濒临闭塞的血管置入支架，明显增加了 PTCA 的安全性并保持血管的通畅。

以 PTCA 为基础的解除冠状动脉狭窄的介入治疗技术，统称 PCI。药物洗脱支架的出现是冠状动脉介入治疗的第三大里程碑，其基本概念是药物洗脱支架以支架为载体，靶向性地携带药物到达血管损伤部位，抑制血管壁的炎性反应和内膜的超常增生，降低介入治疗后再狭窄的发生率。

二、介入治疗的效果

冠心病介入治疗经过几十年的不断发展、完善和创新，已成为继内科药物治疗、外科手术治疗之外重要的治疗手段。这种快速、充分、持续开通相关血管恢复再灌注的手段，随着 PCI 技术、药物洗脱支架及辅助用药的日臻完善，越来越多的临床试验显示了 PCI 的优势。虽然仍有部分患者术后出现支架内再狭窄的现象，但 PCI 已成为冠心病治疗过程中不可缺少的有效手段。就连存在争议最多的无保护左主干病变、分叉部位的病变也已是相关领域的研究重点，使冠心病介入治疗的适应证范围不断拓宽。

三、药物洗脱支架的种类和特点

（一）非生物降解药物洗脱支架

1. 西罗莫司药物洗脱支架

西罗莫司药物洗脱支架（DES）是 20 世纪 90 年代开始研发，2000 年以后陆续使用于临床的第一代产品，为非生物降解 DES 支架。西罗莫司的代表为 Cypher，释放周期为 28天，具有较强的抗细胞增生和免疫抑制作用。

2. 紫杉醇药物洗脱支架

紫杉醇是西北太平洋地区森林中一种生长缓慢的常绿紫杉树皮产生的天然成分，它通过促进微管聚集、稳定多聚微管、影响微管功能而在细胞周期中抑制平滑肌细胞增生，也能抑制迁移。目前临床使用的为 BOSTON 产品的 TAXUS 支架。

3. 依维莫司药物洗脱支架

依维莫司药物洗脱支架是一种预装的 L-605 钴铬（CoCr）合金的 XIENCET-MV 支架，是由抗增生药物依维莫司和多聚物组成的混合物，释放周期 30 天，完全释放需 120 天。其特点是通过性好，壁薄，柔顺性好，支架的腔大，但它属于闭环支架。

（二）生物降解药物支架

非生物降解药物支架存在的内皮化延迟、支架内血栓形成、晚期支架贴壁不良、支架处动脉瘤形成、多聚物引起的炎症和变态反应等，越来越引起人们的注意，生物降解支架可能在某种程度上避免上述问题。目前研发的可降解药物洗脱支架有金属支架＋生物可降解涂层＋特异的药物，如聚乳酸为载体的 DES- 国产支架 Excel、特殊合金（如镁＋稀土材料）直接携带药物并可完成生物降解的组织工程支架。此种支架的涂层为聚乳酸生物可降解材料，在体内 3 个月后完全降解为水和二氧化碳，且支架的涂层和携带的药物混合后仅涂于支架的外层，即与血管壁接触的一侧，管腔内无涂层和药物。生物降解药物支架在不远的将来会广泛地应用于临床，出于某种原因目前临床还是以非生物降解药物洗脱支架为主，以下只介绍非生物降解药物支架的治疗和护理。

四、介入治疗

（一）适应证

（1）慢性稳定型心绞痛。

（2）非 ST 段抬高急性冠状动脉综合征。

（3）急性 ST 段抬高心肌梗死。

（4）不宜溶栓的急性冠状动脉综合征。

（二）禁忌证

（1）冠状动脉病变狭窄小于 50%。

（2）严重弥漫性粥样硬化的多支病变。

（3）严重的左主干与前降支回旋支分叉部位的并存狭窄。

（4）无外科旁路移植术条件的患者，发生严重血管并发症时，无法进行紧急旁路移植术。

（三）导管材料的选择

1. 指引导管的选择

指引导管的选择要求是造影显示同轴性好、支持力好，冠状动脉内无嵌顿、无血流受阻现象（压力在正常范围内），因为它是所有介入治疗通过的输送管道，各种冠状动脉介入器材均需通过指引导管，才能进入冠状动脉病变部位。除传送作用外，指引导管还有测压和注入对比剂和药物的作用。在指引导管的直径方面，临床上常为减少血管损伤，以外径尽量小、内径尽量大的原则选择，但内腔越大，其柔软的结构可能导致操纵性、抗折性、可视性及支撑性能受影响；而较小的内腔可能限制复杂病变的处理，如压力监视不好、置入长支架时操作阻力大等，增加操作的难度和风险。目前国内临床上多用 6 F 直径的指引导管，在不处理复杂的分叉病变时，其基本能满足常规冠状动脉介入治疗的需要，且其外径正好是 2 mm，可以作为目测血管的对照标志。其头端形态的选择也是依据冠状动脉开口的解剖特点、升主动脉根部大小及冠状动脉血管大小、部位、病变性质决定。但指引导管具有的支撑力也只是被动支持力，只有指引导管能进入冠状动脉并通过手法操作既不影响血压又可获取的最大支撑力才是主动支持力。

（1）前降支常选用的指引导管。

1）简单局限狭窄病变：JL 指引导管易操作，易到位，安全性高，适用于左冠状动脉开口、升主动脉及主动脉弓在同一平面的情况下，存在解剖变异时。左冠状动脉起源正常，升主动脉正常，临床多选用 JL4 指引导管，因其第二个弯曲抵在左冠状动脉开口对侧的主动脉壁上，是一个点的支持力，后座力就比较弱。左主干开口较高或主动脉根部较小的患者可以选用 JL3.5，左主干较短的患者可以选用 JL4 ST 或 JL3.5 ST。

2）迂曲、钙化或慢性完全闭塞性病变（CTO）：多采用 XBEBU，单纯前降支病变可以考虑选用 XBLAD，因为它们的开口能更好地与冠状动脉开口同轴；其导管的第二个弯曲与左冠状动脉对侧的主动脉壁有一个面的接触，可以提供更强的被动支持力。值得注意的是，其型号上比 JL4 指引导管小 0.5，XB4 相当于 JL4.5；EBU3.75 相当于 XB3.5。

（2）回旋支常选用的指引导管。

1）简单局限狭窄病变：与前降支基本相同，当主干与回旋支呈锐角或开口位置向下时，可以考虑使用 XB 或顺应性较好的 EBU 指引导管。

2）迂曲、钙化或 CTO：在治疗中应注意因髂动脉、腹主动脉或肱动脉血管迂曲或闭塞对介入治疗器械操控性的影响，应在透视下了解穿刺部位血管的情况。

（3）右冠状动脉选用的指引导管。

1）简单局限狭窄病变：右冠状动脉解剖变异较大，不如左冠状动脉比较容易到达部位，且右冠状动脉开口的病变多见。尤其窦房结动脉大多数患者从右冠状动脉近端发出，操作不当或刺激稍大便会出现心室颤动。因此，选择右冠状动脉指引导管应更加慎重。对于水平方向的右冠状动脉及大部分近端、中端的普通病变，一般 JR4 就能满足要求；右冠状动脉开口病变，为避免导管嵌顿要选择 JR4SH 导管；当右冠状动脉开口向上呈牧羊钩状，JR4 头端不能与右冠状动脉同轴时，应选择 3DRC 或 Amplatz 指引导管。

2）迂曲、钙化或 CTO：需要附加支撑力或后坐力时，通常选用 Amplatz 或 XBRCA 指引导管。

（4）冠状动脉开口起源异常：一般以右冠状动脉较多，尤其右冠状动脉起源于左冠状窦的患者，反复选择、反复盲目操作，很容易损伤冠状动脉的开口，一般会用猪尾导管进行主动脉根部造影；或选用 AL 指引导管谨慎操作。

总之，对迂曲、钙化或 CTO 和血管发育异常的冠状动脉治疗，器材的使用是很复杂的。非闭塞病变迂曲的血管对器械操作的影响也许并不大，但在慢性闭塞病变和变异血管的介入治疗时，迂曲或变异的血管有可能会严重影响器械的同轴性和操控性能。特别是 CTO，有时会采用锚定球囊技术、子母导管技术、主动深插技术等，这些技术会增加导管材料的多品种使用，频繁地更换。因此，必须了解各种技术的操作步骤和针对手术技能所采用的导管材料的性能，材料的准备就会全面和主动。

2. 指引导丝的性能

（1）导丝的调解力，即扭控性，反映导丝尖端的操纵性，也是操作者旋转导丝的体外段，导丝远端随之扭动的能力，主要取决于导丝尖端和其中心材质的结构。

（2）导丝的推送力，即导丝的通过能力。

（3）导丝的支持力，主要是导丝部的硬度。

（4）导丝的柔软性。

用于冠状动脉的指引导丝直径均在 0.36 mm（0.014 英寸），所有用于冠状动脉的扩张球囊或球囊支架其兼容性也是 0.36 mm。目前应用于临床的许多导丝都将导丝的调解能力、通过能力和支持能力有效地结合在一起，尤其为了减少导丝与血管内膜的摩擦将导丝涂上一层亲水性好的涂层，明显提高了导丝的通过力，也在一定范围内提高了导丝的调解力。

3. 指引导丝的选择

不仅要综合导丝的调解力、可视性、灵活性及对前向装置的支持力等，还要依据病变的类型、特点等选择性能更突出的导丝。

4. **球囊的选择**

冠状动脉的介入治疗多采用快速交换球囊，导丝的兼容性只有 0.36 mm。

球囊导管的选择原则：球囊外径小、顺应性低、耐受高压、有良好的推送力及通过性和追踪性好。球囊的大小要根据病变的特点决定，一般对高度钙化的病变宜先选用 1.0 ~ 1.5 mm 直径的球囊预扩张，避免因高度钙化而撕裂血管，当扩张至血管能通过较大的球囊时再选用较大的球囊扩张，扩张至较靶血管直径 ≤ 80% 或估计支架能通过病变区即可。球囊过大易产生血管内膜撕裂和夹层形成。支架释放后贴壁不好或由于病变较硬支架膨胀不好。可用半顺应性的后扩球囊，一般选择较支架大 0.5 mm 的后扩球囊。

5. **支架的选择**

根据目标血管的解剖特点、病变性质，结合支架的性能特征、操作者的经验，患者的经济能力，进行综合分析作出最佳的选择。

一般认为，支架直径与靶血管病变近端参照血管直径之比为 1：1 或 1.1：1，支架的长度应以能完全覆盖整个病变且较病变稍长为宜，避免切割局部血管的病变，即常说的短扩长支。

近端血管病变、开口处病变、狭窄钙化较硬的病变，应选用支撑力好的支架。成角病变或狭窄病变前，血管迂曲者选用柔顺性能好的支架。分叉病变应选择支撑力强，同时有较大侧空的（开环）支架。弥漫性长病变且血管近端与远端直径相差较大时，在无大的侧支存在时，应从远端释放小支架开始，逐渐增加支架的型号覆盖病变的血管。分叉处的病变可采取 T 形支架置入术、裤裙式支架置入术、Y 形支架置入术。裤裙式置入法要求选择的支架是网眼比较大的、柔顺性比较好的开环支架（如美敦力公司生产的第三代药物洗脱支架和微创生产的火鸟第二代药物洗脱支架），因为主支血管和分支血管均置入支架，分叉病变的主支支架是重叠的，分支先置入支架，且支架一部分在分支内，一部分在主支中，然后置入主支。因此，在主支血管内的支架需要球囊通过支架的网眼扩张，以便于主支支架的置入，这样既能完全覆盖分叉病变，又不影响任何一支血管的血流。

两个支架近端互相重叠是药物洗脱支架在降低再狭窄方面的优异表现（主支与分支直径不能大于 0.5 mm，角度不能小于 60°，在通过支架的网眼时要选择未使用过的 2.0/15 的球囊预扩支架）。另外，T 形支架、对吻支架、Y 形支架的置入法也都有它的选材要求。

（四）操作步骤

在能显示病变的最佳体位完成冠状动脉造影后，选择适宜的指引导管，在影像的监视下，造影导丝的引导将指引导管头端送至升主动脉撤出导丝，若指引导管选择适宜，其头端会自行进入冠状动脉口，指引导管尾端与 Y 形阀连接→Y 形阀的侧孔与三连三通的有创压接管连接，松开 Y 形阀的活瓣，使指引导管中的血液回流，然后拧紧活瓣，并用环柄注射器经三连三通抽吸肝素盐水将残余气泡冲出，再经三连三通抽吸对比剂，调整位置，使导管头端走行方向与血管保持同轴，选择理想的投影角度，将指引导丝经 Y 形阀活瓣送入所要治疗的冠状动脉远端。

指引导丝经球囊导管头端的中芯插入，并沿导丝将球囊导管送至病变部位，推注对比剂确定位置后，进行预扩张；造影显示病变预扩满意后撤出球囊，与球囊导管一样沿导丝将载有支架的球囊导管送入靶血管的病变部位，确定支架位置后将球囊用压力泵加压至靶血管的直径，其压力一般要超过命名压，以使支架的贴壁完全，扩张 20 秒左右将球囊完全抽空并撤出，支架释放后行造影检查观察重建血流的情况。对 CTO 的处理常先用较软的导丝探路，再经 2.0 F 的微导管放入较硬的指引导丝（导丝头端超出微导管 10 mm），通过病变部位后置换较软的导丝，球囊也是从小至大扩张，以支架能通过为宜。

五、介入护理

（一）护理评估

1. 评估患者的心理

冠心病是身心疾病之一，与心理因素密切相关。介入治疗可引起躯体、精神心理等方面的不适，是该类患者重要的应激原，会对手术的进展带来诸多不便，尤其是多支病变患者、慢性闭塞性病变患者、老年患者，会因医源性体位限制导致躯体不适、憋尿、劳累、精神紧张，从而延长手术时间，增加手术的难度和风险，必须对患者的心理状态、配合能力进行客观评估。

2. 了解患者的病史

了解患者的既往史、现病史、药物过敏史、家族史及治疗情况，根据造影的情况，评估介入治疗的效果、手术需要的时间、患者的耐受能力、风险程度等，从而判断术中的备药情况、并发症的发生概率。

3. 了解患者的社会支持系统

冠心病的介入治疗比较昂贵，患者的经济状况不同，对介入治疗、疾病的认识程度不一，承担风险的意识也不同。需给予正确评估，并评估签署知情同意书等相关医疗文件是否有疑虑。

4. 身体评估

观察患者的一般状态及生命体征等是否符合手术要求。

5．实验室检查及其他检查结果

（1）冠状动脉介入造影情况：了解患者病变部位、病变大小及狭窄程度，是否有心肌梗死，心肌梗死部位，有无心律失常等，从而判断术中备药情况。

（2）化验检查：查看血、尿、便常规，出凝血时间等有无异常，肝、肾功能，血糖情况，选择合适的对比剂。

6．术中评估

了解穿刺入路，麻醉方式，介入医师的操作技能，患者卧位的舒服程度，疾病发生的部位、程度等，评估术中不可预见的风险和个体差异。

7．导管材料

冠状动脉介入治疗是冠状动脉粥样硬化濒临闭塞或已经闭塞的首选。所需材料的要求比较高，种类比较繁多，尤其对慢性闭塞性病变、分叉病变会反复更换材料，要有充分的评估。

（二）护理措施

1．术前护理

（1）患者的心理护理：了解患者的心理状态，做出针对性的个体认知干预、情绪干预及行为干预，具体做法：耐心解答患者提出的问题，有针对性地提供心理疏导，减轻患者焦虑、恐惧的心理，尤其比较年轻的患者会有不同程度的悲观情绪，要与患者交流护士的所见所闻，医学发展之快的形势，让患者树立起信心，提高患者的心理承受力，保证患者以最佳的心理状态接受治疗，并根据患者在介入治疗中的不同阶段有针对性地提供帮助。

另外，要调整导管室内的温度，安排患者平卧与 DSA 床上，臀下置一块较厚的吸水性好的垫子，解开患者的上衣，暴露患者的胸部和需要穿刺的部位，并注意保暖。保持环境舒适，整洁安静，为舒适护理创造条件。

（2）根据病史给予相关的护理：造影是发现病变的重要手段，根据冠状动脉介入治疗指南与标准，结合对患者介入治疗的护理评估，给予相关的护理干预。首先限定对比剂的使用种类和最大量，有资料证明，对比剂肾病发病的独立因素是对比剂用量，对比剂每增加 100 mL，对比剂肾病发生的风险增加 35%，尤其糖尿病与肾功能不全的患者是对比剂肾病发病最重要的危险因素。因此，糖尿病和肾功能不全患者需用等渗对比剂。无糖尿病和肾功能不全患者也需在水化的基础上，手术前按 5 mL × 体重 ÷ 血清肌酐（mg/dL）公式计算出患者所需对比剂的总量。进行阶段性的护理评价，随时根据患者的情况和需求调整护理计划和方式。

（3）物品的准备。

1）导管材料：根据造影的结果、介入治疗的顺序，将所需导管材料（常用的和不常用的都需备全）有序地摆放好，用后要做好登记，贵重材料要将条形码一份粘贴在耗材登记本上，一份要粘贴在患者巡回治疗单上。分清开环与闭环支架，柔顺性与支撑力好的支架种类，以判断患者的需要。

2）设备：急救设备必须在备用状态并放在靠近患者左侧但不能影响球管转动的位置上，电极贴导联连线必须安放在不影响影像质量的位置上，氧饱和感应器，有、无创压力连线传感器，微量输液泵的连线要有序，不能影响球管的转动，整个环境应该是紧张、安静、有序、整洁。

（4）药品的准备：PCI的治疗，药物要精确配备，阿托品、多巴胺、硝酸甘油等按要求稀释好，并注明每毫升含的浓度。需要替罗非班治疗时，配药要精确，给药要及时。

2. 术中护理

（1）细化护理常规：按综合导管室介入护理常规进行有序的细化护理。

（2）跟随手术步骤：严密监测手术进展，注意每一个操作步骤，及时提供所需物品。根据手术的进展和患者的需要进行阶段性的护理模式评估，并及时改变护理措施。随时注意心电监护上的压力曲线、心律心率的变化及影像监视器上图像的变化。

（3）重视患者的表现：观察患者的意识、面色，倾听患者的主诉，给予相应的心理疏导并解决患者提出的问题。对于慢性闭塞性病变患者，要做好放射防护工作，防止放射性损伤的发生及减轻体位限制的劳累，按时按摩患者的腰骶部，实行技巧性的语言鼓励、指导放松训练的心理干预可有效减轻患者的焦虑和劳累，把舒适护理作为整体化护理艺术的过程落到实处，使护理更加注重患者的安全感、舒适感和满意度。

（4）避免尿潴留的存在：随着手术时间的延长，静脉输液和对比剂可产生渗透性利尿。患者会出现尿潴留导致的烦躁、血压升高，要给予心理疏导，解释憋尿的危害，并轻轻地按摩患者的膀胱部位，力求自行排尿，必要时导尿。

（5）注意肝素的用量：由于心内科术前低分子量肝素的应用，术中应用的肝素剂量操作者会临时决定，要记录肝素用药的时间和剂量，并按肝素在体内的衰减规律及时追加肝素。

（6）注意球囊扩张时的变化：当球囊扩张冠状动脉时，其血管内膜会有不同程度的撕裂或损伤，血管内的血流也处于暂时中断，导致血管内膜夹层、心肌缺血、心律失常，甚至无血流、无复流等，患者可能会有胸闷、心绞痛的感觉，要沉着地向患者解释手术过程中可能会出现的不适，稳定患者情绪，力求其给予良好的配合，控制并发症的发生。濒临闭塞或钙化较重的患者预扩要逐级扩张（球囊的直径从 1.0 mm 或 1.5 mm 的小球囊开始），减轻血管内膜损伤。

（7）注意影像学变化：观察冠状动脉有无管腔外对比剂滞留，管腔内有 X 线可透区为血管夹层内膜撕裂的并发症，应迅速判断支架的型号，分秒必争地配合医师置入支架稳定血管腔，控制夹层的发展，对症处理患者所有的生命指征的改变。要积极配合医师完成手术，最大限度地控制并发症的发展。

（8）注意再灌注损伤：急性心肌梗死早期，球囊扩张或释放支架使闭塞的冠状动脉再通时，可能会出现再灌注损伤而出现心律失常，根据病史和心电图 ST 段变化或投影结果，判断再灌注心律失常的类型，并做好一切应急的准备。

（9）熟悉解剖特点：因心脏大约有 55% 的窦房结动脉来自右冠状动脉起始端，45%来自冠状动脉回旋支起始端，因此，当这些部位阻塞引起相应部位缺血时，都可能引起窦房结缺血，出现严重心律失常。应准备好鞘管和临时起搏电极及起搏器，并调节好各阈值。

（10）分叉病变的注意点：分叉病变要根据各种置入法选材，并因手术时间延长而给患者带来劳累，要做好患者的安抚工作。如果主支与分支直径不小于 0.5 mm，角度不小于60°，适合裤裙式支架置入法，此种支架置入法需要两条导丝（分叉病变处理都需要两条导丝），并主支血管和分支血管均置入支架，分叉病变的主支血管中的支架是重叠的，分支先置入支架，且支架一部分在分支内，一部分在主支中，然后置入主支。因此，在主支血管内的支架需要球囊通过扩张支架的网眼，在通过支架的网眼时要选择未使用过的 2.0/15球囊，预扩支架网眼（避免球囊回收不好，球囊不能通过支架的网眼），并选择开环式支架（如 END 支架和火鸟支架），以便于主支支架通过。这样既能完全覆盖分叉病变，又不影响任何一支血管的血流，T 形和 Y 形支架的置入也有它们的选材原则。总之，分叉病变的处理是复杂的，因为要保证两条血管的通畅，尤其对分叉病变起始段的处理操作是很谨慎的，不能累及任何一条血管。由于手术时间长，需要的对比剂就要多，最好选择等渗对比剂，以减轻对比剂给患者带来的损害。

（11）冠状动脉慢性闭塞性病变：在 PCI 中的注意要点有冠状动脉慢性完全闭塞性病变（CTO）再通后，可以减轻患者心绞痛症状，增加患者活动能力，改善患者心功能。慢性闭塞性病变是冠状动脉治疗中最具有挑战性的病变，需注意以下问题。

1）在其介入治疗过程中，既可能出现与非闭塞性病变介入治疗相似的并发症，如指引导管导致冠状动脉夹层或主动脉根部血管栓塞（空气或组织碎片），分支血管闭塞、心律失常等，也可出现冠状动脉穿孔或心脏压塞。

2）在使用的器材方面比其他病变复杂，如微导管、OTW 辅助球囊、各种硬度或通过性好的导丝。

3）慢性闭塞性病变的介入治疗所需的时间较非闭塞性病变长，放射线剂量增加，会导致患者和介入人员的放射性损伤。

4）CTO 的 PCI 治疗时间长，对比剂的用量也会随之增加，应采取措施避免对比剂肾病（contrast induced nephropathy，CIN）的发生。CIN 的危险因素如下。①患者本身的因素，包括既往患有糖尿病、肾功能不全、年龄（随着年龄增长，肾小球滤过率逐渐下降）。②对比剂的用量。是 CIN 发病的独立因素。对比剂用量增加 100 mL，CIN 发生的风险增加 35%，如对比剂用量 < 5 mL/kg，CIN 的发生率为 2%；对比剂用量 > 5 mL/kg，CIN 的发生率为 21%。因此，在 CTO 的治疗中必须控制对比剂的用量，患者可以按对比剂用量的计算公式算出最大用量给药。总之，对 CTO 的治疗尤其患者年龄大并患有糖尿病或肾功能不全，有研究发现，使用等渗对比剂可明显降低 CIN 的风险。但由于目前的研究还存在一定局限性，无法肯定得出等渗对比剂和低渗对比剂在降低 CIN 发病率方面确切的优劣结论，尤其低渗对比剂种类较多，不能一概而论。在对 CTO 患者的治疗中，为了降低 CIN 的发生，尽可能减少对比剂的用量，及时与操作者沟通对比剂的使用总量。

（12）丰富综合临床经验：随着冠状动脉介入治疗不断向复杂病变，如无保护的左主干、分叉病变或 CTO 等高端介入治疗拓展和深化，对介入护理也提出了挑战。护士要积极学习专业知识，尽快地掌握手术步骤，丰富综合临床经验和增强各种抢救技能。

3．并发症及护理

（1）冠状动脉痉挛：是介入治疗中常见的并发症，多由牵拉、机械刺激等引起。临床常用 100 ~ 200 μg 硝酸甘油经导管直接注入痉挛的血管，多数患者冠状动脉痉挛即可改善。反复处理无效患者的血流动力学状态恶化，一些顽固性痉挛常合并夹层，支架置入术是常用的方法，必要情况下行主动脉内球囊反搏。

（2）穿孔：一般情况下导丝引起的穿孔导致症状恶化者临床罕见，一旦出现首先选用球囊立即置于穿孔处，用低压 2 ~ 6 ATM（1 ATM=101.325 kPa）至少扩张 10 分钟，同时行鱼精蛋白综合肝素，尽可能用超声判断有无心脏压塞，症状严重者穿刺引流或外科手术治疗。

（3）冠状动脉夹层：多由患者病变钙化较重、球囊选择过大、操作不当导致，支架加肝素是治疗夹层的有效方法。另外，用小球囊低压力长时间扩张常可使撕裂的内膜愈合，无效时行急诊外科搭桥。

（4）疼痛：对于冠状动脉介入治疗的患者，当球囊扩张或释放支架时也可能出现由缺血引起的一过性疼痛，此时给予安抚性解释即可。对于不稳定型心绞痛患者，舌下含化硝酸甘油。手术中为保存主支放弃细小分支时，患者也可能会出现缺血性疼痛，必要时将吗啡稀释成 1 mg/mL 的浓度，一次静脉注射 3 mg。也可因术中操作不当导致血管夹层，发生疼痛。

（5）支架内血栓形成：其临床表现与急性闭塞相似，患者出现严重的心绞痛、心电图 ST 段抬高及血流动力学改变。原因包括支架远端有残余病变或未覆盖住的撕裂，支架内有对比剂充盈缺损，在一支血管内置入多个支架等，急性冠状动脉闭塞和濒临闭塞的并发症。支架置入是紧急处理机械性闭塞的重要手段。对于无复流的并发症，首先给予硝酸甘油消除血管痉挛，反复对比剂造影如存在对比剂残留，应首先考虑夹层和血栓形成，但对无复流必须慎用支架。主动脉内球囊反搏是循环支持的重要手段，不可忽略，尽量找出诱因予以纠正。

（6）闭塞或濒临闭塞：对于闭塞或濒临闭塞的患者，冠状动脉再通后，常出现再灌注损伤导致的心律失常，要心中有数并予以及时有效的处理。

（魏小英）

第三节　急性心肌梗死的介入治疗

一、急性冠状动脉综合征的病理生理

急性心肌梗死多是冠状动脉粥样斑块破裂后，在血小板激活和聚集的基础上形成血栓，导致冠状动脉急性闭塞的结果。临床上习惯将其分为急性 ST 段抬高和急性非 ST 段抬高心肌梗死。这种分类方法是基于"罪犯血管"和心肌受损的不同病理生理过程。它们有共同的病理基础，即冠状动脉内发生不同程度的完全或不完全、持续或非持续血栓闭塞。

二、急性 ST 段抬高心肌梗死的治疗方案

尽早、充分、持续开通梗死的相关血管，尽早恢复心肌血流灌注，对于挽救心肌和降低 ST 段抬高心肌梗死死亡率至关重要。但从发病到治疗并使闭塞血管再通的时间要求很高，必须充分评估发病的时间和拟采取溶栓或 PCI 的风险，制订理想的再灌注治疗方案。临床证明，直接 PCI 优于溶栓，但直接 PCI 的条件并不总是存在。尤其通常考虑急性 ST 段抬高心肌梗死的"罪犯血管"中可能存有大量的血栓（以纤维蛋白为主），而这些血栓有可能影响 PICA 的效果，可以先经导管直接注入一定量溶栓药或使用抽吸导管，再将溶栓药静脉泵入，PCI 治疗可以延迟 12 小时，观察患者有无心绞痛再加重。先根据心电图、心肌酶和其他功能指标制订的危险分层，再制订获益的治疗方案（急性心肌梗死的时间窗很窄，一般是 3 小时、6 小时、12 小时，开通的时间越早，心肌存活率越高，但再灌注心律失常的发生率也越高）。

三、非 ST 段抬高心肌梗死的治疗方案

非 ST 段抬高急性冠状动脉综合征包括不稳定型心绞痛和非 ST 段抬高急性心肌梗死。其治疗原则是，恢复冠状动脉血流，消除冠状动脉血栓或防止其进一步加重，减轻心肌缺

血，保护心功能，防止并发症。尤其对于极高危和高危非 ST 段抬高急性冠状动脉综合征，应及时行冠状动脉造影，根据是否存在明确的、有必要干预的冠状动脉病变，考虑进行冠状动脉介入治疗，危险性越高的患者越应该尽早行 PCI 治疗。因此，它的治疗策略是进行紧急或早期 PCI 治疗，在无条件进行 PCI 时，以抗凝、血小板治疗（单纯溶栓容易激发血小板释放凝血因子形成血栓，故要抗凝、抗血小板治疗）。而待条件许可仍以尽早实施 PCI 为最好的治疗方法。

四、介入治疗步骤

同冠状动脉的介入治疗。根据冠状动脉介入治疗指南的策略，在急性心肌梗死的 PCI 中，只处理"罪犯血管"，以解决相应心肌的缺血，保护心功能，降低死亡率。

五、介入护理

（一）护理评估

1. 评估患者的心理

急性心肌梗死来势较急，大多数患者是在清醒的状态下，是非常紧张的；处于心源性休克的患者只要有意识也是非常恐惧的。必须客观评估患者的心理状态和配合能力。

2. 了解患者的病史

了解患者的既往史、现病史、药物过敏史、家族史及治疗情况，根据患者的一般情况，评估介入手术的风险，并发症的发生概率，对比剂的使用种类。尤其要了解本次心肌梗死的部位，以评估再灌注心律失常的种类。

3. 了解患者的社会支持系统

急性心肌梗死患者的家属来自社会的不同阶层，对介入治疗和疾病的认识程度不一，经济承受能力不同，承担风险的意识也不同，需给予正确评估，并注意观察签署知情同意书等相关医疗文件有无疑虑。

4. 身体评估

观察患者的一般状态及生命体征等是否符合手术要求。

5. 实验室检查及其他检查结果

了解心电图及心肌酶等情况，评估介入手术的风险、发生再灌注心律失常的种类、心肺复苏的发生概率及术中备药情况。了解患者肝、肾功能，血糖情况，选择合适的对比剂。

6. 术中评估

了解穿刺入路、麻醉方式、介入医师的操作技能，根据心肌梗死发病到 DSA 的时间，评估血管再通后再灌注心律失常的发生概率，根据心电图变化和造影的情况评估病变的部位和再灌注心律失常的种类，以及相关的备用药品、物品是否齐全。

7. 物品和材料

急性心肌梗死的导管材料同冠状动脉的介入治疗。所需评估的是通过造影了解病变的部位及冠状动脉开口的情况。药品和抢救物品的评估，要根据患者的一般情况、术前诊断或造影的结果，进行整体评估。

（二）护理措施

1. 术前护理

（1）患者的心理护理：必须对患者的心理状态有针对性地给予个体认知干预、情绪干预及行为干预。具体做法：根据患者的意识、生命指征的情况，有针对性地提供心理疏导，减轻患者焦虑、恐惧的心理，让患者树立起信心，保证患者以最佳的心理状态接受治疗。调整导管室内的温度，安排患者平卧于 DSA 床上，保证体位舒适，解开患者的上衣，暴露患者的胸部和需要穿刺的部位，注意保暖。保持环境舒适、整洁、安静，为舒适护理创造条件。

（2）根据病史给予相关的护理：造影是发现病变的重要手段，根据冠状动脉介入治疗指南与标准，结合患者的造影情况，给予相关的护理干预，首先限定对比剂的使用种类，在做好细化护理准备的同时，进行有序的护理，并随时观察患者的状态和感觉及生命指征的变化，保持输液通路通畅，及时做好再灌注心律失常等并发症的准备。

（3）物品的准备。

1）导管材料：除按冠状动脉介入治疗的物品准备外，还要备好抽吸导管等材料，并根据造影的结果、介入治疗的顺序，将所需导管材料（常用的和不常用的都需备全）有序地摆放好，用后要做好登记，贵重材料要将条形码一份粘贴在耗材登记本上，另一份粘贴在患者巡回治疗单上。

2）设备：急救设备必须在备用状态，放在靠近患者左侧且不能影响球管转动的位置；电极贴导联连线必须安放在不影响影像质量的位置；氧饱和感应器，有、无创压力连线传感器，微量输液泵的连线要有序安放，不能影响球管的转动。做好心肺复苏的设备准备。

（4）药品的准备：急性心肌梗死介入治疗的药物准备，主要是及时有效地处理再灌注心律失常和心肺复苏的用药，常用药物都要精确配备，阿托品、多巴胺、硝酸甘油等按要求稀释好，并注明每毫升所含的浓度。需要替罗非班治疗时，配药要精确，给药要及时。

2. 术中护理

（1）时间的重要性：根据时间就是心肌的理念，急患者所急，因为能挽救心肌的时间窗很窄，必须把握每一个环节争取时间。

（2）掌握再灌注心律失常的规律：术前不管从心电图还是医师的诊断中必须了解心肌梗死的部位，便于血管再通后再灌注心律失常的处理。因为直接 PICA 与再灌注心律失常的危险和获益有直接相关的因素，心肌缺血的时间越短，再灌注心律失常的发生率就越高，但这是开通闭塞血管重建有效的心肌灌注最快最可靠的手段。

1）一般情况下，右冠状动脉或左冠状动脉的回旋支闭塞，血运再通后通常出现缓慢心律失常、高度房室传导阻滞。可能是窦房结缺血或迷走神经过度兴奋所致。阿托品是一种 M 胆碱受体阻滞剂，能拮抗迷走神经过度兴奋所致的传导阻滞和心律失常，必要时植入临时起搏器，但起搏器电极常可以诱发快速室性心律失常，导致心室颤动，其发生率为35.3%，并且起搏器电极还可以导致心脏穿孔，必须谨慎使用。

2）前降支闭塞或广泛前壁心肌梗死的患者血运重建后的再灌注心律失常，多以室性心律失常常见。出现室性心动过速的机制包括跨膜静息电位降低，梗死组织与非梗死组织间不应期差异造成的折返和局灶性自律性增高。自主节律可能只是一种再灌注心律失常，并不提示室颤发生的危险会增加。非持续性心动过速持续时间 < 30 秒，最佳处理应该是先观察几分钟，血流动力学稳定后心律可恢复正常；持续性心动过速持续时间 > 30 秒，发作时迅速引起血流动力学改变，应立即处理，尤其室性心动过速为多源性发作 > 5 次搏动应给予高度重视。利多卡因有抗室颤的作用，必要时可直接静脉注射；或静脉注射胺碘酮。出现室颤时如果室颤波较细，直接除颤效果可能不好，可首先选择心前区叩击或使用肾上腺素让室颤波由细变粗。此时采取非同步除颤。

（3）静脉通路及要求：必须保证其通畅。如果通路在患者的右侧，必须用连接管延长到患者的左侧并连接三通，这是患者的生命线，是决定能否及时给药挽救患者生命的关键。

（4）护士站立的位置：跟台护士一般都是安排一人，尤其在夜间，所有的护理工作都由一名护士来承担，这样护士很难固定自己的位置。护士要分清主次并给予有序的护理干预，传递完医师相关的材料后，马上站立到患者的左侧，将除颤仪调试好，并排放在与患者胸部接近的位置，术前配制好的药物随身携带到患者的左侧。检查患者的输液通路、血氧饱和度及监测仪器衔接情况，随时观察患者的生命征象。

（5）备好抽吸导管：如进行 PICA 后，"罪犯血管"无血流，有可能是患者血管内有大量的血栓，在备好抽吸导管的同时，将替罗非班 12.5 mg 稀释成 10 mL，让台上的医师抽吸 1.25 mg 再稀释到 10 mL 经导管直接注入冠状动脉，剩余的 11.25 mg 再稀释到 50 mL 的空针中，用微量输液泵给患者输入。如是夹层的原因，应立即置入支架。

（6）给予全方位的评估：当急性心肌梗死的患者造影结果与患者的症状不相符合时，应给予全方位的评估。在患者血压及生命指征相对稳定的情况下，将硝酸甘油100 ~ 200 µg 经导管直接注入冠状动脉，避免因血管痉挛或血栓形成导致冠状动脉某支血管的缺如或不显影，尤其在主支与分支分叉的位置，容易将显影的分支误认为是主支，而错过了真正的主支最佳的血管再通的时机，甚至延误治疗。

（魏小英）

第四节　冠状动脉内斑块旋磨术

一、概述

冠状动脉内斑块旋磨术（RCA）是采用超高速的旋磨头将动脉粥样硬化斑块磨成很多细小的碎屑而起到清除冠状动脉管腔的钙化灶、扩大管腔的目的。

（一）旋磨系统的组成部分

1. 控制台

控制台又称主机，是旋磨术所需的总体控制设备，可驱动旋磨导管，监测和控制旋磨头的转速。

2. 旋磨器

旋磨器磨头呈橄榄形，前端表面镶有钻石。

3. 推注器

推注器与控制台相连接，驱动和控制旋磨导管及旋磨头的移动。

4. 高压气体罐

高压气体罐中有旋磨术所需的气体压缩空气或氮气。

5. 脚踏控制板

脚踏控制板通过控制操纵器气压涡轮的启动与关闭来控制旋磨头的旋转与停止。

6. 旋磨导丝

旋磨导丝为不锈钢制成，长度 325 cm，导丝主干直径 0.009 英寸（1 英寸 =25.4 mm），而呈旋转型缠绕的尖端柔软部分的直径为 0.014 英寸，使旋转头不能超越导丝头端。

（二）旋磨的机制

旋磨的机制是根据鉴别性切割原理去除动脉粥样性钙化斑块，既有选择性清除钙化的斑块，而又不切割弹性组织和正常的冠状动脉组织。

（三）旋磨的速度

旋磨的速度在 160 000 ~ 200 000 r/min 时，旋磨下的钙化或纤维碎屑一般 < 5 mm，为肉眼看不到的小颗粒，旋磨后的管壁表面光滑，不伤及血管介质。当速度 < 75 000 r/min

时，产生的颗粒较大并且旋磨头前推时产生的热量会损伤血管壁。

（四）碎屑的代谢

小碎屑通过毛细血管后，在肝、脾和肺部清除，对左心室阶段性运动不会产生影响，也不会产生临床后果。

二、适应证

1. 在血管内膜

在血管内膜呈环形表浅严重钙化、导丝能通过，但球囊导管不能跨越或出现显著弹性回缩导致 PTCA 失败的情况下，可以选择冠状动脉内斑块旋磨术，然后行球囊扩张和支架置入术。

2. 明显钙化

开口处有明显钙化的患者。

3. 分叉病变

复杂的分叉病变，对分叉病变的两支血管先进行旋磨，然后"对吻球囊"同时加压扩张会取得良好的效果。

4. 支架内弥漫再狭窄

行单纯 PTCA 的再狭窄率高，可以选择旋磨术。

5. 严重狭窄病变

严重狭窄病变或 CTO 的球囊不能通过的病变。

三、禁忌证

1. 血栓性冠状动脉病变

血栓性冠状动脉病变或急性心肌梗死有溃疡或血栓的病变，旋磨可加重血栓倾向或形成慢血流或无血流现象。

2. 大隐静脉桥病变

退行性变的大隐静脉桥病变旋磨治疗容易发生血管栓塞或无复流现象。

3. 极度成角的病变

极度成角的病变（＞60°旋磨会伤及深层管壁，甚至会引起穿孔）。

4. 有明显内膜撕裂的病变

有明显内膜撕裂，尤其是螺旋性内膜撕裂，旋磨可使撕裂加重。

5. 多支病变患者

多支病变患者，如"罪犯血管"是唯一的开放的冠状动脉或其供血范围较大，对患者血流动力学影响较大者。

6. 左心功能明显减退

左心功能明显减退及病变远端血管床较差者。

四、手术步骤

（1）同冠状动脉介入治疗。

（2）置入后坐力强的指引导管，保持指引导管的同轴性。

（3）经指引导管将旋磨导丝送至冠状动脉病变的远端，旋磨导丝的操控性较差，如果旋磨导丝无法通过，可先用普通 PTCA 导丝通过病变后，再用 OTW 球囊或微导管更换旋磨导丝。

（4）将旋磨导管和尾部的保护帽取下，将推送器的调节钮往前推至尽头并固定，把旋磨导管的连接部插进推送器的凹槽，对准咬合方向推至充分咬合，将保护金属套套上。推送器分别连接光纤转速、连接缆线、压缩气体连接口、加压灌注液排气，并将旋磨头调节钮固定在距末端 2 cm 处。然后，将导丝通过旋磨头前端的小孔逆行插入旋磨推进器末端，用导丝夹将导丝固定。

（5）测试旋磨头的转速。一般直径 ≥ 2.0 mm 的旋磨头，转速可调至在 180 000 ~ 200 000 r/min；直径 ≥ 2.15 mm 的旋磨头转速应稍慢，一般在 160 000 ~ 180 000 r/min。

（6）将旋磨导管沿导丝经指引导管送至距靶病变 1 ~ 2 cm 的正常血管处，松开旋磨器控制手柄的调节锁，在 X 线透视下将磨头向后回撤，以解除旋磨导管驱动轴的张力。然后踩踏脚闸并确认转速达到要求的速度后，缓慢推进控制手柄，旋磨头即可随之向前移动。旋磨过程中由于旋磨头与病变组织的摩擦，其转速较负荷略低，但下降幅度不应超过 5 000 r/min。为了解旋磨头的位置、血流情况和分次冲掉组织碎屑，旋磨过程中会前进与后撤交替，并可间断注入少量对比剂，了解有无并发症的发生。

（7）旋磨满意后将速度降至 7 000 r/min 后缓慢退出旋磨头。

五、介入护理

（一）护理评估

1. 评估患者的心理

需要旋磨手术的患者病史一般都比较长，当造影发现不能单纯 PCI 治疗时，患者会出现悲观、着急、恐惧、担心开刀手术的情绪，护士应给予针对性的客观评估。

2. 了解患者的病史

了解患者的病史、实验室检查及其他检查结果，了解患者的发病情况、心绞痛的性质，有无过敏史、糖尿病病史，出凝血检查，肝肾功能的情况，术前一天和术晨的用药情况等。评估患者手术中的用药、患者配合手术的能力及并发症的发生概率，阶段性地调整护理计划。

3．了解患者的社会支持系统

PCI本身比较复杂、费用比较高、风险也比较大，旋磨手术的费用和风险程度会更高，费用也会增加，患者的家属来自社会不同的阶层，文化修养、对旋磨知识的了解、风险程度的承担、经济的支持能力等都会有很大的区别，对知情同意书和相关医疗文书的签写是否存在疑虑，这些必须充分地给予评估。

4．身体评估

观察患者的一般状态及生命体征等是否符合手术要求。

5．术中评估

根据造影或介入材料的通过情况、影像上斑块密度等评估病变的程度。对需要旋磨的血管直径和手术中的风险程度，旋磨冲洗液的用量，介入医师的操作技能，旋磨的指征和禁忌等，逐一进行评估。

（二）护理措施

1．术前护理

（1）患者的心理护理：根据护理评估的结果给予针对性的心理疏导，建立良好的护患关系，与患者沟通交流，鼓励患者讲述对于手术的不解和顾虑，并给予解释和手术中需配合的方法。缓解患者的不良反应，提高患者的信任度和增强配合意识，使患者以最佳的心理状态接受治疗。

（2）了解患者术前准备的情况：通过与病房护士的交流或医嘱的执行情况，了解术前一天患者加服抗血小板制剂、钙通道阻滞剂和液体的补充情况。预防手术中冠状动脉痉挛和因术中使用血管扩张剂而发生的低血压并发症。

（3）器械药品的准备。

1）指引导管的准备与PICA相同，但需根据旋磨头的直径选择合适、具有足够大内腔的指引导管，一般≤1.5 mm的磨头可选择6 F的指引导管，1.5～2.15 mm的磨头需选择7 F的指引导管，2.15～2.5 mm的磨头则需选择8 F的指引导管。

2）指引导丝的选择：旋磨导丝与PICA的导丝不同，它的直径为0.009英寸，长度为325 cm。

3）旋磨头的准备：根据靶血管的直径，旋磨头从小酌情增大，以减少微栓塞和内膜撕裂、急性血管闭塞等并发症。

4）肝素的用量：手术开始给予8 000～10 000 U的肝素，并根据手术时间的延长，每增加1小时，追加1 000～2 000 U的肝素。

5）冲洗液（即鸡尾液）的配制：每500 mL生理盐水加入维拉帕米5 mg、硝酸甘油

2 mg 及肝素 10 000 U。需要说明的是，配制的液体需在软包装生理盐水袋中，因为要置入加压袋中。如果有 1 000 mL 袋装的生理盐水，可将以上的药增加 1 倍的剂量配制。

6）预装临时起搏器：病变的位置在优势型右冠状动脉、优势型左回旋支或前降支开口，以及使用 2.25 mm 以上的旋磨头时，患者易发生心动过缓和传导阻滞，应预装临时起搏器。

7）其他：对于左心室功能明显减退或病变血管供血范围大的患者，为保证血流动力学稳定，可考虑行肺动脉压监测或置入主动脉内球囊反搏泵。

2. 术中护理

（1）按 PCI 的护理要点：目前临床上多数将旋磨作为支架置入前的病变预处理，不作为病变最后的处理方式，因此，在旋磨前按 PCI 的护理要点。

（2）落实术前用药的情况。

（3）检查气瓶的压力。

（4）旋磨头：旋磨头需从小开始，旋磨头与血管的比例 ≤ 0.7。

（5）连接旋磨推送器：光缆应连接在主机前面板上标明的光缆接口，推注器的透明塑料长管应连接在主机前面板接口上（在脚阀的粉色管接口的右侧）。压力盐水通过连接管连接到推注器手柄位置短的盐水接口上，并保证压力在 26.6 ~ 39.9 kPa，以提供足够速度的盐水冲洗。

3. 一般旋磨的速度

一般旋磨的速度应掌握在 160 000 ~ 180 000 r/min，有一种说法叫"慢速前进、高速旋磨"，每次旋磨的时间应短于 30 秒。

4. 配制好硝酸甘油

配制好每毫升等于 100 μg 的硝酸甘油，在每次完成旋磨后经动脉注入 50 ~ 200 μg 的硝酸甘油，如硝酸甘油不能缓解冠状动脉血管痉挛，必要时可经静脉给予 200 μg 维拉帕米或硫氮草酮，但需注意血压及心率，避免发生低血压和心动过速。

5. 冲洗液在开放状态

注意在旋磨过程中要保持冲洗液在开放状态。

6. 调节旋转速度

根据磨头直径一般 1.25 ~ 2 mm，速度是 175 000 r/min。速度的调节可以通过小心地向右旋转主机前面的黑色圆扭（仅需要做细微的调节）。

7. 阶段性护理评价

结合 PCI 治疗的配合方案，进行阶段性护理评价，并不断根据患者的需求和手术的进展调整护理计划和方式。

8. 并发症的护理及处理

（1）冠状动脉痉挛：为了旋磨而引起的血管痉挛，在每次完成旋磨后经动脉要注入 50 ~ 200 μg 的硝酸甘油，如硝酸甘油不能缓解冠状动脉血管痉挛，必要时可经静脉或动脉给予维拉帕米或硫氮䓬酮，但需注意血压及心率，避免发生低血压和心动过速。

（2）无血流 / 慢血流：①冠状动脉内给予硝酸甘油或其他扩张冠状动脉的药物；②从病变血管的远端开始低压力短时间的球囊扩张；③必要时给予主动脉内球囊反搏；④在整个治疗过程中均应维持有效的冠状动脉灌注压。

（3）内膜撕裂：一旦内膜撕裂就不宜再增大旋磨头，其处理与 PICA 相同，及时酌情置入支架。

（4）冠状动脉穿孔：一旦确定冠状动脉穿孔，立即将旋磨头退出，保留旋磨导丝在血管内。根据冠状动脉穿孔的程度和患者血流动力学的状态，采取积极有效的措施。

（5）疼痛：以上原因皆可致疼痛的发生，给予对症处理。

（魏小英）

第五节　经桡动脉冠状动脉介入术

随着心脏介入技术的快速发展、所使用器械的不断改进、操作者技术水平的不断提高，经皮冠状动脉介入诊断和治疗已成为当今冠心病诊断和治疗的主要手段之一。尽管目前以股动脉为穿刺途径的介入诊疗操作仍占所有介入诊疗操作的主流，然而，由于近年来药物洗脱支架应用和复杂病变介入操作的不断增加，为防止支架内急性血栓形成、血管急性闭塞和支架内再狭窄，PCI 术后双重抗血小板治疗（阿司匹林＋氯吡格雷）、抗凝和（或）血小板膜糖蛋白 II b/ III a（Gb II b/ III a）受体阻滞剂联合应用的概率增加，使出血并发症发生率明显增加。经桡动脉途径行冠状动脉造影术最早开始于 1989 年，由 Campeau 完成。1992 年，荷兰的 Kiemeneij 开展了经桡动脉途径的冠状动脉介入治疗。近 10 多年来，在我国心脏介入专家的不懈努力下，该项技术在我国的很多医院都已开展，但一般作为经股动脉穿刺失败时的替代途径。部分医院将其作为冠状动脉介入治疗的首选途径。与经股动脉途径相比，经桡动脉途径具有易压迫止血、出血并发症发生率低、卧床时间短、患者舒适度增加等优点，易为患者和介入医师所接受。在我国，经桡动脉介入治疗病例数量在逐年增加。为了进一步提高介入治疗的安全性，最大限度地降低术后并发症，更加需要护理人员的密切配合。

一、术前护理

1. 心理准备

随着冠心病介入治疗人数的增加、健康教育的推广和病房中已行过该手术患者的现身说教，患者对冠状动脉造影的相关知识有了一定的了解，很容易接受经桡动脉途径介入检查与治疗。但由于患者接受信息的来源不同，患者的生活背景、文化层次、性格特点不同，术前患者均有不同程度的紧张、焦虑和恐惧心理，在造影中可导致症状复发或桡动脉痉挛。因此，在准备行介入诊疗前，应向患者介绍检查的目的，穿刺途径，手术过程，术中可能出现的不适、原因及处理，术中可能出现的并发症及处理，以及桡动脉穿刺失败的可能性及补救方法（可改为对侧桡动脉或股动脉穿刺）。上述解释一般可增强患者的治疗信心，消除其负性情绪，有助于术中积极配合。

2. 穿刺部位条件判断

经桡动脉穿刺介入治疗的解剖基础是手部要有良好的侧支血管网。正常情况下，手部血液供给主要来自桡动脉和尺动脉，它们互相吻合形成掌浅弓和掌深弓。在行经桡动脉介入前，首先，要保证手部有良好的侧支循环，即 Allen 试验阳性。若 Allen 试验可疑阳性，则应采用无创检查方法对桡动脉进行评价。其次，在拟穿刺部位，桡动脉段要足够粗大，穿刺部位及其近心端走行尽量直。若常规穿刺部位（桡骨茎突上方 0.5 ~ 3 cm）血管迂曲，其近心端走行较直，可选择此处穿刺，但因该部位桡动脉走行较深，若压力不够则易发生出血和皮下血肿。有下列情况时，一般应禁行经桡动脉穿刺：因肾功能不全行桡动静脉造瘘者；桡动脉搏动阙如者；桡动脉细小者（多见于身材矮小、腕关节细小的老年女性）；桡动脉近心端病变（如锁骨下动脉严重狭窄、迂曲，主动脉根部异常等）；对侧胸廓内动脉行搭桥者。

3. 常规检查

在行冠状动脉介入治疗前，应常规行血常规、尿常规、电解质、血糖、肝肾功能、血脂和病毒学检查（乙肝、丙肝和艾滋病），心电图、X 线胸片（距末次摄片时间 > 3 个月者）和心脏彩超检查。有出血倾向或慢性肝病者还需进行凝血四项检查。

4. 备皮

对手腕部位体毛浓密者，其备皮范围为手背至腕关节上方 14 cm。同时还需行双侧腹股沟区备皮，以备桡动脉穿刺失败时改行股动脉途径穿刺。

5. 碘过敏试验

观察含碘皮试液应用后有无不适反应、表现及其程度，做好记录并及时通知医师。

6. 禁食水

保证术前晚上进易消化饮食，术前 6 ~ 8 小时禁食水。

7. 术前药物准备

术前按医嘱给予抗血小板治疗药物，如阿司匹林、氯吡格雷。择期 PCI 患者一般采用以下方案：阿司匹林每次 75 mg，每天 1 次，从入院开始服用；氯吡格雷每次 75 mg，每天 1 次，术前至少连服 3 天，或术前晚 300 mg 顿服。急诊 PCI 患者一般采用阿司匹林 300 mg 嚼服、氯吡格雷 600 mg 顿服的方案。为防止大剂量抗血小板药物应用导致的胃黏膜损伤，可应用质子泵抑制剂。护理人员一定要保证药物的准确应用，并做好与医师的沟通工作。

8. 完成术前谈话、签字及其他注意事项

配合医师完成术前谈话、签字，并嘱患者术中注意事项，术中若有不适及时告知操作者。术中特殊用药和备用药物、病历应和患者一起，用平车送患者入导管室。

二、术中护理

护士应态度和蔼，言语柔和、亲切，以消除患者的紧张情绪。

1. 一般护理

（1）协助患者仰卧于导管床上，穿刺侧上臂外展 70° 固定于支撑架上，垫高手腕部，固定手掌。注意患者保暖。

（2）鼻导管给予低流量吸氧，心电监护，观察 Ⅰ、Ⅱ、aVF、aVL 导联心电变化情况。

（3）建立左上肢或下肢静脉通道，静脉滴注生理盐水，以便术中用药。

（4）暴露手术野，配合医师消毒、铺巾、铺单，协助医师抽取利多卡因、肝素、维拉帕米等药物备用。

（5）连接三通，持续监测血管内压力。

（6）将显示屏置于操作者及监护人员易于观察的位置。

（7）除颤仪、临时起搏器、主动脉内球囊反搏器、吸痰器、呼吸机等抢救器械要确保运行良好。气管插管、辅助呼吸气囊、急救药品和物品宜放在易于获取的相对固定的地方，以备急用。

2. 密切观察病情

（1）录入患者基本资料，记录基线心电及压力情况，密切观察患者术中心电、压力变化（有无心律失常、低血压等），若有异常应及时通知手术医师，同时做好记录。

（2）随时观察患者的意识和面色变化，主动询问患者有无不适症状。若出现手术并发症（如冠状动脉闭塞、穿孔、痉挛、无复流，心绞痛及心律失常）或药物、对比剂不良反应（如头晕、眼花、皮疹、低血压），应积极配合手术医师予以处理。心动过缓时可嘱患者咳嗽，以促进对比剂排泄，遵医嘱给予阿托品，必要时可安置临时起搏器。应用对比剂后出现皮疹时给予地塞米松等。PCI 过程中，在导丝通过严重狭窄病变、球囊或支架扩张时，患者可能出现胸闷、心前区疼痛、气短等，嘱患者不要紧张，不适症状很快就会消失。必要时可遵医嘱舌下含化硝酸甘油或注射吗啡。

3. 抗凝治疗

遵医嘱使用肝素抗凝，防止血栓形成，减少血管急性闭塞和术后桡动脉闭塞风险。一般冠状动脉造影一次性给予肝素 5 000 U，PCI 术前给予肝素 100 U/kg，最大量 10 000 U。若患者在 PCI 前应用低分子量肝素，末次应用时间距 PCI 时间在 4 小时以内，可以不用肝素；若在 8 小时以上，则按正常剂量应用肝素；在 4 ~ 8 小时，肝素用量减半。在 PCI 过程中，手术时间每延长 1 小时，补充肝素 2 000 U。

4. 拔管

桡动脉压力较股动脉低，且穿刺局部表浅，骨性结构多，易于压迫止血。因此，无论 PCI 术中应用多大剂量的肝素，术后均可立即拔除鞘管，用自制绷带卷或桡动脉压迫器压迫止血。为防止压迫装置移位，尽量减少腕关节的活动。

5. 离开导管室前观察

手术结束后，在离开导管室之前，应观察穿刺部位有无渗血，有无前臂血肿，有无手指发胀、发紫、麻木，桡动脉有无搏动，有无恶心、呕吐、头晕、眼花、皮疹，有无胸闷、气短。观察心功能、血压、尿量、尿色情况。如有异常要及时处理，待症状消失或明显缓解后再离开导管室。PCI 术后患者，无论术中是否有并发症，在离开前都应佩带除颤心电监护仪，由专人护理送回病房。

三、术后护理

1. 心理护理

在冠状动脉诊断和（或）介入治疗操作结束后，患者的心理变化多种多样。对于冠状动脉造影患者，一方面需要给予一个明确的答复，是或者不是冠心病，另一方面又担心若是冠心病其严重程度如何，是否能进一步治疗及其治疗措施。PCI 患者既对手术抱有很大希望，又担心手术结果不太理想。因此，护士应根据患者的不同生理、心理和社会特点，采取有效的心理指导，使患者保持平静心态。

2. 生命体征观察

将患者移至病床后，连接心电监护。立即做 12 导联心电图，并固定各导联位置，以便重复做心电图检查时增加其可比性。对术中有血管急性闭塞、边支闭塞者，在一定的时间间隔内多次抽取静脉血行心肌酶学检查。密切观察意识和生命体征变化，术后 1 小时内，每 10 ~ 15 分钟观察 1 次；1 ~ 3 小时，每 30 分钟观察 1 次。做好记录，若有异常应及时通知医师。保持静脉输液通道通畅 6 小时以上。

3. 术后饮食、活动及休息

患者因术中情绪紧张、术中药物及对比剂应用、术后机体的一些病理或生理变化及部分患者术前休息不佳，其消化系统功能暂时下降。因此，对于进行 PCI 的患者，一般术后 6 ~ 12 小时内提倡用流质、清淡饮食，以七到八分饱为宜。适当多饮水以促进对比剂排泄。对于有肾功能损伤的患者，还可给予水化治疗，肾衰竭者可行血液透析。

经桡动脉途径介入治疗的患者，一般不严格要求卧床休息，在手术结束后即可下床活动。肩、肘关节可随意活动，腕关节制动 12 小时。患者在 12 小时内应避免剧烈活动，保证充足的睡眠时间。

4. 穿刺部位护理

主要观察穿刺局部有无渗血、血肿，手部皮肤颜色、温度和活动情况。若有指端麻木感、疼痛，手部皮肤发胀、发紫，提示压迫过紧，影响了静脉回流，应适当减压后再重新包扎。若局部有渗血或血肿，提示压迫压力不够或位置不当，应重新加压包扎。

一般在冠状动脉造影后 2 ~ 3 小时、支架置入后 3 ~ 4 小时可逐渐松解压迫的绷带卷或止血器，于 6 ~ 12 小时去除。穿刺针眼处若没有干燥结痂，可用安尔碘局部皮肤消毒，用输液纱帖覆盖局部，24 小时内谨防打湿。腕部于 12 小时后可自由活动。

5. 并发症观察

尽管操作者的操作经验和技术都有了明显提高，但作为有创治疗，PCI 术后仍难免出现各种并发症，轻者对症处理即可，重者则有可能出现生命危险。因此，在 PCI 术后护理中，对并发症的识别尤为重要。根据其发生的机制和临床表现，可概括为三大类：冠状动脉损伤性并发症、穿刺途径相关并发症和非血管性全身并发症。护士应严密观察病情及生命体征变化，做好记录。护士对于患者的任何主诉要给予高度重视。

（1）冠状动脉损伤性并发症。

1）死亡、急性心肌梗死：是冠状动脉损伤最严重的并发症。据报道，在冠状动脉造影术中死亡的发生率为 0.1%，急性心肌梗死的发生率为 0.05% ~ 0.07%。急性血管闭塞、严重内膜撕裂、冠状动脉痉挛、血栓形成或栓塞、边支闭塞、无复流现象、冠状动脉穿孔和心脏压塞等均可发生。防治关键包括操作者动作轻柔，以防器械损伤；术中加强心电监护，密切观察冠状动脉造影图像，及早发现异常迹象；对于血栓性病变的 PCI，术前还需注意充分抗血小板、抗凝治疗等。

2）冠状动脉穿孔和心脏压塞：冠状动脉穿孔在经皮血运重建中并不常见，占 PCI 治疗病变的 0.1% ~ 0.58%，女性为多。在 PCI 中，穿孔可以发生在推送钢丝或球囊、充盈球囊及球囊破裂时。预防措施包括充分暴露病变，选择合适的器械，术中严密观测患者及其主诉，密切监护心电、血压变化和冠状动脉透视表现，及早发现可能的对比剂外溢的异常现象。急性心脏压塞发生率为 0.22%，为心脏介入诊治过程中的危急并发症。及早正确判断心脏压塞的发生是抢救成功的关键，大量快速输液、输血，同时配合心包穿刺术或外科修补术是抢救心脏压塞的有效护理措施。

3）冠状动脉痉挛和心绞痛：据报道，单纯球囊成形术（PTCA）有1%～5%的冠状动脉痉挛发生率，并可引起心绞痛。有冠状动脉痉挛时，应在冠状动脉内注射硝酸甘油（每次200～300 μg）、钙通道阻滞剂（维拉帕米100 μg/min，总量1～1.5 mg，或地尔硫草0.5～2.5 mg，总量5～10 mg）等药物，再次低压球囊扩张（101～405 kPa，1～4 ATM），应用抗胆碱药物，必要时给予循环支持等。按手术时间长短严格追加肝素，以防治痉挛引起的血栓形成。

4）冠状动脉急性闭塞、分支闭塞和无复流：PCI术中的急性闭塞发生率高达4%～12%。据报道，约80%急性闭塞发生于导管室内，12%发生于术后1～6小时内。一旦发生，需立即冠状动脉内注入硝酸甘油200～300 μg以解除痉挛，并给予球囊再次低压力、长时间扩张，同时支架置入，血流动力学不稳定时需使用主动脉内球囊反搏（IABP）。分支闭塞则比较常见，小分支闭塞可无症状，大分支闭塞可引起严重后果如急性心肌梗死。分支闭塞应以预防为主，包括根据分支大小和开口确定是否使用双钢丝技术或对吻球囊技术，有分支病变者可选用缠绕支架或侧孔大的支架等。分支一旦闭塞，需行再次扩张。无复流现象是指经过PCI，冠状动脉原狭窄处无夹层、血栓、痉挛和明显的残余狭窄，但血流明显减慢的现象，临床表现与急性冠状动脉闭塞相同。无复流现象的病死率增加10倍，其机制尚不完全清楚，可能与微循环障碍有关。

5）心律失常：冠状动脉PCI过程中，由于导管的刺激、球囊长时间充盈或对比剂可能潴留在冠状动脉中，易引起各种心律失常。快速性心律失常包括心房颤动、室性期前收缩、短阵室性心动过速；缓慢性心律失常主要表现为心动过缓，多为一过性，一般不产生临床后果。心室颤动是最严重的心律失常，临床并不少见，发生率为0.4%，且多在右冠状动脉操作时发生。窦性停搏、窦房阻滞也有发生，亦多见于右冠状动脉操作时，主要与注射对比剂过多、时间过长，导管插入过深，对比剂排空不畅，阻塞圆锥动脉和窦房结动脉有关。因此，术中、术后持续心电监护，可及早发现各种心律失常。对于心室颤动患者，应立即进行心电复律；对于窦性停搏、窦房阻滞患者，可嘱患者咳嗽以促进对比剂排泄，无效时应用阿托品，必要时进行临时心脏起搏。

6）冠状动脉夹层：指冠状动脉血管内膜下撕裂或创伤，是一种血管非闭塞性表现。不同程度的夹层在球囊成形术后很常见，造影检出率为20%～40%。超过2/3的患者影像上出现夹层后无临床症状，无缺血性心电图改变，其预后较好，一般无须特殊处理。如果重要的冠状动脉分支形成严重夹层，一般先用球囊以低压力（101～405 kPa，1～4 ATM）长时间（数分钟）进行再次扩张，以贴合脱落的内膜；如再次扩张失败，可灌注球囊进行更长时间的扩张（10～15分钟），一般能使半数以上的冠状动脉夹层闭合。冠状动脉内置入支架是治疗夹层的有效措施。

（2）穿刺途径相关并发症。

1）出血和皮下血肿：尽管与经股动脉途径相比，经桡动脉途径穿刺点局部出血并发症发生率较低，但仍有发生出血、皮下血肿甚至前臂血肿的可能，后者多为操作中导管通过狭窄伴严重痉挛的桡动脉或者超滑导丝误入小血管导致血管损伤所致，多出现在手术结束后。一部分老年患者也可因 PCI 术后抗凝剂应用，在解除桡动脉压迫后出现缓慢渗血所致，对局部的护理观察很重要。若出现这种情况，应注意局部张力，警惕发生骨筋膜室综合征，必要时需切开减压。

2）桡动脉痉挛：桡动脉为肌性血管，富含肾上腺素能受体（α_1 受体为主），交感神经兴奋时容易引起痉挛，紧张、焦虑、疼痛及血管直接刺激等均易诱发痉挛。因此，在穿刺时应尽量做到一针见血。一旦发生血管痉挛，可通过导管注入硝酸甘油或维拉帕米，用药数分钟后再行穿刺。

3）桡动脉闭塞：国外统计报道，经桡动脉 PCI 后，有 6% ~ 10% 的患者发生桡动脉闭塞，约 40% 的患者可在 1 个月内自发再通，罕见手部缺血事件发生。研究还报道，桡动脉狭窄和闭塞的发生与使用动脉鞘管管径大小有关，桡动脉内径 < 2 mm、糖尿病也是介入治疗后桡动脉闭塞的危险因素。术中足量肝素的应用可减少桡动脉闭塞的发生。因此，在术前认真评价桡-尺动脉循环，在术中保证充分的肝素化很重要。一旦发生桡动脉闭塞，应向患者解释，使其不必担心。

4）假性动脉瘤、动静脉瘘：假性动脉瘤是一个包裹的血肿，与动脉相通，表现为局部搏动性的肿块，伴有杂音和震颤，若压迫近端动脉肿块会缩小。其形成原因主要为拔鞘后压迫不当。通常会自行吸收，严重时可在超声引导下行压迫修复手术。当穿刺导管同时穿过静脉和动脉壁时，便形成动静脉瘘，以连续杂音为主要表现，B 超可确诊，一般无须特殊处理。

（3）非血管性全身并发症。

1）迷走神经反射：血管迷走神经反射是经桡动脉 PCI 时一种较少见但却极危险的并发症，及时发现和处理非常重要。临床常表现为突然或较快地出现胸闷、恶心、呕吐，心率迅速减慢，在 2 ~ 5 分钟内心率下降至 20 ~ 40 次 / 分，血压下降、脉搏细弱、面色苍白、全身大汗、四肢发冷等低血压休克症状，但意识清楚。多与术中过度紧张、拔管时疼痛和低血容量有关。一旦出现，应积极处理，心率慢者立即静脉注射阿托品 0.5 ~ 1 mg；血压低者快速静脉滴注多巴胺（5 ~ 10 μg/kg），如血压上升不佳，可静脉注射间羟胺 1 mg，使血压维持在 90/60 mmHg 以上，同时积极快速补液以补充血容量，可给予代血浆或 5% 的糖盐水静脉输入。在术前应做好心理护理，术中、术后密切观察心电、血压情况，配合医师积极处理。

2）低血压：是术后极易发生的并发症之一，应予高度重视并积极处理。其主要原因包括术前禁食水，对比剂扩张外周血管及渗透性利尿导致的低血容量，与心功能有关的心排血量下降，术中、术后血管扩张剂的应用，血管迷走神经反射，心脏压塞等。若出现症状，应及时报告医师，积极进行病因鉴别，密切观察生命体征变化。

3）心功能损：在原有左心室功能低下或心力衰竭患者中多见，可诱发心功能恶化和急性肺水肿。因此，术前应完全纠正心力衰竭，术中、术后加强利尿。监测内容包括循环血容量、补液量及速度，注意根据前 1 天出量控制后 1 天入量。同时避免各种可以控制的诱发因素。

4）对比剂肾病：肾功能损害最常见的原因是对比剂引起肾小管功能损伤，即对比剂肾病，多见于原有肾功能不全的患者或有长期糖尿病史、蛋白尿患者。因此，术前检测、评估其肾功能具有重要意义。以基础肾小球滤过率指标预测对比剂导致肾功能不全有一定参考价值。肾小球滤过率＞50% 为低危险，30% ~ 50% 为中危险，＜30% 为高危险。中高度危险的患者术前给予适量晶体液输入，维持一定的血容量。术中应选用含碘浓度低的非离子型对比剂并将用量控制在最低水平，术后需要嘱患者多饮水（6 ~ 8 小时饮水 1 000 ~ 2 000 mL），以维持足够的尿量并监测血肌酐水平。护理人员应严格记录患者的 24 小时出入水量，并指导患者进低盐、低磷、优质蛋白饮食。

5）对比剂反应：在冠状动脉介入时，为使冠状动脉轮廓充分显影和获得清晰的图像，需使用对比剂。部分患者可出现不良反应，主要表现为恶心、呕吐、皮疹，亦可出现支气管痉挛、呼吸困难、血压下降、肺水肿、昏迷等。因此，术前应询问患者过敏史，做好碘过敏试验，对于阳性者术前应用地塞米松和异丙嗪，减少术中对比剂应用，术后酌情补液，以利排泄。

6. 术后抗凝的护理

观察患者皮肤、牙龈、口腔黏膜有无出血，有无尿中带血。指导患者在此期间避免进食粗硬食物，不挖耳抠鼻，每次注射拔针后按压时间延长。遵医嘱进行抗凝治疗。一般来说，对于高危人群或 PCI 术后亚理想结果者、合并并发症者及不能确定术前是否充分应用抗血小板药物者，PCI 术后可继续应用肝素或低分子量肝素。肝素 10 ~ 15 U/（kg·h），维持 24 小时，或应用低分子量肝素，每 12 小时 1 次，应用 3 ~ 5 天。

四、出院健康指导

（一）改变生活方式

一般地讲，随着年龄增长，动脉硬化会加重。冠状动脉介入治疗只是冠心病整体治疗的一部分，介入治疗后，冠状动脉血管的其他部位或支架治疗的血管依然会继续发生新的动脉硬化或再次发生狭窄，导致心绞痛再次发生，因此，冠状动脉粥样硬化的治疗必须长期坚持，特别是合并糖尿病、高血压、高血脂和肥胖的患者。要求所有的冠心病患者必须调整生活方式，戒烟酒，控制血糖、血压、血脂和体重，养成按时作息和锻炼的习惯，避免情绪激动。

（二）药物治疗

PCI 术后因支架内血栓形成和其他冠状动脉新发病变危险，术后应规律用药。

1. 抗血小板聚集治疗

阿司匹林至少 75 mg，每天 1 次，终身服用，有禁忌者除外。如用金属裸支架，噻氯匹定每次 250 mg，每天 2 次，共 4 周，或波立维每次 75 mg，每天 1 次，共 2 周（从手术当天开始算起）。如用药物包被支架（如 CYPHER 支架、ENDEAVOR 支架、Janus 支架、Excell 支架、Firebird 支架、PARTER 支架），噻氯匹定每次 250 mg、每天 2 次，或波立维每次 75 mg、每天 1 次，至少 12 个月，如无不良反应，持续 1 年以上更好。一般在第 1 个月应检查 1 次血常规和肝功能，以后每 3 个月检查 1 次。

2. 降血脂治疗

只要总胆固醇＞ 4.5 mmol/L，低密度脂蛋白胆固醇＞ 2.6 mmol/L，必须服用他汀类降血脂药物，至少 6 个月，并保持总胆固醇＜ 4.5 mmol/L，低密度脂蛋白胆固醇＜ 2.6 mmol/L。他汀类药物有普伐他汀、氟伐他汀、阿托伐他汀、辛伐他汀、洛伐他汀、瑞苏伐他汀等。注意药物间相互作用和不良反应，指导患者有不适时就诊。

3. 高血压治疗

有高血压者继续应用降血压药物，严格将血压控制在正常的范围内。血压应低于 140/90 mmHg，冠心病、糖尿病或肾衰竭患者血压应低于 130/80 mmHg。指导患者遵医嘱用药，学会自我监测血压。

4. 糖尿病治疗

有糖尿病者继续应用降血糖药物或胰岛素，保持空腹血糖在 6.1 mmol/L，餐后血糖在 7.8 mmol/L，糖化血红蛋白＜ 6.5%。指导患者坚持运动、饮食、药物结合的治疗方法。

（魏小英）

第六节 主动脉内球囊反搏

一、作用机制和血流动力学效应

主动脉内球囊反搏（intra-aortic balloon pump，IABP）是一种通过主动脉内球囊与心动周期同步地充放气，增加心肌氧供、减少心肌氧耗的方法。它是将一定容积的球囊放置于主动脉部分，球囊导管与体外压力泵相连接，内部充入氦气，由设定的触发方式进行自动的程序控制，使球囊充盈与排空限定在特定的时限，达到治疗的目的。心脏舒张期主动脉瓣关闭时，球囊充盈，使主动脉内的血液挤入冠状动脉、脑血管、腹腔脏器，从而增加心肌、脑、腹腔脏器的供血；心脏收缩时，主动脉瓣开放，同时球囊抽空，使主动脉内产生负压，瞬间降低主动脉内压力，起到降低心室后负荷、增加心排血量、减少心脏做功的作用。

IABP 产生的血流动力学效应主要包括以下内容。①降低收缩压，从而降低左心室后负荷，减少心脏做功，降低心肌耗氧量。左心室收缩压和射血阻力降低 10% ~ 20%。②增加舒张压，并增加冠状动脉灌注。③增加心排血量，增加重要器官血流灌注。心排血量增加 0.5 L/（min·m^2），肾血流量增加 19.8%，微循环改善，尿量增加。④降低左心房压及肺毛细血管楔压，改善左心衰竭症状。

二、适应证及禁忌证

1. 适应证

（1）难治性心力衰竭。

（2）心源性休克。

（3）顽固的不稳定型心绞痛。

（4）将要发生的心肌梗死。

（5）急性心肌梗死相关的机械并发症（如二尖瓣反流、乳头肌断裂、室间隔穿孔）。

（6）心肌缺血相关的顽固性室性心律失常。

（7）高危的外科手术或冠状动脉造影/冠状动脉成形术的支持。

（8）感染中毒性休克。

（9）协助脱离体外循环机。

（10）手术中搏动性血流的形成。

2. 禁忌证

（1）严重的主动脉瓣关闭不全。

（2）腹动脉或主动脉有动脉瘤。

（3）主动脉或外周血管疾病或严重钙化。

（4）对于过度肥胖或腹股沟有瘢痕的患者，禁止在未使用导管鞘的情况下置入 IABP 导管。

三、潜在的不良影响和并发症

（1）下肢缺血。

（2）插入部位出血。

（3）血小板减少症。

（4）IABP 导管无法打开。

（5）球囊穿孔或破裂。

（6）球囊泄漏。

（7）感染。

（8）股动脉撕裂。

（9）主动脉瘤。

（10）主动脉穿孔或夹层形成。

（11）股动脉血栓形成。

（12）外周血管栓塞。

四、IABP 应用的准备工作

（一）IABP 泵的准备

（1）检查氦气容量，并打开氦气水平阀门。

（2）打开 IABP 泵的电源。

（3）IABP 自动检测后与患者建立心电图（ECG）导线和压力导线，IABP 可自行识别触发信号，自动设定充放气时相（时控），并能手动调整。触发信号包括心电、压力、起搏信号和固有频率等。

1）ECG 触发模式：需要强调的是，在 ECG 触发时，窦性心律、快速性心律、室性心律、心房颤动等均可以在 ECG 模式下自动感知、转换并有效处理（使用泵时，90% 以上的情况是使用 ECD 触发功能）。

2）压力触发模式：并非首选模式，若因某种原因无法选用 ECG 触发模式，可选择压力触发模式代替，该模式以主动脉压力波形作为启动信号。

3）心室起搏 / 房室顺序起搏触发模式：用于 100% 心室起搏的患者，以心室起搏信号触发。

4）心房起搏触发模式：用于心房单腔起搏时。

5）固有频率触发模式：用于无心脏排血且无心电信号时。患者一旦出现心脏排血，不应继续使用固有频率触发模式。

（4）选好触发模式后，将选择项面板上球囊充盈处（MAX）选项调至最大。

（5）工作模式有自动、半自动、人工三种选项。只有在人工模式或半自动模式状态下才能任意选择 ECG 导联（Ⅰ、Ⅱ、Ⅲ、aVR、aVL、aVF、V1 ～ V6 导联）。

（6）选择反搏频率：推荐 1 ∶ 1。

（7）设置好反搏压报警阈值。

（二）术前准备

将患者安置在手术床上，双侧腹股沟备皮。然后开手术台，备好手术衣、无菌手套、聚维酮碘及局部麻醉药等。术前护士应准备好球囊置入过程中所需的常规器械和IABP导管，并准备好相关急救药品，配好肝素盐水并用压力袋加以固定。

1. 常规物品

（1）器械：卵圆钳、8号刀柄1把、尖刀片、持针器、针线、线剪、牙镊、小碗2个、弯盘。

（2）布类：纱布若干、大孔单、手术衣、治疗巾。

2. IABP导管的选择

常规IABP导管根据其球囊容积不同，可分为25 mL、34 mL、40 mL、50 mL四个型号。临床应用时，应根据患者身高选择合适的主动脉球囊导管，还需考虑到患者的临床情况及患者躯干长度。一般身高大于162 cm的中国人选择40 mL的球囊，身高小于162 cm者则选择34 mL的球囊，而50 mL球囊容积的IABP导管在我国患者很少应用。

五、术中护理

（1）遵医嘱给予患者外周静脉肝素，已肝素化的患者可不用给。

（2）开启IABP导管，同时将压力套装正确连接，建议肝素盐水压力袋的压力保持在250～300 mmHg，可顺利排空压力延长管内的空气。

（3）持续按压力调零键2秒进行压力调零，然后将压力传感器与患者相通。

（4）如果使用的是光纤球囊导管系统，该系统可以在血管穿刺成功后导管进入患者体内自动进行动脉血压调零，并且每2小时自动压力校准。此时护士只需将导管系统的光纤末端按正确的方向插入IABP机器上的传感器输入接口即可。

（5）当医师成功放置好球囊时，护士在台下将球囊延长管连接于IABP泵上。

（6）将球囊预充氦气，然后按开始键。此时可根据动脉压力波形调整充放气时相。开始可用1∶2频率进行充放气调整，满意后可转为1∶1频率反搏。触发方式的缺省设置是ECG触发。这是最常用的触发方式，以迅速上升的R波起始段作为QRS波的标志，自动计算出舒张期开始后主动脉瓣关闭的时刻，按时启动球囊充气。选好触发模式后，一定要将选择项面板上球囊充盈处（MAX）选项调至最大。

（7）IABP操作中护士随时观察患者的生命体征，可根据心率和血压的变化及时向医师汇报。注意有无并发症的出现。

（8）球囊应被置放于降主动脉，其尖端通常位于左锁骨下动脉远侧。可根据X线透视或床旁胸部正位片，确定球囊位置是否合适。

（9）当 IABP 出现报警时，护士可以根据显示屏提供的帮助信息，获得及时准确的报警原因和处理方法。

六、术后注意事项

（1）完成操作后，如果要移动患者，先将 IABP 电源拔除。观察机器是否依靠蓄电池工作。在移动过程中切勿将 IABP 导管、ECG 导线、压力延长管碰掉。如果在移动中 ECG 触发不好，可改成压力触发。患者移动完毕后及时插好电源。

（2）护士应严密观察患者的生命体征（血压、心率、呼吸、意识）。定时记录 IABP 提供的各项压力（收缩压、舒张压、平均压、反搏压）。

（3）注意记录患者尿量，如 IABP 前有尿，而 IABP 后无尿，注意球囊是否堵住肾动脉开口。如果发现患者左侧桡动脉搏动减弱或消失，提示球囊向上移动堵住头臂干动脉开口。

（4）观察下肢颜色、温度及足背动脉搏动情况，使用 IABP 时最容易发生下肢血栓的并发症。辅助配备的超声多普勒血流监测装置可以及时测量患者下肢供血状况，防止下肢血栓并发症的发生。

（5）患者术侧肢体尽量伸直，防止体内球囊导管扭曲打折。体位：头部仰角＜30°，防止＜30°球囊破裂后形成脑气栓。

（6）定时用肝素盐水冲洗压力换能器，遵医嘱抗凝，每天监测血常规 1 次。

（7）IABP 患者需专人看护，更换敷料时注意无菌操作，观察术侧肢体温度、感觉、导管及延长管内有无血迹，监测体温，注意患者有无胸痛、腹痛症状。

（8）定时观察伤口处有无血肿、渗血或感染。避免球囊导管或压力延长管放置不当，或患者躁动出现打折、脱落。必要时，将患侧下肢固定。遇机器报警，如无提示，可按"RESET"键或开始键重新反搏。如有提示，可根据屏幕上提示解除报警。

七、IABP 机器的维护与保养

（1）IABP 在不用时，要定期充电（每天至少 1 次，每次充电时间大于 12 小时），可延长机内蓄电池寿命。

（2）患者撤机后清洁 ECG 导线、压力导线、电源线并放回原处，避免打折破损。

（3）每月要开机 1 次，检验机器运转是否正常。

（4）定期清洁机身，注意防尘，IABP 机器要存放于室温在 10～40℃的房间内。

（魏小英）

第十章

右心导管介入治疗及护理

第一节 动脉导管未闭

动脉导管未闭（PDA）是临床上最常见的先天性心脏病（简称先心病）之一，是指主动脉和肺动脉之间的一种先天性的异常通道，多位于主动脉峡部和左肺动脉根部之间，发病率的增加与多种因素有关，包括导管壁平滑肌减少，平滑肌对氧的敏感性降低，血液循环中扩血管性物质如前列腺素增高及遗传因素等。PDA 可以是单一的畸形，也可与其他先天性心脏畸形同时存在。

一、分类

根据动脉导管的形态学改变，动脉导管分为漏斗型、管型和窗型三种。漏斗型较多见，长度与管型相似，但近主动脉处粗大，近肺动脉处狭小，呈漏斗状，有时甚至类似动脉瘤形；管型导管连接主动脉和肺动脉的两端口径相近，管壁厚度介于主动脉与肺动脉之间，此类型最多见；窗型动脉导管极短，口径极粗，外观似主动脉，呈肺动脉窗样结构，管壁往往极薄，此型较少见。

Krichenko 根据动脉导管未闭造影的具体形态，将动脉导管分为 5 种类型：A 型呈漏斗型，最狭窄端位于肺动脉，根据与气管的关系分为 1 型、2 型和 3 型；B 型动脉导管短，肺动脉与主动脉紧贴呈窗状，一般直径较大；C 型呈管状，长度约 10 mm，导管两端基本相等，无狭窄；D 型多处狭窄；E 型呈伸长的喇叭状结构，最狭窄处远离支气管前缘。

二、临床表现

1. 症状

PDA 患者的症状与导管的解剖形态及病理生理改变相一致，小 PDA（内径 ≤ 2 mm）早期无明显症状，多在体检时偶然发现心脏有连续性血管性杂音或单纯性收缩期杂音；中、大 PDA 有活动后心悸、气短、乏力和反复上呼吸道感染史，可逐步出现心功能不全症状；大导管并重度 PHA，导管解剖大多 ≥ 6 mm，常生长发育不良，有感染和心力衰竭病史，或由于肺动脉压力过高而产生右向左分流的差异性发绀。PDA 患者容易发生细菌性心内膜炎，此时患者可有高热、大汗、心力衰竭及周围血管脓性栓塞症状，某些有巨大PDA 的婴儿在出生后 3～6 周即可有呼吸急促、喂养困难、多汗虚弱、体重不增等发育障碍。

2. 体征

根据 PDA 大小和 PHA 高低有不同的心脏杂音体征，可分为典型连续性隆隆样或机器样杂音、两期性杂音、单纯性收缩期杂音、单纯性舒张期杂音和哑音 5 种。连续性隆隆样杂音紧随第一心音之后逐渐增强，多掩盖第二心音，后渐弱至下一次第一心音开始，杂音性质粗糙，于胸骨左缘第 2 肋间最明显，可扪及连续震颤，并向左锁骨下传导。当患者的PDA 极小时，临床上可听不到杂音。如动脉导管较小，杂音可呈高调而局限的单纯性收缩期杂音，巨大导管的杂音可向全胸廓传导，同时由于左心血流增加出现二尖瓣相对狭窄，于心尖部可听到舒张早中期隆隆样杂音。婴幼儿由于肺血管阻力较大，于出生数周内可无心脏杂音或仅有收缩期杂音，典型杂音在 2 岁开始，随病程进展，肺血管阻力增大，进而分流量逐渐减少，或发生心力衰竭、血压下降时，舒张期杂音逐渐减弱或消失，当病理进展到右向左分流或双向分流时，杂音可消失，或仅留有第二心音亢进或分裂，由于舒张期主动脉—肺动脉分流，使主动脉舒张压降低，肺压增大，大导管时主动脉压可达收缩压的一半以上。检查周围血管时，可触及水冲脉，观察到颈动脉搏动，于大动脉表浅部可听到枪击音，于甲床及黏膜部可发现毛细血管搏动。

3. 特殊检查

（1）心脏 X 线平片可见肺部充血，肺纹理增粗，心脏右 1～2 号向下垂直，心脏左移，左心室增大，主动脉增宽有漏斗征者占 37%～48%。

（2）心电图表现为左心室肥大、双心室肥大、右心室肥大。

（3）超声心动图是确诊 PDA 最好的非创伤性检查，超声心动图显示左心房、左心室内径增大，在肺动脉分叉处与降主动脉有一通道，可见异常血流束通过。

（4）心导管及造影检查。

三、治疗方法

PDA 介入治疗技术成功率高达 99%～100%，技术已相当成熟，是先心病介入治疗中成功率最高、疗效最确切的方法，已被内外科医师和患者所接受。正确判断肺血管疾病的类型是介入治疗成功的关键，心导管检查示肺流量与体流量之比（Qp/Qs）> 1.3，股动脉血氧饱和度 ≥ 90%，可考虑行介入治疗。

外科治疗 PDA 的手术死亡率为 1.9%，高达 25% 的患者合并声带麻痹、呼吸衰竭、败血症及快速性心律失常、术后出血需再次开胸等并发症。虽然随着外科手术技术的不断改进，手术并发症发生率明显降低，但对于 PDA 形态已发生变化及合并严重 PHA 的患者，手术风险仍很大。成人 PDA 患者，手术结扎 PDA 后残余分流发生率亦很高。

四、介入治疗的适应证

（1）PDA 最窄处内径应 ≤ 12 mm，对大于该直径的 PDA 应慎重考虑。

（2）合并肺动脉高压患者应以左向右分流为主，肺动脉压力应 < 8 woods 单位。

（3）外科手术或其他治疗方法后存在较大残余分流患者。

（4）无其他重大心血管畸形及并发症患者。

Amplatzer 法：①左向右分流不合并需要外科手术的心脏畸形的 PDA，PDA 最窄直径 ≥ 2.0 mm，年龄通常 ≥ 6 个月，体重 ≥ 4 kg；②外科手术后残余分流。

弹簧栓子法：①左向右分流不合并需外科手术的心脏畸形的 PDA，PDA 最窄直径，单个 cook 栓子 ≤ 2.0 mm，单个 pfm 栓子 ≤ 3.0 mm；年龄通常 ≥ 6 个月，体重 ≥ 4 kg；②外科手术后残余分流。

五、介入治疗的操作步骤

（1）患者平移至导管床上，消毒，铺巾，局部麻醉或全身麻醉下行股动脉、静脉穿刺。

（2）静脉给肝素 100 U/kg。

（3）经股静脉送入 5 F 端孔造影管行右心导管检查。

（4）经股动脉鞘管送入 5 F 或 6 F 猪尾造影管，行主动脉弓部造影，确定 PDA 的位置、大小、形态。

（5）将输送器导管从股静脉路径经肺动脉侧面未闭的动脉导管送至降主动脉，选择比所测未闭的动脉导管最狭窄直径 > 2 mm 的封堵伞，安装于传送导丝顶端，经输送鞘管将封堵器送至降主动脉。

（6）待封堵伞完全张开后，将输送鞘管、传送导丝回撤至未闭的动脉导管的主动脉侧，使腰部完全卡于未闭的动脉导管内。

（7）15 分钟后重复主动脉弓造影，观察未闭的动脉导管封堵效果，封堵成功后，撤出导管、鞘管。

（8）压迫止血后，包扎伤口并沙袋压迫，送回病房。

六、介入治疗的护理

（一）术前护理

（1）完善术前的各项检查：血常规、肝肾功能、电解质、凝血功能、传染病筛查、血型、心电图、超声心动图、胸部 X 线检查等。

（2）术者向患者及其家属解释操作方法，术中配合事项，可能出现的并发症，征得患者及其家属的同意并签署介入手术知情同意书。全身麻醉的患者，还需签署麻醉知情同意书。

（3）碘过敏试验。

（4）双侧腹股沟区备皮（范围为脐下至大腿中上 1/3 处）。

（5）小儿不合作需静脉复合麻醉者，术前禁食 6 小时，禁饮 4 小时。

（6）术前紧张的患者可使用镇静剂。

（7）建立静脉通道，放入左侧肢体留置针。

（二）术中护理

1. 药物准备

（1）常规药品：利多卡因、阿托品、多巴胺、地塞米松、肝素、非离子型对比剂。

（2）麻醉药品：咪达唑仑、氯胺酮、芬太尼。

2. 器械和物品准备

（1）无菌包类：器械包、敷料包。

（2）无菌物品：台上用物包括动脉鞘 1 支，10 mL 注射器 2 支，20 mL 注射器 2 支，直径 0.035 英寸、长 145 cm 的钢丝 1 个，压力延长管 1 个，5 F MPA 造影管 1 根，11 号刀片 1 个，塑料布 2 块，铅屏罩 1 个，球管罩 1 个，6 F 猪尾导管 1 个，圈套器 1 个，高压注射筒 1 个，三通管 2 个，Y 接头 1 个，PDA 封堵器输送系统 1 个。

3. 导管室设备要求

（1）检测心电监护仪、除颤仪、临时起搏器、指脉氧监测仪、氧气、负压吸引器装置处于备用状态。

（2）需要麻醉时，术前要备好 1 台麻醉机。

4. 手术过程中护理的配合

（1）麻醉：婴幼儿采用静脉氯胺酮，同时给予一定比例的高渗性葡萄糖、碳酸氢钠等。

（2）准备好各种抢救用物、药品，较大儿童能够配合者或成人选用局部麻醉，常规给予地塞米松 10 mg，穿刺右股动、静脉。

（3）4 kg 以下婴儿最好选用 4 F 鞘管，以防动脉损伤。

（4）穿刺成功后遵医嘱静脉给予肝素 0.5 mg/kg。

（5）严密观察生命体征及全身情况，保持压力通畅。

（6）术中应定时巡视，如输液是否通畅，有无渗漏，三通衔接是否牢固，氧饱和度，对比剂是否需要添加等。

（7）术中造影时协助婴儿摆好体位。

（三）术后护理

术后卧床 24 小时，静脉给予抗菌药物 3 ~ 5 天，一般无须服用阿司匹林，术后 24 小时、1 个月、3 个月、6 个月及 1 年复查心电图、超声心动图和 X 线片。

七、并发症及处理

1. 封堵器脱落

发生率为 0.3%。主要为器材本身质量问题，个别操作不当也可引起。术中推送封堵器切忌旋转动作以免发生脱落。严格按照操作规程，选择合适的封堵器材，一般不会造成脱落。

2. 溶血

发生率 < 0.8%。主要与术后残余分流过大或封堵器过多突入主动脉有关，可发生于术后 1 ~ 24 小时内。防治措施：尽量避免高速血流的残余分流，一旦发生术后溶血可使用抗菌药物、止血药、$NaHCO_3$ 碱化尿液，保护肾功能等，多数患者可自愈。

3. 封堵术后残余分流

PDA 封堵后再通，发生率 ≤ 0.1%，封堵器移位发生率为 0.4%。需严密观察，必要时外科手术取出。

4. 一过性高血压

短暂血压升高和心电图 ST 段下移，多见于年龄较大的 PDA 患者，动脉系统血容量突然增加所致，可用硝酸甘油或泵入硝普钠，也有自然缓解者。

综上所述，严谨的操作步骤及娴熟的心导管技术是提高成功率、减少并发症的保证。

（李嘉蔚）

第二节　房间隔缺损

房间隔缺损（ASD）是指房间隔部位的先天性缺损，导致左、右心房之间直接交通和血液分流的病变。ASD 是最常见的先天性心脏病之一，其发病率位于先天性心脏病的第二位。根据缺损出现于房间隔部位的不同，ASD 可分为五种解剖类型：继发孔型、原发孔型、静脉窦型、冠状窦型和混合型房间隔缺损。随着封堵器的改进和临床经验的积累，房间隔缺损的封堵器治疗方法得到了广泛应用。

一、介入治疗的适应证及禁忌证

1. 适应证

（1）中央型继发孔型房间隔缺损。

（2）外科手术后的残余缺损。

（3）ASD ≤ 30 mm（国外标准），ASD ≤ 36 mm（国内经验）。

（4）ASD 距上腔静脉、下腔静脉及二尖瓣 ≥ 5 mm。

（5）心房水平左向右分流或以左向右为主的分流。

（6）无其他需外科手术矫治的心内畸形。

2. 禁忌证

（1）ASD 合并严重肺动脉高压，出现明显的右向左分流。

（2）原发孔型 ASD。

（3）混合型 ASD。

（4）较大的下腔静脉型及上腔静脉型 ASD。

（5）超出封堵器适应范围的巨大 ASD。

二、临床表现

1. 症状

轻者无症状，一般可有心悸、气急、咳嗽、咯血，易患呼吸道感染，可发生阵发性心动过速、心房颤动，可发生栓塞，在晚期发生肺动脉高压和心力衰竭。

2. 体征

胸骨左缘第 2 肋间闻及 2/6 ~ 4/6 级收缩期杂音，肺动脉瓣区第二心音亢进并有固定性分裂，可有收缩期咯喇音，三尖瓣区可有三尖瓣相对狭窄的短促低调舒张期杂音。

3. 辅助检查

（1）超声心动图：ASD 较大者可探查到房间隔回声中断，可显示右心室内径增大，超声造影可进一步证实缺损的存在，多普勒彩色血流显像可显示分流的部位，对判断高位、多发或小型缺损尤其有价值。

（2）胸部 X 线检查：肺血流增多，肺门血管影粗大而搏动增强，肺动脉段凸出，主动脉结小，右心房、右心室增大。

（3）心电图：可呈不完全或完全性右束支传导阻滞，右心室肥大，电轴右偏。

三、治疗措施

尽管 ASD 的外科治疗病死率和病残率也已很低，介入治疗对降低 ASD 的外科危险和病残率仍有明显的优势，最新改进的闭合器可减少并发症，降低残余分流。

四、介入治疗的护理

（一）术前护理

（1）完善术前的各项检查：血常规、肝肾功能、电解质、凝血功能、传染病筛查、血型、心电图、超声心动图、胸部 X 线检查等。

（2）术者向患者及其家属解释操作方法，术中配合事项，可能出现的并发症，征得患者及其家属的同意并签署介入手术同意书。全身麻醉的患者，还需签署麻醉同意书。

（3）术前做碘过敏试验。

（4）双侧腹股沟区备皮（范围为脐下至大腿中上 1/3 处）。

（5）小儿不合作需静脉复合麻醉者，术前禁食 6 小时，禁饮 4 小时。

（6）术前紧张的患者可使用镇静剂。

（7）建立静脉通道，左侧肢体留置针。

（二）术中护理

1. 药物准备

备好压力装置，备好急救药品、利多卡因、阿托品、多巴胺、稀释肝素 1 000 U/mL（肝素盐水，生理盐水 500 mL+ 肝素 1 250 U），若需麻醉遵医嘱备好全身麻醉及麻醉急救药品。

2. 用物器械准备

（1）常规右心导管全套设备。

（2）测量用球囊导管。

（3）封堵器及输送系统。

（4）器械准备：敷料包、器械包、监护仪、氧气设备及除颤仪，全身麻醉患者需备麻醉机。

（5）台上用物：6 F 动脉鞘 1 支，10 mL 注射器 2 支，20 mL 注射器 2 支，直径 0.035 英寸、长 145 cm 的钢丝 1 根，直径 0.032 英寸、长 260 cm 的超滑导丝 1 个，直径 0.035 英寸、长 200 cm 的加硬钢丝 1 根，压力延长管 1 根，5 F MPA 造影管 1 根，11 号刀片 1 个，塑料布 2 块，铅屏罩 1 个，球管罩 1 个。

3. 手术过程中的护理配合

（1）局部麻醉或全身麻醉下行右股静脉插管，向患者耐心解释，消除患者紧张情绪。

（2）静脉给肝素。

（3）常规行右心导管检查，协助患者吸氧，指脉氧、心电监护。

（4）经胸超声（TTE）时，要协助患者保暖；若经食管超声，术前要禁饮，患者配合不好时，要适当休息。

（5）经超声证实封堵器位置合适后，松开输送器内芯将封堵器释放，撤回输送装置，撤出导管、鞘管。

（6）包扎伤口，沙袋压迫，回病房，嘱患者平卧 12 小时，制动解除后方可下床活动。

（三）术后护理

（1）术后 24 小时卧床休息，伤口局部加压包扎，沙袋压迫。

（2）术后 24 小时内皮下给予低分子量肝素（每 12 小时 1 次，共 2 次）。

（3）术后 3 天内静脉给予抗菌药物。

（4）术后 24 小时后开始口服阿司匹林（50 ~ 100 mg/d），服用 4 ~ 6 个月。

（5）术后第 3 天重复心脏 X 线、心电图及 TTE 检查，观察封堵器位置，有无残余分流。

（6）术后 3 个月内避免剧烈活动，积极防治各种感染。

（7）术后 1 个月、3 个月、6 个月及 1 年常规随诊。

五、并发症及处理

1. 术中封堵器脱落

文献报道的发生率早期为 0.7%，目前约 0.4%。术中封堵器脱落与操作者的经验有关，发生时给予患者充分的肝素化，可尝试使用圈套器取出脱落的封堵器。如不能取出，应及时移送外科手术室，以外科方法取出封堵器并闭合房间交通。

2. 术后残余分流

术后残余分流为 ASD 介入治疗常见的并发症，且多为少量分流，有血流动力学意义的残余分流发生率在 5% 以下。少量残余分流对血流动力学影响不大，可随访观察。如果残余分流较大，应手术取出密封并关闭 ASD。

3. 封堵器上血栓形成及血栓脱落

发生率很低，但后果较严重，可能造成重要脏器血栓栓塞。术中及术后给予严格的肝素化及抗血小板药物治疗，可减少该并发症的发生。如果发生，给予抗凝药物（肝素、华法林）后绝大多数血栓会消失，必要时可考虑溶栓治疗或手术取栓。

4. 冠状动脉气栓

多发生于替换输送鞘管或送入封堵伞时，因导管排气不良造成气栓，心电图表现为 ST 段抬高、心率减慢等。一旦发生应停止操作，立即给予吸氧，并行内科处理，多能缓解。

5．心脏及主动脉根部穿孔

此并发症非常少见，但后果较为严重，可能导致急性心脏压塞或主动脉-右心房瘘，严重者可危及患者生命，应积极考虑进行手术治疗。

6．心律失常

部分患者术后早期可出现房性心律失常，考虑其可能与封堵器尚未完全固定、右心房搏动时刺激有关，多为房性期前收缩，偶发者可观察，频发者需药物治疗。

7．心内膜炎

罕见，术后常规给予抗菌药物可预防其发生。一旦出现，应给予大剂量抗菌药物治疗并行外科手术。

8．与心导管术有关的并发症

此类并发症亦可见于其他心血管病的介入治疗中，包括术中一过性的心律失常、血管损伤、心脏大血管穿孔及术后伤口感染等，预防及处理方法与其他介入检查相同。

（李嘉蔚）

第三节　室间隔缺损

室间隔缺损（VSD）是指左右心室间隔的完整性破坏，导致左右心室的异常交通。绝大多数为先天性，少数为后天性。它可单独存在，也可为复杂心内畸形的组成部分之一，如法洛四联症、完全性房室管畸形、大动脉转位、三尖瓣闭锁和永存动脉干。

后天性 VSD 包括外伤引起的室间隔破裂、急性心肌梗死伴发的室间隔穿孔，通常为肌部缺损。后天性 VSD 常因缺损口较大引起急性血流动力学障碍，死亡率很高。

一、介入治疗的适应证

（1）膜周部 VSD：①年龄通常 ≥ 3 岁，体重 ≥ 10 kg；②对心脏有血流动力学影响的单纯性 VSD；③ VSD 上缘距主动脉右冠瓣 ≥ 2 mm；④无主动脉右冠瓣脱入 VSD 及主动脉瓣反流。

（2）肌部 VSD，通常直径 > 5 mm。

（3）外科术后残余分流。

（4）外伤性或急性心肌梗死后室间隔穿孔。

二、介入治疗禁忌证

（1）室间隔缺损有自然闭合趋势者。

（2）室间隔缺损合并严重的肺动脉高压和右向左分流有发绀者。

（3）室间隔缺损局部解剖结构不适合进行介入治疗或缺损过大。

（4）室间隔缺损合并其他先天性心脏畸形不能进行介入治疗者。

（5）活动性心内膜炎，心内有赘生物，或引起菌血症的其他感染。

（6）出血性疾病。

三、治疗措施

1. 外科手术治疗

VSD 的治疗方法是施行手术修补缺损，手术疗效肯定，手术死亡主要发生在缺损大、肺动脉高压患者。如缺损较大，左向右分流量大，症状、心电图及 X 线变化明显，或肺动脉压有轻度至中度升高者，应及早手术治疗。缺损小，其面积 < 0.5 cm²/m² 体表面积，肺动脉压正常，左至右分流量小，甚至心导管检查时血氧分析未能发现者无须手术。缺损甚大，其面积等于或大于主动脉瓣口的面积或 > 1.0 cm²/m² 体表面积者，如左至右分流为主的尚可考虑手术治疗，如右至左分流为主的则属于手术禁忌。手术宜在 2 ~ 14 岁进行。

2. 内科治疗

主要是预防与治疗感染性心内膜炎及治疗心力衰竭。

3. 介入治疗

用血管穿刺的方法将特制导管及其装置由外周血管插入所需治疗的心血管腔内代替外科手术治疗的一种方法，已成为心血管疾病治疗方面的重要研究方向之一。

四、介入治疗的护理

1. 术前准备

（1）病史及体检、相关化验检查、心电图、X 线片、经胸超声心动图、术前谈话并签署知情同意书。

（2）备皮及碘过敏试验，抗血小板药。

（3）需要全身麻醉的儿童术前 4 小时禁食、禁水。

（4）备好压力装置，备好急救药品、利多卡因、阿托品、多巴胺、肝素盐水 1 000 U/mL（生理盐水 500 mL+ 肝素 1 250 U），对比剂 100 mL，若需麻醉遵医嘱备好全身麻醉及麻醉急救药品。

（5）器械：敷料包、器械包、直钳、监护仪、氧气设备、除颤仪，若全身麻醉需备麻醉机。台上用物：6 F、7 F 或 8 F 动脉鞘各 1 个，10 mL 注射器 2 支，20 mL 注射器 2 支，直径 0.035 英寸、长 145 cm 的钢丝 1 个，直径 0.032 英寸、长 260 cm 的超滑导丝 1 个，压力延长管 1 个，5 F MPA 造影管 1 根，11 号刀片 1 个，VSD 封堵器及输送系统 1 个，塑料布 2 个，铅屏罩 1 个，球管罩 1 个，6 F 猪尾导管 1 根，三通管 2 个，Y 接头 1 个，4 F 猪尾导管 1 个，6 FJR3.5 或 6 FJR4 造影管 1 根，圈套器 1 个，高压注射筒 1 个。

2．术中护理

（1）核对患者，协助患者到检查床，摆好体位，接心电、血压、指脉氧监测。

（2）协助消毒、铺巾、铺大单，连接压力监测仪，协助技师抽取对比剂，给予地塞米松静脉推注，台上给肝素盐水。

（3）穿刺股动脉、股静脉，给予肝素（100 U/kg）。

（4）用猪尾导管测左心室压→左心室造影→测量 VSD。

（5）用端孔或 JR 造影管或 6F 猪尾导管通过 VSD→超滑导丝通过 VSD，观察心电变化。

（6）从股动脉送入鹅颈圈套器，将泥鳅导丝从 VSD 套入右心室，股静脉→体外，建立动脉→VSD→静脉的动静脉轨道。

（7）根据测量值和超声选择合适的 VSD 封堵器及输送鞘。

（8）经股动脉送入鞘及输送伞，并释放 VSD 封堵器。

（9）造影及超声评价无误后，释放伞，回收输送鞘及钢缆。

（10）穿刺部位压迫止血包扎，回冠心病监护病房（CCU）或病房。

3．术后护理

（1）穿刺侧沙袋压迫 6～8 小时，卧床 24 小时。

（2）术后肝素抗凝 24 小时。

（3）临床及心电图监测。

（4）术后 3 天内静脉给予抗菌药物。

（5）口服肠溶阿司匹林 3～4 mg/（kg·d）6 个月。

（6）术后 24 小时、1 个月、3 个月、6 个月及 12 个月以上复查经胸超声心动图、心电图及 X 线胸片。

五、并发症及处理

1．束支传导阻滞
应用激素及营养心肌的药物，三度房室传导阻滞者可酌情安装临时或永久起搏器。

2．封堵器脱落
异物钳夹取、外科手术。

3．主动脉瓣或三尖瓣反流
若释放封堵器之前发生则收回封堵器，若释放封堵器之后发生应酌情手术处理。

4．溶血

给予激素、碳酸氢钠，酌情输血；用异物钳取出封堵器或行外科手术。

5．头痛

对症治疗。

（魏小英）

第四节　肺动脉瓣球囊扩张术

肺动脉瓣狭窄（pulmonary stenosis）是指左、右心室之间无交通（即室间隔完整），肺动脉瓣、瓣上或瓣下有狭窄。它是一种常见的先天性心脏病，占先天性心脏病的8%～10%，居先天性心脏病各类型发病率的第四位。

典型的肺动脉瓣严重狭窄患者其肺动脉瓣呈圆锥形，纤维性漏斗状瓣膜融合，向上突入肺动脉主干。从瓣膜的肺动脉端可看到三个等距离的缝痕，从瓣口呈放射状至肺动脉壁，引起肺动脉干狭窄后扩张。

肺动脉瓣狭窄患者其主要病理生理表现是右心室的血液流出受阻，从而引起与狭窄程度成比例的右心室压力增高，由于室间隔完整，右心室压力可高于左心室压力，右心室的工作负荷比左心室大，右心室肥大以保持正常的心排血量。如果梗阻持续存在，压力持续增高，最终右心室扩大以致右心衰竭。由于肺动脉瓣狭窄的存在，肺动脉内压力正常或降低，在右心室与肺动脉之间形成压力阶差，当有卵圆孔未闭或房间隔缺损时，可产生心房水平的右向左分流，从而使患者发生发绀。

一、肺动脉瓣狭窄的分型

1．解剖分型

Milo等根据肺动脉瓣的局部解剖和右心室造影将单纯肺动脉瓣狭窄分为三种类型。

（1）Ⅰ型：圆顶样肺动脉瓣狭窄，此型常见，占肺动脉瓣狭窄的60%～70%，此型瓣膜交界缘融合瓣叶稍增厚，但瓣叶平滑有弹性，瓣口呈圆形，位于中央，造影见明显的射流征，肺动脉干狭窄后扩张。

（2）Ⅱ型：肺动脉瓣发育不良型，肺动脉瓣叶明显增厚、坚硬、高低不平，可见隆起呈菜花样；造影见瓣叶水平不规则充盈缺损，无瓣口射流征及肺动脉干狭窄后扩张。

（3）Ⅲ型：肺动脉瓣"沙漏样"畸形伴瓶样瓣窦，瓣口水平肺动脉瓣狭窄，瓣口偏离中心，瓣窦深。

2．根据右心室压力高低分型

（1）轻型：收缩期右心室压力＜50 mmHg。

（2）中型：收缩期右心室压力介于 50 mmHg 和低循环收缩压之间。

（3）重型：收缩期右心室压力＞左心室压力。

二、治疗措施

1. 药物治疗

肺动脉瓣狭窄的药物治疗指那些重度狭窄而不能手术或介入治疗时的对症治疗。

2. 外科手术治疗

不能接受介入治疗或介入治疗失败后的患者需实施外科手术治疗，可采取经心室肺动脉切开术或采用体外循环直视肺动脉瓣切开术。

3. 介入治疗

经皮球囊肺动脉瓣成形术（PBPV）是穿刺股静脉将球囊导管置于狭窄的肺动脉瓣口，利用球囊扩张的机械力量使粘连的肺动脉瓣叶交界处分离，以解除或缓解瓣口狭窄程度。根据使用的球囊的不同，可分为聚乙烯球囊和 INOUE 球囊法。1982 年，Kan 等报道 PBPV 治疗单纯性肺动脉瓣狭窄，自 1985 年以来，该技术陆续在国内开展起来，经过多年来对 PBPV 的作用机制、适应证、方法学、手术前后的血流动力学、随访及大量临床应用研究表明，PBPV 安全、有效、简便、经济，现已成为治疗单纯性肺动脉瓣狭窄的首选方法。

三、肺动脉瓣球囊扩张术适应证与禁忌证

1. 适应证

以下不受年龄及体重限制。

（1）Milo 分型为Ⅰ型：单纯性肺动脉瓣狭窄或同时合并有继发性流出道狭窄，右心室与肺动脉之间收缩期跨瓣压力阶差 ≥ 30 mmHg。

（2）发育不良型肺动脉瓣狭窄，此型采用超大球囊行 PBPV 获得较满意的效果，目前认为一般首先采用 PBPV，无效再行外科手术。

（3）严重肺动脉瓣狭窄伴心房水平右向左分流。

（4）婴幼儿法洛四联症有频繁缺氧发生，药物不能控制或病情严重者，或其他复杂先天性心脏病伴有肺动脉狭窄，暂时不能接受根治术者，采用 PBPV，行姑息治疗；其目的是延长患者生存时间，使患者生存至可以行根治手术时。

（5）肺动脉狭窄，外科手术后再狭窄。

（6）肺动脉闭锁者，可先用激光打孔或射频导管打孔后，再行球囊导管扩张术。

2. 禁忌证

（1）单纯性肺动脉瓣狭窄但分型为 Milo Ⅰ型。

（2）肺动脉瓣发育不良，心血管造影显示瓣膜明显增厚，活动度差，无瓣膜窦，合并

有瓣上狭窄，无肺动脉干的狭窄后扩张。

（3）肺动脉瓣二叶畸形的肺动脉瓣狭窄。

（4）极严重的肺动脉瓣狭窄合并重度心力衰竭，应立即行外科手术。

（5）其他全身性原因不宜行心导管介入治疗者，如血小板减少等。

四、介入治疗的护理

（一）术前护理

（1）完善术前的各项检查：血常规、肝肾功能、电解质、凝血功能、传染病筛查、血型、心电图、超声心动图、胸部 X 线片等。

（2）术者向患者及其家属解释操作方法，术中配合事项，可能出现的并发症，征得患者及其家属的同意并签署介入手术同意书；全身麻醉的患者，家属还需签署麻醉同意书。

（3）碘皮试。

（4）双侧腹股沟区备皮（范围为脐下至大腿中上 1/3 处）。

（5）小儿不合作需静脉复合麻醉者，术前禁食 6 小时，禁饮 4 小时。

（6）术前紧张的患者可使用镇静剂。

（7）建立静脉通道：左侧肢体留置针。

（二）术中护理

1. 药物准备

（1）常规药品：利多卡因、阿托品、多巴胺、地塞米松、肝素、非离子型对比剂。

（2）麻醉药品：咪达唑仑、氯胺酮、芬太尼。

2. 用物、器械准备

（1）检测：心电监护仪、除颤仪、临时起搏器、指脉氧监测仪、氧气罐、负压吸引器装置处于备用状态。

（2）无菌包类：器械包、敷料包。

（3）无菌物品。

1）单球囊扩张用物：11 号刀片 1 个、注射器（10 mL 2 支、20 mL 2 支）、普通钢丝（直径 0.035 英寸、长 145 cm）1 个、8 F 动脉鞘 1 个、加硬钢丝（直径 0.035 英寸、长 200 cm）1 根、三通管 1 根、高压注射筒 1 个、压力延长管（90 cm）1 根、端孔造影导管 1 个、5 F（或 6 F）猪尾造影导管 1 个、压力泵 1 个、塑料布 2 块、铅屏罩 1 个、球管罩 1 个、各种型号肺动脉球囊。

2）Inove 球囊扩张用物：11 号刀片 1 个、注射器（10 mL 2 支、20 mL 2 支）、普通钢丝（直径 0.035 英寸、长 145 cm）1 个、8 F 动脉鞘 1 个、加硬钢丝（直径 0.035 英寸、长 200 cm）1 根、三通管 1 根、高压注射筒 1 个、压力延长管（90 cm）1 个、Inove 套件（游标卡尺、螺口注射器、左房钢丝、扩张器、金属延伸器）。

3. 路径

局部麻醉或全身麻醉下穿刺股静脉，置入鞘管。

（1）经鞘管送入 MPA1 导管：腹主静脉→下腔静脉。

（2）经鞘管送入猪尾造影导管：腹主静脉→下腔静脉。

（3）经鞘管送入肺动脉球囊：腹主动脉→下腔静脉。

4. 手术过程中的护理

（1）交接患者：患者至介入中心后核对患者姓名、床号、输液情况、手术同意书、碘皮试、备皮、各项检查结果，全身麻醉患者注意交接禁饮、禁食情况。

（2）患者准备：协助患者平卧于导管床上（全身麻醉患儿应固定好四肢），做好患者的心理护理，消除其紧张、恐惧心理，协助给予氧气，监测无创血压、指脉氧、心电、压力。

（3）协助医师消毒铺巾，穿手术衣。

（4）局部麻醉或全身麻醉下穿刺股静脉置入鞘管，静脉给予肝素（成人每千克体重 100 U，小儿或瘦弱女性每千克体重 80 U）。

（5）右心导管检查：将端孔导管经鞘管送至右心房、右心室、肺动脉，行常规右心导管检查获取术前生理资料，包括右心房压力，肺动脉与右心室压力及压差，记录由肺动脉干至右心室的连续压力。

（6）右心室造影：将猪尾导管放置于右心室心尖部造影，显示肺动脉瓣狭窄处独有的射流征，测量瓣环直径，并观察右心室流出道是否狭窄和是否有狭窄后肺动脉扩张，显示肺动脉及分支有无狭窄。

（7）球囊扩张。

1）单球囊扩张：将加硬钢丝沿着端孔导管送至肺动脉干及肺动脉，撤去导管，根据选用球囊的大小选择大小适宜的扩张管扩张股静脉穿刺口，以便球囊顺利插入。球囊通常选择比瓣环直径大 20% ~ 40% 的球囊。插入前检查有无破损及漏气，并用稀释的对比剂驱除球囊管腔内的空气，沿加硬钢丝送入球囊导管至肺动脉，使球囊中部固定于肺动脉瓣狭窄处，扩张球囊，推注 1：3 或 1：4 稀释的对比使球囊充盈直至球囊的腰部切迹消失，充盈状态持续数秒或立即回抽对比剂使球囊排空，通常从开始扩张球囊至吸瘪球囊的时间小于 10 秒，以减少右心室流出道血流中断时间过长引起的血流动力学改变。如此重复数次，每次间隔 3 ~ 5 分钟，如扩张后效果不满意，可换用更大的球囊进行扩张，直至球囊扩张时无 "腰形切迹" 出现，狭窄解除后，撤出球囊导管，重复右心室造影，测肺动脉瓣上及瓣下压差。

2）Inove 球囊法：Inove 球囊相对短且柔软，较易定位，充盈时不会滑动，可通过调节球囊内对比剂的量而调节球囊直径的大小达到顺利扩张的效果，球囊充盈及排空较快，对重度肺动脉瓣狭窄的即刻疗效优于单球囊法，主要用于肺动脉瓣狭窄处很硬、难以扩张时及重度肺动脉瓣狭窄的患者，其操作方法同单球囊扩张。

3）拔除导管、鞘管，压迫穿刺部位，止血后加压包扎，沙袋压迫送 CCU。

5. 即刻疗效的评价

PBPV 良好的即刻效果已得到肯定，手术中通常采用三个指标来判断手术是否成功：跨肺动脉瓣压力阶差（ΔP）下降，此为主要指标，Negent 认为术后 $\Delta P \leq 25$ mmHg 为效果优，ΔP 25 ～ 50 mmHg 为良，＞ 50 mmHg 为差，目前大多采用术后即刻 $\Delta P \leq 36$ mmHg 作为首次 PBPV 成功的指标。

6. 麻醉及术中的护理

（1）肺动脉瓣球囊扩张的患者在局部麻醉下可耐受，而新生儿、儿童不能配合手术者，严重肺动脉瓣狭窄并伴有发绀者，由于经过瓣膜的血流低，患者不能耐受突然升高的后负荷，即使是几秒钟也不行，必须采用全身麻醉加以呼吸支持及稳定循环状态。

（2）麻醉前除准备好麻醉的药品及气管插管器械外，还必须准备好必要的心血管活性药物、抗心律失常药，也应准备好血制品及容量扩张剂，除颤仪等处于备用状态。

（3）术中严密监测血压、心电图、血氧饱和度，对了解患者血流动力学改变及指导医师及麻醉处理很有帮助，术中出现生命体征异常时应随时告知医师及麻醉师，积极配合处理及纠正血流动力学的变化。

（4）扩张过程中心排血量会急剧下降引起低血压、心动过缓、氧饱和度和呼气末 CO_2 下降，扩张前应保持循环容量稳定，氧饱和度 100%，呼吸通畅，输液管道通畅，抢救药品准备充分，扩张时如血压下降应给予多巴胺泵入、静脉推注，心动过缓给予阿托品，氧饱和度难以维持应给予全身麻醉气管插管等对症处理。

（5）术中加强呼吸管理，防止通气不足或过度避免缺氧或二氧化碳潴留，并通知术者及麻醉师，立即抽空球囊，恢复右心室流出道血流，积极配合抢救。

（三）术后护理

（1）穿刺侧肢体制动 12 小时，平卧 12 小时，局部沙袋压迫 4 小时，嘱患者不宜屈腿（穿刺侧）、抬头，以免穿刺部位出血。

（2）密切注意穿刺侧足背动脉搏动情况，有无血肿、渗血及下肢水肿等情况。

（3）用抗菌药物。

（4）术后伴左心室流出道反应性狭窄者，口服 β 受体阻滞剂 3 ～ 6 个月。

（5）术后 24 小时复查超声心动图（了解跨肺动脉瓣压差），术后 6 个月、12 个月定期复查超声心动图。

五、并发症及处理

1. 血管并发症

血栓、股静脉闭塞、静脉撕裂和出血等是常见的血管并发症，成人较少，儿童较多。年龄越小，血管并发症发生率越高，多与操作粗暴、球囊大小选择不当有关。操作时要细心，动作轻柔，术中应用半量肝素（250 U/kg 左右），球囊大小选择合适，如年龄小则可选择双球囊。

2. 心律失常

（1）房性、室性心律失常：术中较常见，由导管刺激心房壁、心室壁或在充盈球囊阻断右心室流出道时产生，大多为一过性，将导管撤离即可消失。因此，术中操作轻柔，减少刺激心房和心室壁，缩短操作时间可减少此并发症的发生。

（2）心动过缓：多在球囊扩张时出现，多为一过性，随着球囊的抽吸而消失，必要时可静脉推注阿托品。

（3）房室传导阻滞：少见，多为球囊过长或过大，扩张时造成右心室及流出道内膜下缺血而影响传导功能，大多为一过性。停止操作可恢复正常，术中选择大小合适的球囊是避免此并发症的关键。

3. 肺动脉瓣关闭不全

肺动脉瓣关闭不全是 PBPV 常见的并发症，主要与球囊直径大小有关。避免选择直径过大的球囊是避免此并发症的关键。

4. 三尖瓣关闭不全和右心衰竭

少见，多由操作粗暴、球囊过长所致，严重者导致急性右心衰竭需行外科手术。

5. 血压下降、意识丧失、发绀、抽搐、呼吸困难

球囊充盈扩张肺动脉瓣时右心室流出道被完全阻断的时间过长，右心室收缩压急剧上升，动脉血压即下降，多为一过性，立即排空球囊可恢复。

6. 心脏穿孔及肺动脉损伤

少见，多见于婴幼儿及肺动脉瓣严重狭窄者。由于瓣口过小，导管不易通过，操作粗暴时出现，主要表现为心脏压塞的症状、体征，术中或术后血压持续下降。一般心包穿刺引流可缓解症状，仍不能控制时需行外科手术。

（李嘉蔚）

第五节　二尖瓣球囊扩张术

一、二尖瓣狭窄概述

二尖瓣由位于前内侧的前瓣和后内侧的后瓣构成，两个瓣叶之间为相应的前外及后内交界。二尖瓣主要由纤维结缔组织构成，其游离缘借腱索和乳头肌与左心室壁相连。正常二尖瓣开口呈椭圆形，瓣口面积为 $4 \sim 6\ cm^2$，周长为 $9 \sim 11\ cm$。

二尖瓣狭窄的主要病理改变是风湿性病变，左瓣叶交界处相互粘连和融合，瓣叶的增厚、粗糙、瘢痕、收缩、硬化，以及腱索的短缩和相互粘连也是造成二尖瓣口狭窄的主要因素。

（一）二尖瓣口面积

二尖瓣狭窄时，根据二尖瓣口面积可将二尖瓣狭窄分为三度。

1. 轻度二尖瓣狭窄

瓣口面积 $1.5\ cm^2$。

2. 中度二尖瓣狭窄

瓣口面积 $1.0 \sim 1.5\ cm^2$。

3. 重度二尖瓣狭窄

瓣口面积 $1.0\ cm^2$。

（二）二尖瓣的病理改变

根据二尖瓣的病理改变，二尖瓣狭窄可分为以下几种。

1. 隔膜型

二尖瓣前叶病变较轻或无明显病变，瓣叶柔软尚能自由活动，腱索病变不显著。本型可分为三个亚型：①边缘粘连型；②瓣膜增厚型；③隔膜漏斗型。

2. 漏斗型

前叶与后叶均有极度的增厚和纤维化，瓣叶活动能力消失。腱索和乳头肌均有显著的粘连和短缩，整个瓣膜形成一个深直的漏斗状，常有显著的反流。

二、适应证与禁忌证

经皮球囊二尖瓣成形术（PBMV）是将球囊导管经皮穿刺血管输送至狭窄的二尖瓣口，用稀释对比剂充盈球囊产生膨胀力，使粘连的瓣叶连合处分离以扩大狭窄的二尖瓣口，这种疗法于 1984 年由日本的胸外科医师 Kanji Inove 采用，他应用自行研制的乳胶球囊导管，经皮进行球囊二尖瓣成形术，并获得成功，此后在临床推广应用，1985 年我国开始开展此项技术。

Inove 球囊技术是目前进行 PBMV 的常用技术，其技术操作相对简单，容易掌握，球囊直径可调，可逐步递增扩张，可直接进行血流动力学监测，相对安全，并发症少。必须明确的是，PBMV 与外科开胸二尖瓣闭锁或分离术一样，并非根治性治疗而是减轻症状的治疗，PBMV 不可能使患者的二尖瓣口面积扩大到正常水平，患病的瓣膜仍存在，术后还有可能发生再狭窄。

1. 适应证

（1）单纯性二尖瓣狭窄或伴轻度二尖瓣反流及主动脉瓣病变：二尖瓣口面积 $< 1.5\ cm^2$，瓣膜柔韧性好，无明显纤维化和钙化。

（2）心功能 Ⅱ ~ Ⅲ 级（NYHA 分级）。

（3）无风湿活动。

（4）外科分离术后二尖瓣再度狭窄。

（5）外科手术危险性大或拒绝外科施行二尖瓣手术者。

（6）其他手术（如肿瘤切除术、腹部手术）术前需治疗二尖瓣狭窄，以保证手术的安全。

2. 禁忌证

（1）二尖瓣狭窄伴中度至重度二尖瓣反流及主动脉瓣病变。

（2）左心房有血栓或半年内有体循环栓塞史。

（3）严重的瓣下结构病变，二尖瓣有明显钙化为相对禁忌证。

三、护理

（一）术前护理

（1）完善术前的各项检查，包括血常规、肝肾功能、电解质、凝血功能、传染病筛查、风湿活动指标、血型、心电图、超声心动图（或经食管超声心动图）、胸部 X 线检查等。

（2）术者向患者及其家属解释操作方法，术中配合事项，可能出现的并发症，征得患者及其家属的同意并签署介入手术同意书。

（3）碘过敏试验。

（4）双侧腹股沟区备皮（范围为脐下至大腿中上 1/3 处）。

（5）心房颤动的患者，术前需进行抗凝准备。

（6）术前紧张的患者可使用镇静剂。

（7）建立静脉通道：左侧肢体留置针。

（二）术中护理

1. 药物准备

（1）2% 利多卡因 200 mg，阿托品 0.5 mg，多巴胺 1 mg/mL，肝素 2 500 U，稀释肝素 1 000 mL，地塞米松 10 mg，非离子型对比剂 50 mL。

（2）压力装置（双通道压力）：0.9% NaCl 500 mL+ 肝素 1 250 U 接输液器排气加压，接压力通道。

2. 用物器械的准备

（1）检测除颤仪、监护仪、氧气和负压吸引装置处于备用状态。

（2）无菌包：器械包、敷料包。

（3）无菌物品：11 号刀片 1 个、注射器（5 mL 1 支、10 mL 2 支、20 mL 2 支）、导丝（直径 0.032 英寸、长 150 cm）1 根、动脉鞘（5 F 1 个，8 F 1 个）、铅屏罩 1 个、球管罩 1 个、三通管 2 根、5 F 猪尾造影导管 1 个、压力延长管（90 cm）2 根、房间隔穿刺针 1 个、房间隔穿刺鞘 1 个。

（4）二尖瓣球囊套件：左心房导丝、扩张器、金属延伸器、二尖瓣导向探条、游标卡尺、专用注射器。

3. 路径

（1）在局部麻醉下穿刺股动、静脉置入鞘管。

（2）（经股动脉）送入猪尾造影导管，测量左心室压力。

（3）（经股静脉）送入房间隔穿刺鞘和房间隔穿刺针至右心房，穿刺房间隔成功后送左心房导丝，送 Inove 球囊至二尖瓣口。

（4）测压，充盈球囊扩张二尖瓣口，扩张满意后拔出导管。

4. 过程

（1）交接患者：患者至介入中心后核对患者姓名、床号、输液情况、手术同意书、碘皮试、备皮、各项检查结果。

（2）患者准备：协助患者平卧于导管床上，摆好体位，输液接三通管，做好患者的心理护理，消除其紧张、恐惧心理，协助给予氧气吸入，监测心电、血氧饱和度、有创压力。

（3）协助医师消毒铺巾，穿手术衣，接双道压力，排气、校正零点。

（4）局部麻醉下穿刺股动、静脉，分别置入鞘管，给予肝素 2 000 U。

（5）左心室测压：经股动脉鞘管送入猪尾造影导管至左心室，测量左心室压力。

（6）房间隔穿刺：经股静脉鞘管送房间隔穿刺鞘和房间隔穿刺针至右心房，定位房间隔穿刺点，穿刺房间隔，回抽血液或注入少量对比剂，以核实是否穿入左心房，穿刺成功后给予肝素 3 000 U。

（7）送左心房导丝：房间隔穿刺成功后，撤出房间隔穿刺针，沿鞘管送入左心房导丝至左心房顶部，撤出鞘管。

（8）扩张皮肤入口处和房间隔穿刺处：沿左心房导丝送入扩张管，依次扩张皮肤入口处、股静脉及房间隔穿刺处。

（9）送入 Inove 球囊导管：撤出扩张管，在透视下，沿左心房导丝送 Inove 球囊导管至房间隔穿刺点处，顺时针轻旋球囊导管使导管尖端指向左心房，继续推送导管使之通过房间隔。待球囊导管的球囊部分全部通过房间隔后，将球囊延伸器回撤 4 ~ 5 cm，继续推送球囊导管使之沿左心房导丝在左心房内形成一半圆形，将内导管自球囊导管尾端的孔槽中松开并回撤，使球囊回复至原始长度，再回撤延伸器并推送球囊导管，使整个球囊导管的形态类似"P"，并将远端球囊适当充盈起来，然后将延伸器和左心房导丝一起撤出体外，测量左心房压力及跨瓣压差。

（10）引导球囊导管通过二尖瓣口：在透视下送入二尖瓣导管探条，逆时针方向旋转二尖瓣导管探条，并同时前后推送球囊导管，使导管尖端到达二尖瓣口位置，迅速将二尖瓣导管探条回撤 3 ~ 4 cm，通常会使球囊导管进入左心室。

（11）扩张狭窄的二尖瓣口：确定球囊导管游离在左心室腔内后，助手用 1：5 稀释对比剂将远端球囊进一步充盈，同时术者将球囊导管回撤使之卡在二尖瓣口上，此时，助手迅速将注射器中剩余的对比剂全部推入球囊，然后迅速回抽，整个充盈和回抽过程不超过 5 秒，在回抽对比剂的过程中，球囊导管常会自动脱入左心房。

（12）确定扩张是否终止：确定扩张是否终止取决于两个方面，一方面是二尖瓣口面积是否足够大，另一方面是血流动力学检查和有无二尖瓣关闭不全的杂音，若跨瓣压差无明显下降，则可增加球囊的直径进一步扩张。

（13）撤出球囊导管：扩张满意后即可撤出球囊导管。撤出球囊导管的顺序与插入球囊导管的顺序相反，将左心房导丝与球囊延伸器一同插入球囊导管，将左心房导丝送入左心房，并使其远端打圈的软弹簧导丝完全在球囊导管外，然后沿左心房导丝送入延伸器延伸球囊，一边延伸球囊，一边适当撤球囊导管，撤出球囊导管前，将左心房导丝适当回撤，仅使其末端柔软的部分露在球囊导管之外，同时撤出球囊左心房导丝。

（14）拔出动、静脉鞘管，伤口压迫止血、包扎，送 CCU。

5. 术中护理配合

（1）向患者解释 PBMV 的手术方法、操作过程、注意事项、配合方法，消除紧张、恐惧心理。对于精神紧张者，给予适量镇静剂，保持良好的身心状态。

（2）协助患者摆好手术体位，消毒手术野时注意患者保暖，协助医师铺巾，备好急救药品，抢救设备处于备用状态。

（3）术中常规应用地塞米松 10 mg 静脉推注，如术中出现恶心、呕吐、荨麻疹等情况，应考虑对比剂过敏，立即告知医师，停止手术，对症处理并给予抗过敏药物。

（4）术中加强巡视，密切观察心电、血氧饱和度、压力等生命体征的变化，如有异常立即告知医师并配合抢救。

（5）动、静脉穿刺成功后鞘管内给予肝素 2 000 U，房间隔穿刺成功后静脉推注肝素 3 000 U。

（6）当球囊扩张狭窄的二尖瓣时患者可能会出现黑矇、血压下降、心率减慢等症状，应通知术者，立即抽空球囊，恢复血流，并对症处理，纠正血压、心率、缺氧后再继续手术。

（7）术中及时填写介入手术护理记录单。

6．PBMV 成功的标准

（1）瓣口面积较术前明显增大。

（2）心功能即血流动力学改善。

（3）无严重的并发症发生。

（4）心导管测量左心房平均压 < 11 mmHg，二尖瓣平均跨瓣压差 ≤ 6 mmHg。

（三）术后护理

（1）穿刺侧肢体制动 24 小时，沙袋压迫 8 小时，嘱患者不宜屈腿（穿刺侧肢），不宜抬头，以免穿刺部位出血。

（2）注意穿刺侧足背动脉搏动情况，有无血肿、渗血及下肢水肿等情况。

（3）注意一般生命体征，如血压、心率、心律及尿量等，还应注意心音、杂音及肺部啰音的听诊。

（4）PBMV 术后用药。

1）术后常规给予阿司匹林及双嘧达莫，以防止创面发生血栓及粘连。

2）对于心房颤动患者，PBMV 术后继续应用洋地黄或 β 受体阻滞剂控制心室率，心房颤动若不复律者应长期口服阿司匹林或华法林抗凝，以减少血栓栓塞的危险。

3）术后常规静脉应用抗菌药物 3 天。

（5）PBMV 术后应于 48 ～ 72 小时后复查超声心动图、X 线胸片及心电图，若无症状，应于术后 3 个月、1 年进行复诊，此后应每年复诊 1 次。

四、并发症及处理

1．心律失常

（1）原因：①机械刺激心脏产生房性或室性心律失常，通常调整器械位置或撤出器械后心律失常即消失；②房间隔穿刺，可导致二度或三度房室传导阻滞，多由穿刺点过低、偏前损伤房室交界区所致；③迷走神经反射，通常引起缓慢性心律失常。

（2）防治：①操作轻柔，房间隔穿刺点准确；②快速性室上性心律失常如持续存在，可给予药物兴奋迷走神经或行电复律的方法；③迷走神经反射引起的缓慢性心律失常可静脉给予阿托品；④对于术中发生心房颤动，则可在术中给予洋地黄类药物控制心率，然后择期复律。

2.栓塞

（1）原因：①气体栓塞；②手术过程中抗凝不充分造成血栓栓塞；③左心房内固有血栓脱落。

（2）防治：①标准化操作，每次冲洗导管时要注意排气；②充分抗凝，并应勤用肝素盐水冲洗器械及导管；③术中，球囊导管尽量远离左心房耳部；④房颤患者应先行经食管超声检查，若无血栓，使用华法林抗凝4～6周。

3.心脏压塞

心脏压塞是 PBMV 最常见的严重并发症之一。

（1）原因：①房间隔穿刺时穿破右心房壁；②扩张房间隔时穿破左心房壁；③球囊导管操作过程中穿破左心房壁。

（2）防治：①穿刺房间隔时准确定位，穿刺后应先回吸，若抽出鲜红色血液则提示已穿入左心房，然后注射少量对比剂，以进一步核实是否穿入左心房；②若已发生心脏压塞，则应立即行心包穿刺，置管引流，并根据情况决定是否进行外科手术修补；③球囊导管到位以后才给予肝素进行全身抗凝，可降低心脏压塞的发生率及减轻其严重程度；④送入穿刺针鞘管、导丝、扩张管及球囊导管时一定要轻柔，切忌硬推硬送。

4.房间隔损伤及其所致的左向右分流

多由球囊导管穿过房间隔所致，为减轻术中的房间隔损伤，应注意以下事项。

（1）Inove 球囊导管已卡在二尖瓣口且近端球囊已充盈时，应适当前送导管以缓解球囊导管对房间隔穿刺部位的牵拉。

（2）Inove 球囊导管通过房间隔时必须处于延长状态，减小其直径，从而减轻对房间隔的损伤。

（3）在 Inove 球囊导管延伸后撤出左心房之前，应将左心房导丝收入球囊导管内，仅将末端柔软部分留在导管外，然后将导管及导丝一起撤出，以防止导丝的坚硬部分划伤房间隔。

5.二尖瓣关闭不全

（1）原因：①瓣叶撕裂；②腱索断裂；③瓣叶穿孔；④乳头肌损伤而出现暂时的乳头肌功能失调。

（2）防治：①尽量避免扩张瓣下；②在瓣膜条件差，尤其钙化明显时，扩张应遵守逐步递增球囊直径的方法；③一旦发生严重二尖瓣关闭不全，应注意保护心功能，给予减轻后负荷药物，减少二尖瓣反流量，根据病情发展情况再决定是否换瓣。

6. 球囊破裂

较为少见的并发症。

（李嘉蔚）

第六节　右心导管检查术

右心导管检查属于心导管检查。心导管检查包括左、右心导管检查和左、右心室造影，其目的是明确诊断大血管病变的部位与性质，病变是否引起血流动力学改变及改变程度，为选择合适的介入手术或外科手术提供依据。

一、适应证及禁忌证

1. 适应证

（1）先天性心脏病特别是心内有分流的先心病诊断。

（2）心内电生理检查。

（3）选择性冠状动脉造影。

2. 禁忌证

一般只有相对禁忌证而无绝对禁忌证。

（1）感染性疾病的急性期，如感染性心内膜炎、败血症、肺部感染等。

（2）未能纠正的严重出血性疾病。

（3）外周静脉血栓性静脉炎。

（4）严重肝、肾功能损害。

二、护理

（一）术前护理（适用于所有介入手术患者）

（1）核对床号、姓名、诊断、手术名称，检查手术部位备皮情况、术前禁食、家属签字、术前用药等情况。

（2）检查患者是否已完成必要的实验室检查（如出凝血时间、肝肾功能检查、胸部 X 线检查、超声心动图等）。

（3）向患者及其家属介绍心导管检查的方法和意义，手术的必要性和安全性，以解除患者及其家属的思想顾虑和精神紧张，必要时术前夜间口服地西泮 5 mg。

（4）术前必须检查患者是否有体温升高等，如有体温升高必须排除各种感染，并通知术者，必要时暂时停止手术，进一步检查与治疗，待体温正常后 3 天再行手术。

（5）儿童、未婚患者在腰部垫铅裙，防止 X 线对生殖系统造成不可逆伤害。

（6）准备麻醉机、呼吸机及吸引器，固定患者的四肢、手术部位等。

（二）术中护理

1. 药物准备

（1）常规药品：利多卡因、阿托品、多巴胺、地塞米松、肝素。

（2）麻醉药品：咪达唑仑、氯胺酮、芬太尼。

2. 用物、器械准备

（1）检测：心电监护仪、除颤仪、临时起搏器、指脉氧监测仪、氧气、负压吸引器装置处于备用状态。

（2）无菌包类：器械包、敷料包。

（3）无菌物品：动脉鞘 1 个，10 mL 注射器 2 支，20 mL 注射器 2 支，直径 0.035 英寸、长 145 cm 的钢丝 1 根，压力延长管 1 个，5 F MPA 造影管 1 个，11 号刀片 1 个，塑料布 2 块，铅屏罩 1 个，球管罩 1 个，三通管 2 个，Y 接头 1 个。

3. 路径

右心导管检查是给外周静脉穿刺、插管，使其前端经右心房、右心室到肺动脉，观察并测量上述部位的压力、血氧含量及血流动力学的改变。

采血顺序：上腔静脉，右心房上、中、下，下腔静脉，左肺动脉，主动脉，右心室流出道，右心室中，右心室流入道，股动脉。

4. 术中护理配合

（1）术中注意观察心电图、心脏内压力，详细记录各心腔内压力曲线图及参数并保存资料。

（2）配合术者取血，测量氧饱和度或血气值。

（3）心室造影前，准备抽回血，排出导管及造影系统内的气体，严防栓塞的发生，根据不同部位及不同要求造影，按医嘱选择不同的造影速度、压力及总容积。

（4）全身麻醉患者要注意麻醉护理，去枕，肩下垫一薄枕，使气道拉直。患者有痰时，要及时清除。当患者呕吐时，必须让其头侧向一边，并及时清除口腔内异物，以防造成窒息。

（三）术后护理

（1）静脉穿刺术侧制动 4 ~ 6 小时，动脉穿刺以左手示指、中指两指压迫穿刺点止血

30分钟，压迫点在穿刺点近心侧 1 ~ 2 cm 处，以确保压迫点穿刺进入动脉处，确认无须局部压迫止血后，以弹力绷带加压包扎，用 1 kg 重的沙袋压迫局部穿刺点 6 ~ 8 小时，穿刺侧肢体制动 12 小时，卧床制动期间做好生活护理。

（2）定时扪及穿刺侧足背动脉搏动的强弱，并与未穿刺侧进行比较，以确诊穿刺侧动脉搏动明显变化，观察穿刺侧有无局部血肿，当穿刺侧血肿明显增大或穿刺点有新鲜出血时，必须加压，直至出血停止。

（3）围手术期抗感染治疗。

（4）监护体温、脉搏、呼吸、血压等生命体征，进行术后卫生宣教，注意术后肢体的活动，如果局部有硬块可热敷或理疗。

（5）全身麻醉术后麻醉护理。

三、并发症及处理

1. 心律失常

心律失常是心导管检查过程中最常见的并发症，可发生各种类型的心律失常。如果心律失常为偶发，不引起血流动力学改变，不需要药物处理或终止导管检查，为轻度心律失常。严重心律失常时需要药物或器械复律治疗，对严重心律失常需早期诊断，及时处理。

2. 心搏骤停

表现为心脏突然或短时间内停止搏动，为心导管检查最严重的并发症，往往发生于严重心脏病变、复杂畸形及全身状态不良患者，需要急救处理。处理原则是迅速建立血液循环，维持有效血压及有效呼吸，预防心搏骤停引起的心、脑、肾等重要脏器的损害。

3. 缺氧发作

先心病患者在导管术中和术后常引起或加重缺氧发作，不及时处理可引起严重并发症，甚至死亡。处理：维持呼吸道通畅，纠正酸中毒，解除右心室流出道痉挛，维持血压，必要时外科手术。

4. 血压下降

较为常见。主要原因有酸中毒、低血糖、术中或术后失血、缺氧发作、心功能不全、严重心律失常、心脏及大血管穿孔等。处理及预防：术前改善患者全身状况，纠正酸中毒及低血糖，及时纠正影响血压的并发症。

5. 对比剂过敏

轻者表现为恶心、呕吐、荨麻疹、皮肤瘙痒，重者表现为喉头水肿、呼吸道梗阻、过敏性休克等，需立即静脉注射肾上腺皮质激素、升压药等对症治疗。

6. 血栓形成

一旦发现插管侧股动脉搏动减弱、肢端变凉,说明动脉内血栓形成;如肢体肿胀、颜色发暗,说明静脉内血栓形成。处理原则是尽早诊断,早期处理。

7. 出血及局部血肿

穿刺点出血形成局部血肿,予以加压包扎止血,已形成的血肿可行消肿治疗促进血肿吸收。

8. 动静脉瘘及假性动脉瘤

动静脉瘘及假性动脉瘤多发生于股动脉,予以加压包扎部分能愈合,不能愈合者需行外科手术。

9. 心脏及大血管穿孔

原因不明的急剧血压下降、心导管位置异常、压力曲线异常改变、心脏压塞提示心脏或大血管穿孔。对于心脏压塞行心包穿刺,部分可有效缓解心脏压塞症状,如症状未缓解或加重,应行心包切开,修补心脏穿孔。心房及大血管穿孔,因其壁薄,无自行闭合的可能,故应保持导管原位不动,急行开胸修补术。

（李嘉蔚）

第十一章

心脏起搏器及除颤护理

心脏起搏器的编码和类型有单腔、双腔、三腔、四腔。起搏模式又分非同步起搏、同步起搏、顺序起搏、程控起搏、抗快速型心律失常起搏。

第一节　心脏永久起搏器的安装

一、人工起搏器基础知识

（一）脉冲发生器

心脏永久起搏器系统是由脉冲发生器和起搏导线两部分组成，是由电源、电子、集成电路构成，附件由外壳、插孔、电极固定装置组成。是极为精密和复杂，具有高度可程控性，并能储存相当大量诊断数据的电子装置。随着起搏器技术及工艺的完善，起搏器的体积越来越小，电池寿命越来越长。能源也从汞电池发展为锂电池。其功能是：电池中储存的能量通过连接通路刺激送到心脏，或感知心脏后再回流脉冲发生器，形成回路。

（二）能量传输系统（电极）

能量传输系统是植入人体的相对脆弱的导电金属线，外有绝缘层包裹，由电插头、螺旋导线和电极头组成。它能将脉冲发生器的能源及复杂的电子线路联系在一起，传送起搏器向心肌发放的脉冲，把心脏的腔内电图传输到起搏器感知线路的双重作用。电极的顶部为阴极，脉冲发生器的金属壳为阳极。单腔起搏器的电极的阴极与脉冲发生器的阳极构成起搏与感知，双腔起搏器的电极与体部环状电极构成双极起搏与感知。

1. 心房电极

心房电极长 53 cm，有被动固定电极，为了使电极在心内膜固定，不易脱位，尖端有带翼状、锚状的固定结构，心房电极一般为 J 形，以利于插入固定在右心耳。

2. 心室电极

心室电极长 58 cm，有被动固定电极，与心房电极的尖端相同固定于心尖部。另外，还有主动固定电极，为螺旋状，一般固定在室间隔的流出道，更接近生理传导。

3. 临时起搏电极

临时起搏电极为双极电极，并且电极头端为柱状，目的是取出方便，但稳定性差，容易移位。

二、起搏器的编码和类型

（一）非同步起搏器

非同步起搏器即频率固定型起搏器（VOO，AOO），只能按预定频率规则地发放电脉冲刺激心房或心室，引起心脏冲动。而对来自心脏自身的冲动无反应，常可导致竞争心律。目前主要用于心脏电生理检查。

（二）同步起搏器

同步是指具有感知功能，包括 P 波同步（感知心房搏动）和 R 波同步（感知心室搏动）。感知自身心搏信号后，起搏器的反应方式有两种类型：触发型和抑制型。

1. 触发型

触发型是指起搏器感知自身心搏信号后，立即发放一个起搏脉冲，刺激心脏起搏。

（1）P 波触发型起搏器主要有 AAT 起搏器。其起搏方式适用于房室传导功能正常的窦性心动过缓。

（2）R 波触发型起搏器主要有 VVT 起搏器。

2. 抑制型

抑制型是指起搏器感知自身心搏后，取消下一个预定脉冲发放，以感知自身心搏开始重整起搏周期，又称按需型。

（1）P 波抑制型起搏器主要有 AAI 型起搏器。其起搏方式适用于房室传导功能正常的窦性心动过缓，病窦综合征、在房室传导正常情况下室上性及室性心动过速的超速抑制、心动过缓导致的心排血量低下，希望心房起搏提高心排血量。

（2）R 波抑制型起搏器主要有 VVI 起搏器。又称心室按需抑制型起搏器。当心室率超过起搏预置频率时，起搏脉冲被抑制输出，以感知自身心搏开始重整起搏周期。适应证较广，用于房室传导阻滞（AVB）、病窦综合征（SSS）。但房室不能顺序收缩，甚至室性逆传，导致起搏器综合征。

（三）顺序起搏器

顺序起搏器又称双腔起搏器，即心房电极固定于右心耳、心室电极固定在右心室心尖部或螺旋电极固定在右心室流出道室间隔的位置，进行房室顺序起搏。其特点是先心房收缩后心室收缩，符合生理性起搏，故血流动力学效果优于单纯心室起搏。临床常用的型号是 DDD 双腔起搏器，具有变时性功能。是治疗 SSS 合并 AVB 较理想的起搏方式。但不适用于房颤、房扑、室上性心动过速，有逆行 A–V 传导或巨大右心房等。

（四）程控起搏器

程控起搏器分简单和多功能程控按需型起搏器。简单程控起搏器只能程控电压和频率，多功能程控可程控数个参数。通常，程控器向起搏器发放磁脉冲，达到改变体内起搏参数的作用。又称自动化起搏器，它会将工作的参数自动调整，不经随访即能获得最佳的血流动力学治疗效果。常见的有双腔起搏器 VVIP/VVIM 和单腔起搏器 VVIR（频率应答式起搏器）。

（五）抗快速型心律失常起搏器

抗快速型心律失常起搏器具有感知和及时终止心动过速的功能，并发心动过缓和窦性静止时有按需起搏的功能，适用于折返性心动过速。目前，由于射频消融治疗快速型心律失常，此类起搏器受到限制。

三、电脉冲特征及起搏阈值

电脉冲是矩形波为负脉冲，接触心内膜的电极应接在起搏器输出的负极端，埋藏起搏器表面的金属为正极，构成回路。

1. 脉冲频率（f）

脉冲频率指起搏器每分钟发放的脉冲次数。基础频率一般为 72 次 / 分，如起搏电池耗竭，则脉冲频率变慢，大多数起搏器采用比原来频率低 10% 的脉冲数作为更换频率，提示起搏器需要更换。

2. 脉冲间期（T）

脉冲间期指两个脉冲之间的时间间隔，脉冲间期与脉冲频率成反比关系。基础间期为833 毫秒，基础频率为 72 次 / 分。

3. 脉冲的宽度与幅度

起搏脉冲持续的时间称为脉宽。脉冲的强度即脉冲的幅度。一般起搏器的预置值：脉冲幅度为 5 V，脉宽为 0.5 毫秒。

4. 阈值

阈值指能夺获心脏的最小电能，受多种因素的影响。首先阈值的大小与起搏器电极局部心内膜的急性或慢性变化有一定关系。一般电极刚插入时测得的阈值为起始阈值，由于心内膜的急性损伤、电刺激引起的炎性反应及纤维化的影响，在埋藏后 1 ~ 3 周阈值可明显增加倍数，3 周后逐渐下降，至 6 周可下降至接近原来水平。激素电极的阈值则比较稳定。起搏阈值还受其他因素，如电极位置、脉宽、电极面积与形状的影响，电极头与心肌距离增大、脉宽过窄、电极头面积过大或过小，可使起搏阈值增加。

四、介入治疗

（一）安装起搏器的适应证

永久性起搏器主要用于缓慢型心律失常如持续性或间歇性发作的三度 AVB、窦性静止或窦房结阻滞引起的脑供血不足而产生的头晕、黑矇、近似晕厥或晕厥，甚至出现阿—斯综合征的发作。

1. 房室传导阻滞及束支传导阻滞

有明显症状的任何水平的完全或高度 AVB，束支或分支阻滞伴间歇发作的二度 AVB；临床诊断的不完全性双侧支或三分支传导阻滞，尤其心室停搏超过 3 秒，或清醒状态下心率＜ 40 次 / 分，即使无症状也宜安装起搏器。

2. 窦房结病变

心室率经常超过 50 次 / 分，且症状明显者；由束支阻滞或持久的 QT 过度延长致心室率缓慢并发扭转性室速者。

3. 颈动脉窦过敏

颈动脉窦过敏所致的复发性晕厥、轻度刺激颈动脉窦因其心室停搏 3 秒，反复发作、症状严重的血管迷走性昏厥。

4. 保证适当的心室率

当窦房结功能和房室传导障碍的患者有频发或严重的心律失常需要用抗心律失常药物控制时，为保证适当的心室率应安装起搏器。

5. 心力衰竭

心脏病合并心室率较慢的心力衰竭，虽无与心律失常相关的晕厥，但选择药物困难，增加心率其心力衰竭有明显缓解者。

6. 顺应性传导

除持续性房颤的患者外，其他在经济条件许可的情况下都应该安装双腔起搏器，利于顺应性传导。三腔起搏器（右心房、右心室、冠状静脉窦）一般在患者心力衰竭、心脏增大的情况下使用。阵发性房颤、长间歇的患者和经济条件不好的患者可安装单腔起搏器。四腔起搏器在三腔起搏器安装部位的基础上，左心房再植入一电极。

（二）安装起搏器的禁忌证

（1）存在全身活动性感染的患者。
（2）一过性因素：药物、电解质紊乱、急性炎症、急性心肌缺血等引起的心律过缓。

（三）操作步骤

起搏器导线植入有两种基本路径：头静脉和锁骨下静脉。临床上以锁骨下静脉较常用。

1. 静脉穿刺径路

（1）头静脉径路：头静脉走行于三角肌与胸大肌的肌间沟，通常取右或左锁骨中外1/3交界处下方2～3 cm的凹窝处。局部麻醉下，切开皮肤，分离出脂肪垫中的头静脉，充分暴露2～3 cm，用线结扎静脉远心端，提起暴露的血管用尖刀片或眼科小剪刀剪开一小口，植入静脉撕开鞘将插有导丝的电极导线缓慢插入静脉，如有阻力可在X线透视下将导丝推出少许，使其头端柔软，经锁骨下静脉入上腔静脉达右心室心尖部或右心室流出道。

（2）锁骨下静脉径路：选第1肋外缘与锁骨下缘交点下方作为穿刺点，也可以选锁骨中点下方或锁骨中内1/3交点下方作为穿刺点。局部麻醉下，穿刺针紧贴锁骨后缘进针，针头指向颈静脉切迹后上缘。要在一定负压下缓慢进针，针头不可越过胸锁关节，也不要越过锁骨上缘。穿刺成功后插入撕开鞘，经鞘管送入起搏器电极导管至右心室心尖部或右心室流出道选择合适的位置并固定，撤出鞘管。

2. 电极导线的安装、测试和固定

（1）心室电极在透视下，将电极送入右心房中部，根据患者心房的大小在体外将导引导丝前端数厘米弯成128°～150°的弧度，再插进电极导管至顶端，然后对准三尖瓣口，旋转导丝操纵电极进入右心室，再将导引导丝后撤1～2 cm，推送电极使顶端的伞部钩住右心室的肌小梁。到位后的心室电极前端应指向心尖，头向下或水平。若为螺旋电极，应固定在右心室流出道比较接近生理传导，也更利于模拟正常人的血流动力学。嘱患者咳嗽及深呼吸等，电极随心脏舒缩而无移位。

（2）心房电极一般为J形翼状。先用直导丝将电极送入右心房中下部，后撤导丝约5 cm恢复前端的J形。在透视下慢慢轻柔地撤退，电极将自行进入右心耳。电极到位后的良好标志是右前斜位时电极头指向前方，随心房收缩横向摆动，深吸气时呈L形，咳嗽或转动导管电极位置不变。

3. 电极导管各项参数的测试

（1）测试电极前端与心肌界面接触部分的功能状况，主要参数有：①阈电压，心室为0.3～1.0 V，心房为0.5～1.5 V；②阈电流，心室一般＜1.5 mA，心房一般＜3 mA；③阻抗，一般为400～1 000 Ω；④ R/P波幅，心室＞5 mA，心房为1.5 mV；⑤斜率，心室为1 V/s，心房为0.5 V/s。

（2）起搏器内部参数：输出电压、电流能量、内部电阻、感知等。

4. 起搏器囊袋的制作

局部麻醉下，切开囊袋口，游离皮下组织，暴露胸大肌，在皮下组织与胸大肌肌膜间钝性分离周围组织，制作一个与起搏器大小一致的囊袋，用生理盐水冲洗，观察囊袋中有无活动性出血，如为两个切口可制作皮下隧道，并由此将电极拉至囊袋切口处。将电极插入起搏器的插口，并越过螺丝固定处，用螺丝刀拧紧螺丝。

5. 安装起搏器缝合囊袋

囊袋制作完毕，起搏器有字标识的一面向外，较长的电极导线顺其自然方向在起搏器后面盘绕 1～2 圈，放入囊袋中，缝合囊袋口，逐层缝合皮下组织皮肤，75%乙醇擦洗皮肤，覆盖无菌纱布并固定，局部沙袋压迫 6 小时。

五、介入护理

1. 护理评估

（1）患者的心理：从 20 世纪 50 年代人们就用电脉冲经胸壁刺激心脏起搏，挽救濒临死亡的房室传导阻滞患者，今天所应用的起搏器已不是简单的电刺激，而是根据患者自身的心电信号变化来决定发放脉冲、转换起搏方式或超速抑制起搏，并具备存储信息、诊断、程控遥测等功能，但绝大多数患者对此了解甚少，甚至对胸前埋藏的起搏器难以接受，顾虑、焦虑、恐惧是患者难以摆脱的，必须有针对性给予个体心理评估。

（2）患者的病史：了解患者的既往史、现病史（是否存在持续性心房颤动的病史）、药物过敏史、家族史及治疗情况（是否正在应用抗血小板或抗凝血的药物），评估起搏器在置入过程中的出血情况和术后感染的概率，手术是否有先置入临时起搏电极的可能。

（3）社会的支持系统：起搏器植入后将伴随患者一生，每几年根据电池的消耗情况更换一次脉冲发生器，费用非常昂贵。患者来自社会各个阶层，年龄互不相同，经济状况更是差距颇大，对起搏器安装的知识甚少，认识程度不一，承担风险、经济状况的承受能力也不同，需给予正确评估，并签署知情同意书等相关医疗文件。

（4）身体评估：观察患者的一般状态、心功能情况及生命体征等是否符合手术要求，是否为瘢痕体质等。

（5）实验室检查及其他检查结果：查看血常规、凝血功能、肝肾功能等实验室检查，动态心动图、胸部 X 线及心电图等辅助检查结果。

（6）术中评估：患者锁骨下局部皮肤的洁净程度，导管室是否符合无菌操作的要求，介入医师操作技能是否符合无菌要求，患者术前是否已应用抗菌药物，患者术中出血的情况、卧位的舒服程度和耐受力，术中不可预见的风险和个体差异都需给予充分评估。

（7）导管室的环境：起搏器手术与外科手术的要求相同，不可存在引起感染的隐患，应对其给予评估。

2. 护理措施

（1）患者的心理干预：根据介入治疗的护理评估，了解患者的心理状态，进行针对性的个体心理干预。具体做法：倾听患者的主诉，了解患者的需求，耐心解答患者提出的问题，针对性地提供心理疏导，解除患者的焦虑、恐惧、悲观心理，保证患者以最佳的心理状态接受诊疗。

（2）根据病史给予相关的护理干预：根据患者的现病史和既往史，结合介入诊疗对患者的评估，如三度房室传导阻滞、长 QT 间期综合等。针对性地做好防范措施，如临时起搏器的置入、异丙肾上腺素的应用等一切准备就绪，进入有序的细化护理。

（3）物品的准备：手术前根据患者心脏起搏的需要模式，备好相关的起搏器及电极、撕开鞘、临时起搏电极、穿刺鞘、程控仪、起搏连线等。

（4）环境与患者的无菌要求：尽量将起搏器的手术安排在每天手术的第一台，手术前必须空气消毒，手术中禁止人员走动。另外，囊袋在锁骨下制作。让患者去枕平卧于 DSA 床上，无菌辅料的覆盖一定要完全，应根据 DSA 床头的宽度做一个框架（患者既舒服又能保证台面的无菌）。在切口的无菌辅料上覆盖无菌手术薄膜，封闭切口周围辅料残留的空隙，工作人员必须戴口罩和帽子，操作必须严格无菌要求，确保环境、台面、操作无菌。

（5）清点台上的物品：囊袋切口虽然不大，但必须清点台上的物品，尤其是缝合针。纱布必须使用手术专用纱布，并将清点的所有物品记录在巡回记录单上，囊袋缝合前清点物品。

（6）预防感染：术前对地面、桌面、操作间空气等都必须进行严格的清洁和消毒，杜绝一切感染的因素。

（7）注意心律失常的变化：由于心脏起搏器电极在植入中的移动，电极阈值的测试等，极易刺激传导系统，引起性期前收缩、室性期前收缩、阵发性室速等心律失常和患者不适，在做好安慰解释工作的同时给予相应的抗心律失常治疗。根据心律失常的类型和病情是否稳定的情况，备好临时起搏。

（8）注意电极的位置：如在测试中患者主诉膈肌或腹肌抽动（膈肌受脉冲刺激），尤其注意起搏器与胸壁肌肉频率一致的抽动，应及时通知操作者，调节输出能量，必要时更换起搏部位。避免心肌穿孔。目前心室电极多为螺旋电极，其螺旋电极的固定位置一般在右心室流出道的位置，既接近生理传导，又不因固定在心尖而出现心肌穿孔或刺激膈肌。

（9）手术顺序的安排及手术中各项操作要严格规范化。

（10）做好阈值参数的记录和资料的保存：记录好调试阈值的参数，保存好包装起搏器盒中的各项资料，并将起搏器的型号、LOT 号粘贴在患者的病例中，以便于医师术后记录术中过程和随访等工作的需要。

（11）保证起搏器电极的衔接：注意电极和起搏器的衔接情况，防止两者间的接触不良或脱位。

（12）囊袋制作注意事项：囊袋大小要合适、无活动性出血，制作好的囊袋要用生理盐水冲洗后用无菌干纱布反复擦拭，仔细观察有无活动性出血，如有渗血可将凝血蛋白200 U 的注射粉剂撒在囊袋中。起搏器植入后，应无压迫、无活动空间。

3. 并发症的护理及处理

（1）电极移位：主要原因包括患者心脏扩大、心肌小梁扁平或电极固定不良等，应在起搏器装好后嘱患者咳嗽、深呼吸或翻动体位，观察起搏阈值、起搏器和感知功能是否有改变。并要求术后患侧肢体 3 个月内尽量不负重。

（2）心律失常：当电极通过三尖瓣开口时易发生室早、室速或因竞争心律的出现诱发心室颤动，要严密观察心电监护的变化，减少插送电极的次数。

（3）心肌穿孔：一般出现在心室的翼状电极；或螺旋电极因心脏扩大、心肌小梁扁平等原因，电极不能固定在右心室流出道而必须固定在心尖部。心脏的搏动、心内膜冲击、膈肌的浮动、电极过硬、操作粗暴、心肌本身的病变，发生在手术中的心肌穿孔临床上并不多见。常由术后电极长时间于心内膜冲击刺破心壁所致，多有胸闷、胸痛、面色苍白、血压下降等心脏压塞等表现。目前，由于螺旋电极的广泛应用，固定在心尖部的电极越来越少，其穿孔的并发症也越来越少，必须固定在心尖部的电极前端不宜用力顶于心尖处。

（4）起搏器囊袋出血或血肿：常因术中没有彻底止血、术前后没有停用抗血小板聚集药物等所致，应重视术中每一个止血的环节，尽量钝性分离以免损伤细小血管，术前必须确定患者已停用抗血小板凝集药。囊袋制作完毕，务必仔细查看有无活动性出血。

（5）局部感染坏死：常发生在手术后早期，多由于手术前皮肤准备不好消毒不彻底，术中未遵循无菌操作原则；手术时间过长，介入手术室空气消毒不完全，空气中含有过量细菌。严格无菌要求、重视每一个操作环节，术后正确使用抗菌药物，如出现破溃感染，给予局部清创处理。

（6）呃逆：呃逆的发生与脉冲刺激膈神经、横膈膜痉挛有关。术中电极的位置要远离膈神经，如发生呃逆首先调低起搏电压，调整电极位置。

（李嘉蔚）

第二节　埋藏式心律转复除颤器植入术

埋藏式心律转复除颤器（implantable cardioverter defibrillator，ICD）可应用于有心律失常性猝死高危因素的患者，可自动发现恶性心律失常，并能在以秒计的时间内自动释放出高能脉冲波电击转复，不需要医疗人员或其他设备的参与。ICD 的应用明显降低了患者的死亡率，降低了围手术期死亡率，并减少了并发症，疗效确实可靠，为防止心脏性猝死发挥了十分重要的作用。虽然目前 ICD 还是一种姑息性治疗手段,但可有效和可靠地立即终止持续性室速(单源性或多源性)/ 室颤,防止发生心脏性猝死(SCD)。

一、ICD 的组成

(一)电极导线

有三种导线系统:①单根导线,所有电极(除颤电极,起搏电极 / 感知电极)都在一根导线上;②一对导线,其中一条导线有右心室除颤电极和起搏 / 感知电极,第二条导线有上腔静脉、冠状静脉窦或右心房除颤电极;③一对电极,其中一条有右心房和上腔静脉/右心室除颤电极,而另一条有起搏和感知电极。

1. 热机壳导线系统

把脉冲发生器机壳作为一个电极,与另一格导线电极(常用的是右心室电极)联合使用,即热点机壳或活性机壳。

2. 感知和识别

心率的确定是目前所有 ICD 的心律失常识别方案中首要部分。感知导线和 ICD 必须对 40 ~ 400 次 / 分范围内的心率是敏感的。电极间距小的双极导线的心率感知功能比单极导线好,因为单极感知易受远场干扰,包括远场心电信号、肌电位或周围环境的电磁干扰。

3. 导线功能的时间依赖的改变

ICD 导线的设计,可提供最大的柔韧性,除颤电极与感知 / 除颤之间有足够的距离,可使阈值升高的程度减少。因为 ICD 植入后的长期过程中,由于电极与组织的界面纤维组织增多,感知和起搏的阈值可能升高,导线的感知和治疗功能(起搏和除颤)可能不能保持恒定,尤其在静脉系统导线和电极可能有轻度的移动或迁徙,除颤电击界面有纤维化,或电极上的其他变化,如氧化等,均会导致除颤阈值显著改变,使除颤功能减低、所需能量增高。

4. 导线的连接器

在脉冲发生器使用期内,连接器必须保证导线紧紧牢缚脉冲发生器,对周围组织提供电绝缘,并在脉冲发生器处缓解应力,因为作用于导线的应力不集中在导线的某一处。

5. 导体

除颤器的导体必须具有起搏器导线导体的抗腐蚀能力,柔韧性和抗疲劳性能,还必须携带十分高的峰电流。起搏器导体的峰电流约为 15 mA,而 ICD 导体必须释放出高达 40 A 的电流。采取低阻抗的导体,会在释放高电流时降低电压的损耗。

6. 绝缘体

绝缘体的导线材料必须对任何漏电具有 50 000 Ω 以上的电阻(隔绝)。电阻低于这个值，感知信号被减弱，可能发生感知丧失。

7. 固定机制

心内膜导线在其远端顶部，或用柔韧的翼状倒齿，或用一个坚固的或可回缩的螺旋，在选择的地点固定。翼状倒齿电极常用于导线（除颤或起搏导线）在右心室心尖部固定，但必须在纤维组织长成后才能发挥最大的固定作用。螺丝旋入性机制（金属螺丝，为主动性固定），有较大的余地在心房、心室选择固定地点。

8. 电极

电极的位置和特性对除颤阈值的影响最大。最明显的是电极置放的位置：心内膜、心包脏层或皮下。植入性除颤电极系统的阻抗范围是 $20 \sim 100 \ \Omega$。两个心包脏层电极片呈现的阻抗最小，经静脉至心包脏层或胸外心电极片系统的阻抗在这个范围的中部，而完全静脉系统的阻抗大多为 $40 \sim 60 \ \Omega$，偶有高达这个范围的高端者。阻抗在这个范围以外是导线系统出了问题。

9. 转接器

转接器是指把已经植入的导线与更换的脉冲发生器相连接，组合成一个共同电极都需要用转换器、延长器，这些转换器和延长器的设计和制造必须与导线一样，要达到一样的可靠性和性能，并采用相似的材料。

（二）脉冲发生器

脉冲发生器由两个部分组成主体和顶盖。

1. 主体

主体是密封在机壳内的成套部件，配置有电池、电容器，除电池、电容器以外的电子线路及微处理器。

2. 顶盖

顶盖是脉冲发生器主体内部的电子器件与植入的导线之间的电学界面，也是与组织之间的电隔离屏障。在脉冲发生器的使用期间，必须保持生物相容性（人体对它不排斥），在导线、脉冲发生器主体，与周围组织之间提供电隔离。一般由顶级的聚氨酯或环氧化合物制成。顶盖内有终端插孔，是导线连接器尾端插孔。用定位螺丝钉使之与除颤起搏感知导线的连接器尾部拧紧，并有模子制作的硅橡胶密封垫，以防体液渗入监测心电信号和释放电治疗的电极导线系统。

二、ICD 的分类

根据感知方式，分为单腔和双腔 ICD；根据除颤电极的构成，分为以心内线圈电极为主的除颤系统和单极除颤系统。

三、ICD 的主要功能

（一）识别快速型心律失常

正确地识别心律失常是有效治疗的前提，ICD 通过监测心电活动如心率、持续时间等标准来完成识别功能。

（二）治疗快速型心律失常

目前临床上应用的 ICD 都具有电击和抗心动过速起搏（ATP）两种治疗快速型心律失常的方式。

1. 电击

用于治疗心室颤动时称为电击除颤，通过非同步放电完成；用于治疗室性心动过速时，通过感知的 R 波同步放电完成，称为电击复律。

2. ATP

治疗室性心动过速的方法除电击复律外，还有抗心律失常起搏。这种方式比电击复律更常用，对于绝大多数室速有效，并可避免电击复律时所产生的疼痛。室性心动过速的治疗首选 ATP。无效时再应用电击复律；仍无效时，再进行电击除颤治疗。

（三）抗心动过缓

ICD 的抗心动过缓，也就是起搏功能用于电击复律 / 除颤后的支持起搏和同时有心动过缓需要起搏治疗的患者。

（四）电生理检查功能

目前临床上应用的 ICD 都有电生理检查功能，借助这种功能在术后的随访中，可以分析、评价和调整设置参数。

（五）监测与信息储存功能

ICD 启动工作后即连续监测患者心律失常发作的次数、发作的时间、周期、方式、效果等资料和 ICD 本身情况，并将监测的这些信息储存起来，通过程控仪将上述储存的信息显示在屏幕上，也可通过打印机打印报告。

四、ICD 的适应证

（1）非一过性或可逆性原因引起的室颤，或室速所致的心搏骤停幸存者。

（2）伴有器质性心脏病的自发性持续性室性心动过速。

（3）原因不明的晕厥，在心电生理检查时诱发有血流动力学显著临床表现的，持续性室速或室颤，而药物治疗无效的患者。

（4）冠心病、陈旧性心肌梗死和左心室功能障碍的非持续性室速，在电生理检查时诱发室颤或持续性室速，而不能被 1 类抗心律失常药物所抑制的患者。

（5）无器质性心脏病的自发性持续性心动过速，对其他治疗无效的患者。

（6）心肌梗死后 1 个月或冠状动脉搭桥术后 3 个月，左心室射血分数 ≤ 30% 的患者。

（7）药物不能控制的，由先天性 QT 综合征或其他家族性疾病引起的恶性心律失常的患者。

五、ICD 的禁忌证

（1）心率缓慢的室性心动过速，既往无快速型室性心律失常病史。

（2）心律失常的病因可有效地治疗或消除，如药物中毒、电解质紊乱或缺氧所致的室速，射频消融可治疗的室性心动过速。

（3）任何原因所致的患者，预期寿命不满半年的。

（4）持续性或非持续性室性心动过速，发作过于频繁的患者。

六、操作步骤

（一）囊袋制作

由于 ICD 体积较普通起搏器大，为避免对皮肤的磨损，一般选择在胸大肌与胸小肌之间制作囊袋植入；如患者较瘦，胸部皮下脂肪少，为防止压迫皮肤发生溃破，多采用肌肉下埋置，切口可选在胸三角区或锁骨下静脉下缘 5 ~ 8 cm。切开皮肤和皮下组织，暴露胸大肌，于胸大肌和胸小肌间钝性分离，做一适合除颤器大小的囊袋，不要太紧。大多数患者采用左前胸制作囊袋，放置 ICD，使除颤电流通过左心室面大，除颤效果好。

（二）静脉的选择

LCD 的起搏导线较起搏器导线粗，一般选在锁骨下静脉穿刺，10 ~ 11 F 撕开鞘，送入电极导线。一般患者以右侧肢体活动较多，为避免影响日常活动和肌电干扰、误感知或除颤阈值增高，多采用左锁骨下静脉，穿刺点位于锁骨中线，不能太偏内侧，避免在狭窄的锁骨和第 1 肋骨间隙通过，以免挤压导线，造成导线折断。

（三）ICD 电极导线固定

ICD 电极导线比较粗，不像起搏导线柔软、操作方便、容易越过三尖瓣，固定在右心室心尖部。需将指引钢丝头端做成 45° 弯曲，能比较顺利地通过三尖瓣，再换成直指引钢丝操纵电极导线，使头端固定于右心室心尖部，良好的固定位置对 ICD 极为重要，关系到能否感知心动过速和有效的除颤。另外，双腔 ICD 的心房导线应采取螺旋电极固定在右心房外侧。目的是避免发生远场感知。

（四）阈值测定

阈值测定是 ICD 的重要环节，关系到能否识别室性心动过速 / 心室颤动和及时予以心律转复、除颤和起搏。包括两个部分。

1. 起搏和感知阈值

ICD 具有起搏功能，应像起搏器一样测定阈值，用起搏分析仪测试起搏阈值和感知阈值。对 ICD 来说，感知阈值更为重要，要有足够的 R 波振幅，一般大于 5 mV，最好 8 mV，因为发生室速时，QRS 波振幅较低，如不能感知则不能除颤转复心律，这是很危险的。其他参数与埋植起搏器时的参数要求一样，良好的起搏阈值也可间接反映除颤阈值不高。

2. 除颤阈值（DFT）

除颤阈值是指用最低能量即能将室速 / 室颤转为窦性心律。为了安全，一般不可能这样做，只是观察在相对低的能量即能有效转复心律便可。因此，所测定的都不是真正的 DFT，而要比 DFT 偏高。

（五）设定各项参数

设定抗心动过速起搏的各项参数，并确定 ICD 感知与复律的效果，确定除颤功能。固定电极，逐层缝合囊袋，消毒包扎。

七、介入护理

（一）护理评估

1. 患者的心理

ICD 脉冲发生器需要埋藏在胸前左侧锁骨下皮下，脂肪或胸大肌内，会带来诸多不便和外观上的异常，切口和囊袋会给患者带来疼痛和感染的机会，并在手术后一侧肢体需运动限制。诸多的不便会给患者带来顾虑、烦躁、恐惧，必须针对性给予个体心理评估。

2. 患者的病史

了解患者的既往史、现病史、药物过敏史、家族史及治疗情况（是否正在应用抗血小板或抗凝血的药物），评估在植入 ICD 过程中的出血情况，术后感染的概率，室性心律失常的性质、种类、发生频率。ICD 是单腔还是双腔或是兼具改善心功能和除颤的双心室 ICD 等类型。

3. 社会的支持系统

ICD 植入后将伴随患者一生，每几年根据电池的消耗情况更换一次脉冲发生器，费用非常昂贵，患者来自各个阶层，年龄不同，经济状况更是差距颇大，ICD 的临床应用是一项新技术，对于治疗后效果患者及家属都会存在疑虑，对 ICD 治疗室速的意义、知识了解程度甚少。认识程度、承担风险不一，需给予正确评估，并签署知情同意书等相关医疗文件。

4. 身体评估

评估患者的体形，便于选择囊袋位置（皮下或肌肉）。观察患者的一般状态，心功能情况及生命体征等是否符合手术要求，是否为瘢痕体质等。

5. 实验室检查及其他检查结果

查看血常规、凝血功能、肝肾功能等实验室检查，动态心动图、胸部X线及心电图等辅助检查结果。

6. 术中评估

患者锁骨下局部皮肤的洁净程度，导管室是否符合无菌操作的要求，介入医师操作技能是否符合无菌要求，患者术前是否已应用抗菌药物，患者术中出血的情况、卧位的舒服程度和耐受力、术中不可预见的风险和个体差异都需给予充分评估。

7. 导管室的环境

起搏器手术与外科手术的要求相同，不可存在可引起感染的隐患，应对其给予评估。

（二）护理措施

1. 术前护理干预

（1）患者的心理干预：根据介入治疗的护理评估，了解患者的心理状态，进行针对性的心理干预。具体做法：倾听患者的主诉，了解患者的需求，耐心解答患者提出的问题，针对性地提供心理疏导，解除患者的焦虑、恐惧、悲观心理，保证患者以最佳的心理状态接受诊疗。

（2）根据病史给予相关的护理干预：患有室性心动过速或心室颤动的患者是非常危险的，发病也是没有规律的，应针对性地做好防范措施，如除颤仪的应用等。另外要确定患者抗凝药要停用3天以上，一切准备就绪进入有序的细化护理。

（3）物品的准备：手术前根据患者心脏起搏的需要模式，备好相关的ICD及电极、10~11F撕开鞘、穿刺鞘、ICD程控仪、起搏器分析仪、多导电生理记录仪、麻醉机等。

（4）环境与患者的无菌要求：手术前一天对患者进行皮肤护理，尽量将ICD的手术安排在每天手术的第一台，手术前必须空气消毒，手术中禁止人员走动。另外，囊袋在锁骨下制作，让患者去枕平卧于DSA床上，无菌辅料的覆盖一定要完全，应根据DSA床头的宽度做一个框架（患者既舒服又能保证台面的无菌）。在切口的无菌辅料上覆盖无菌手术薄膜，封闭切口周围辅料残留的空隙，工作人员必须戴口罩和帽子，操作必须严格无菌要求，确保环境、台面、操作无菌。

（5）清点台上的物品：囊袋切口虽然不大，但必须清点台上的物品，尤其是缝合针。

纱布必须使用手术专用纱布，并将清点的所有物品记录在巡回记录单上，囊袋缝合前清点物品。

（6）皮肤准备：术前一天备皮，双侧颈部、胸部，上至颌下，下至剑突，左右至腋后线，术前消毒面积要与备皮面积一样。

（7）操作人员要求。

1）操作者和助手均应具有较丰富的心内科临床经验，有较好的电生理基础，对ICD功能有充分的了解，熟练掌握ICD植入技术，并能正确处理各种心律失常。

2）因术中要诱发和终止心室颤动，请麻醉师到场协助，保证呼吸道通畅。

3）有丰富经验的护士、有专业技能的影像学技师和了解ICD技术的工程人员。

2．术中护理

（1）协助患者取仰卧位并在左侧肩下垫一薄垫，以暴露锁骨下穿刺区域，并将患者的头发用无菌治疗巾包裹，避免污染手术区，头部置一护面架（通常是用有机玻璃制作的），以保证患者不被敷料遮盖面部，影响呼吸和不利于观察。

（2）在患者的右手或下肢建立可靠的输液通路并连接三通，便于术中给药。

（3）严密观察心电监护上各项生命指征的变化。

（4）协助医师行阈值测试，当导线放妥之后，需进行起搏和感知参数的测定，再进行除颤阈值测定。

（5）测试除颤阈值是整个测试过程中最重要的部分，当测试除颤阈值时，需要诱发室速/室颤，应予以静脉麻醉，使患者处于不清醒状态，减少其痛苦。有活动义齿的患者取下义齿，保持呼吸道通畅，严密监测血流动力学变化。

（6）当诱发室性心动过速/心室颤动，ICD不能终止时，则应立即给予高能量的体外除颤，随时做好所有抢救工作的准备。

（7）缝合囊袋前要彻底止血，防止血肿发生。手术结束局部沙袋压迫6～8小时。

3．并发症的护理及处理

（1）静脉血栓形成：ICD导线较粗，当导线经锁骨下静脉送入时，易引起穿刺的同侧静脉回流障碍形成静脉血栓。应注意观察导线植入侧肢体的皮肤、颜色及温度的变化，及时调整电极位置。避免在狭窄的锁骨和第1肋骨间隙通过，以免挤压导线，造成导线折断和静脉血栓的形成。

（2）心律失常：当电极通过三尖瓣开口时易发生室性期前收缩、室性心动过速或因竞争心律的出现诱发心室颤动，要严密观察心电监护的变化，减少插送电极的次数。

（3）心肌穿孔：电极过硬、操作粗暴、心肌本身的病变，发生在手术中的心肌穿孔临床上并不多见，常由术后电极长时间于心内膜冲击刺破心壁所致，多有胸闷、胸痛、面色苍白、血压下降等心脏压塞等表现。目前由于螺旋电极的广泛应用，固定在心尖部的电极越来越少，其穿孔的并发症也越来越少，必须固定在心尖部的电极前端不宜用力顶于心尖处。

（4）ICD囊袋出血或血肿：常因术中没有彻底止血、术前后没有停用抗血小板聚集药物等所致，应重视术中每一个止血的环节，尽量钝性分离以免损伤细小血管，术前必须确定患者已停用抗血小板凝集药。囊袋制作完毕，务必仔细查看有无活动性出血。

（5）局部感染坏死：常发生在手术后早期，多由于手术前皮肤准备不好消毒不彻底，术中未遵循无菌操作原则；或手术时间过长，介入手术室空气消毒不完全，空气中含有过量细菌。严格无菌要求，重视每一个操作环节，术后正确使用抗菌药物，如出现破溃感染，给予局部清创处理。

（6）膈肌刺激：安装ICD时，由于电极较粗、硬，导线容易移位或导致穿孔，直接刺激膈肌或者刺激膈神经横膈膜痉挛引起呃逆和其他恶性事故的发生。术中电极的位置要远离膈神经，如发生呃逆首先调整ICD导线或调整起搏参数。

（7）麻醉过深：手术开始可予镇痛、镇静剂，当诱发室性心动过速/心室颤动前，静脉注入异丙酚1 mg/kg，避免麻醉过深。当发现麻醉过深出现呼吸抑制，需要紧急气管插管并保持呼吸道通畅。麻醉药用量得当，是保证整个手术的平稳、顺利进展的关键。

（李嘉蔚）

第十二章

导管消融术护理

第一节　室上性心动过速的射频消融

一、射频消融的基础知识

1. 房室旁道

房室旁道是在房室结周围房室环内多了一条心肌传导纤维，使心房的电激动在尚未经房室结的传导就提早兴奋一部分心肌。发作时激动由心房经房室结下传心室，又从旁路逆传至心房，构成一个激动不断循环的环路。

2. 房室结双径路

房室结双径路是因房室结传导纤维在解剖上的变异，纵行分离为两条不同速度的传导纤维，构成房室结折返性心动过速，当室上性心动过速（简称室上速）发作时，冲动由慢径反应纤维路径下传至下端，再由快反应纤维径路折返至慢反应纤维路径上端，形成一个不断循环的环路。常表现为忽然发作、忽然终止，发作时心率常大于 160 次 / 分。

二、射频消融的基本原理

射频消融（RFCA）是用 100 ~ 200 kHz 的高频电磁波，将标测电极、冠状窦电极置入心脏的特定部位，先行心电生理检查，确定病灶部位，再将需要的消融电极置入，利用高频电流在异常传导束部位的局部心肌产生阻抗性热效应，造成局部不可逆的凝固性坏死，使折返环路的局部心肌组织坏死（小范围心肌坏死不会影响心功能），消除心肌局部导致心动过速的异常通路阻断折返环，清除病灶，达到治疗心律失常的目的（射频电流一般不电解细胞膜，也不会明显激惹心肌，患者无明显不适）。

三、操作步骤

除非临床室上性心动过速症状不明确或心电图不能证实者，需先做电生理检查，否则一般都可做射频消融。消融前应先做完整的电生理检查，明确证实临床诊断；确定异常传导所在的位置，测定心动过速诱发条件，证实心动过速的原因，指导消融术后再评价。

1. 准确的定位

准确的定位是射频消融治疗成功的前提。旁路定位一般先依据心电图做出定位，然后进行电生理精确的定位。①十极冠状窦电极经颈内静脉或锁骨下静脉的导管鞘送入冠状窦，记录左心房和左心室电活动。②中弯四极标测电极经股静脉送入至右心室心尖部或流出道起始部，采用心腔内电图记录和起搏刺激相结合确定消融靶点、起搏刺激诱发出心动过速。③根据测定的靶点位置，选择消融电极（左侧旁路大头电极经股动脉穿刺径路、右侧旁路和双径路经静脉穿刺径路）。

（1）左侧旁路的定位及消融：利用 4 极或 10 极电极导管在冠状窦内粗表房室旁路的位置，然后将 7 F 电极大头消融电极经股动脉逆行插入，跨主动脉瓣在二尖瓣环下，以冠状窦电极为参考点，细标旁路位置。一般放电 5 秒内折返性心动过速终止，可继发放电一定时间以求巩固。消融后进行电生理检查，若已室房逆传是可靠的成功指标。

（2）右侧旁路定位及消融：右侧旁路消融成功率低于左侧旁路。

其原因：①右侧旁路没有类似于冠状窦的解剖结构为标测路径；②左侧大头勾挂于二尖瓣下固定可靠，极少移动。而右侧导管贴伏于三尖瓣环房侧，导管稳定性差，不易造成旁路持续性损伤；③希氏束旁旁路时，常因与希氏束贴靠紧密，放电消融中极易损伤希氏束造成三度房室传导阻滞而放弃；④右侧心包脏层旁路发生率明显高于左侧；⑤右侧旁路常伴有心脏先天性畸形，使消融难度增加。标侧消融时，采用左前斜 45° 投照体位，此时三尖瓣环呈现最大展示，有利于不同部位的细致标测。可凭借冠状静脉窦口与希氏束电极及大头导管探查三尖瓣口最高点、最低点和右侧缘而构成三尖瓣的轮廓，并根据以上各点 V 波或 A 波提前的程度，先找出旁路大致的区域，然后用大头导管在此区域内精标识。

如采取多种靠贴方法仍不能成功者，可加用 SWZ 鞘管。因右侧异常旁路的范围较广，游离壁、间隔壁等是不容易定位也比较难消融的一种经股静脉穿刺径路，需用 8 F 消融大头电极经右心房进入二尖瓣下，以电生理测定的靶点和大头电极细测的位置，将消融导管尾端与射频消融仪输出端连接，打开射频仪放电，记录每次放电的功率、时间及阻抗。

（3）房室结双径路（房室结折返性心动过速，AVNRT）的定位：RFCA 一般消融慢径，以保持正常传导。一般多采用后或下方位法，将大头电极顶端放置于房室结区后下位，冠状静脉窦口与希氏束连线中点下 1/3 处，记录小 A 及大 V 波，说明大头电极位于房室瓣环上，进行放电；AVNRT 的双径位置表浅，电功率 20 W 左右即可有效；为防止房室传导阻滞的发生，应短时反复放电及检查，察看是否有双通道不应期的差别，诱发窗口是否存在，是否能诱发折返等。必要时给异丙肾上腺素，使心率加快 20%，再调搏检查。

2. 正确识别靶点图

掌握各旁路及双径路或多径路的靶点图特征，正确识别靶点图是消融成功的关键。

四、介入护理

（一）护理评估

1. 患者的病史

了解患者的既往史、现病史、药物过敏史、家族史及治疗情况，了解患者心律失常的种类、发作次数、持续时间、以往的诊治过程，心律失常临床症状对患者日常生活的影响。根据患者综合病史及身体状况，采取可行的护理措施使介入治疗顺利进行。

2. 患者的心理

介入射频消融手术虽然属于微创，但患者对介入治疗的知识了解甚少，对射频消融的认识还比较抽象，从理论上很难与患者沟通，让患者明白治疗的机制较为困难，尤其射频消融手术需暴露胸部、颈部、双侧腹股沟，为了锁骨下穿刺，患者头部往往要略低于肩部，会使患者感到不适，特别是手术中因为各个电极的固定，患者不能改变任何体位，甚至不能移动，以防电极移位。患者十分劳累，此时患者的承受能力如何，能否耐受医源性体位限制。DSA 手术室环境的陌生和室温不妥等都会给患者带来不利，导致手术中血压过高，不可避免地会产生疑虑、恐惧、紧张心理，甚至出现迷走神经反射等。正确评估患者的心理，采取技巧性的护理手段安抚和体贴患者，力求给予良好的手术配合。

3. 患者及家属的知情程度

不同患者及其家属对疾病的认识程度、拟采取的介入手术方案了解和掌握的程度，承担风险的意识不同。另外，射频治疗费用较高，家属的经济能力如何，需给予评估，做好安抚工作，在争得患者及其家属的同意下，签署知情同意书等相关医疗文件。

4. 身体评估

观察患者的一般状态及生命体征等是否符合手术要求。

5. 实验室检查及其他检查结果

查看动态心动图、心电图、胸部 X 线等辅助检查结果，血常规、凝血功能、肝肾功能等实验室检查结果。

6. 术中评估

正常传导束如房室结希氏束与异常传导束的距离是至关重要的，手术时间较长，根据标准电生理、电极的位置评估术中潜在的危险。

7. 导管材料

各种标测电极、冠状窦电极、各种消融电极能否满足手术的使用。各种鞘管是否齐全，术中有可能采取同步电复律，电复律除颤仪是否需要连接除颤仪电极，镇静剂和气管插管等抢救物品到位情况，必须有良好的评估。

（二）护理措施

1. 术前护理干预

（1）物品准备。

1）仪器准备：多导生理记录仪、程序刺激仪、消融仪、临时起搏器电极、除颤器等抢救设备在功能状态。敷料包、器械包同常规手术。

2）导管材料准备：一般材料穿刺针、6 F 导管鞘两套、8 F 导管鞘一套、SWZ 鞘管 SLI，SLO（协助大头的作用）。

3）消融导管类：左侧旁路大头电极大、中、小弯电极导管（温控与非温控），右侧和双径路加硬和非加硬（温控和非温控）消融电极大头。

4）标测电极类：四极标测电极及尾线，冠状窦电极及尾线。

（2）药品准备。

1）常规类：利多卡因、肝素、地西泮、鱼精蛋白、对比剂。

2）抢救药品：常规准备，确保各类抢救药品齐全。

3）诱发试验药：异丙肾上腺素、阿托品。

（3）手术室的准备：空气消毒，术前封闭手术室层流消毒 30 分钟，无层流条件的紫外线消毒。

（4）患者的准备。

1）心理准备：根据患者对疾病的认识和对手术的担心做好解释和心理护理，向患者和家属解释射频消融手术的过程、治疗目的、意义及注意事项，良好的术前心理调适会增强信心，缓解患者的焦虑、恐惧，有效地减轻患者的应急反应，有助于手术的配合。

2）消融前的常规准备：术前 72 小时停用抗心律失常药物，手术有时会时间较长，应教会患者床上排尿，并有充分耐受医源性体位限制的思想准备。

3）注意保暖：DSA 手术室温度低，患者需要脱去上衣和裤子，要注意保暖和维护患者的隐私，尤其消毒时，消毒液的大面积涂抹会使患者感到非常冷，动作一定要快，并要安抚患者。

4）置入板状电极：应安放在患者腰背部或小腿肌肉较发达的位置，并在粘贴前用酒精擦干净局部并在电极板上涂匀导电糊。

2. 术中护理要点

（1）锁骨下穿刺、股静脉穿刺一般要同时进行，尽管在局部麻醉下但不可避免地会有疼痛，在做好安抚工作的同时要警惕迷走神经的反射，注意心律、心率、血压的变化，必要时肌内注射地西泮。

（2）导管刺激心腔会引起一些严重的心律失常，一般更换导管位置即会改善，必要时给予抗心律失常的药物。

（3）房室结折返性心动过速（双径路）在发放射频电波过程中，应非常小心，严防房室传导阻滞的发生，备好临时起搏器。

（4）确定左侧旁路消融时，按医嘱给予肝素，并记录给药时间，60分钟后按上次给药的半量追加肝素剂量。

（5）AVNRT消融后需诱发心动过速时，给予异丙肾上腺素，静脉滴注。此时患者会有心悸等不适，应向患者解释，并按医嘱及时停药（注意排出输液器中残留液体）。

（6）如需要同步复律时，检查血氧饱和度和肢套接触的情况。静脉缓慢推注地西泮（注意血氧饱和度及胸廓动度）至患者入睡，并备好气管插管等抢救物品和药品。

（7）手术结束，撤出所有电极和鞘管，压迫止血或包扎好准备离开DSA手术室之前都要注意心率、血压的变化。因手术时间长，患者体位的固定使其非常劳累、液体量的不足、手术中的各种刺激均会导致迷走神经反射引起心率下降、血压降低。尤其在即将离开DSA手术室时，生命体征的监测均已撤离，要认真观察患者面色及一般情况的变化，在回病房途中或等电梯时也有可能急剧恶化，应严密观察，及时发现，及时处理。因此，每一个环节都不能放松警惕。

3. 并发症的护理及处理

（1）心脏压塞：过度热损伤可使组织碳化，若采用温控放电就可减少碳化。另外，与导管在冠状静脉窦内或心房、心室内操作粗暴有直接的关系。因此，手术中的操作应轻柔，严格掌握操作规程，监测阻抗值。当发现阻抗升高、患者血压下降、心率加快、面色苍白、呼吸急促等心脏压塞的症状时，在停止放电的同时，积极控制症状恶化，对症处理，协助医师心包穿刺引流。

（2）房室传导阻滞：AVNRT的射频消融中易损伤房室结及希氏束，患者表现为头晕、黑矇、四肢抽搐、心率下降。慢径消融房室结，放电时密切监护体表和心内心电图，如有连发的快速交界性心律时，及时在5秒内终止放电可有效地降低房室传导阻滞的发生率。

（3）气胸：气胸为锁骨下穿刺的并发症，少量气胸可自行吸收，气体量大时可采取胸腔闭式引流。

（4）迷走神经反射：疼痛、压迫刺激压力感受器，反射性引起迷走神经张力增高，当出现心率下降、血压降低、心悸、出冷汗，甚至低血压休克时，积极对症处理。撤出鞘管时压力不要过大，以触摸到患者的足背动脉为准。

（5）血栓形成：穿刺和消融造成血管内膜损伤，肝素用量不足，消融电极结痂脱落，鞘管与电极长时间同轴等，都是引起血栓形成的因素。操作轻柔、温控放电、充分肝素化、关闭鞘管的反流阀防止血液逆流等，把握好每一个环节，血栓形成是可以避免的。

（贺　萍）

第二节　心房颤动的消融

一、概述

心房颤动（简称房颤）的机制复杂，也是最常见的慢性心律失常，是导致慢性心力衰竭、栓塞（包括脑卒中）致死、致残的主要原因之一。多年来，临床上都是采用抗心律失常药物控制房颤。1998年，法国电生理学家Haissague等报告了肺静脉内异位电活动在房颤触发机制中的作用，并应用导管消融治疗取得较满意的效果。从此开始认识到肺静脉在触发房颤的机制中起到了非常重要的作用，消融肺静脉内的触发灶可以使阵发性房颤不再发生。尤其近5年来利用环状电极标侧肺静脉电位的指导下，导管消融肺静脉口部，隔离心房与肺静脉间的传导技术使导管消融治疗房颤的方法有了质的发展。其消融方法如下。

1. 节段性肺静脉电隔离

节段性肺静脉电隔离使肺静脉和左心房之间从电学上隔离开，在肺静脉电位指导下环形消融肺静脉口部可以使电学隔离得以成功，其电学的终点是肺静脉电位的消失并在肺静脉和左心房之间出现双向阻滞。

2. 环绕肺静脉口部的左心房线性消融

为了同时消除肺静脉口部的局灶病变，降低肺静脉电隔离后房颤的复发率，同时减轻肺静脉狭窄，在一定程度上消除房颤的基质，在肺静脉口外的心房肌消融产生连续、完整的环形损伤，形成环肺静脉线性消融，对触发机制为主的房颤和房颤基质为主的房颤均有效。

3. 心房点活动最紊乱部位的消融

利用气维电解剖系统建立双心房的几何构型于房颤戒律下标测碎裂电位区域，这些电位区域常位于心房间隔、肺静脉口部、左心房顶部、左后间隔靠二尖瓣环处，以及冠状静脉窦口周围，在这些碎裂电位区域消融可使95%的患者房颤终止，导管消融治疗房颤的技术将不断完善，房颤的治疗也将不再完全依赖于药物的治疗。

二、房颤的病因与病理

（一）房颤的病因

房颤根据病因分为心源性和非心源性及特发性房颤。

1. 心源性房颤

心源性房颤患者中，高血压、冠心病、风湿性瓣膜病占房颤发病率75%以上。

2．非心源性房颤

非心源性房颤患者中，甲状腺功能亢进、慢性肺部疾病、肺动脉栓塞占 12%～18%，低温麻醉、胸腔和心脏手术后，急性感染及脑血管意外也可引起，少数可发生在洋地黄中毒及转移性肿瘤侵及心脏。

3．特发性房颤

少数以目前的诊断技术还找不到明确病因的房颤，称为特发性房颤或孤立性房颤，一般认为这些房颤是良性的、功能性的、不合并器质性病变，可能与饮酒、紧张、焦虑、遗传因素、电解质或代谢失衡、严重感染或传导组织退行性病变等因素有关。但有些特发性房颤也发现有器质性病变。

（二）房颤的病理

左右心房随房颤的病程而逐步扩大，有半数患者出现左心房内压力升高；左心房的功能减退，可通过快速与不齐的心室率影响左心功能，减少心搏出量，房颤时心排血量降低 30%。严重者可导致心力衰竭。房颤还可引起心房内血液淤滞、血液的高凝状态，从而致血栓形成。

三、房颤的临床表现

（1）心室率不太快时，患者可无自觉症状。

（2）心室率过快时，则可出现心悸、头晕、胸闷、气急等。

（3）心室率在 100～160 次/分，节律完全不规则，心音强弱、快慢不等，脉率与心率不一致。

（4）慢性房颤时，房内常形成附壁血栓，血栓脱落可引起动脉栓塞。

四、房颤的介入治疗

（一）适应证

1．年龄

年龄最好在 50～55 岁，不建议较小年龄和高龄患者进行导管消融治疗。

2．病程

病史较长，抗心律失常药物无效，需要抗凝治疗的患者。

3．房颤类型

（1）无器质性心脏病的阵发性房颤，症状明显且抗心律失常药物疗效不佳或出现严重药物不良反应。

（2）有器质性心脏病已得到良好的控制，持续性房颤转律后，在抗心律失常药物治疗下不触发的房颤。

（二）禁忌证

（1）左心房血栓。

（2）未控制的心力衰竭并合并严重心脏病的房颤患者。

（三）治疗方法的选择

（1）阵发性房颤触发机制活跃，以肺静脉电隔离疗效较好。

（2）持续性房颤以环肺静脉线消融效果较好。

（3）年龄较小和高龄的房颤患者，一般可以通过药物复律或电复律、手术等方式进行治疗。

（四）基本操作

1. 冠状窦电极的放置

经锁骨下静脉或颈内静脉穿刺入路放置冠状窦电极。

2. 起搏电极的置放

经股静脉穿刺入路将四极电极或临时起搏电极放置于右心室心尖部，以备起搏用。

3. 第一次房间隔穿刺

经股静脉穿刺入路置换一长的房间隔穿刺鞘管，房间隔穿刺针通过此鞘进入下腔静脉→右心房→穿刺房间隔。

4. 置入环形电极

撤出房间隔穿刺针，环形电极经 SWZ 鞘送至肺静脉与左心房入口处。环状标测导管是肺静脉电隔离的必备导管之一，能够提供心房与肺静脉间电传导有无与传导特点的改变等信息，还可记录肺静脉电位的存在与消失，指导手术的进程。

5. 第二次房间隔穿刺

房间隔穿刺经另一条股静脉，先置换一房间隔穿刺鞘同第一次路径，进入右心房，行房间隔穿刺。

6. 置入消融电极

撤出房间隔穿刺针，将房间隔穿刺鞘管送至肺静脉口处。

7. 逆行造影

经消融导管鞘撤出消融导管，经鞘管对肺静脉进行逆行造影。

8. 肝素化

穿刺成功后静脉注射肝素 70 ~ 100 U/kg。

9. 接管路流量泵

500 mL 生理盐水中加入 500 U 的肝素，接在冷盐水消融导管的尾端—侧孔，通过三通管与流量泵连接，同时应用超声监视微气泡的产生，可以降低肺静脉狭窄的发生率。放电时流量泵的低浓度肝素冷盐水的速度是 1 000 mL/h，利于远端导管电极的降温，从而产生较大和较深的损伤，增加其疗效；在标测时，流量泵以低流量 2 mL/min 的速度持续输入，以保持灌注通路的畅通。放电 5 秒后，关闭高压流量泵系统。

10. 镇静

消融开始前，在输液的滴管里加入 0.5 U 的芬太尼。

五、介入护理

（一）护理评估

1. 患者的病史

了解患者的既往史、现病史、药物过敏史、家族史及治疗情况，了解患者心律失常的种类、发作次数、持续时间，以往的诊治过程，心律失常临床症状对患者日常生活的影响。根据患者综合病史及身体状况，采取可行的护理措施使介入治疗顺利进行。

2. 患者的心理

介入射频消融手术虽然属于微创手术，但患者对介入治疗的知识了解甚少，尤其房颤的射频消融还是一门比较新兴的治疗技术，不可避免地会产生疑虑、恐惧、紧张心理。房颤的射频消融手术需暴露胸部、颈部、双侧腹股沟，为了锁骨下穿刺，患者头部往往要略低于肩部，会使患者感到不适。特别手术中因为各个电极的固定，患者不能改变任何体位，甚至不能移动，以防电极移位。患者的承受能力如何，能否耐受医源性体位限制。DSA 手术室环境的陌生和室温不妥等都会给患者带来不利，导致手术中血压过高、影像不清，甚至出现迷走神经反射等；正确评估患者的心理，采取技巧性的护理手段安抚和体贴患者，力求给予良好的手术配合。

3. 患者及家属的知情程度

不同患者及其家属对疾病的认识程度、拟采取的介入手术方案了解和掌握的程度、承担风险的意识不同。另外，房颤的射频治疗费用较高，家属的经济能力如何，需给予评估，做好安抚工作，在争得患者及其家属的同意下，签署知情同意书等相关医疗文件。

4. 身体评估

观察患者的一般状态及生命体征等是否符合手术要求。

5. 实验室检查及其他检查结果

查看患者动态心动图、心电图、胸部 X 线等辅助检查结果，血常规、凝血功能、肝肾功能等实验室检查结果。

6. 术中评估

手术时间较长，穿刺部位较多，术中消融会给患者带来疼痛，芬太尼剂量的掌握和镇痛的效果等，不能排除并发症的潜在危险。要综合全方位评估，予以充分准备，以便于最大限度地配合医师，防止并发症的发生。

7. 导管材料与房颤消融设备

各种标测电极、房间隔穿刺针、环形标测导管、温控或冷盐水消融大头、冷盐水灌注导管及流量泵等导管材料。整个系统是否能衔接好，能否有空气流入，肝素冷盐水是否按剂量要求并能及时衔接，导管材料型号、心脏超声仪、程序刺激仪，具有监测电极阻抗、温度、电压的射频消融仪等，能否满足手术的需求及评估术中并发症的出现。

（二）护理措施

1. 术前护理

（1）物品准备。

1）导管电极同普通射频消融，加房间隔穿刺针、260 cm 的交换导丝、房间隔穿刺桥 2 个、环形标测导管、温控或冷盐水消融大头（温控消融电极预设温度 50℃，冷盐水消融电极预设温度 40 ~ 45℃，其功率都在 30 W）。避免高功率、高温度设置下放电。

2）冷盐水灌注导管及流量泵。

3）心脏超声仪、程序刺激仪。

4）射频消融仪：心脏超声仪、程序刺激仪、具有监测电极阻抗、温度、电压等参数。

5）其他如除颤仪，心肺复苏设备等同其他手术。

6）背部电极和板状电极（局部要用酒精擦洗干净）。

7）备 6 F 鞘管 3 个（锁骨下静脉、两股静脉）。

8）液晶显示器。

9）定位板。

10）CARTOXP 工作站。

11）患者界面单元（P1U）。

12）CARTOXP 主机。

（2）药品准备。

1）常规类如肝素利多卡因、袋装生理盐水（500 mL）、阿托品等。

2）镇静镇痛类：地西泮、芬太尼。

3）将袋装生理盐水 500 mL 中加 500 U 肝素，放入加压袋中，要准备数袋肝素盐水并注明浓度和名称，更换要及时，不可有气体进入。

（3）患者的准备。

1）心理准备：向患者讲述手术过程、治疗目的及术中注意事项，用真诚、谦虚、温和、耐心的态度倾听患者的诉说和要求，减轻患者的焦虑、恐惧等情绪导致的应激反应，以求患者的配合，降低并发症也有助于手术的成功。

2）认真做好各项查对，了解患者术前各项检查结果。

3）患者取平卧位，建立有效的静脉输液通路，向患者讲述体位限制的必要和重要性。

4）术前肌内注射地西泮 10 mg，连接背部电极（肩胛骨下缘脊柱旁开 2 cm，稍偏下 1 cm）。

5）接心电监护、电生理仪、袖袋压和血氧饱和度监护。

6）女性患者是否留置导尿，男性患者接尿袋。

2．术中护理

（1）手术穿刺成功后给负荷量的肝素，做好时间、给药剂量的记录，并每小时追加 1 000 U。

（2）在消融电极尾端的侧孔通过三通与流量泵相连，放电时的流速与标测时的流速不同，要及时更换且严格控制气泡的注入，掌握放电时的流速和标测时的流速，备好数袋 500 mL 生理盐水中加肝素 500 U 浓度的软包装生理盐水，不能用空再更换避免气体的注入，时时做到心中有数。另外，在更换液体时要注意水不能与任何电极电缆接触，以防短路。

（3）消融开始前，将患者输液器的莫菲滴管中注入 0.05 mg 芬太尼，以求患者安静并做到最好的配合。

（4）手术时间比较长，要注意患者液体的输入，观察患者的尿量，估计患者体内液体量的情况。

（5）手术中因为各个电极的固定，患者不能改变任何体位，甚至不能移动，以防电极移位。患者十分劳累，要安慰体贴患者，鼓励其坚持，力求患者的配合。

（6）注意手术中每一项操作都必须严格无菌要求，手术台面不得有水更不能浸透。

（7）注意患者生命指征的变化，心脏压塞、房室传导阻滞等心律失常，应早期发现早期给予相应的处理。

3．并发症的护理及处理

（1）肺静脉狭窄：主要与消融术式、能量等有关，应用环肺静脉的左心房线性消融、肺静脉节段性电隔离，尽可能在肺静脉口的心房侧，或在超声指导下消融。

（2）心脏压塞：主要与操作有关。

（3）左心房房扑、左心房房速：与术式相关，多因为左心房内消融线不完整导致房内折返。

（4）食管心房瘘：食管与左心房后壁较近，消融过度，死亡率极高。

（5）脑卒中：抗凝不完全、左心房内有血栓、操作过程不严谨。

（6）皮下血肿、感染：及时进行抗感染治疗，可以经验性地使用抗感染药物。

（贺　萍）

第三节　室间隔化学消融

一、概述

肥厚型心肌病（HCM）是原发性心肌病的一种，以左心室与右心室及室间隔不对称为特征。肥厚型梗阻性心肌病（HOCM）是 HCM 的一种特殊类型，因其肥厚的心肌造成左心室流出道梗阻而得名。HOCM 主要病理生理改变有左心室流出道狭窄、心肌缺血、心律失常等。其中，左心室流出道狭窄程度对本病的临床过程及发展具有决定性意义。

二、经皮间隔消融的原理

经皮间隔消融（PISMA）是经导管注入无水酒精到供应肥厚室间隔的间隔支血管，通过化学方式闭塞间隔支血管，造成肥厚的室间隔缺血、坏死、变薄，使室间隔的心肌收缩力下降或消失，从而使心室流出道增宽，迟缓心肌，减轻左心室流出道梗阻，缓解症状。

三、肥厚型心肌病的病因与病理

HCM 是年轻人心源性猝死最常见的原因。HCM 通常被认为是一种常染色体显性遗传性疾病，发病机制尚不明确。目前认为，HCM 是心肌肌小节收缩体系相关蛋白突变所致。HCM 根据左心室流出道（LVOT）有无梗阻可分为非梗阻性与梗阻性。根据梗阻的部位，又可分为室间隔肥厚、心尖部肥厚、心室中段肥厚、右室肥厚等。HOCM 的主要病理生理改变如下。

1. 左心室流出道狭窄

当心脏收缩时，心室腔内由于流出道梗阻而形成压力阶差。高压区在心尖部和左心室流出道的心腔，低压区在左心室流出道区域。

2. 舒张功能障碍

HCA 导致舒张功能不全的机制不明，肥厚的心肌顺应性降低，表现为左心房排空减慢和左心室早期舒张减慢且对左心房收缩的依赖性增加，因而导致左心房压力增高和肺淤血。

3．心肌缺血

病理上无冠状动脉硬化病变，缺血的机制是由于小血管内膜和中层增厚，冠状动脉储备的损害导致心内膜下心肌缺血的易患性增高，左心室舒张期充盈压增高和左心室舒张损害限制了冠状动脉的灌注，继发于左心室肥厚和心肌纤维排列紊乱的心肌耗氧量增加，冠状动脉痉挛。

4．心律失常

心律失常等，其中左心室流出道狭窄程度对本病的临床过程及发展具有决定性意义。

四、肥厚型心肌病的临床表现

1．心前区疼痛

肥厚的心肌对血液的需求量增加，而冠状动脉对心肌的供血相对不足所致，尤其活动后血液的供需矛盾更为明显，患者常表现为因劳累诱发的非典型性心绞痛，且对硝酸酯类药物反应不佳，持续时间长。

2．呼吸困难

呼吸困难与左心室舒张末压力增高致左心房压力增高及肺瘀血有关，大多数患者在活动后诱发和加重，称为劳累性呼吸困难。

3．频发性晕厥

晕厥与活动和体位改变有关，主要因为左心室流出道梗阻致心排血量降低，当运动时交感神经兴奋性增加，肥厚的心肌进一步收缩而顺应性进一步下降，加重流出道梗阻，心排血量进一步减少，短时间内脑组织血流明显减少，导致晕厥发生。另外，当体位突然改变时，由于重力的作用，在血管调节机制发挥作用前，血液流向下半身，而脑组织短时间内缺血、缺氧致晕厥。

4．心力衰竭

心肌缺血、缺氧导致心肌进一步损害，在疾病末期最终导致心功能失代偿，患者表现为心悸、气促加重，肝大及腹水、下肢水肿。

5．猝死

部分患者无临床表现而猝死，尤其青壮年，猝死的原因为流出道梗阻突然加剧和心律失常。

五、介入治疗

（一）适应证

（1）超声心动图证实符合 HOCM 的诊断标准，梗阻位于主动脉瓣下而非心室中部或其他部位，室间隔厚度 ≥ 15 mm。

（2）有明显的临床症状，如明显的劳累性气短、心绞痛、晕厥等。

（3）药物治疗不佳或不能耐受药物的不良反应。

（4）导管测量静息主动脉压力阶差 ≥ 3 990 Pa 和负荷运动时主动脉下压力阶差 ≥ 9 310 Pa。若有明显晕厥（除外其他原因）等临床症状，压差可适当放宽。

（二）禁忌证

（1）非梗阻性肥厚型心肌病。

（2）合并必须进行心脏外科手术的疾病，如严重二尖瓣病变、需冠状动脉搭桥手术的患者等。

（3）无或仅有轻微临床症状，既是主动脉瓣下压力阶差大，也不应行 PTSMA 治疗。

（4）不能确定靶间隔支或球囊在间隔支固定。

（5）年龄虽无限制，但原则上对年幼及高龄患者应更慎重，权衡利弊，决定是否行 PTSMA 治疗。

（三）操作方法

1. 手术准备

手术准备同一般左右冠状动脉造影，常规性左右冠状动脉造影后行主动脉瓣下压力阶差测定。其方法如下。

（1）单导管技术，用端孔导管（右冠或右心导管）在左心室与主动脉间连续测压，获得的连续压力曲线测量主动脉下压力阶差。

（2）双导管技术：同侧或双侧建立两个股动脉径路，经其中一个通路送入端孔导管于主动脉瓣上，另一个通路送入猪尾导管置入左心室心尖部，同步测量主动脉根部及左心室腔内压力曲线，一般左心室的压力＞主动脉 6 650 Pa。

2. 常规冠状动脉造影

在进行常规冠状动脉造影时，应充分暴露室间隔基底部的间隔支血管，为了更好地观察其解剖走行，应选择右前斜位（RAO）和后前加头位（PA），决定间隔支动脉沿室间隔的走行路线，可选择左前斜位投照。有时，间隔支的一个分支沿室间隔左侧走行，而另一分支沿右侧走行。因为左分支注射乙醇时可减少完全性传导阻滞的发生，所以选择左侧分支消融最佳。

3. 间隔支动脉

血管造影识别出间隔支动脉后，必须密切注意血管大小、成角和其分布的心肌区域，血管成角＞90° 球囊很难进入靶血管，血管直径＞2.0 mm 通常对应着比所期望还要大的心肌分布区域，为了防止产生过大的梗死面积，应避免将乙醇注射到这种管径的血管。

4. 穿刺股静脉

决定化学消融后要穿刺股静脉置入临时起搏电极，预防消融后三度房室传导阻滞的发生。

5. 股动脉

一个股动脉置入猪尾导管用于左心室持续测压，另一个股动脉将 JL4 指引导管送入左冠状动脉，指引导丝进入间隔支。

6. 左心室压力下降

选用专用的 2.0/20 的球囊（根据血管的直径），进入间隔支的中段，给予足够大的大气压，以阻断间隔支，观察疗效。一般 15 分钟后看左心室压力下降 30% 即可消融。

7. 供应心肌的范围

当决定消融时一般先注入 1 ~ 2 mL 的对比剂，注入速度应和注入乙醇的速度一样缓慢，以评估所选血管供应心肌的范围。

8. 注入乙醇

一般以 1 分钟 1 mL 的速度通过消融球囊的中芯腔注入 2 ~ 8 mL 的乙醇（球囊在充盈中，并保持初设值，乙醇不会反流）。

9. 迅速回收指引导管

注射无水乙醇结束，球囊减压但不能撤出，要有一定的自我灌注时间，防止无水乙醇反流至前降支；当球囊撤至前降支时，要迅速回收到指引导管并快速撤出体外。

六、介入护理

1. 患者的病史

了解患者的既往史、现病史、药物过敏史，对目前的治疗和护理做出客观评估，采取可行的护理措施以利于介入治疗的顺利进行。

2. 患者的心理

介入手术虽然属于微创，但患者对肥厚型心肌病介入治疗的知识了解甚少，以往不好的疗效会给患者造成诸多不良的心理，急于治愈或对治疗没信心都可能出现。要正确评估患者的心理，去除 DSA 手术室环境所带来的不良因素，采取技巧性的护理手段安抚和体贴患者，力求给予良好的手术配合。

3. 患者及其家属的知情程度

肥厚型心肌病患者长期承受着病痛的折磨。长期无明显效果的治疗，使患者焦虑，丧失治疗的信心，评估患者对介入手术的认识程度，是否有疑虑或恐惧心理，陌生环境能否给患者带来恐惧、紧张，温湿度是否合适，力求手术顺利进展。

4．身体评估

观察患者的一般状态及生命体征等是否符合手术要求。

5．实验室检查及其他检查结果

查看动态心动图、心电图、胸部 X 线等辅助检查结果和血常规、凝血功能、肝肾功能等实验室检查结果。

6．术中并发症的评估

评估介入医师的操作技能、手术时间与患者卧位的舒服程度，评估所选血管供应心肌的范围，无水乙醇的注入有无外溢、乙醇刺激会引起患者剧烈疼痛，吗啡是否配制好等，以便排除潜在的并发症。

7．导管材料

根据化学消融的部位和特点选择合适的专用导管材料，评估所需导管材料的形态、安全性、使用性，杜绝因材料不到位延误手术或勉强使用替代材料导致并发症和其他不良后果。

七、术前护理

1．物品准备

物品准备同冠状动脉造影，另备无水乙醇、化学消融专用球囊导管、猪尾导管、临时起搏电极和起搏器。

2．特殊用药

吗啡 10 mg 稀释成每毫升含 1 mg 的浓度备用。

3．患者的准备

掌握患者的心理特点，因为患者的精神紧张、恐惧和信心缺乏及对治疗的了解程度，对手术的进展是至关重要的，患者精神紧张会使血压增高、心率加快，心肌耗氧量增加；对比剂的注入也会使患者心肌暂时处于缺血状态。尤其这种疾病的患者一般会承受疾病的长期困惑，无论精神和身体备受疾病缠身的痛苦。采取针对性的护理措施，安慰和体贴患者并鼓励患者增加战胜疾病的信心。例如，简单介绍环境及设备和介入手术的优越性，在未消毒之前调整好室内的温湿度，覆盖清洁的保暖单，注意保暖。关心体贴地询问患者的家庭情况、生活习惯、年龄等，以分散患者的注意力，尽最大努力缓解患者的紧张和室温低等多方面导致患者感觉寒冷和恐惧的诸多因素。

4．完善术前检查

了解各项检查结果，询问有无过敏史、心功能的情况等，以完善术前检查。

5．安定注射

对特别紧张的患者给予地西泮 10 mg 肌内注射。

八、术中护理

（1）化学消融时由于无水乙醇的刺激，间隔支的梗阻，患者会有剧烈疼痛，此时应缓慢静脉注射吗啡（每毫升 1 mg 浓度），用量根据患者疼痛的情况随时停药。

（2）了解患者消融前左心室和主动脉根部的压力和压力阶差，并做好记录。

（3）当球囊阻断间隔支后，以 1 分钟记录 1 次左心室的压力，一般持续 15 分钟的阻断，观察左心室压力下降的情况，如能下降 30%（未阻断前）的压力方可进行消融。

（4）根据消融的靶血管直径选择指引导管，一般直径较粗的血管，选择支撑力强的指引导管，以便于其后操作的顺利。

（5）检查加压球囊的压力耐受情况，以确保无水乙醇不能反流至前降支和其他血管。

（6）注射无水乙醇应在透视下进行，并根据患者疼痛的情况，经静脉缓慢推注稀释后的吗啡。

（7）注意生命指征的变化和影像上的手术进展情况，随时做好并发症的处理。一旦发现Ⅲ度房室传导阻滞，应立即给予 6 F 的鞘管、临时起搏电极，调节好临时起搏器的各阈值。

九、并发症的护理及处理

1. 死亡

死亡多发生在注射无水乙醇中。任何一个环节疏漏，无水乙醇都可能外渗到前降支，虽然罕见，一旦出现将是灾难性并发症，常导致前壁中部至远端大面积梗死。要采取积极有效的抢救措施，尽最大可能避免死亡。

2. 高度或完全房室传导阻滞

高度或完全房室传导阻滞与推注乙醇的剂量和速度有关，如采取心肌声学造影（MCE）将减少此并发症的发生。当此并发症发生时，应及时安装临时起搏器，备好所需用品是至关重要的。

3. 束支阻滞

右束支传导阻滞（RBBB）较左束支传导阻滞（LBBB）发生率高，部分能恢复。

4. 其他

左、右冠状动脉造影中的并发症均可发生，应给予高度重视。

（贺　萍）

第四节　经导管主动脉瓣置入（换）术

退化性心脏瓣膜疾病的发病率随着人口老龄化而不断增长。主动脉瓣狭窄病变是老年人最常见的心脏瓣膜疾病。其病理变化呈现为慢性炎症，瓣膜钙化。据观察，约有 2% 的 65 岁以上的老年人患有此病，超过 85 岁者则达 4%。大多数患者在患病初期通常没有任何症状，随着瓣膜狭窄程度的加重，患者会逐渐表现为运动后气短、呼吸困难、心绞痛，甚至晕厥。

老年主动脉瓣狭窄的传统治疗方法是外科瓣膜置换术，手术患者需要全身麻醉，在胸部正中切口，在体外循环支持、心脏停搏状态下，由具有丰富经验的外科医师操作完成，手术死亡率低于 1%。但是外科手术存在开胸操作，创伤大，出血多，恢复期长，围手术期脑卒中风险高等原因，因此，不是所有主动脉瓣狭窄患者都能耐受外科手术。对于极高龄，伴有慢性肺病、肾衰竭、贫血、肿瘤等全身状态差的患者就无法承受外科手术。

经导管主动脉瓣置入术（TAVI）是指将组装好的主动脉瓣经导管入主动脉根部，替代原有主动脉瓣，在功能上完成主动脉瓣置换，是近年来介入心脏病学研究和治疗的一个新领域、新突破。自 2002 年首例患者接受经皮主动脉瓣置换术以来，目前全球已有 10 000 例以上患者获益。

此手术可以通过两种途径进行：一是经股动脉（transfemoral，大腿根部）穿刺途径把人工瓣膜输送到原来瓣膜位置后，扩张以后取代原来的瓣膜行使正常功能；二是经胸部切开一个小的切口，通过患者心尖（transapical）直接把人工心脏瓣膜植入。

目前，经皮主动脉瓣置换术还不是治疗主动脉瓣狭窄的首选方法，因为它的临床应用时间尚短，且有严格的适应证。在不适合外科手术的高危患者中（极高龄、慢性肺病、肾衰竭、贫血、肿瘤），经皮主动脉瓣置换术的确是一个有效的疗法选择。

一、适应证

1. 绝对适应证

（1）老年重度主动脉瓣钙化性狭窄：超声心动图示跨主动脉瓣血流速度 ≥ 4.0 毫秒，或跨主动脉瓣压力差 ≥ 40 mmHg（1 mmHg=0.133 kPa），或主动脉瓣口面积 < 0.8 cm，或有效主动脉瓣口面积指数 < 0.5 cm^2/m^2。

（2）患者有症状，如心悸、胸痛、晕厥，纽约心脏病协会（New York Heart Association，NYHA）心功能分级 Ⅱ 级以上（该症状为 AS 所致）。

（3）外科手术高危或禁忌。

（4）解剖上适合 TAVR。不同瓣膜系统对 TAVR 的解剖有不同要求，包括瓣膜钙化程度、主动脉瓣环内径、主动脉窦内径及高度、冠状动脉开口高度、入路血管内径等。

（5）三叶式主动脉瓣。

（6）纠正 AS 后的预期寿命超过 1 年。

同时符合以上所有条件者为 TAVR 的绝对适应证。外科术后人工生物瓣退化也作为 TAVR 的绝对适应证。

2. 相对适应证

BAV 伴重度钙化性狭窄，外科手术禁忌、存在 AS 相关性症状、预期术后寿命超过 1 年、解剖上适合 TAVR，可在有经验的中心尝试 TAVR。目前，国内外有经验的中心正在尝试对 BAV 钙化性狭窄进行 TAVR，取得了初步经验，但尚无大规模的临床试验支持。外科手术高危、禁忌的单纯性 AR 未来也可能是 TAVR 的适应证，目前国内外也有部分中心使用自膨胀瓣膜尝试对该类患者进行 TAVR 治疗，但缺少临床证据。

二、禁忌证

TAVR 的禁忌证有左心室内血栓，左心室流出道梗阻，30 天内心肌梗死，左心室射血分数＜ 20%，严重右心室功能不全，主动脉根部解剖形态不适合 TAVR。

三、介入治疗及护理

（一）环境准备

建议 TAVR 在改装的心导管室或杂交手术室进行。改装后的心导管室大小应满足摆放麻醉设备、超声心动图机、体外循环仪等机器设备的要求，并且应尽量符合外科无菌手术的标准。杂交手术室是一种新型手术室，满足外科手术要求，并同时配有 DSA 系统，可以满足内、外科团队同时上台手术。在静脉麻醉，超声心动图、DSA 引导下完成。

（二）人员准备

需要一组经过正规培训、训练有素的医疗团队的良好协作，包括心内科介入医师、心外科医师、麻醉师、心脏超声医师、护士、技术人员等。

（三）操作要点

1. 血管入路的建立

在瓣膜入路血管的对侧穿刺股动脉，置入动脉鞘，放置猪尾导管至主动脉根部，供测压与造影。经静脉途径放置临时起搏器导管于右心室心尖部。从对侧股动脉放置造影导管至入路股动脉进行血管造影，在 DSA 引导下穿刺，穿刺针进入点应在股动脉前壁的中间。血管穿刺成功后，可预先放置动脉缝合装置，随后置入动脉鞘管。入路动脉也可以采用先切开分离再穿刺的方法。入路血管需放置 18 F 引导鞘管，在加硬导丝的支撑、引导下，缓慢将 18 F 引导鞘管推进至腹主动脉以上。

2. 导丝进入左心室

最常用的指引导管为 6 F Amplatzer-L 左冠状动脉导管，跨瓣的导丝一般选用直头超滑导丝。直头超滑导丝及 Amplatzer-L 导管进入左心室后，将 Amplatzer-L 导管交换为猪尾导管，退出导丝进行左心室内压力测定，再由猪尾导管导入塑形后的超硬导丝至左心室内。超硬导丝应塑形成圆圈状，以支撑扩张球囊及瓣膜输送系统。

3. 装载瓣膜

瓣膜装载前应先充分冲洗，整个瓣膜的装载需要在冰盐水中，由护士或专门技术人员装配。

4. 球囊扩张

球囊的选择不宜过大，以扩张后输送系统（CDS）能通过主动脉瓣口为宜，一般可选择直径 16 ~ 20 mm 的球囊。球囊扩张应在右心室快速起搏下进行，起搏的频率应以动脉收缩压 < 60 mmHg 为宜。当起搏后血压达到目标血压值时，快速充分地扩张球囊，快速抽瘪球囊，随后停止起搏。球囊充盈、排空应快速，总起搏时间应小于 15 秒，以免长时间低灌注造成严重的并发症。目前也有学者主张不进行球囊预扩张而直接置入瓣膜。

5. 释放瓣膜

瓣膜释放前，应将猪尾导管放置在无冠窦的最低点，行主动脉根部造影。参考术前 MSCT 测量的角度，调整 DSA 投照角度，使 3 个窦下方在同一平面。整个瓣膜释放过程都是在此角度下完成的。在瓣膜释放过程中，CDS 系统应贴近主动脉弓的外壁，以减少 CDS 弯曲所产生的张力，加强其稳固性。以猪尾导管最低点作为瓣环的参考线。自膨胀瓣膜释放前最佳置入深度为 4 ~ 6 mm，释放后最佳深度为 4 ~ 6 mm。将输送系统送至主动脉瓣环水平后，行主动脉根部造影，调整瓣膜至最佳高度后，开始缓慢释放瓣膜。当瓣膜打开约一半面积时，复查主动脉根部造影。适当调整并确认瓣膜处于合适高度后，快速释放瓣膜。在瓣膜完全释放前，复查主动脉根部造影。此时，若瓣膜位置过低，可以后拉输送鞘，以调整瓣膜的位置。此后撤回猪尾导管，最终释放瓣膜。瓣膜完全释放后，复查主动脉根部造影。

6. 退出 CDS 及缝合血管

瓣膜释放好，位置、效果满意后，撤回 CDS。在手术结束前应常规地从对侧股动脉行入路血管造影，以排除入路血管并发症。入路血管的止血可采用外科缝合、ProStar 或 ProGlide 缝合等方法。球囊扩张瓣膜（Edward 瓣膜）的 TAVR 操作要点除瓣膜释放过程不同外，其余操作与自膨胀瓣膜的 TAVR 相似。球囊膨胀瓣膜由于支架更短，对瓣膜支架定位精确度要求更高。精确的瓣膜定位需要在猪尾导管造影或者经食管超声心动图（TEE）引导下完成。一旦精确定位后，Edward 瓣膜释放过程较为简单，在 10 ~ 20 秒内完成。

先快速心室起搏，使收缩压降到 60 mmHg 以下，然后迅速扩张、抽瘪球囊以扩张、释放瓣膜。

（四）护理配合

1. 术前护理

（1）术前核对。

1）查对术前各项检查是否完善、有无异常，包括血常规、肝肾功能、电解质、凝血常规、传染病筛查、血型、心电图、超声心动图、胸部 X 线片、碘过敏试验结果等。

2）核查是否签署麻醉知情同意书、输血治疗知情同意书及相关手术知情同意书。

3）核对患者是否禁食，嘱患者取下饰品、手表等贵重物品，摘除活动义齿、助听器、眼镜、金属物件。

4）检查患者全身皮肤有无破损、红肿、瘀斑、水疱等。

（2）患者上台。

2. 护士准备

（1）造影床上铺保温毯，大单横竖各一块（横放的一块置于患者背部，以固定双臂），臀下垫一次性治疗巾（避免污染），注意患者身下大单及治疗巾务必保持平整，防止发生压疮。

（2）连接心电监测与氧饱和度仪。

（3）药品准备：肝素钠、盐酸利多卡因、硝酸甘油等术中药品及多巴胺、阿托品、去甲肾上腺素等抢救用药。

3. 麻醉科准备

（1）经右锁骨下途径行中心静脉置管，于左侧肘正中静脉留置 20 G 套管针，准备两袋乳酸钠林格注射液，均连接输液器与输血器及输液接头（三通），以备麻醉医师术中给药用。

（2）穿刺左侧桡动脉行动脉血压监测。

（3）给予患者全身麻醉：气管插管麻醉或喉罩插管麻醉。

（4）经右侧颈内静脉置入 6 F 带锁鞘，以备术者放置临时起搏器。

4. 外科医师准备

（1）患者全身麻醉后予患者导尿。

（2）按照外科开胸手术要求消毒、铺巾。

5. 备台

（1）介入无菌操作台。

1）敷料及器械：介入无菌敷料包、无菌手术衣包、介入器械包、一次性无菌隔水中单。

2）无菌用物及液体：生理盐水 500 mL 2 瓶，无菌注射器 5 mL、10 mL、20 mL 各 2 个，50 mL 螺旋口注射器 1 个，输液接头（三通）1 个，3 L 手术贴膜 1 个，无菌手套若干，无菌纱布若干。

3）耗材：三环注射器 2 个，三连三通 2 个，压力监测套组 2 个，6 F 下肢鞘 2 个，10 F 下肢鞘 1 个，造影导丝 1 个，加硬导丝 1 个，微导丝 1 个，黑泥鳅导丝 1 个，150 cm 延长管 1 根，造影管 5 F JR4、6 FAL2、6 FPIG，Perclose 缝合器 2 个，血管吻合器 1 个。

（2）瓣膜及输送装置组装台。

1）敷料及器械：一次性无菌防水敷料包、瓣膜组装器械包。

2）无菌用物及液体：常温生理盐水 500 mL 5 瓶、冰冻生理盐水 250 mL 5 瓶、20 mL 注射器 2 个。

（3）外科备开胸手术台。

6. 术中配合

（1）协助外科医师按照外科开胸手术常规消毒、铺单。

（2）建立护理记录。

（3）协助术者穿无菌手术衣，连接双道压力监测。

（4）协助术者抽取利多卡因、肝素钠供穿刺股动脉时使用。

（5）根据术者要求打开所需耗材。

（6）配合术者连接临时起搏器并测试参数。

（7）询问术者肝素化剂量并记录。

（8）根据术者要求打开球囊及其输送鞘。

（9）术者准备行球囊扩张时，按医嘱配合快速起搏，一般起搏频率为 180 次/分，球囊扩张；球囊复压后，起搏器立即调回原设定值，如需二次扩张，重复上述步骤即可。

（10）术者选定瓣膜支架后，打开瓣膜支架，冲洗 3 次，轻微晃动 300 次，瓣膜在冰水中塑形后与输送装置组装。

（11）术者送瓣膜支架到位后释放支架，撤走输送装置，行高压注射器造影，按要求描记压力，超声检查瓣膜反流情况。

7. 手术结束

（1）遵医嘱经外周静脉予患者鱼精蛋白中和肝素，待术者缝合/封堵股动脉后，配合术者酒精消毒穿刺部位并加压包扎，固定临时起搏器，通知病房接患者，等待过程中随时观察患者麻醉苏醒情况。

（2）待患者返病房后，清点器械，核对耗材及收费，整理手术室用物。

（五）常见并发症的预防及处理

1. 传导阻滞

TAVR 可引起左、右束支传导阻滞和房室传导阻滞。需植入永久起搏器的传导阻滞的发生率：CorereValvlve 自膨胀瓣膜为 20%~40%，Edwards 瓣膜 < 10%。90% 以上的房室传导阻滞发生在 TAVR 术后 1 周内，但有些病例发生在术后 1~6 个月。避免将瓣膜支架置入太深（> 6 mm），避免选择直径过大的瓣膜，对已存在右束支传导阻滞的患者选用 Edwards 瓣膜，选择适当的、内径较小的扩张球囊等措施，可减少该并发症的发生。

2. 瓣周漏

大多数患者瓣周漏为轻微至轻度，且随着时间延长可能减轻。使用球囊后扩张可以减少瓣周漏。若此方法无效，严重瓣周漏病例可尝试再次置入瓣膜支架（瓣中瓣技术）。避免选择瓣膜过度钙化的病例，选择合适型号的瓣膜，确保瓣膜深度的准确定位，可以预防瓣周漏的发生。

3. 脑卒中

TAVR 相关的脑卒中可能是输送系统经过主动脉时导致主动脉粥样斑块脱落引起，也可能是球囊扩张使主动脉瓣上钙化物质脱落造成的。术中应避免反复操作，减少操作次数，这样可能减少脑卒中的发生。高危患者可考虑使用脑保护装置。目前相关研究正在进行中。为了减少血栓形成、降低脑卒中的发生率，TAVR 术后 3 个月内应进行双联抗血小板治疗。

4. 局部血管并发症

随着 18 F 及 14 F CDS 的应用，局部血管并发症的发生率明显降低，但仍可达到 10%。避免选择内径过小、过于扭曲的入路血管，避免粗暴操作，可减少血管并发症的发生。一旦出现血管并发症，可采用外周血管球囊、外周覆膜支架，必要时进行血管外科手术处理。

5. 冠状动脉阻塞及心肌梗死

冠状动脉阻塞及心肌梗死是 TAVR 最严重的并发症之一。TAVR 冠状动脉阻塞的主要机制是钙化的自体瓣膜上翻堵住冠状动脉开口。此外，瓣膜支架放置过高，可使床边挡住冠状动脉开口，也可引起冠状动脉阻塞及心肌梗死。术前应评估 Valsalva 窦宽度、高度及冠状动脉开口高度（应 > 10 mm），对于解剖结构不合适的患者应避免行 TAVR。术中应避免将瓣膜放置过高，并行主动脉造影，确认冠状动脉开口不受阻挡。

6. 其他并发症

（1）心包积液、心脏压塞：心包积液的发生率为 15%~20%，心脏压塞的发生率约为 2%。应将加硬导丝头端塑形成圆圈状，进输送鞘管时应固定好加硬导丝。直头导丝进入左心室时，应避免用力过猛，引起主动脉窦部或者左心室穿孔。

（2）主动脉夹层、撕裂：是 TAVR 的致命并发症。准确地测量主动脉瓣环大小、勿使用过大的扩张球囊，可减少这一并发症的发生。

（3）瓣膜的脱落及移位：目前已少见。避免选择过小的瓣膜可防止该并发症的发生。

（4）急性肾功能损害：也是 TAVR 常见的并发症，且与患者预后相关。

（贺　萍）

第五节　经皮介入左心室隔离术

一、概述

近年来，心力衰竭（简称心衰）的患病率逐年增高，成为严重的公共卫生问题。我国心衰患病率为 0.9%，病因中冠心病由 36.8% 上升至 45.6%，居各种病因之首。在确诊心肌梗死后 6 年内约有 22% 的男性和 46% 的女性进展为心衰。据估计，中国急性心梗的发病率为（45～55）/10 万，且目前还呈上升趋势。心肌梗死患者由于心肌损伤及随后的瘢痕化，导致心脏扩大及心衰，特别是前壁心梗合并室壁瘤患者更容易发生心衰。室壁瘤改变了心脏原有的结构，不仅影响心脏的收缩运动，还会形成矛盾运动，心脏收缩时部分血液会被压向膨出部位，排向其他脏器和血管的血液减少，心脏功能减弱，容易产生充血性心力衰竭。因此，室壁瘤的治疗对冠心病、心梗及心衰的治疗至关重要。以往治疗室壁瘤大多是通过外科手术，需要开胸，创伤大，感染风险高，恢复慢，预后差，不是所有患者都能耐受；如果室壁切除过多，会使心腔变小，手术效果不佳。近几年国外研究应用了经皮植入心室分隔装置（VDP）治疗缺血性心脏病（前壁心肌梗死后左心室扩大）引起的心衰（应用 Parachute 行经皮介入左心室隔离术）。该技术利用一种新型的 VPD，该植入装置 Parachute 在临床上被称为"降落伞"，是一种置于心尖部运动异常的扩张心室内的隔离膜。

Parachute 可将扩张后的心室隔离为静止心腔和动态心腔。在心脏收缩和舒张时，被隔离的心肌的压力及传递到心尖部位的力均减小，消除了左心室扩张所产生的力。除该区负荷减轻外，动态心腔的减少导致正常心肌压力降低，使心室的负荷全面降低。该装置作用原理包括通过改变左心室的形态减少左心室底部室壁的张力，用柔软的 Parachute 装置替代僵硬的心肌瘢痕从而增加心室顺应性，消除室壁瘤矛盾运动，从而起到减少心室舒张末压力、减少左心室容积及增加心排血量的血流动力学效果，最终使患者心功能及症状得到改善，并有可能改善远期生存。

欧洲完成了第一例植入 Parachute 的手术。美国进行了第一例患者植入手术。VPD 的使用已在整个欧洲和美国进行了临床评价，一项在美国和欧洲 12 个中心进行的前瞻性研究结果显示，该手术可以明显缩小患者左心室容积，改善患者的症状。2014 年，美国心脏病大会（ACC）公布了 Parachute 最新数据，一项关于四个队列研究的汇集分析（111 例最初通过该装置治疗并且术后行超声心动图检查的患者资料）结果显示，左心室收缩末期容积指数（LVESVi）、左心室舒张末期容积指数（LVEDVi）及左心房容积指数均得到显著改善。植入"降落伞"成功率为 95.5%；全套手术和 X 线透视时间分别平均为 86 分钟和 21 分钟。手术住院时间美国平均为 2.9 天，欧洲平均 5.9 天。出血或其他主要手术并发症发生率平均为 7.2%。目前已经进行的临床试验显示，术后 12 个月左心室容积持续减少，左心室血流动力学、心功能分级、运动耐量均有明显改善，临床不良事件发生率较低，无介入操作相关并发症，有较好的应用前景。

二、适应证

（1）患者年龄 18 ~ 74 岁。

（2）陈旧前壁心肌梗死合并前壁无运动或反常运动，LVEF < 40%。

（3）美国纽约心脏病协会（NYHA）心功能分级 Ⅱ ~ Ⅳ 级。

（4）患者原有前壁心肌梗死病史（心肌梗死时间大于 3 个月）。

（5）按照现有指南药物治疗稳定 3 个月。

（6）左心室舒张末内径（乳头肌以下位置）4 ~ 7 cm 的患者。

三、禁忌证

（1）急性心肌梗死 60 天内，患者血运重建治疗 60 天内。

（2）72 小时内出现心源性休克患者。

（3）出现过猝死、潜在有室速或室颤可能又未植入 ICD 或 CRT-D 的患者。

（4）左心室假腱索、室间隔缺损或心尖部血栓形成患者。

（5）有外科瓣膜置换或血运重建适应证的患者，可通过外科室壁瘤切除或左心室成形手术明显改善预后的患者。

四、术前准备

（一）环境准备

（1）因 Parachute 中传送导管最大整体长度为 125 cm，手术过程中需要在盐水托盘内组装 Parachute，此过程要保证无菌操作且传送导管保持伸直状态，要求提供有一个长度 160 ~ 180 cm 的操作台。

（2）此类手术术中需要人员较多，包括术者、护士、技术人员、超声科人员等，且术中设备也较多，需要准备一间较大面积的介入手术室，尽可能选择面积大于 50 m^2 的手术室。手术前要做好手术室的清洁消毒工作，有条件的医院可选择在带层流净化装置的杂交手术室内进行该手术操作。

（二）药品准备

1. 抢救药物

多巴胺、阿托品、肾上腺素、吗啡等。

2. 局部麻醉药物

利多卡因或罗哌卡因。

3. 术中用药

肝素、生理盐水。

（三）耗材准备

1. 鞘管

5 F、10 F、16 F 下肢鞘，7 F 下肢长鞘。

2. 导丝

下肢导丝，加硬导丝 Super Stiff（260 cm），V18（300 cm）导丝。

3. 导管

5 F JR4.0 造影导管，6 F 猪尾导管，16 F 指引导管。

4. "降落伞"装置

输送导管及 Parachute，它是由含氟聚合物（聚四氟乙烯）薄膜覆盖在一个镍钛合金锥形框架构成的。

5. 血管缝合器

Perclose 血管缝合器 2 个。

（四）设备准备

（1）抢救设备：氧气、除颤器、临时起搏器、IABP、微量泵等。

（2）加压输液袋。

（3）床旁超声仪器。

（4）活化凝血时间（ACT）测定仪。

（5）外科开胸手术设备（备用）。

五、手术操作

（1）局部麻醉，双侧股动脉穿刺，左侧股动脉插入 7 F 下肢长鞘，右股动脉插入 16 F

下肢鞘，并留置 Perclose 血管缝合器 2 个。

（2）补肝素 1 mg/kg，盐水冲管，测 ACT（＞250 秒）。

（3）一根猪尾导管经左股动脉送入左心室（左心室造影用），另一根猪尾导管经右股动脉送入左心室（送入 Super Stiff 导丝用）。

（4）连接高压注射器，经左股动脉猪尾管进行左心室造影（RAO 30°～45°，选择合适的左心室长轴展开体位）。

（5）将 Super Stiff 导丝（260 cm）送至左心室心尖部，在合适的投照角度进 Parachute 引导导管（输送系统）至心尖。

（6）第一次超声检查。

（7）接冲洗盐水管路（加压袋）。

（8）在水槽内将 Parachute 装入导管。

（9）将 Parachute 送入指引导管，排气后沿指引导管送入 Parachute 至心尖，打开花瓣形结构。

（10）第二次超声检查，确定头端位置满意。

（11）经左股动脉诊断性猪尾导管进行第二次左心室造影，评价导管尖端位置。

（12）上提诊断性猪尾导管，固定 Parachute，回撤指引导管，释放 Parachute，同时快速将气囊充气（85 cm 及以下打气 10 mL，95 cm 打气 15 mL）。

（13）Parachute 充分张开后回抽球囊。

（14）再次进行左心室造影，第三次超声检查。

（15）结果满意后回撤整个系统。

（16）缝合或封堵股动脉穿刺处。

六、护理

（一）术前护理

（1）完善实验室检查：乙肝五项、艾滋病和梅毒的免疫学检查、生化全套、红细胞沉降率、凝血酶原活动度、便常规、尿常规、全血细胞分析、血型测定、血气分析等。

（2）完善相关检查：胸片、超声心动图、CT、6 分钟步行试验等。

（3）术前 4 天服用阿司匹林（300 mg/d）或至少术前 3 小时开始首剂量 325 mg。

（4）维护患者心脏功能，强心，利尿，维持水、电解质平衡，控制入量。

（5）手术当天正常饮食，术前 4 小时禁食，告知患者不要进食鸡蛋、牛奶、豆制品、甜食等易产气食物。

（6）心理护理：因经皮心室隔离术在国内属于新技术，患者长年有心脏疾病，身体较差。患者担心手术治疗的过程及手术方法不成熟和疾病的预后，大多会产生紧张、焦虑、恐惧心理。护士要耐心向患者及其家属介绍手术目的、过程及相关注意事项等，争取患者及其家属的理解与配合，并且要多给患者营造舒适、温馨、清洁的病区环境，缓解患者的紧张情绪。

（二）术中护理

1. 心率、动脉压的监测

手术过程中护士要协助术者连接好双道动脉监测系统，并准确详细记录术前与术后左心室压力变化。因为心室隔离术在左心室内植入一枚"降落伞"，所以在左心室内反复操作容易引起室性心律失常，术者和护士要严密监测患者心率、心律及动脉压力的变化，如出现严重心律失常或心电图和动脉压力改变时，要及时告知术者，并配合抢救治疗。

2. 疼痛的观察

因在右侧股动脉有 16 F 指引导管，患者会感到疼痛，护士应在排除患者发生动脉夹层引起的疼痛后做好解释与安慰工作，若考虑是由于发生动脉夹层或撕裂引起疼痛，要配合做好患者血压的控制和行大动脉支架置入术或外科手术的准备。

3. 室性心律失常

因为在左心室内操作导管及放置"降落伞"，所以容易导致室性期前收缩及短阵室性心动过速，护士应备好除颤器做好除颤准备。

4. 心搏骤停

患者心功能较差，术中反复刺激左心室室壁，易造成心搏骤停。术者应尽量减少心室内不必要的操作，患者出现心搏骤停时护士应立即配合做好心外按压和安装临时起搏器等紧急措施。

5. "降落伞"移位

如果"降落伞"位置不合适，随着心脏收缩会导致"降落伞"移位。通过超声心动图来确定"降落伞"的位置及其对二尖瓣和主动脉的影响。应密切观察心电图的变化，"降落伞"在左心室内移位会引起室性心律失常（室性期前收缩、短暂室性心动过速），应及时通知术者，做好抢救准备。同时请放射科及外科及时会诊。

6. 心力衰竭

患者心功能较差，液体输入速度过快、手术时间过长可引起心力衰竭，应给予高浓度高流量吸氧，遵医嘱给予利尿药等。

7. 腹膜后出血

与术中反复穿刺股动脉、置换鞘管有关。密切观察患者的心率、血压、意识，定时监测血红蛋白、凝血酶原时间、电解质等，观察穿刺伤口情况，包括足背动脉的搏动、患肢皮肤温度等。应迅速建立静脉通路，遵医嘱交叉配血、输血。必要时及加快补液速度，及时给予升压药物。

8. 低血压

与手术时间过长、丢失血容量多有关。密切观察患者的生命体征、意识、面色的变化，同时了解患者的基础血压，出现血压下降应及时通知术者，遵医嘱适当加快补液速度，维持有效循环血量，给予多巴胺等升压药物。

9. 心脏压塞

与导管反复刺激心室壁、粗暴操作有关。密切观察患者的心率、血压变化，观察患者的意识是否清醒，有无烦躁不安。应用超声判断心包内的出血量及位置，备好心包穿刺用物（一次性辅料包、中心静脉导管等），准备好多巴胺、阿托品等升压抢救药物，同时做好交叉配血、输血的准备。定时监测血红蛋白、凝血酶原时间、电解质等。

（三）术后护理

（1）持续心电及血压监测。

（2）伤口的护理：由于器械很大，输送的导管也比较粗，以前类似手术需要外科医师帮忙，先"开口"，然后把血管切开，再放入导管。经皮介入左心室隔离术采用的是微创介入方法，使用两个经皮缝合器，事先把线穿好，导管拔出后，直接缝合，不用开口，创伤小、恢复快。加压包扎双侧股动脉并注意观察有无伤口渗血，并与病房护士做好交接班。协助患者从手术床移至病床。告知患者双侧股动脉穿刺后活动的注意事项。嘱患者在床上做双下肢被动活动，以免造成深静脉血栓，术后 6 小时可床上翻身，术后 24 小时下地活动，但注意避免用力咳嗽、排便等。因为在左心室内植入异物，所以应密切观察患者的一般情况，有无植入物脱位（借助超声心动图、胸片等）。出院后定期检查超声心动图，观察心功能的恢复。

（3）术后抗凝：术后 6 ~ 8 小时后服用华法林，术后次日服用低剂量阿司匹林。术后服用华法林至少 12 个月，服用低剂量（75 ~ 100 mg/d）阿司匹林至少 12 个月。

（贺　萍）

第六节　经导管射频消融肾交感神经术

经导管射频消融肾交感神经术（RDN）是指使用去肾交感神经射频专用导管系统，为顽固性高血压患者实施去肾交感神经射频消融术。顽固性高血压是一种特殊类型的高血压，在应用足够剂量且合理的 3 种降压药物（包括利尿剂）后，血压仍在目标水平之上，可能导致严重的靶器官损伤和心血管风险，治疗十分棘手。许多研究已证实，肾交感神经活动参与高血压的发病与维持，尤其在顽固性高血压中，因此，选择性肾交感神经阻断被认为是治疗顽固性高血压的一个重要手段。

2013年4月，欧洲心脏病学会（ESC）发布共识声明：经导管去肾交感神经术可作为高血压治疗的一种备选治疗策略，适用于在生活方式调整和药物治疗后未达到降压目标的耐药性高血压患者。合适的筛选手段和患者术前应遵循的标准：诊室收缩压 ≥ 160 mmHg（糖尿病患者标准为 ≥ 150 mmHg）；足量使用三种或以上抗高血压药物组合，包括利尿剂；尝试过调整生活方式以改善血压；已排除继发性高血压；已通过动态血压监测排除假性抵抗；肾功能正常 [肾小球滤过率 ≥ 45 mL/（min·1.73 m^2）]；无极性或副动脉，无肾动脉狭窄，无肾动脉重建史。

一、原理

肾交感神经兴奋可直接或间接引起如下生理反应：①肾素—血管紧张素—醛固酮系统激活；②去甲肾上腺素释放增多；③肾水钠潴留增多；④肾动脉收缩。这些最终导致血压升高。各种阻断肾交感神经的方法均可使上述作用减弱，最终起到降血压的作用。而肾交感神经纤维进出肾绝大部分经肾动脉主干外膜，这一解剖特点决定了RDN可选择性消融交感神经纤维。

二、操作方法

所有患者均选用股动脉径路，穿刺点局部麻醉。采用改良Seldinger穿刺技术，置入6 F下肢鞘后，动脉内一次性注入普通肝素钠25 mg，建立动脉内压力监测。推送6 F RDC指引导管至腹主动脉，先行肾动脉造影，明确双侧肾动脉的解剖情况（直径大小、有无明显狭窄和夹层等），决定手术方案。经指引导管推送肾动脉射频消融导管（Symplicity射频消融导管）至一侧肾动脉主干远端（分叉近端），连接射频消融导管手柄末端与体外射频发生器，开启射频仪，操作手柄上的推拉件使消融电极紧贴肾动脉内壁，踩脚闸开始射频消融肾交感神经，每点8 W，120秒。然后射频消融导管头端后撤约5 mm，环形旋转60°～90°，再次重复前述步骤，每侧肾动脉一般消融4～6点。射频温度维持在40～75℃，阻抗衰减率控制在15%～25%。

三、适应证及禁忌证

1. 适应证

（1）难治性高血压患者：足量且合理应用3种或以上，包括利尿剂在内的不同作用机制的抗高血压药物（无临床禁忌时使用醛固酮拮抗剂），经过数月的治疗，诊室收缩压仍 ≥ 160 mmHg，如合并2型糖尿病者收缩压 ≥ 150 mmHg。

（2）估算的肾小球滤过率（eGFR）≥ 45 mL/（min·1.73 m^2），计算机断层血管造影术（CTA）或磁共振血管造影（MRA）确定肾动脉主干直径≥ 4 mm并且长度≥ 20 mm者。

（3）对降压药物不耐受的患者：患者对于某些降压药物存在真正的不耐受，高血压专科医生确定这种不耐受不是由于患者本身的神经精神因素或医患沟通不良所致。

（4）肥胖、过量饮酒、睡眠呼吸暂停、高钠盐摄入等是高血压的危险因素，应先改变这些可控制的危险因素。控制这些因素后血压仍不能达标或无法控制这些因素者。

2．禁忌证

（1）单侧或双侧肾动脉形状结构（肾动脉狭窄＞50%、肾动脉瘤、肾动脉畸形、肾动脉纤维肌发育不良）不适宜手术的患者。

（2）肾移植患者。

（3）肾功能不全患者：eGFR＜45 mL/（min·1.73 m^2）。

（4）6个月内有心血管事件（稳定或不稳定型心绞痛、心肌梗死）、脑血管事件（卒中、脑血管意外、短暂性脑缺血发作）的患者。

（5）年龄＜18岁的患者。

（6）未治疗的严重的心脏瓣膜病患者。

四、介入护理

（一）术前护理

1．术前患者准备

（1）完善相关检查，进行碘过敏试验、抗菌药物过敏试验。

（2）术前进行备皮，静脉输液，病房准备硝普钠泵入备用。

2．术前人员、物品准备

（1）人员及设备准备：导管室配备本科室护士2名（巡回及心电护士），技师1名（负责造影机的正常运转），必要时提前联系麻醉医师到导管室。备齐各项抢救设备并保证功能运行良好：除颤仪、麻醉机、吸引器、中心供氧、输液泵、射频仪。

（2）药品准备。

1）常规药品：2%利多卡因、肝素、硝酸甘油、对比剂。

2）抢救药品：阿托品、多巴胺、硝普钠。

3）术中镇痛、镇静药品：吗啡、咪达唑仑、芬太尼。

（3）介入耗材准备：穿刺用动脉鞘管、造影管、指引导管、引导钢丝、血管吻合器、射频消融导管。

3. 急救准备

术中要求控制动脉压在 140/90 mmHg 左右，应微量泵配备硝普钠备用（注意避光）；射频消融会产生疼痛，所有患者应备吗啡镇痛，对部分吗啡镇痛效果差而影响手术者，给予芬太尼加咪达唑仑静脉泵入，术后用氟马西尼拮抗；针对术中可能出现的心率降低（＜60 次 / 分），备好阿托品；如伴有血压下降（＜90/60 mmHg），备好多巴胺静脉推注。

（二）术中护理

1. 安全护理

（1）认真核对患者：对进入导管室的患者，接患者时护士核对并签字，上台前，导管室护士核对患者各项化验检查、服用相关药品情况并在核对单上签字，上台术者核对相关内容并签字。上台时，导管室护士通过手牌和患者问询再次核对患者，并检查静脉输注液体。

（2）摆放合适体位：协助患者摆放舒适并安全的体位，暴露需消毒穿刺部位，放置手术枕。因导管室机器需求温度较低，所以注意给患者保暖。协助患者平卧后，嘱患者术中勿移动，防止坠床等护理不良事件的发生。

（3）生命体征监测：连接心电监护仪、血氧饱和度监护仪，心电护士术中密切观察患者的心率、心律、血氧饱和度、动脉血压的变化，如有异常及时发现并处理并发症。

2. 射频术操作

（1）上台时，将负极板贴于患者相应部位。

（2）术中协助术者将射频消融导管连接于射频仪上，并调试检测机器性能。

（3）射频开始后，记录射频消融所用的能量及时间，一般每个消融点 8 W、120 秒，提醒术者射频的温度及阻抗，一般射频温度维持在 40 ~ 75℃，阻抗衰减率控制在 15% ~ 25%。

3. 疼痛的护理

因为射频消融会给患者带来疼痛，所以护士应结合造影情况，当射频消融导管到位时，消融释放能量前，提醒术者并遵医嘱给予不同患者不同的镇痛药物；提前告知、安慰患者可能出现疼痛，但采取措施后会减轻其疼痛，使其配合手术顺利完成。

（三）术后护理

1. 伤口护理

拔出动脉鞘管，用血管吻合器缝合后，协助术者用弹力绷带加压包扎穿刺处，并观察是否有出血、血肿出现，清洁穿刺处周围皮肤，标注包扎时间及日期，嘱患者穿刺处的相关注意事项。

2. 相关并发症的预防及处理

（1）动脉内导管操作相关并发症：股动脉假性动脉瘤、血肿和肾动脉夹层。前者用体外压迫的办法解决，后者置入支架。

（2）其他：RDN 射频能量传递中主要不良反应为术中、术后短暂的明显腹部疼痛，是射频能量损伤肾动脉外膜所致，使用镇静、镇痛药物如吗啡、芬太尼、咪达唑仑等可缓解。

五、健康教育

（1）血压监测：术后需要定期监测血压，多数患者在 RDN 术后血压即可出现下降，但也有部分患者的血压下降发生在术后 1 ~ 3 个月。建议在术后 6 个月进行动态血压测量，以观察降压疗效。

（2）用药指导：在 RDN 术后，随着血压的下降，患者用药在减少，此时更要注意规范用药。术后短期内保持与术前一致的用药方案（包括药物类型与剂量），后期可根据患者的血压治疗目标，结合其实际血压情况与身体状况，逐步调整患者用药方案。

（3）心电图和肾功能检查：建议在术后 6 个月、1 年进行心电图检查，观察降压对于心脏的改善作用，并通过肾功能检测评估肾脏的改善情况。

（4）心理支持：RDN 属于创新疗法，术前对患者及其家属进行宣教，保证其良好的心理状态。术后继续提供心理支持，帮助患者理解手术效果和后续管理。

（5）抗血小板治疗：由于射频消融能量可能导致短暂的内皮脱落、细胞肿胀、组织凝固以及栓塞形成，有必要给予抗血小板药物治疗（术中阿司匹林 250 mg 静脉注射，术后 75 ~ 100 mg/d 持续 4 周以上）。

（6）随访管理：RDN 术后至少进行连续 1 年的随访，评估和监测 RDN 的有效性和安全性。主要随访指标包括血压（诊室血压、动态血压、家庭血压）和高血压用药情况。

（7）生活方式指导：继续进行生活方式的管理和药物的联合应用，以辅助 RDN 的效果。

（8）观察穿刺部位：术后需要观察患者穿刺部位愈合情况，并由医护团队密切监测患者的恢复情况。

（9）长期随访：科室"高血压个案管理师"将继续对患者的血压保持长期随访，以评估治疗效果和调整治疗方案。

（贺　萍）

第十三章

其他疾病介入治疗及护理

第一节　肺动静脉畸形

肺动静脉畸形（pulmonary arterio-venous malformation，PAVM）又称肺动静脉瘘，是一种罕见的肺部疾病，为肺动脉和肺静脉之间的异常沟通。病变部位血管扩大迂曲或形成海绵状血管瘤，肺动脉血液不经过肺泡直接流入肺静脉，造成不同程度的右向左分流，体循环动脉血氧含量不同程度的降低。PAVM有先天性和后天性之分，大多数为先天性。约70%患者合并有遗传性出血性毛细血管症，该病女性患者是男性的2倍。传统的治疗方法是开胸肺叶切除术，创伤大，会损伤部分正常肺组织，且对于多个肺叶小病变或巨大病变，外科手术往往无能为力。近些年，随着介入放射学的发展，经导管栓塞术因其创伤小，可多次分期治疗等优点，成为治疗PAVM的首选治疗方法。

一、病因

PAVM大多数为先天性疾病，因胚胎发育时肺动脉支和静脉丛间隔形成发生障碍，使毛细血管发育不全或退化，肺动脉支直接与肺静脉支相通，从而形成动静脉短路。少数为后天性疾病，多为转移性肿瘤、外伤、感染等原因引起。

二、临床表现及分类

1. 临床表现

分流量大可出现活动后呼吸困难，发绀，杵状指，红细胞增多等；约25%的患者出现神经系统症状（脑卒中、脑脓肿），如抽搐、语言障碍、复视等；咯血和血胸比较少见，但可危及生命，多为PAVM破裂引起。

2. 分类

根据供血动脉、引流静脉及病变的数量，PAVM可分为三型：单纯型、复杂型和弥漫型。单纯型为1支供血肺动脉与1支引流肺静脉直接沟通，瘤囊无分隔；复杂型为2支以上的供血肺动脉与引流肺静脉直接沟通，囊腔常有分隔；弥漫型为局限于一个肺叶或遍及两肺动静脉之间，仅有多数细小瘘道相连，而无瘤囊形成。

三、辅助检查

1．一般检查

血常规、尿常规、便常规、血糖、电解质、肝肾功能、凝血全套等实验室检查，心电图检查。

2．影像学检查

（1）胸部 X 线检查：为 PAVM 的一线筛选检查。据报道，约98％的患者胸部有异常表现，为肺内实质性肿块阴影，难以鉴别良性肿瘤及转移性肺癌。

（2）无创性多层螺旋 CT 检查：单发或多发具有瘤囊者平扫可显示大小不等呈中等密度的圆形、椭圆形或分叶多囊状影能提供准确的诊断信息。

（3）MRI 检查：特别是动态增强 MRA 不仅可以在形态上确认病灶，还可用以评估血流动力学改变和预后。

（4）肺动脉造影：是诊断 PAVM 的金标准。可清晰显示 PAVM 图像，特异性高。CT血管造影（CTA）可以提供与肺动脉造影相同的诊断信息，在某种程度上可取代肺动脉造影。

四、介入治疗

1．适应证

（1）任何有手术指征的 PAVM，特别是供应畸形血管的肺动脉直径＞3 mm 者。

（2）外科治疗难度较大、风险较高，或有外科治疗的禁忌证者。

（3）多发性肺叶小病变或巨大病变。

2．禁忌证

（1）存在肺动脉造影的禁忌证。

（2）呼吸道感染或肺炎。

（3）合并中度以上肺动脉高压，特别是用球囊导管试验性阻断供血肺动脉后压力明显升高（平均压力绝对值升高＞5 mmHg）。

（4）弥漫性毛细血管扩张型，一般不首选栓塞治疗。

（5）碘过敏者。

3．患者准备

血管性介入手术常规准备。

4．器械和物品准备

介入治疗手术包、Seldinger 穿刺针、导丝、血管鞘、5 F 猪尾导管、5 F Cobra 导管、微导管栓塞材料弹簧圈、可脱式球囊。

5. 手术步骤

以 Seldinger 穿刺技术行右侧股静脉穿刺，置入静脉鞘，行非选择性和（或）选择性肺动脉造影检查，以明确病变部位、供血动脉与引流静脉特点，并由 2 名以上专科医师测量供血动脉、引流静脉和 PAVM 囊腔直径。考虑做弹簧圈栓塞，重复造影、测静脉压，最后拔管。

五、护理

1. 术前护理

（1）按血管性介入术前护理常规。

（2）密切观察患者的血氧饱和度及氧分压变化情况、四肢指趾端甲床及口唇发绀现象，并做好记录。

（3）有咯血的患者指导保持呼吸道通畅，防止窒息。

（4）心理护理：该病在临床上比较少见，患者对该病的治疗不了解，对治疗效果及预后缺乏信心和安全感，甚至产生焦虑、恐惧心理。护士应主动向患者及家属说明情况，介绍该治疗的必要性、安全性、优越性、基本方法等，以及术中及术后可能出现的情况及注意事项，使患者产生安全感和信任感。

2. 术中护理

（1）按血管性介入术中护理常规。

（2）术中并发症：主要是逆栓塞。弹簧栓子脱落可导致逆栓塞，这主要见于对囊状 PAVM 的栓塞治疗。其预防措施为栓子直径不能过小，或使用可控弹簧栓子。因操作不当使空气经导管进入肺动脉亦可导致逆栓塞。此时应立即给予患者吸氧，酌情应用硫酸阿托品及血管扩张药，一般 20 分钟内即可缓解。

3. 术后护理

（1）按血管性介入术后护理常规。

（2）观察患者的缺氧状态是否改善，检查血气分析。

（3）术后不良反应的观察及沟通：患者术后诉胸背部轻度胀痛，结合介入手术中畸形血管内置入弹簧圈，考虑为栓塞术后一过性胸膜反应，告知为正常反应，一般 3 天后上述症状会逐渐缓解。

（4）常见并发症的预防和观察。

1）异位栓塞（大多发生于术后 1 天内）：较少见，弹簧圈脱落造成异位栓塞为术后最严重的并发症，需密切观察患者有无胸痛、心悸、呼吸困难、咯血、头晕、乏力、胸闷、晕厥等现象。

2）栓塞后复发或再通：大多由栓塞不彻底，栓塞材料选择不当及新生畸形血管或原有微型血管畸形生长所致。术后观察患者缺氧症状缓解不明显,积极与医师沟通,必要时复查 CT 肺动脉三维重建,如有必要可择期再次行介入治疗。

3)肺梗死及肺脓肿:目前仅有个案报道栓塞后肺叶梗死继发化脓性感染导致死亡,可能与病变广泛、栓塞范围大有关。

4. 出院宣教

(1)饮食护理:加强营养,给予高热量、高蛋白、高维生素、易消化、含铁丰富食物,避免冰冷、辛辣等刺激性食物。

(2)注意休息,适当活动,加强锻炼。

(3)术后 1 个月、半年、1 年各复查 1 次,以后每 3 ~ 5 年复查 1 次。

(邓秀兰)

第二节 锁骨下动脉狭窄

动脉狭窄或闭塞性病变主要引起供血区域或器官缺血,其严重性与急性或慢性发病、阻塞程度和侧支血供的代偿能力等有明显关系。既往欧美国家发病率较高,在我国并不多见,但随着生活水平的不断提高,发病率逐年增加,以中老年人为主。自 1964 年 Dotter 等报道经皮腔内血管成形术(percutaneous transluminal angioplasty,PAT)以来,随着球囊扩张导管的不断改进,PAT 已广泛应用于治疗动脉粥样硬化疾病。锁骨下动脉狭窄的介入治疗主要是 PTA 和血管内支架置入术。

一、病因

锁骨下动脉狭窄或梗阻性病变常见的原因有动脉粥样硬化和多发性大动脉炎,前者为胆固醇在血管内膜沉积形成粥样斑块使管腔狭窄或梗阻,后者为动脉壁全层增厚、弥漫纤维化及钙化,病变僵硬。两者病理改变不同,导致其对 PTA 治疗的反应不同,实施介入治疗时,应区别对待。

二、临床表现

头晕、头痛、晕厥、发作性视物模糊等椎—基底动脉供血不足症状;上肢缺血症状,如患侧脉搏减弱或消失,双上肢血压测定相差 20 mmHg 以上,甚至测不到患侧上肢血压;患侧上肢疼痛、麻木、无力、苍白、指端发凉或运动障碍。

三、辅助检查

1. 一般检查

血常规、尿常规、便常规、血糖、电解质、肝肾功能、凝血全套等实验室检查，心电图检查。

2. 影像学检查

CTA、MRA、脑血管造影。

四、介入治疗

PAT 是一种安全有效的非外科治疗方式，可多次扩张，并发症的发生率极低，外科手术治疗并发症达 19% ~ 23%，死亡率为 5% ~ 8%；PAT 成功率为 73% ~ 100%，并发症为 0 ~ 10%，无死亡报告。PAT 及血管内支架置入术是治疗锁骨下动脉狭窄或梗阻性病变有效及安全的治疗方法。

1. 适应证

（1）锁骨下动脉盗血综合征中的部分病例，即狭窄度 > 80%者。

（2）一侧锁骨下动脉、椎动脉狭窄伴有脑供血不足症状。

（3）椎动脉近端狭窄，不伴有颈动脉病变者。

2. 禁忌证

（1）狭窄段粗糙、溃疡，有新鲜血栓或病变已钙化。

（2）锁骨下动脉闭塞。

（3）靠近或累及椎动脉口部的锁骨下动脉狭窄。

（4）碘过敏者。

3. 患者准备

血管性介入术前常规准备。

4. 药物和器械准备

（1）肝素、地塞米松、局部麻醉药、尿激酶及必备的急救药品。

（2）介入治疗手术包、Seldinger 穿刺针、导丝、6 F 血管鞘（90 cm）、5 F 猪尾导管、5 F 多用途导管（125 cm）；根据患者血管情况准备球囊，一般为直径 6 ~ 8 mm、长度 2 ~ 4 cm 球囊；长度 2 ~ 4 cm、直径 7 ~ 10 mm 支架数个。

（3）三通软接管、三通开关、加压输液袋和注射器等。

5. 手术步骤

采用 Seldinger 技术穿刺股动脉，成功后立即给予肝素 5 000 U 静脉注射，插入 5F 猪尾导管，置于狭窄近端造影，明确狭窄部位、程度和长度，指引导丝通过狭窄部位到达远端。将诊断导管置换成球囊导管并将球囊段置于狭窄区域。用对比剂充盈球囊反复扩张 2 ~ 5 次，每次扩张持续时间为 20 ~ 30 秒。球囊直径一般与狭窄部位相邻的正常动脉直径相等，若病变部位较长，可用球囊由远及近分次扩张。当血管重度狭窄或完全闭塞时，可先用 3 ~ 4 mm 直径球囊导管行预扩张，再用常规球囊导管行扩张术。当两侧锁骨下动脉均狭窄时，应选择狭窄严重的一侧行 PAT 治疗。当狭窄段扩张后弹性回缩明显、夹层形成或预防 PAT 术后再狭窄放置支架时，将球囊导管置换成支架，在导丝引导下将支架置于狭窄段并释放支架，最后拔管，加压包扎伤口。

6. PAT 成功标准

（1）术后残余狭窄小于 30%。

（2）术后狭窄远端与近端压力梯度差小于 20 mmHg 或术后患肢血压与健侧血压之差小于 20 mmHg。

（3）临床症状改善。

（4）随访 3 个月以上经颅多普勒（TCD）及颈部血管超声检查未发现再狭窄。

五、护理

1. 术前护理

（1）按血管性介入术前护理常规。

（2）遵医嘱抗凝治疗。术前 2 ~ 5 天开始口服抗血小板聚集药，阿司匹林 250 ~ 300 mg，每天 3 次。

（3）注意休息，减少活动。可适当散步，促进动脉血液循环。复查造影示血管恢复通畅有溃疡和坏疽时，应绝对卧床休息。

（4）促进局部血液循环，注意保暖。避免暴露在寒冷的环境中，室温最好保持在 18 ~ 22℃。天冷外出时应戴好手套、围巾和穿厚棉袜，避免造成血管收缩而减少患肢的血流。因为末梢神经对热敏感性降低，所以不可使用热水袋或在电热器上暖足，以免烫伤。应将热水袋放在腹部，使四肢血管反射性扩张，增加血流量，从而使四肢温暖。避免穿会阻碍循环的衣物、服饰，如领带、皮带过紧，束腰带。

（5）饮食护理：给予低热量、低糖、低脂和高维生素饮食，因过多的脂肪会增加患者动脉的负担，从而无法及时供给组织血液；鼓励患者多饮水，因大量水分可降低血液黏滞度，促进废物排泄，防止血栓形成。

（6）足部护理：部分患者因全身多处动脉粥样硬化，导致足部出现缺血、缺氧症状，此时需做好足部护理。保持足部清洁，用温水泡足并擦干，皮肤干燥时可涂滋润霜；选择合适的鞋袜，勤更换，保持干燥，预防真菌感染，每天至少更换 1 次袜子，冬天宜穿毛袜保暖。

（7）避免情绪激动，使身心放松。情绪激动会刺激交感神经，导致血管收缩。

2．术中护理

（1）按血管性介入术中护理常规。

（2）术中经导管或静脉给予肝素 5 000 U，使全身肝素化。

（3）心电监护，密切观察患者症状、心电图、血压变化情况。

3．术后护理

（1）按血管性介入术后护理常规。

（2）遵医嘱正确使用抗凝剂，避免形成血栓。

1）在抗凝过程中，需密切注意有无皮肤、黏膜、牙龈、内脏及颅内出血，观察尿便颜色。

2）严格掌握肝素剂量。一般给予生理盐水 500 mL 加肝素 5 000 U，每 12 小时静脉滴注 1 次；或低分子量肝素钠 4 000 U，每天 1 次皮下注射。抗凝治疗 24 ~ 48 小时，继续抗血小板聚集治疗半年（阿司匹林每次口服 300 mg，每天 1 次），以预防血栓形成。

3）每天复查凝血时间及凝血酶原时间，以了解抗凝情况。凝血酶原时间应控制在正常标准的 1.5 倍以内。

4）防止皮肤黏膜出血：嘱患者用软毛牙刷刷牙；勤剪指甲，勿用指甲抓破皮肤、黏膜。

（3）患侧肢体的观察和护理：术后每 30 分钟观察 1 次脉搏是否有力、均匀，测量双上肢血压及观察指端皮肤温度是否正常，并记录。置入内支架，使锁骨下动脉即刻开通，可立即摸到患侧上肢的动脉搏动，并测到血压，指端皮温转暖，疼痛、麻木、无力等症状可逐渐缓解。如果发现异常，及时与医师联系，及时予以处理。

（4）密切观察病情变化：若有突然头晕、头痛的感觉，应考虑内支架脱位，应重新做血管造影检查，确定是否因支架移位或血栓形成。

（5）疼痛的观察与护理：锁骨下动脉狭窄所选用的内支架均为自膨式支架，不易移位，弹性好，遇正常人体体温时充分膨胀，使狭窄血管开通。患者感觉狭窄部位有不适和疼痛，术后 2 ~ 4 天明显，5 天后明显减轻，一般无须处理。由于个体差异，患者对疼痛的阈值不同，可遵医嘱给予镇痛药。

（6）发热：体温 37 ~ 38℃，可持续 3 ~ 5 天。可常规给予抗菌药物静脉滴注，以预防感染。

（7）常见并发症的观察与护理。

1）支架内血栓的预防和护理：支架内血栓形成是最严重的并发症。栓子来源有两类，一为病变本身的碎屑组织，如脱落的动脉粥样硬化斑块；二为操作过程中所形成的栓子。加强抗凝及抗血小板聚集治疗并放置支架是解决血栓形成的方法之一。术中置入支架前先经导管缓慢推注尿激酶、肝素钠，再行球囊扩张，最后将支架置入动脉狭窄部位。术后6小时检验凝血指标，无穿刺部位出血，再维持静脉滴注尿激酶、肝素钠24小时，同时给予阿司匹林口服。常规检验凝血指标每天1次，必要时可做2次，随时根据检验结果调整药物使用，如凝血时间大于正常值3倍，立即停药。

2）穿刺处出血和皮下血肿：每30分钟巡视患者1次，观察穿刺部位和足背动脉搏动情况。患者穿刺侧的肢体呈水平伸直、制动，并用动脉压迫止血器压迫6～8小时。卧床休息24小时，48小时避免剧烈运动，以免引起穿刺部位出血。

4. 出院宣教

（1）随访3～24个月，测量双上肢血压、脉搏，进行B超检查，观察血管内血流通畅情况。

（2）避免剧烈运动，防止内支架发生滑脱移位；注意适当休息和合理运动，促进血液循环；采取正确的姿势，避免长时间维持同一种姿势，坐着时不要将一腿翘在另一条腿上，以免阻碍动脉血流。

（3）进行长期、严格、系统的抗凝治疗。指导患者口服抗凝药，如阿司匹林6个月，不要间断，预防血栓形成。

（4）宣传戒烟的重要性。吸烟可导致动脉长期痉挛收缩并可损伤血管内皮，提高血液黏滞度，是发生血栓性疾病的危险因素。让患者了解吸烟对疾病的危害，鼓励患者彻底戒烟。

（5）保持心理平静，避免情绪激动；改变饮食习惯，给予低脂、低热量饮食；严格控制动脉粥样硬化患者的血压。

（邓秀兰）

第三节　胸主动脉瘤

胸主动脉瘤（thoracic aortic aneurysm，TAA）是各种原因造成的胸主动脉局部或多处不可逆的扩张或膨出，超过正常血管直径50%的病变。本病是由先天性发育异常或后天性疾病引起。随着年龄的增长及饮食结构的变化，发病率逐渐升高，男性患病率明显高于女性（男：女为10：1）。大多数患者会因瘤体破裂而死亡，因此，必须加强对胸主动脉瘤的诊断和治疗。传统的治疗方法主要为开放手术治疗，但是患者年龄均较大，开放手术对患者造成的创伤较大，因此，并发症发生率和病死率较高。随着微创手术的发展，血管内隔绝治疗成为一种主要的治疗方法，通过股动脉穿刺和切开将覆膜支架导入血管，使人工血管两端能够稳定地固定在正常动脉壁上，从而使血液在人工血管腔内流动，与患者的瘤体腔隔绝，避免了瘤体破裂的危险。经过几十年的发展，介入治疗已成为胸主动脉瘤的主要治疗方法。

一、病因

（1）动脉粥样硬化，多见于 50 ～ 80 岁患者，男性多于女性。

（2）囊性中层坏死或退行性病变，多见于中青年男性，好发主动脉根部，伴有主动脉关闭不全，为国内首位病因。

（3）外伤性动脉瘤，多见于加速伤、减速伤。

（4）感染细菌、真菌、梅毒等。

（5）先天性胸主动脉瘤较少见。

（6）夹层动脉瘤的病因尚未明确，多认为与遗传性结缔组织病、动脉炎、动脉瘤、高血压、医源性损伤（如安置主动脉内球囊泵）等有关。

二、临床表现及分类

（一）按病理形态学分类

1. 真性动脉瘤

主动脉壁和主动脉瘤壁全层均有病变，扩大或膨出形成。

2. 假性动脉瘤

大多是由于血管外伤，血液通过破口进入周围组织形成血肿。

3. 主动脉夹层

主动脉管壁由三层结构组成，即内膜、中膜和外膜。当内膜或中膜发生撕裂时，血液进入主动脉壁中层，顺行和（或）逆行剥离形成壁间假腔，并通过一个或数个破口与主动脉真腔相交通，形成主动脉夹层（aortic dissection，AD）。因通常呈继发瘤样改变，故又将其称为主动脉夹层动脉瘤。该病好发于中老年男性，起病急，进展较快，主动脉破裂死亡率高。

（1）DeBakey 分型。

1）Ⅰ型夹层：起源于升主动脉，扩展超过主动脉弓到降主动脉，甚至腹主动脉。此型最常见。

2）Ⅱ型夹层：起源并局限于升主动脉。

3）Ⅲ型夹层：起源于降主动脉左锁骨下开口远端，并向远端扩展，可直至腹主动脉。

（2）Stanford 分型。

1）Stanford A 型：夹层累及升主动脉和主动脉弓。相当于 DeBakey Ⅰ 型和Ⅱ型。

2）Stanford B 型：夹层累及降主动脉起始以远的部位。相当于 DeBakey Ⅰ 型。

（二）临床表现

（1）早期多无症状。随疾病进展，胸、背、腹部突发撕裂样、刀割样剧痛，患者常伴有高血压和心动过速、面色潮红、烦躁不安、大汗淋漓等休克表现。随着夹层累及范围扩大，导致相应器官和组织缺血。若疼痛突然加剧，出现撕裂样剧痛，预示破裂可能。

（2）压迫症状：声音嘶哑、呼吸困难、吞咽困难，邻近血管受压可出现上腔静脉阻塞综合征。

（3）心功能不全与心绞痛，常伴有主动脉瓣关闭不全。

三、辅助检查

1．一般检查

血常规、尿常规、便常规、血糖、电解质、肝肾功能、凝血全套等实验室检查，心电图检查。

2．影像学检查

（1）CTA：是一种较好的无创性检查。可明确诊断，了解主动脉夹层病变部位，确定分型，为治疗的选择提供依据。

（2）胸部 X 线检查：是简便可靠的诊断方法，胸部 X 线平片可显示上纵隔增宽、主动脉壁双影、升主动脉和降主动脉宽度不一；心包积液或胸腔积液征象，特别是左胸。

（3）超声心动图检查：可显示主动脉某段的梭形和囊状扩张，以及动脉瘤内附壁血栓的情况。

（4）主动脉造影：胸部 X 线检查显示上述异常者应立即做主动脉造影检查，要求充分显示主动脉全长（从主动脉瓣到腹主动脉分叉处）。主动脉造影可显示主动脉壁剥离形成的血流异常通道压迫主动脉腔，了解主动脉壁剥离段的长度及内膜裂破的部位。

四、介入治疗

1．适应证

（1）合并心、脑、肺、肾等疾病的高危患者或者高龄患者，无法耐受传统手术。

（2）夹层内膜破裂口距左锁骨下动脉开口 1.0 ～ 1.5 cm，人工血管近端能固定于内膜破裂口以上而又不会阻塞左锁骨下动脉的动脉瘤患者。

（3）DeBakey 分类属Ⅲ型的主动脉夹层。

2．禁忌证

（1）动脉瘤的解剖结构不适合介入手术者。

（2）患者合并有重要脏器损伤，生存期＜ 30 天者。

（3）未能控制的全身感染性疾病、活动性结缔组织病。

（4）碘过敏者。

3. 患者准备

按血管性介入术常规准备。

4. 物品和器械准备

除血管性介入术常规准备外，还应备 13 ～ 14 F 血管鞘、260 cm 导丝、特硬导丝、5 F 血管标记猪尾导管、血管缝合器、球囊导管（AB46），制定匹配的支架移植物，降压药物、溶栓药物和抢救药物。

5. 手术步骤

全身麻醉或局部麻醉下切开腹动脉或采用穿刺缝合器方法，引入 5 F 血管标记猪尾导管，送入导丝至胸主动脉内，注入适量对比剂，分段行主动脉造影。在监视屏上标记左锁骨下动脉开口和瘤体部位，选择合适口径和长度的移植物，引入移植物至主动脉弓处释放。并再次行胸主动脉造影，注意观察左锁骨下动脉是否通畅，移植物是否通畅，有无异位，移植物近端或远端是否存在内漏，如存在可再次置入另一移植物连接于原移植物近端或远端，封闭内漏。造影位置满意，拔管，缝合股动脉，包扎伤口。

五、护理

1. 术前护理

（1）按血管性介入术前护理常规。

（2）观察患者有无少尿、无尿，准确记录出入量。

（3）预防腹压增高。绝对卧床休息。控制情绪，避免情绪波动导致血压升高。急诊收治的患者在与病房进行转运交接时，注意转运前评估患者生命体征，转运过程中避免剧烈震动，注意预防患者转运途中发生猝死，做好抢救的准备工作。患者检查项目尽量集中进行，避免反复搬运。检查途中应有医师全程陪同。预防感冒，避免咳嗽、打喷嚏。避免大笑。给予饮食指导，保持大便通畅，防止用力排便而诱发动脉瘤破裂出血或主动脉夹层继续撕裂，必要时遵医嘱每天灌肠 1 次。

（4）镇静、镇痛：疼痛可导致患者出现不良的情绪反应刺激机体产生儿茶酚胺，从而抑制去甲肾上腺素及 5—羟色胺的分泌，降低患者的疼痛阈值，加重患者的疼痛感。疼痛和负面情绪相互影响，不利于患者康复，控制疼痛的药物首选吗啡。当患者疼痛突然加重或缓解后又出现，应警惕主动脉夹层进一步撕裂；为防止夹层进一步撕裂，应嘱患者注意休息；因在患者身上使用的仪器和设备较多，如监护仪、氧气、输液泵等，加之血压控制不理想时监护仪会发出报警的声音，导致患者烦躁不安，应注意尽量减少噪声对患者的刺激，适当给予镇静，避免引起血压升高。

（5）持续生命体征监测，持续心电监护，持续低流量吸氧。

1）约90%的胸主动脉瘤患者合并有高血压，尤其是主动脉夹层。夹层发生后血压会因血流动力学的改变进一步升高，甚至恶性升高。通常测量右上肢血压，因夹层可能撕裂累及左锁骨下动脉，测量左侧血压并不能反映患者真实的血压水平。因此，首次必须测量四肢血压的变化，比较有无差异，避免贻误病情，为医师判断病情与治疗提供准确依据。根据患者基础血压水平，将血压尽可能控制在较低的状态，一般为 110/80 mmHg 左右，以保证心、脑、肾等重要器官的供血；根据血压的变化调整降压药的用量。首选降压药为盐酸乌拉地尔注射液 50～100 mg 加生理盐水至 50 mL 微量泵滴入。如降压效果不明显，可联合使用硝普钠。硝普钠是一种强效快速的血管扩张剂，可反射性地引起心搏增强。使用硝普钠时注意药物现用现配，避光输注。配制方法为硝普钠 50 mg 加入 5% 葡萄糖液 50 mL，从小剂量开始微量泵输注，然后根据血压调节硝普钠的用量。用药过程中要保证药物的连续性，切忌因为中途换药连接不上导致血压忽高忽低。连续使用时注意观察患者有无恶心、呕吐、头痛、精神错乱甚至昏迷等氰化物中毒的表现，通常使用时间不得超过 72 小时。

2）减慢心率：患者因焦虑、恐惧和血压异常，常出现心率加快（超过 100 次/分），进而加快胸主动脉瘤进展。应及时报告医师，减慢心率至 60～70 次/分。通常给予 β 受体阻滞剂如美托洛尔 50 mg，每天 2 次，使心率控制在 60～70 次/分。

（6）心理护理：由于此病发病急、病情凶险、变化快、死亡率高、治疗费用较高，患者入院后会产生恐惧、焦虑的心情。因此，医护人员应多巡视、多观察、多询问患者主诉，耐心解答患者疑问，向其讲解介入手术成功的案例，充分履行告知病情的义务，使患者自身意识到疾病的凶险，同时减轻心理负担并能够积极配合治疗。多向患者讲解针对此病的健康生活方式，使患者在惧怕疾病的同时感受到医务人员的关爱，进而减轻其焦虑的心情，更好地配合治疗。

（7）饮食护理：指导患者戒烟戒酒；大多数胸主动脉瘤患者都患有高血压，应指导患者低盐低脂饮食，少吃多餐，注意营养均衡，多吃新鲜的水果和蔬菜，保持大便通畅；长期便秘者给予便乃通茶口服，必要时每天 1 次甘油灌肠。

（8）患者绝对卧床期间注意预防相关并发症，如压疮、肺部感染、深静脉血栓、尿路感染等。

（9）主动脉夹层患者注意关注夹层累及远端脏器时出现的症状。

1）夹层累及颈动脉、无名动脉：患者出现头晕、一过性晕厥、精神失常，甚至发生缺血性脑卒中。

2）夹层累及脊髓前动脉：患者出现截瘫、尿便失禁。

3）夹层累及腹主动脉或股总动脉：患者出现下肢缺血表现，如下肢足背动脉搏动微弱、肢体发凉、发绀等。

4）夹层累及肾动脉：患者出现血尿、少尿。

5）夹层累及肠系膜上动脉：患者出现肠坏死。

（10）手术当天给予留置导尿。

2．术中护理

（1）按血管性介入术中护理常规。

（2）术中并发内瘘，大量内瘘必须及时处理，可经股动脉再次导入另一较大口径腔内移植物，固定于前一移植物近端或远端，封闭破口，必要时开胸手术。

（3）术中持续心电监护，监测生命体征，特别是血压。术中每5分钟测量1次血压，应控制在100～120/70～80 mmHg。手术室应备硝普钠，床旁备硝苯地平片，控制血压和心率。

（4）术中患者疼痛可遵医嘱给予肌内注射吗啡10 mg。

3．术后护理

（1）按血管性介入术后护理常规。

（2）术后控制血压和心率仍然是治疗的关键。降血压和心率同术前。术后血压控制在目标范围或疼痛明显减轻后，将输液用的降压药逐步减量直至改为单纯口服降压药，继续监测血压，避免血压波动过大造成支架移位、扭曲。

（3）控制疼痛：同术前处理。

（4）预防感染：由于手术时间较长，术后应注意监测体温变化。通常术后1周内患者会出现发热，但体温一般不超过38.5℃，可能与移植物的异物反应、瘤腔内血栓形成后的吸收、对比剂等有关，无须特殊处理。如术后出现寒战、高热，应及时进行血常规、C反应蛋白和血培养，合理使用抗菌药物。限制陪护人员的数量，预防交叉感染。

（5）预防腹压增高导致支架移位：术后2天视伤口恢复和血压控制情况适当下床缓慢活动；其他同术前处理。

（6）体温升高，多为支架置入后引起体内的排异反应所致，可给予物理及药物降温，必要时遵医嘱给予抗菌药物静脉滴注3～5天。

（7）常见并发症的观察与护理。

1）出血：因使用血管缝合器，所以动脉压迫止血器通常可以不再使用。护士应注意观察伤口有无出血，因血管缝合器使用不规范、患者剧烈活动、术后使用抗凝药等均可导致伤口出血。

2）支架覆盖左锁骨下动脉：术后注意观察患者左上肢皮温及颜色，肢体有无麻木、无力、指端发凉，左侧桡动脉搏动是否异常。

3）急性肾损伤：术中大量使用对比剂或夹层累及肾动脉导致肾缺血可造成急性肾损伤。术后应遵医嘱给予补液、利尿。

4）高血钾：患者因为下肢血运重建，原先坏死的肌肉细胞释放大量钾离子入血，造成血钾浓度较高。术后应关注患者心率，监测电解质，利尿处理。必要时做心电图，防止出现高血钾。

5）逆行性 A 型主动脉夹层：除监测血压和心率外，还应询问患者有无头晕、突发胸痛、视物模糊等症状，如出现上述症状应警惕逆行性 A 型主动脉夹层的出现，做好外科手术准备。

6）内瘘：支架未完全隔绝假腔。术后应立即进行造影检查了解有无内瘘，如有应再次置入一枚支架封堵破口。

7）动脉瘤破裂：可导致患者迅速死亡，因此，术后应密切监测血压变化，发现剧烈胸痛等动脉瘤破裂先兆及时报告医师，并尽快为开胸手术做好准备。

8）截瘫：是术后最严重的并发症，一般认为脊髓缺血性损伤是发生术后截瘫的主要原因，术后应注意观察四肢活动及感觉情况。

（8）抗凝治疗的护理：为了预防血栓形成，术后给予抗凝治疗易导致患者出血。应密切观察皮肤、牙龈有无出血情况。定期检查凝血功能，及时调整抗凝药物的用量。

（9）腹部体征和尿量的护理观察：有时降主动脉内膜撕裂口位置较低，接近胸腹主动脉交界处，此处放置支架有可能堵塞腹腔干，或术后支架移位堵塞腹腔干。术后应注意观察腹部体征，有无腹胀、腹痛，经常听诊肠鸣音，明显减少及时通知医师。降主动脉放置支架后引起夹层血栓形成有时可压迫肾动脉，注意观察尿量可及时发现肾功能不全。

4．出院指导

（1）注意休息，避免劳累和不良的情绪。

（2）指导患者低盐及低胆固醇饮食，禁烟酒，避免剧烈活动、情绪激动，保持大便通畅。

（3）坚持抗凝治疗 3 ~ 6 个月；有原发性高血压病史的患者积极控制血压，遵医嘱服用降压药，严格控制血压，告知控制血压的重要性，理想血压是 110 ~ 120/60 ~ 70 mmHg。

（4）术后 1 个月、3 个月、6 个月复查超声，了解支架情况。

（5）告知预防腹压增高的动作。

（邓秀兰）

案例应用篇

第十四章

临床案例

案例1 右侧下颌骨骨折切开复位内固定术后的护理

【案例信息】

1. 一般资料

患者男，49岁。

主诉：右侧下颌骨体部粉碎性骨折。

现病史：患者自述2023-08-07晨7：00在工地工作时被钢筋击中右侧下颌骨，导致皮肤破裂，出血疼痛，张口受限，咬合不能，随即被私家车送往外院。行头颅CT，面部正侧位检查，右侧下颌角部裂口行清创缝合，诊断为右侧下颌骨骨折。受限于该医院条件，随即转入我院就诊。口腔科接诊后排除他科疾病，完善下颌骨CT后以"右侧下颌骨体部粉碎性骨折"为诊断收住入院。局部患病以来，患者情绪稳定，无过喜、过悲等异常情绪，无恶心、呕吐，无胸闷、气短及心悸症状，无恶寒、发热，无腹痛、腹泻，无咳嗽、咳痰，尿便正常，有昏迷、头晕、头痛、恶心病史，受伤经过无法回忆，睡眠、饮食差。

既往史：平素身体健康状况一般。既往有高尿酸及痛风病史。否认高血压、糖尿病、冠心病病史，否认肝炎、结核、菌痢、伤寒等传染病病史，无手术史，否认输血、外伤史，否认食物、药物过敏史，预防接种按时完成。

个人史：出生并成长于原籍，无发热，无冰冻、海鲜食物接触史。居住条件一般，无阴冷潮湿之弊。否认工业毒物、粉尘及放射性物质接触史。否认冶游史，无嗜烟酒等特殊嗜好。

婚育史：已婚，育有一子一女，均体健。

家族史：家庭成员身体健康，无传染病及遗传病史，无近亲结婚史。

2. 医护过程

体格检查：体温（T）36.5℃，脉搏（P）89次/分，呼吸（R）17次/分，血压（BP）

144/89 mmHg。口外：侧咬右肌区肿胀明显，比例不协调，皮肤色泽发红，局部压痛，可扪及右侧下颌角部皮肤发热，可触及骨折线及骨折异常动度。上下唇部对称，唇外形正常，口角无歪斜，右侧下唇及颏部皮肤麻木，双侧颞下颌关节对称，双侧下颌运动对称，无弹响，无杂音，局部无压痛，张口度 1.0 cm，Ⅱ度张口受阻，张口型"↓"。双侧颌下区淋巴结无肿大，无压痛。颈部无肿大。口内查：恒牙列，牙列齐，全口牙结石Ⅱ度，咬合向右偏斜，舌活动度尚可，伸舌居正中，舌、颊、唇、腭黏膜颜色正常，各涎腺导管口无异常分泌物，无红肿，语音正常。

辅助检查：下颌骨 CT 示下颌骨体部右后方骨质连续性中断，折端移位，可见游离骨碎片，累及右下牙槽。周围软组织肿胀。

术前诊断：右侧下颌骨体部粉碎性骨折。手术名称和方式：右侧下颌骨骨折切开复位内固定术。麻醉方式：气管插管全身麻醉。

术中影像学检查与术后情况见图 14-1。

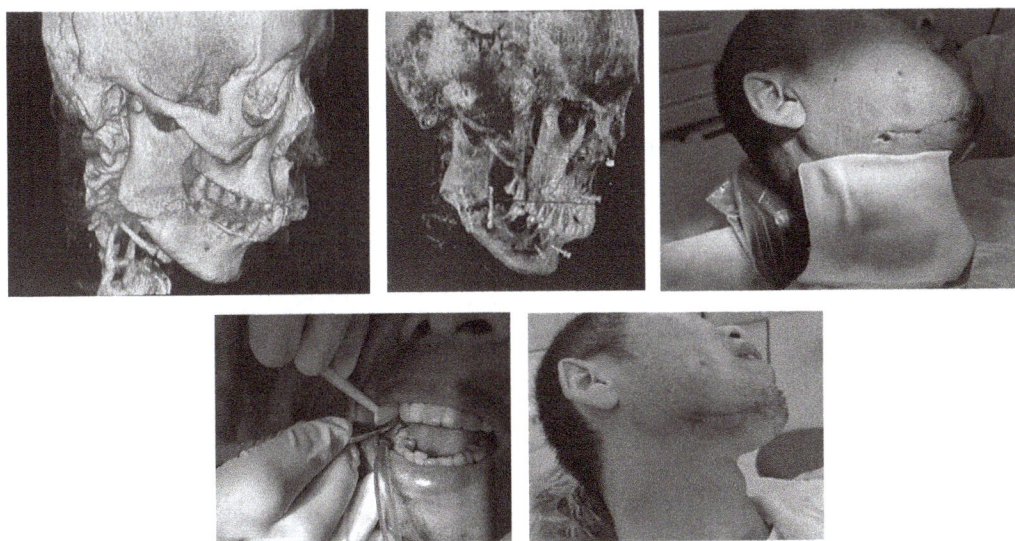

图 14-1　术中影像学检查与术后情况

【护理诊断】

1. 疼痛

与创伤有关。

2. 感染的可能

与口腔环境不好、植入物有关。

3. 营养不良

与饮食摄入困难有关。

4. 焦虑

与知识缺乏、睡眠差有关。

【护理措施】

1. 一般护理

（1）严密观察患者的意识和生命体征（体温、脉搏、呼吸、血压），以及各种炎性指标的情况。保持局部切口敷料清洁干燥，预防及控制感染的发生。

（2）饮食护理：给予患者清淡优质蛋白饮食，避免辛辣刺激的食物，要补充含铁的食物，加强营养，纠正贫血。

（3）皮肤护理：遵医嘱处理，保持局部切口周围皮肤清洁，防止再次感染。

2. 治疗护理

（1）疼痛护理：观察面部切口敷料有无渗血渗液，有渗血渗液及时通知医师换药，保持局部清洁，预防感染。指导患者及家属术后6小时可进流质饮食，肛门排气后进半流质饮食，胃肠蠕动未完全恢复前避免豆类、奶类食物，避免腹胀加重，腹胀严重时可遵医嘱用药缓解。按镇痛原则遵医嘱使用镇痛药物，指导患者及其家属正确用药并观察疗效及不良反应，针对不良反应及时采取有效的措施。采取转移注意力的方法，如看电视、听音乐等，增加患者对疼痛的耐受力。

（2）预防感染护理：遵医嘱予口腔冲洗每天2次，嘱患者保持口腔及局部伤口清洁，进食后勤漱口，指导多饮水，可预防口腔感染。进行红外线等治疗促进伤口愈合。

（3）改善营养不良的护理：因手术后予颌间结扎咬合固定，患者进食困难且疼痛，建议家属将所需营养食物加工成肉汤、菜粥等流质或半流质用吸管摄入。

3. 心理护理

术前向患者及家属讲解与手术相关的知识，术后指导患者及家属需配合的注意事项，同时协助生活护理，减轻焦虑心理。患者只有一个儿子在身边，因工作也无法陪伴，了解情况后，及时与患者单位联系，派遣一同事帮助照顾。

4. 健康教育

嘱患者避免着凉，术后尽早适当下床活动，适当锻炼增强抵抗力，出院后注意保持创面的清洁干燥，切不可用手搔抓。注意休息，加强营养；如不适随诊。

【小结】

入院后完善相关术前检查，排除手术禁忌后于2023-08-11在全身麻醉下行右侧下颌骨骨折切开复位内固定术，拔除右侧下颌骨折线上折断的智齿。术后患者术区积液，给予局部引流；患者诉睡眠、饮食差，给予助眠、营养支持治疗；患者诉腹痛及胸部疼痛，给予胃肠镜检查，后经全院多学科会诊讨论后，确定进一步治疗方案。目前患者自觉恢复尚可，要求出院，故准予出院。

出院后继续加强营养，清淡软质饮食，适当张闭口功能锻炼，避免重体力劳动，每3个月复查下颌骨CT，出院后全休1周，1年后再评估是否可取出内固定钛板，门诊不适随诊。

（谭开丽）

案例2　15人工牙根植入术＋上颌窦底内提升术的护理

【案例信息】

1. 一般资料

患者女，46岁。

主诉：右上后牙缺失1年，现要求种植。

现病史：患者1年前拔除右上后牙，现咀嚼无力。

既往史：患者否认高血压、心脏病、糖尿病等系统性病史，否认传染病病史。否认药物过敏史。

2. 医护过程

辅助检查：影像学检查，15牙缺失，邻牙未见异常，对颌未见伸长。CBCT可见牙槽骨骨量不足，Ⅱ类牙槽骨。

诊断：15牙列缺损。择日拟行15人工牙根植入术＋上颌窦底内提升术。告知患者病情、治疗方案及预后，患者知情同意下，抽血化验，预约种植时间。

术前及术中准备见图14-2，术中配合见表14-1。

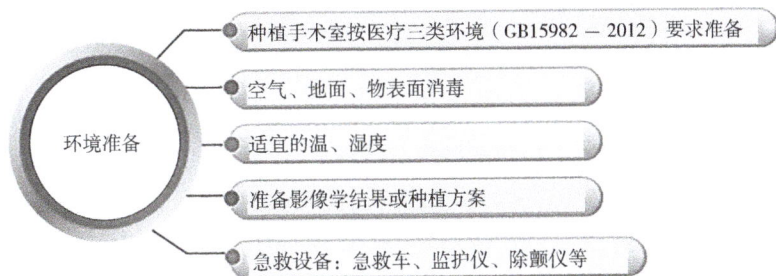

图14-2

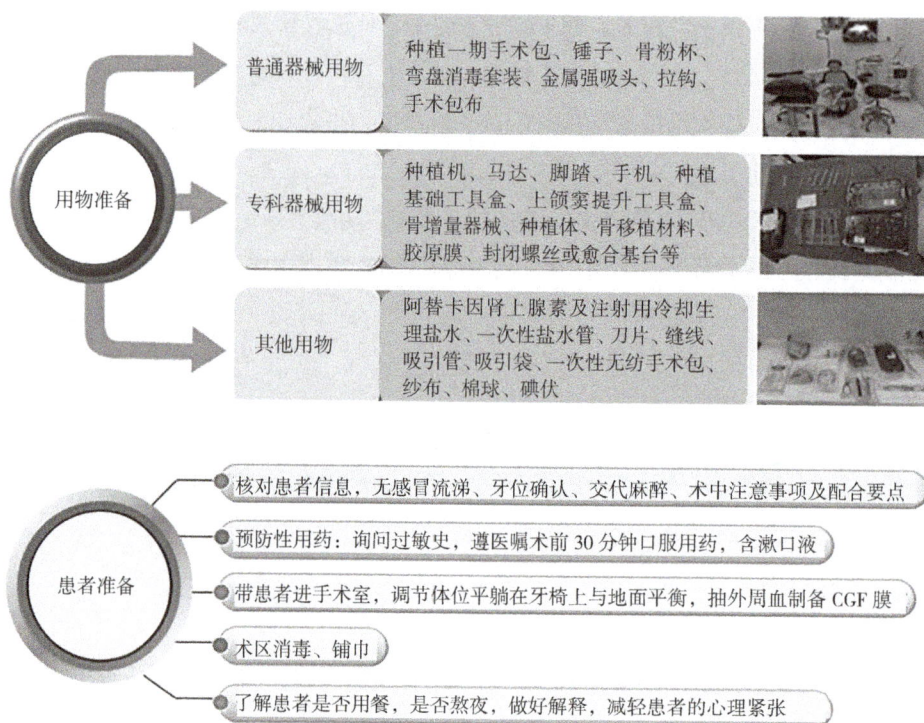

普通器械用物：种植一期手术包、锤子、骨粉杯、弯盘消毒套装、金属强吸头、拉钩、手术包布

用物准备

专科器械用物：种植机、马达、脚踏、手机、种植基础工具盒、上颌窦提升工具盒、骨增量器械、种植体、骨移植材料、胶原膜、封闭螺丝或愈合基台等

其他用物：阿替卡因肾上腺素及注射用冷却生理盐水、一次性盐水管、刀片、缝线、吸引管、吸引袋、一次性无纺手术包、纱布、棉球、碘伏

患者准备

核对患者信息，无感冒流涕、牙位确认、交代麻醉、术中注意事项及配合要点

预防性用药：询问过敏史，遵医嘱术前30分钟口服用药，含漱口液

带患者进手术室，调节体位平躺在牙椅上与地面平衡，抽外周血制备 CGF 膜

术区消毒、铺巾

了解患者是否用餐，是否熬夜，做好解释，减轻患者的心理紧张

图 14-2　术前及术中准备

表 14-1　术中配合

手术流程	器械护士	巡回护士
切开、翻瓣	器械管理及传递、术区暴露，及时吸走血液、唾液	患者管理、环境、设备管理
整理牙槽嵴	根据医师习惯传递器械、纱布	保持灯光的中心点在术区
逐级备洞	使用骨锤及骨凿时注意保护头部，缓冲骨锤的撞击	调整光源和种植机参数
分离上颌窦底膜、植入 CGF 膜及骨粉	吸走血液的同时避免捅破上颌窦膜及骨粉	核对骨粉、骨膜并拆开，保持无菌
植入种植体、安装愈合基台	吸管避免碰到种植体，应用纱布防止小器械掉落误吸	核对种植体及其他配件的型号规格、有效期等
整理牙龈、缝合	术区暴露的同时释放唇周张力，辅助缝线	准备冰块、垃圾袋、收费、文书记录

【术后护理】

（1）整理患者面容。

（2）进行器械和材料清点、正确取放。

（3）询问患者有无不适，调整为坐立的舒适体位适应 5 分钟，再下牙椅。

（4）纱布咬 30 分钟去掉，2 小时内不能漱口、吃东西，24 小时后才能刷牙但避免刷术区，48 小时内间断冰敷止血减轻肿胀不适，轻含漱口水不可用力过猛。

（5）遵嘱服用抗炎镇痛药，服用药期间禁止饮酒。

（6）7 天后拆线。

（7）根据术后恢复情况，5 个月内禁止剧烈活动，禁止游泳。

（8）尽量避免打喷嚏、捏鼻子做负压吸引，注意保暖，防止感冒，如发热及时对症处理。

【小结】

（一）上颌窦提升术的概念

上颌后牙缺失后，上颌窦底壁就会下降到缺失牙原来的牙根位置，此时一旦种植就有可能穿透上颌窦壁，为了植入种植体，经常需要移植一些合成骨替代品将其提升到原先的位置，这样可以保证种植体在上颌骨中，这个手术过程称为上颌窦提升术。分为上颌窦外提升术和上颌窦内提升术。

提升前后照片见图 14-3。

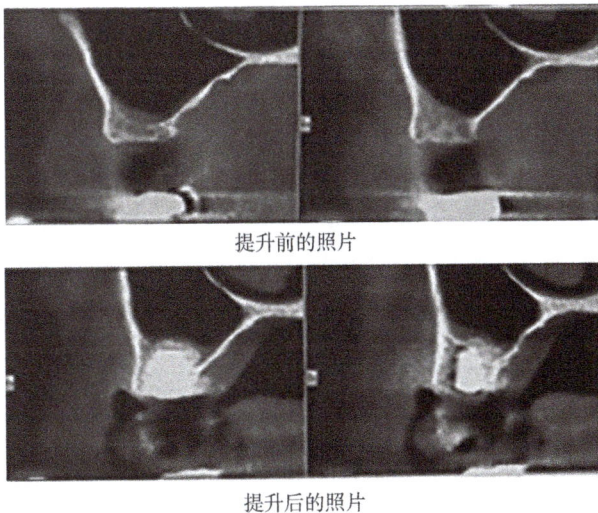

提升前的照片

提升后的照片

图 14-3　提升前后照片

（二）上颌窦提升术的适应证

1. 上颌窦内提升术的适应证

适用于轻度种植高度不足的上颌后牙区缺失的患者，缺失区牙槽嵴顶距上颌窦底距离 ≥ 5 mm，< 8 mm。

2. 上颌窦外提升术的适应证

（1）适用于上颌窦底严重骨萎缩及复杂上颌窦底解剖形态的情况。

（2）上颌后牙区缺失，缺失区牙槽嵴顶距上颌窦底距离 ≤ 5 mm。

（3）上颌窦内无急慢性炎症，无占位性病变。

（4）其他条件符合种植手术适应证。

（三）上颌窦提升术的禁忌证

上颌窦提升术的禁忌证有急慢性上颌窦炎、上颌窦根治术、上颌窦囊肿、严重过敏性鼻炎、严重吸烟者。

（四）上颌窦提升术的并发症

上颌窦提升术的并发症有上颌窦黏膜穿孔、上颌窦黏膜撕裂、术区出血、上颌窦感染、骨粉入上颌窦、种植体入上颌窦。

（谭开丽）

案例 3　高处坠落致严重多发伤合并失血性休克患儿的抢救与护理

【案例信息】

1. 一般资料

患儿女，7 岁。

现病史：患儿于 2022-09-11 12：55 从 21 楼坠落致 3 楼，于 13：11 送入我院抢救室。患儿烦躁不安，面色青紫，呼吸急促费力，全身可见多处外伤、出血。未见呕吐物，无尿便失禁。

2. 入院检查

（1）体格检查：患儿身长约 120 cm，体重 22 kg，身材瘦小。T 36.2℃，R 22 次 / 分，P 139 次 / 分，BP 90/70 mmHg，SpO_2 49%。中度昏迷，格拉斯哥昏迷评分（Glasgow coma scale，GCS），（E3V2M4）9 分，双侧瞳孔直径约 3 mm，对光反射灵敏。面部可见多处擦伤，见长约 2 cm 伤口，深及肌层。左前额见 4 cm 伤口，深及骨面。头枕部见两处长约

6 cm、4 cm 伤口，深及骨面。颈部活动可，未见明显畸形。胸部未见明显外伤畸形。腹平软。腰背部可见大片擦挫伤，一处 3 cm×4 cm 伤口，深及肌层，见活动性出血，一处长约 2 cm 伤口，深及肌层。四肢多处擦伤，右踝畸形，见长约 10 cm 伤口，见骨质外露、出血。部分伤口见图 14-4。

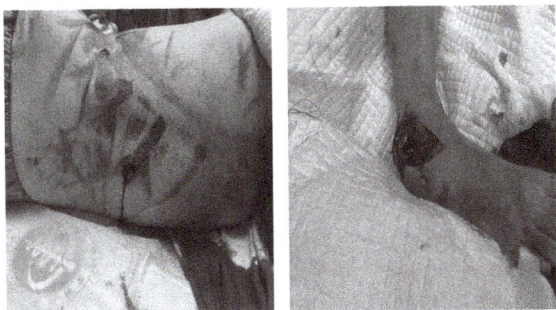

图 14-4　患儿背部伤口、右踝伤口

（2）辅助检查。

1）彩超腹水定位：腹腔内可见游离无回声区。肝肾间隙、脾周、左侧腹及盆腔分别可见前后径 12 mm、10 mm、11 mm 及 21 mm 的液性暗区。肝实质回声不均匀，肝左内叶及右后叶结构紊乱，回声不均匀，可见片状高回声及无回声区，CDFI 检查异常回声区内未见明显血流信号。脾脏结构紊乱，回声不均匀，内可见片状高回声区，CDFI 检查高回声区内未见明显血流信号。肝周及盆腔分别可见前后径 15 mm、55 mm 的液性暗区，透声差（图14-5）。

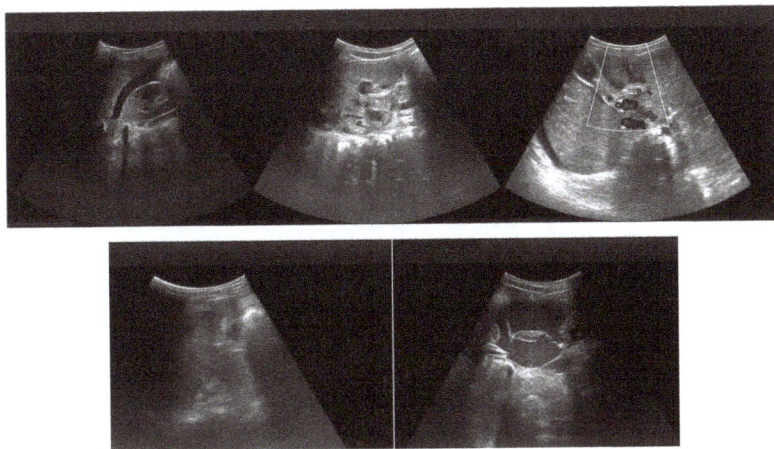

图 14-5　患儿超声报告

注　肝肾隐窝积液、肝破裂、脾破裂、盆腔积液。

2）腹部 CT：①肝、脾挫裂伤；②腹部、盆腔大量积液积血。

3）胸部 CT：①双肺散在渗出性病变，双肺下叶为著，考虑创伤性湿肺；②双侧少量气胸；③$T_1 \sim T_5$ 棘突骨折，T_2 椎体骨折可能，T_4 椎体左侧骨折，T_8 右侧横突可疑骨折，T_9 棘突、$T_9 \sim T_{11}$ 双侧横突骨折；双侧肩胛骨骨折；$T_{11} \sim T_{12}$ 水平椎管内少许积气；右侧第 8、第 10、第 11 后肋及左侧第 9 后肋骨折，右侧第 9 后肋可疑骨折；④胸背部软组织肿胀、积气。

4）头部 CT：左顶部颅板下高密度影，枕部硬膜外血肿。

5）血常规 + 血型：白细胞 5.06×10^9/L，血红蛋白 85 g/L，血小板 93×10^9/L，ABO+RH 血型：O（+）。

3. 入院诊断

高处坠落致多发伤（ISS 57 分）。

4. 诊疗经过

患儿烦躁不安，面色青紫，呼吸急促费力，全身可见多处外伤、出血，谵妄，双侧瞳孔直径约 3 mm，对光反射灵敏，立即开通绿色通道，迅速启动院内创伤救治流程，按照创伤高级生命支持原则，经初级评估，立即予放置颈托，开放气道，呼吸球囊辅助通气，建立两条静脉通路，快速补液，AVPU 评估意识为 P 级，GCS 评分 9 分。剪除衣物充分暴露，面部可见多处擦伤，深及肌层，左前额见 4 cm 伤口，深及骨面；头枕部见两处长约 6 cm、4 cm 伤口，深及骨面；腰背部可见大片擦挫伤，一处 3 cm×4 cm 伤口，深及肌层，见活动性出血，一处长约 2 cm 伤口，深及肌层；四肢多处擦伤，右踝畸形，见长约 10 cm 伤口，见骨质外露、出血，加盖被服，升温系统主动升温。13：05 患儿血压测不出，呼吸 23 次 / 分，心率 141 次 / 分，SpO₂ 39%，昏迷，双侧瞳孔 4 mm，对光反射灵敏，评估意识为 U 级，GCS 评分 3 分，启动非同型输血红色通道，快速补液，行气管插管，呼吸机辅助呼吸。13：15 床旁 FAST 评估发现肝肾间隙、脾周、左侧腹及盆腔分别可见前后径 12 mm、10 mm、11 mm 及 21 mm 的液性暗区，B 超引导下抽出不凝血。13：23 予 O 型血 2 U 静脉输入，13：30 予氨甲环酸组液静脉输入。13：33 血压 82/65 mmHg，呼吸机辅助呼吸 20 次 / 分，心率 92 次 / 分，SpO₂ 97%，医护人员护送下行头颅、颈椎、胸部、全腹部、骨盆增强 CT 检查。①头颈部损伤：枕部硬膜外血肿（AIS 5 分）、昏迷 1 ~ 6 小时（AIS 3 分）、枕骨骨折（AIS 2 分）。②胸部损伤：双侧血气胸（AIS 4 分）、双侧多根单处肋骨骨折（AIS 3 分）、多发胸椎附件骨折（AIS 2 分）、T2 骨折（AIS 2 分）、创伤性湿肺。③腹部及盆腔损伤：脾挫裂伤 OIS- Ⅳ 级（AIS 4 分）、肝挫裂伤 OIS- Ⅱ 级（AIS 3 分）、空肠挫裂伤（AIS 2 分）。④四肢及骨盆损伤：右侧内外踝开放性骨折（AIS 2 分）、右踝关节开放性脱位（AIS 2 分）、右距骨粉碎性骨折（AIS 2 分）、右跟骨骨折（AIS 2 分）、双侧肩胛骨骨折（AIS 2 分）。⑤体表损伤、全身多处皮肤挫裂伤（AIS 2 分）等，ISS 评分：57分。创伤团队（神经外科、肝胆外科、胃肠外科、儿科、医务科等）CT室边阅片边会诊，讨论手术方案。13：40医护人员护送下，患儿返回抢救室。13：49予手术备血，携带转运呼吸机、监护仪、急救箱等，医护人员护送至手术室。21：31通过3台接力手术（第一阶段，剖腹探查术、脾切除自体脾移植术、肝破裂修补术；第二阶段，右踝部踝关节骨折切开复位内固定术、跟骨骨折切开复位内固定术、关节囊修补等；第三阶段，头面部、背部清创缝合术），转外科ICU。2022-10-28转手外科继续治疗，2022-11-03出院。多次门诊随诊和康复治疗，患儿恢复良好，已回归正常社会生活。

高处坠落致多发伤患者诊疗过程见表14-2。

表14-2　高处坠落致多发伤患者的诊疗过程

时间	住院节点	病情及诊治过程
2022-09-11		
12：55		患儿到达抢救室，启动创伤住院总，开通一键通绿色通道
12：57		创伤住院总到达抢救室
13：05		启动创伤团队
13：08		启动非同型输血
13：15		行床旁FAST
13：15	急诊抢救室	气管插管，呼吸机辅助通气
13：23		输注O型血2 U
13：30		静脉注射氨甲环酸
13：33		影像学检查
13：49		转运至手术室
14：00		达到手术室
14：10	手术室	麻醉开始，行三阶段手术
21：00		手术结束
21：31	外科ICU	达到外科ICU
2022-10-28		入住手外科
2022-10-29	手外科	右踝植皮
2022-11-03		出院

【护理措施】

1. 抢救及护理

（1）紧急抢救原则：标准化创伤流程管理，快速组织多学科诊疗（MDT）。

患儿到达急诊室后，预检护士给予一键挂号，安置患儿于抢救室复苏区，迅速启动院内创伤救治流程，开通绿色通道，当班护理组长现场确认值班医师到场，并且立即电话通知当日创伤住院总医师；提醒全体成员做好标准预防：穿隔离衣，戴 N95 口罩，戴双层手套，戴防护面罩等。同步启动急诊创伤患者的 ABCDE〔包括气道及颈椎保护（airway with simultaneous cervical spine protection，A）、呼吸（breathing，B）、循环（circulation，C）、神经系统（disability，D）及暴露与环境控制（exposure and environmental controls，E）〕初级评估。

创伤患者的早期评估包括初次评估与二次评估。初次评估主要依照 ABCDE 顺序，并立即行相应处理。二次评估是在初级评估完成后且患者情况得到初步稳定时进行，通过向患儿、陪同人员、院前救治人员等询问患者病史及受伤机制，进行系统的伤情评估（表14-3）。

表 14-3 个性化创伤护理评估

时间节点	评估维度	具体评估
初次评估	气道与颈椎	无吸入外来异物，未见呕吐物，颌面部有创伤，面部可见多处擦伤，见长约 2 cm 伤口，深及肌层。颈部活动可，未见明显畸形。无气管软骨骨折
	呼吸	患儿有自主呼吸，R 22 次 / 分，SpO_2 49%，呼吸急促费力，胸部未见明显外伤畸形，无颈静脉怒张、胸廓塌陷、反常呼吸，无张力性气胸、连枷胸、开放性气胸
	循环	患者烦躁不安，面色青紫，P 139 次 / 分，BP 90/70 mmHg，可触及颈动脉搏动，毛细血管再充盈时间（CRT）6 秒
	神经功能	GCS（疼痛呼唤睁眼 3 分，可发声 2 分，疼痛刺激肢体回缩 4 分，总分 9 分，属于中度昏迷）
	暴露与控制	完全暴露肢体：面部可见多处擦伤，见长约 2 cm 伤口，深及肌层。左前额见 4 cm 伤口，深及骨面。腰背部可见大片擦挫伤，一处 3 cm × 4 cm 伤口，深及肌层，见活动性出血，一处长约 2 cm 伤口，深及肌层。四肢多处擦伤，右踝畸形，见长约 10 cm 伤口，见骨质外露、出血，予加温静脉滴注、提高室温、加盖被服、升温仪主动升温

续表

时间节点	评估维度	具体评估
二次评估	意识水平	昏迷，评估意识为 U 级，GCS 评分 3 分
	瞳孔	双侧瞳孔大小约 3 mm，对光反射灵敏
	头部	头枕部见两处长约 6 cm、4 cm 伤口，深及骨面。头部 CT：①左顶部颅板下高密度影，枕部硬膜外血肿。②头颈部损伤，枕部硬膜外血肿（AIS 5 分）、昏迷 1 ~ 6 小时（AIS 3 分）、枕骨骨折（AIS 2 分）
	颌面部	面部可见多处擦伤，见长约 2 cm 伤口，深及肌层
	颈部	颈部活动可，未见明显畸形
	胸部	SpO₂ 49%，呼吸急促费力，胸背部软组织肿胀、积气。胸部 CT：①双肺散在渗出性病变，双肺下叶为著，考虑创伤性湿肺。②双侧少量气胸。③ T_1 ~ T_5 棘突骨折，T_2 椎体骨折可能，T_4 椎体左侧骨折，T_8 右侧横突可疑骨折，T_9 棘突、T_9 ~ T_{11} 双侧横突骨折；双侧肩胛骨骨折；T_{11} ~ T_{12} 水平椎管内少许积气；右侧第8、第10、第11后肋及左侧第9肋骨折，右侧第9后肋可疑骨折。胸部损伤：双侧血气胸（AIS 4 分）、双侧多根单处肋骨骨折（AIS 3 分）、多发胸椎附件骨折（AIS 2 分）、T_2 骨折（AIS 2 分）、创伤性湿肺
	腹部	腰背部可见大片擦挫伤，一处 3 cm×4 cm 伤口，深及肌层，见活动性出血，一处长约 2 cm 伤口，深及肌层。腹部超声：腹水定位：腹腔内可见游离无回声区。肝肾间隙、脾周、左侧腹及盆腔分别可见前后径 12 mm、10 mm、11 mm 及 21 mm 的液性暗区。腹部 CT：①肝、脾挫裂伤；②腹、盆腔大量积液积血；③腹部及盆腔损伤，脾挫裂伤 OIS-Ⅳ级（AIS 4 分）、肝挫裂伤 OIS-Ⅱ级（AIS 3 分）、空肠挫裂伤（AIS 2 分）
	骨盆、盆腔	CDFI：分别可见前后径 15 mm、55 mm 的液性暗区，透声差。无直肠、阴道、会阴部损伤、无血尿
	脊髓、脊柱	疼痛刺激肢体回缩
	肢体	四肢多处擦伤，右踝畸形，见长约 10 cm 伤口，见骨质外露、出血，右侧内外踝开放性骨折（AIS 2 分）、右踝关节开放性脱位（AIS 2 分）、右距骨粉碎性骨折（AIS 2 分）、右跟骨骨折（AIS 2 分）、双侧肩胛骨骨折（AIS 2 分）

　　迅速建立创伤团队及紧急分工，佩戴角色胸牌，固定站位（表 14-4）。A 角负责气道管理、颈椎保护、呼吸，并始终确保气道、呼吸及循环的优先等级和安全，协助建立高级气道管理。B 角进行病情快速评估与支持，第一时间获取评估信息，行患儿心电图检查，发生心搏骤停时立即心脏按压和除颤准备。C 角进行循环管理，行心电监护，建立输液通路，采集血标本，根据病情输血、用药、液体复苏。D 角进行护理记录与外联，协助用品

准备同时协助控制出血；维护抢救环境和转运协调；团队指挥者（创伤住院总医师）到场后，佩戴创伤领队袖章，全体创伤团队成员分别汇报患者创伤机制、时间、评估结果及现有措施，协助指挥者进行整个创伤团队的救治与护理，协调 MDT 等，组织包括肝胆外科、胃肠外科、骨关节科、胸外科、神经外科、脊柱外科、手外科等在内的创伤救治团队对患儿进行 MDT 抢救。而创伤中心总医师全程全流程跟进，确保患者从入院到后续康复病情持续跟进。

表 14-4　严重创伤团队角色工作及抢救站位

角色名称	担任人员	任务内容	抢救站位	备注
A 气道管理	医师 / 护士	开放气道、吸氧、吸痰、协助气管插管 / 气管切开、呼吸机的使用、高级气道管理	患者头部	
B 评估与支持	护士	病情评估、心电图、胸外心脏按压、除颤、导尿、转运患者	患者右侧腰位	ABCD 四个角色根据抢救现场情况互相帮助、互为替补、做好沟通协调
C 循环管理	医师 / 护士	监护、输液通路、采血、用药、输血	患者左侧腰位	
D 记录与外联	护士	记录、准备用物、清点物品、外部联络、维护抢救环境、转运患者	患者右侧足位	
E 指挥者	主任 / 高年资医师 / 护士长 / 高年资护士	组织团队急救、明确分工、下达指令、全程指导抢救工作、医护配合默契	患者左侧足位	

（2）启动创伤中心严重创伤患者时间节点表：落实各环节时间管理，有计划地完成各项急救措施（图 14-6）。入室立即启动质控表格，严格质控，指导抢救工作顺利进行，按照急救路径客观真实地记录抢救过程及时间节点。

姓名：	性别：	年龄：　　岁	住院号（门诊号）：		日期：　年　月　日　时　分
病史陈述者：		家属及关系：		电话：	

第一阶段	抵达现场接诊至完成初步诊断。时间控制要求：5 分钟内完成（院前人员完成） 1. 120 接警时间：　　　　时　　　　分 2. 抵达现场接诊时间：　　　　时　　　　分 3. 创伤原因：交通事故　生产事故　高空坠落　自杀　他杀　斗殴　群殴　刀伤　枪伤　其他 4. 主诉： 5. 初步诊断： 　　　　　　　　　　　　　　　　　　　　　填写人：
第二阶段	完成初步诊断至完成分诊检诊。时间控制要求：10 分钟内完成（抢救室护士完成） 6. 来院方式：本院 120　当地 120　自行来院　院内患者　其他 7. 到院时间：　　时　　分　　　　　　　首次医疗接诊时间：　　时　　分 8. 输液通路建立时间：　　时　　分　　　　首次抢救时间：　　时　　分 9. 查体：（1）意识：清醒　模糊　嗜睡　昏睡　浅昏迷　中昏迷　重昏迷 　　　　　（2）BP　　/mmHg　P　　次/分　R　　次/分　SpO$_2$　　% 10. 必要检查：血常规　血糖　凝血功能　交叉配血　血气　心肌梗死三项　其他 　　　抽血时间：　　时　　分　　　　结果回报时间：　　时　　分 11. 通知创伤专班人员时间：①科室：　　　时　　分　　会诊时间：　　　时　　分 　　　　　　　　　　　　　②科室：　　　时　　分　　会诊时间：　　　时　　分 　　　　　　　　　　　　　③科室：　　　时　　分　　会诊时间：　　　时　　分 　　　　　　　　　　　　　④科室：　　　时　　分　　会诊时间：　　　时　　分 　　　　　　　　　　　　　⑤科室：　　　时　　分　　会诊时间：　　　时　　分 　　　　　　　　　　　　　　　　　　　　　填写人：
第三阶段	完成到院仪器检测至交接。时间控制要求：25 分钟内完成（抢救室人员完成） 12. CT 申请（通知）时间（头颅　胸部　腹部　其他）：　　时　分　送 CT 检查时间：　　时　　分 　　　入 CT 室时间：　　时　　分　完成 CT 时间：　　　时　　分　CT 报告时间：　　时　　分 13. X 线检查申请（通知）时间（胸片　四肢　骨盆）：　　时　分　送 X 线检查时间：　　时　　分 　　　入 X 线检查室时间：　　时　　分　完成时间：　　时　　分　X 线报告时间：　　时　　分 14. 超声检查申请（通知）时间：　　时　　分　送超声检查时间（床旁超声到达时间）：　　时　　分 　　　超声检查完成时间：　　时　　分　超声报告时间：　　时　　分 15. 气管插管开始时间：　　时　　分　完成时间：　　时　　分 16. 张力性气胸胸腔闭室引流开始时间：　　时　　分　　完成时间：　　时　　分 17. 输血申请时间：　　时　　分　　　　送血标本时间：　　时　　分 　　　输血科发血时间：　　时　　分　　　输血执行时间：　　时　　分 18. 抢救室滞留时间：　　时　　分 19. 通知手术室时间：　　时　　分 20. ISS 评分： 　　　　　　　　　　　　　　　　　　　　　填写人：
第四阶段	完成交接至入院后抢救流程。时间控制要求：10 分钟内完成（手术室护士/抢救室护士完成） 21. 患者到达手术室时间：　　时　　分　麻醉开始时间：　　时　　分 　　　手术开始时间：　　时　　分　手术结束时间：　　时　　分 　　　患者离开手术室时间：　　时　　分 22. 最后诊断： 23. 转归措施：　　收住科室：　　急诊留观　　门诊治疗　　死亡　　随访 　　　　　　　　　　　　　　　　　　　　　填写人：

图 14-6　创伤中心严重创伤患者时间节点质控

2. 院内紧急抢救及护理

创伤患者的诊断和处理有别于普通患者，严重创伤患者是要求先紧急生命评估与急救，通过紧急的复苏患者生命体征稳定后，再实施精准的快速诊断与确定性治疗，对患者伤情的准确评估是制订正确治疗决策的前提，随着"先评估再诊断"和"边评估边抢救"原则的实施。

（1）创伤气道的建立与护理：由于患儿为非医疗专业人员抱入抢救室，立即检查气道及颈椎，患儿存在自主呼吸，22 次 / 分，头面部有开放性伤口，颈部活动尚可，未见明显畸形，运用格拉斯哥昏迷量表（Glasgow coma scale，GCS）进行评分，患儿烦躁不安，疼痛呼唤睁眼 3 分，可发声 2 分，疼痛刺激肢体回缩 4 分，得分 9 分，属于中度昏迷，避免在后续处理中颈椎受到二次伤害，运用双手抬颌法，取用卷式夹板塑形固定保护颈托。患儿面色青紫，呼吸急促费力，SpO_2 49%，严重低氧血症，予建立人工气道，给予 5 号气管导管经口插管，改善通气，呼吸机辅助通气，呼吸频率 24 次 / 分，吸呼比为 1 ∶ 1.5，呼吸机氧浓度为 80%。

（2）循环支持、控制出血的护理：患儿 P 139 次 / 分，BP 90/70 mmHg，休克指数为 1.54，迅速用 16 G 留置针在患儿肘前静脉、肘正中静脉建立两条静脉通路，避开受伤肢体选择通路部位，以避免补充的液体进入损伤区内。根据床旁 FAST 检查结果，腹腔内可见游离无回声区。肝肾间隙、脾周、左侧腹及盆腔分别可见前后径 12 mm、10 mm、11 mm 及 21 mm 的液性暗区，从腹腔抽出不凝血，通过床旁 FAST 评估以及超声引导下检查，确认极有可能是内部脏器损伤出血导致。紧急输血，减少缺氧休克可能导致的中枢神经和重要脏器损伤，由指挥者迅速启动"非同型紧急输血流程"紧急启动非同型输血红色通道，启用"红色通道"，为女童紧急输上"O 型血"，申请输注 O 型红悬液 2 U 由输血科人员 10 分钟紧急送达抢救室。第一时间为患者输入 1～2 袋携氧能力强的红通血（万能 O 型血），至关重要，也为启动同血型配血留足时间。行氨甲环酸止血治疗。伤口清洁包扎止血，右下肢支具外固定止血。遵医嘱留置导尿，观察尿量，做好出入量记录。

（3）暴露肢体与保暖的护理：低体温、凝血功能障碍、代谢性酸中毒是导致严重创伤患者死亡的三大主要原因，而低体温又在很大程度上将导致或加剧 DIC 和酸中毒的发生，是创伤患者一个重要的损伤机制，往往会增加死亡率。为进一步检查肢体受伤情况，充分暴露患儿皮肤，暴露检查时注意：①小心安全地为患儿脱掉衣服和鞋袜，切记所有衣物将可能作为司法证据，需要妥善保存，并且应注意保护创伤团队成员自身的安全；②暴露过程中要注意为患者保温，避免过低体温引发心律失常、凝血障碍、昏迷和心排血量降低等。检查患儿背部伤口时，由 3 名医护人员使用轴线翻身，避免将患者翻至可见已知的损伤患侧，查看后背部，腰背部可见大片擦挫伤。四肢多处擦伤，右踝畸形，见长约 10 cm 伤口，见骨质外露、出血，均予清洁消毒，无菌辅料覆盖保护。使用科室自制创伤外伤可伸缩支架（图 14-7），该工具正在申请实用新型专利，在使用中避免伤口发生压迫加重疼痛及对受伤肢体造成二次损伤，再加盖棉被，使用升温仪保温，调至 37℃，改善患儿低体温情况，患儿肢体温暖。

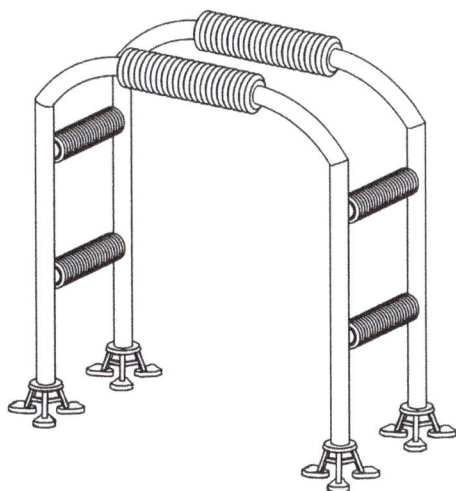

图 14-7　科室自制创伤外伤可伸缩支架在临床中的使用

（4）监测生命体征，关注辅助检查：获取患者的血压、脉搏、呼吸频率、血氧饱和度和体温参数，评价伤者的意识水平、瞳孔大小和对光反射、有无偏瘫或截瘫等。运用AVPU法快速判断清醒程度，检查手指和脚趾对感觉和活动表现。评估瞳孔的大小、形状及对光反射。

同时配合医师进行诊断性操作或辅助检查，快速获取患儿心电图、监测血氧饱和度、抽血化验、配血、行快速新型冠状病毒肺炎核酸检测，预防患儿呕吐窒息，减轻对肺部压力，予留置胃管，协助超声及放射影像检查等。

（5）用药的护理：患儿意识不清，呼之不应，烦躁不安，肤色苍灰，四肢肢端凉，CRT 6秒，外伤后急性失血性休克，立即予生理盐水 250 mL 20 分钟泵入，红细胞悬液2 U，冰冻新鲜血浆 400 mL，因给予气管插管机械通气，咪达唑仑 1.5 mg 缓慢静脉输注镇静，运用儿童急救标尺计算体重剂量，根据估计患者体重 22 kg 快速换算患儿药物剂量，氨甲环酸 0.5 g 加入 0.9%氯化钠注射液 20 mL 静注，氨甲环酸注射液 0.5 g 加入 0.9%氯化钠注射液 250 mL 静脉滴注止血，5%碳酸氢钠 100 mL 纠正酸中毒。合理安排液体输注顺序，控制输注速度，观察输液部位有无外渗等不良反应。根据诊疗规范，与患儿家属交流沟通，查看患儿的疫苗接种记录，患儿已全程接种百白破疫苗，最后一次接种为 6 周岁，仍在 5 年有效保护期内。

（6）疼痛的护理：在评估过程中注重患儿疼痛及内心感受，疼痛评分运用评估 FLACC

评分见表 14-5，以面部表情、腿部活动、体位、哭闹和可安慰性分别进行评分，单项分值 0 ~ 2 分，总分值 0 ~ 10 分，分值越高疼痛越严重。FLACC 评分适用年龄段为 2 个月至 7 岁。患儿疼痛 8 分，严重疼痛。疼痛是创伤征兆的一部分，如处理不当会引发心率加快、浅表血管收缩、面部肌肉收缩、恶心、呕吐等。对于呼吸、循环以及中枢神经系统尚处于不稳定状态的创伤儿童，一般不考虑镇痛，以免影响临床诊断与治疗。护理人员良好的疼痛评估和管理能力可有效促进患儿舒适，提高患儿的救治质量和家长的满意度。应注意昏迷的患者仍可能感到疼痛，受伤和检查过程可导致疼痛。护士应观察患者的体征、面部表情、流泪等情况，及时发现患者不适及不安情绪，给予言语安抚，操作过程中动作轻柔，及时记录。

表 14-5　疼痛评分运用评估 FLACC 评分

项目	0分	1分	2分
面部表情（face）	无特殊表情，微笑	偶尔面部扭曲或皱眉，不愿交流	持续颤抖下巴，紧缩下颚，紧皱眉头
腿部活动（legs）	正常体位或放松状态	不适，肌肉神经紧张，肢体间断弯曲/伸展	踢腿或者拉直腿，高张力，肢体弯曲/伸展，发抖
体位（activity）	安静平躺，正常体位，可顺利移动	急促不安，来回移动，紧张，移动犹豫	卷曲或痉挛，来回摆动，头部左右摇动，搓揉身体某部分
哭闹（crying）	不哭不闹	呻吟或者啜泣，偶尔哭泣、叹息	不断哭泣，尖叫或抽泣，呻吟
可安安慰性（consolability）	平静满足，放松，不要求安慰	可通过偶尔身体接触消除疑虑，分散注意	难以被安慰

3. 路线优化转运和交接的护理

经过创伤黄金一小时的一系列抢救措施，患儿的生命体征状态有所好转。随后，患儿通过"绿色通道"被直送医学影像科，进行了全身增强 CT 扫描，主管业务院长高度重视，现场统筹部署，带领创伤救治医护团队十多个人全程跟进陪同，CT 床旁"边阅片边诊断"，实现诊断"零等待"。现场讨论决策，最后确定开展系列控制损伤性手术。

患儿在急救过程中，需要多次迁移医疗场所：急诊抢救室、影像科、手术室，转运过程总用时和转运前未与接收部门进行充分的沟通和联系的是影响不良事件发生的风险因素。患者在转运前，主管护士提前做好：评估患者气道是否通畅，如果仍有呕吐物或其他阻塞，需先清理气道、吸除胃内容物等，测量患者生命体征，与医师一起评估患者是否适合进行转运；确认患者身份，至少确保两路及以上静脉通路输液通畅；确认好脊柱板及颈托是否放置妥当，确认好转运路线，联系转运护工与医师共同转运，携带转运箱，其中包括简易呼吸器及肾上腺素等急救药品。在转运过程中，重点监测关注，动态评估患者气道、呼吸、循环情况，评估神经系统状况，监测生命体征变化，监测静脉通路是否通畅，静脉输液过程中是否有针头脱出、输液器扭转等原因导致输液不畅，观察患者呕吐情况，如有呕吐，若病情允许，使患者头偏向一侧，清除口鼻腔内分泌物。在影像科完成 MDT 团队会诊，主管副院长现场统筹部署，现场决策，多学科组成的严重创伤救治团队：医务部、护理部、急诊科、肝胆外科、胃肠外科、手外科、胸外科、神经外科、脊柱外科、骨关节科、输血科、手术室、医学影像科、超声影像科、麻醉科、儿科、ICU 等，同时急请市儿童医院专家会诊参与救治，商讨患儿紧急救治方案，为后续确定损伤控制手术的治疗方案争取时间。在手术室，运用 SBAR 针对患儿的救治现状（S：Situation），即患儿的阳性体征及不适主诉；背景（B：background），即患儿的现病史及既往史；评估（A：assessment），即目前对患者现存问题的评估及判断；和相关护理要点建议（R：recommendation），确保了创伤患者护理工作整体性、动态性和连续性。

4. 并发症的预防与护理

严密观察患儿意识改变，瞳孔变化，如存在中间清醒期，且昏迷程度逐渐加深，需考虑急性硬膜下血肿，警惕发生脑疝发生，严密观察患者呼吸及胸部运动。输液、输血过程中严密监测血压、心率、血氧饱和度等变化。必须立即报告医师并做好术前准备工作。

5. 患儿家属的心理护理

患儿家属极度恐慌，不知措施，自言自语、表情紧张行为，可疑发生急性应激障碍（acute stress disorder，ASD）。急性应激障碍是因受到急剧、严重的精神打击，机体在受到刺后立即（1 小时内）发病，表现为强烈恐惧体验的精神运动性兴奋，行为有一定的盲目性，或精神运动性抑制，甚至木僵。灾难后，ASD 发病率较高，如处理不当，20%～50% 的人可转为创伤后应激障碍，对心理与生理造成更大程度损害。立即开通患儿急救通道，为家属尽量提供帮助，如指引缴费、协助检查等。减少其不必要的时间与体力消耗。包容家属适当宣泄，缓解心理压力，使其配合医师与护士积极应对应激事件，消除家属的不良心理反应，满足患者家属的合理要求，提供休息的场所并提供必备设施，减轻其疲劳不安，给予更多的人文关怀。及时主动向家属介绍患儿病情及将采取的治疗措施，使其稳定情绪，患儿病情平稳后鼓励家属陪同患儿，共同参与创伤患者救治及知情同意。使抢救人员充分认识到急诊患者家属具有更为复杂多样的需求，及时了解和准确把握其需求，有针对性地进行护理干预，将有助于帮助患者家属为患者提供更好的社会支持，使患儿在最佳的生理、心理状态下接受救治和护理。

【小结】

高处坠落致严重多发伤伴失血性休克患儿的护理要点包括：标准化创伤流程管理、创伤时间节点表质控、院内紧急抢救护理、路线优化的转运护理、并发症预防、患儿家属心理护理等。手术治疗 2 个月后患儿痊愈出院，门诊随访，无并发症发生。

多发性创伤是指同一致伤因素作用下，人体同时或相继有两个或两个以上的解剖部位损伤，其中至少 1 处损伤危及生命。创伤严重程度评分（ISS）> 16 分者为严重多发伤。研究表明，意外伤害位居总死亡原因排名第 4 位，占总死亡的 10.85%，在 15 岁以下死亡原因中排名第 1 位，高处坠落是多发伤发生的第二大原因，也是创伤性死亡的主要原因。多发伤具有生理紊乱严重，伤情复杂且变化快，死亡率高、休克发生率高、严重低氧血症发生率高、感染发生率高、多器官功能障碍发生率高等临床特点，往往因为伤情复杂，处理矛盾多造成一定的治疗困难，导致容易发生漏诊和误诊，并且并发症发生率高。ISS 是创伤患者的头颈部、面部、胸部、腹部、四肢 / 骨盆、体表损伤程度的评分，评分越高，损伤度越大，危险越大，救治难度也越大。ISS > 16 分为多发重伤，ISS > 20 分病死率明显增高，> 50 分死亡率极高，极少存活。创伤亦可加重家庭经济、情感与社会医疗负担，影响儿童心理与人格的发展。严重创伤是时间高度依赖性危重症，是急诊救治体系建设的重点和难点，创伤的死亡具有 3 个高峰时间段，第 2 死亡高峰在伤后数分钟到数小时后内，约占死亡人数的 30%，多数死于急诊室，主要为颅内血肿、血气胸、肝脾破裂、骨盆骨折伴大出血等，受院前急救和医院急诊科救治的影响较大。该阶段的救治水平和速度将直接关系到患者的生死存亡，为院前和急诊科医护人员可干预部分，若干预成功可挽救患者生命。正确有效的儿童创伤早期急救能显著降低严重创伤患儿的病死率和致残率。2022-09-11 我院收治一例高处坠落致严重多发伤的患儿，ISS 57 分，生命危在旦夕，创伤经积极抢救与精心护理后，于 2022-11-03 痊愈出院。门诊随访恢复良好，目前患儿正在积极进行后续康复治疗，逐步回归正常生活。

儿童潜在伤害识别能力欠缺，敢于冒险且好奇心强，运动协调能力未成熟，容易发生各种创伤。儿童意外伤害已经成为导致儿童死亡的首位原因。儿童创伤较之成人，更具有病情不确定、病情危重等特征，救治速度是抢救严重创伤患者的核心因素。创伤的急诊处理强调时效性，患者的预后和伤得到确切治疗的时间间隔直接相关，因此，伤后的 1 小时又被称为"黄金 1 小时"，早期采取快速有效评估、处置、复苏，可以将可预防性死亡的比例从 35% 降低至 10% 以下。本案例患儿从开始抢救至转运至手术室历时 65 分钟，接近黄金 1 小时，急诊重症医学医疗团队急救一体化梯队建设，在急诊科 1 小时内建立了所有的生命支持通道，明确了初步诊断，把控了危重的多发伤整体救治方向，执行"损伤控制策略"。为后续的救治和康复提供了保障，获得最佳的获救机会，可以减低了并发症、致残率及病死率。本案例的成功救治与我院创伤救治中心行政推动临床的 MDT 模式无疑发挥重要作用密切相关。医院的医务部、护理部、急诊科、肝胆外科、胃肠外科、骨关节科、胸外科、神经外科、脊柱外科、手外科、输血科、手术室、医学影像科、超声影像科、麻醉科、儿科、ICU 等多个学科参与其中。行政、临床、支撑平台联动，通过创伤救治中心工作机制主线串联，围绕着患儿的安全救治，打通每个关键救治环节，推进医疗决策和分工合作，尤其在 CT 室床旁开展创伤诊断 MDT，迅速决策，提高效率及准确度。按照损伤控制外科原则积极救治，杜绝了多科相互推诿延误时间的可能性，争取了最佳抢救时机，减少急诊科滞留时间，尽早确定患者的治疗方案，特别是手术治疗的取舍和梯队优化。创伤护理团队对挽救患者的生命及预后有很大影响。而创伤中心总监全程全流程跟进，确保患者从入院到后续康复病情持续跟进。患儿康复情况良好。我院急救护理模式将各项急救技术进行整合，建立专业急救创伤团队，并对成员按专业分工，确定各自职责，将发伤急救全程时效化、顺序化、规范化，确保救治工作无缝隙衔接，转运交接护理强调各部门间的深入沟通，对家属的心理护理体现了优质护理和人文关怀，获得了患儿家属的信任和支持，提升临床护理服务质量具有重要作用。在急救过程中，应借力互联网的迅速发展，形成院内外一体救治的整合模式，畅通急诊急救绿色通，根据前方急救医师在线传回来的伤情信息，评估患者伤情分级和初步判断最急需救治手段，做到"提前启动、待命救治、专班医师"等患者道。而本案例中对小儿急救物品的准备耗时较多，应进一步对小儿急救物品进行规范化管理，给患者提供优质急诊急救专科品质，提供规范化高效诊疗流程。在健康宣教方面，可以联合社区政府和学校相关部门，制订创伤防治政策，根据儿童创伤的性别与年龄特征，针对性加强健康教育，普及安全防护、紧急救治的相关知识培训，加强对儿童的安全教育和管理，排除安全隐患，提高儿童及其照顾者安全意识，减少创伤发生。

（张佳佳）

案例 4　胆囊癌患者疼痛伴上臂式输液港持续渗液的护理

【案例信息】

1. 一般资料

患者男，62 岁。身高 172 cm，体重 59 kg，BMI 19.94 kg/m^2。

现病史：诊断为胆囊癌、多发骨转移。营养风险评分 1 分，无跌倒、压疮风险，全身骨痛症状明显加重，以双侧胸廓肋骨疼痛为主等症状来我院肿瘤科住院治疗。患者因疼痛食欲不佳，进食量少，慢性病容。

既往史：否认高血压、心脏病、糖尿病、脑血管疾病病史，预防接种随当地进行，患者一年半前因反复右上腹疼痛外院就诊并确诊胆囊癌合并多发骨转移，并在外院行外科手术后化疗、靶向治疗和抗骨转移治疗。否认食物、药物过敏史。

个人史：生于原籍，久住本地，有吸烟史和饮酒史，均已戒。

婚育史：已婚，育一儿一女。

家族史：家族中无类似疾病发生，否认家族遗传史。

2. 医护过程

2022-02-22 患者入院，完善三大常规、肝肾生化、心电图、全脊柱 MRI 等检查，给予羟考酮 320 mg 口服每 12 小时 1 次，暴发痛 1 次。

2022-02-23 甲胎蛋白（AFP）22.420 ng/mL，癌胚抗原（CEA）10.190 ng/mL，糖类抗原 125（CA125）47.98 U/mL，CA19-9 3 248 U/mL，暴发痛 2 次。

2022-02-24 患者出现发热，最高体温 39℃，予急查血常规、血培养、CRP 等，同时予抗菌药物抗感染治疗，暴发痛 2 次。

2022-02-25 胸部 CT 提示右肺多发感染，暴发痛 4 次，新增阿米替林 25 mg 口服每天 2 次 + 普瑞巴林胶囊 75 mg 口服每 12 小时 1 次。

2022-02-26 暴发痛 2 次，镇痛方案改为阿米替林 25 mg 口服每晚 1 次 + 普瑞巴林胶囊 75 mg 每天 2 次 + 盐酸羟考酮 360 mg 每 12 小时 1 次。

2022-02-28 血培养阴性，胸部 CT 提示右肺多发感染，暴发痛 4 次。

2022-03-01 全脊柱 MRI 提示全脊柱骨转移，予地舒单抗治疗骨转移，暴发痛 4 次，新增盐酸吗啡片 40 mg 口服每 6 小时 1 次。

2022-03-03 新增塞来昔布胶囊 0.2 g 口服每 12 小时 1 次，患者未再发热，暴发痛 2 次。

2022-03-07 暴发痛 2 次，邀请神经外科会诊，建议调整镇痛药物计量，可考虑鞘内镇痛泵治疗，家属商榷中。

2022-03-13 暴发痛 3 次，患者出现恶心、呕吐等症状，予对症治疗后可好转，仍有全身痛。

2022-03-14 暴发痛 4 次，因患者营养状况及血管条件差，考虑营养支持治疗、抗感染治疗等，行上臂式输液港植入术。

2022-03-15 转神经外科镇痛治疗。

2022-03-16 鞘内持续输注系统植入术镇痛治疗，术后返回病房述疼痛症状明显缓解。

2022-03-17 全身痛症状明显缓解，低钾血症、低钠血症、低钙血症（K+ 3.29 mmol/L，Na+ 135.2 mmol/L，Ca2+ 1.52 mmol/L，无机磷 0.45 mmol/L），予口服补钾、补钠，静脉补钙等对症治疗，改善营养状况，鞘内吗啡 3.6 mg/d+ 口服羟考酮 120 mg 镇痛治疗。

2022-03-18 手臂港蝶翼针穿刺处少量淡红色液体渗出，予及时换药。

2022-03-19 手臂港蝶翼针穿刺处可见无色透明液体渗出，予暂停手臂港使用并拔出蝶翼针，纱布敷料加压包扎。

2022-03-22 间断腹胀，恶心、呕吐，Na^+ 135.7 mmol/L，Ca^{2+} 1.67 mmol/L，普外科及消化内科会诊均考虑肠梗阻，予胃肠减压；TP 51.3 g/L，Alb 26.6 g/L，营养科会诊给予口服营养液，肠外营养支持，静脉补充白蛋白 20 g/L，手臂港纱布敷料干结无渗出。

2022-03-23 患者腹部间断胀痛、恶心、呕吐，腹部立位片提示肠梗阻，予质子泵抑制剂（PPI）抑制、止吐、禁食、胃肠减压、补液等对症治疗，并给予灌肠，灌肠后排大便一次，下肢及阴囊水肿，低蛋白血症，Alb 29 g/L，血管条件差，予使用手臂港进行静脉补液，手臂港蝶翼针穿刺处淡黄色液体渗出，予及时换药。

2022-03-24 食欲差，贫血貌，营养科会诊调整营养治疗方案：静脉滴注白蛋白 10 g/L，脂肪乳氨基酸 (17) 葡萄糖 (11%) 注射液 1 440 mL+ 鱼油脂肪乳 100 mL+ 水溶性脂溶性维生素、多种微量元素 + 胰岛素综合肠外营养，口服营养液和米汤，维持肠屏障功能，手臂港蝶翼针穿刺处仍有无色透明液体渗出，予软聚硅酮泡沫敷料包扎。

2022-03-25 双下肢凹陷性水肿、阴囊水肿，9 天未排大便，予乳果糖口服通便。

2022-03-27 红细胞 3.13×10^9/L，血红蛋白 83 g/L，总蛋白 59.7 g/L，白蛋白 37.6 g/L，双下肢、阴囊水肿，予输注灭活新鲜冰冻血浆 300 mL。

2022-03-28 红细胞 3.11×10^9/L，血红蛋白 83 g/L，继续静脉输注灭活新鲜冰冻血浆 300 mL，手臂港蝶翼针穿刺处软聚硅酮泡沫敷料浸湿，予重新换药，仍使用软聚硅酮泡沫敷料后弹力绷带加压包扎。

2022-03-30 活动后气促明显，平躺减轻，坐起加重，水肿未消退，呼吸科会诊考虑活动后气促由胸腔积液导致。

2022-03-31 予胸腔穿刺抽液，抽出 1 230 mL 淡黄色胸腔积液，呼吸困难缓解。

2022-04-01 双下肢及阴囊水肿仍未消退，心内科会诊排除心衰、肾功能异常引起水肿，继续白蛋白 + 利尿剂治疗，手臂港蝶翼针穿刺处软聚硅酮泡沫敷料浸湿，予重新换药，仍使用软聚硅酮泡沫敷料后弹力绷带加压包扎。

2022-04-04 双下肢阴囊水肿消退，总蛋白 69 g/L，白蛋白 42.9 g/L，红细胞 3.88×10^9/L，血红蛋白 112 g/L。

2022-04-05 患者手臂输液港蝶翼针穿刺处未再渗液，予伊立替康 + 卡培他滨化疗。

2022-04-06 患者出院。

患者入院后经过不断调整镇痛方案，并最终通过手术方式置入鞘内持续输注系统进行镇痛，且置入鞘内镇痛泵后效果显著，缓解了患者的疼痛问题。患者在进行上臂式输液港置入术后第 4 天开始出现渗液，颜色由淡红色变为无色透明到淡黄色液体，考虑为淋巴漏，且患者为置入蝶翼针后液体外渗，拔出蝶翼针后无液体渗出，说明港座囊袋上方皮肤为淋巴聚集区域，查看患者港座位置，位于上臂下段，印证了推测内容。经过采取软聚硅酮泡沫敷料 + 弹力绷带加压包扎，经过 10 天的处理最终干预成功，未再发生液体渗漏。

【护理】

1. 治疗护理

（1）疼痛护理：及时与医师汇报患者疼痛情况，暴发痛时及时遵医嘱给予镇痛药物并做好用药指导；与医师共同商讨患者疼痛治疗方案，结合医院疼痛治疗专科的优势进行手术方式镇痛。

镇痛治疗经过见表 14-6。暴发痛次数见图 14-8。

表 14-6　镇痛治疗经过

日期	暴发痛次数	镇痛治疗方案
2 月 22 日	1	
2 月 23 日	2	羟考酮 320 mg 每 12 小时 1 次
2 月 24 日	2	
2 月 25 日	4	羟考酮 320 mg 每 12 小时 1 次 阿米替林 25 mg 每天 2 次 普瑞巴林胶囊 75 mg 每 12 小时 1 次
2 月 26 日	2	
2 月 27 日	2	羟考酮 360 mg 每 12 小时 1 次 阿米替林 25 mg 每晚 1 次
2 月 28 日	4	普瑞巴林胶囊 75 mg 每天 2 次
3 月 1 日	4	羟考酮 360 mg 每 12 小时 1 次 阿米替林 25 mg 每晚 1 次
3 月 2 日	2	普瑞巴林胶囊 75 mg 每天 2 次 盐酸吗啡片 40 mg 每 6 小时 1 次
3 月 3 日	2	
3 月 4 日	2	羟考酮 360 mg 每 12 小时 1 次 阿米替林 25 mg 每晚 1 次
3 月 5 日	3	普瑞巴林胶囊 75 mg 每天 2 次 盐酸吗啡片 40 mg 每 6 小时 1 次
3 月 6 日	2	塞来昔布胶囊 0.2 g 每 12 小时 1 次
3 月 7 日	2	

续表

日期	暴发痛次数	镇痛治疗方案
3月8日	4	
3月9日	6	
3月10日	2	羟考酮 360 mg 每 12 小时 1 次
3月11日	2	阿米替林 25 mg 每晚 1 次 普瑞巴林胶囊 75 mg 每天 2 次
3月12日	2	盐酸吗啡片 40 mg 每 6 小时 1 次 塞来昔布胶囊 0.2 g 每 12 小时 1 次
3月13日	3	
3月14日	4	
3月15日	2	转神经外科镇痛治疗
3月16日	0	鞘内镇痛泵镇痛治疗
3月17日 ~ 4月5日	0	鞘内镇痛泵镇痛治疗
4月6日	0	出院

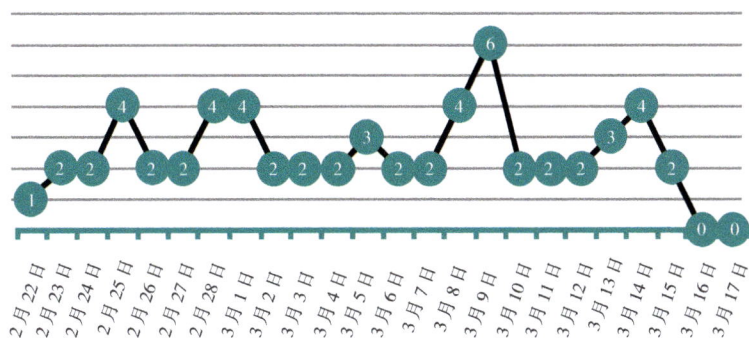

图 14-8　暴发痛次数

（2）呼吸困难护理：给予低流量吸氧，做好患者胸腔穿刺术引流胸腔积液后的护理，做好穿刺后伤口的消毒，避免感染。

（3）发热护理：嘱患者多饮水，根据医嘱进行血培养，做好抗菌药物的静脉用药观察和健康宣教，如患者汗湿衣物后及时给予更换，监测患者体温，如有异常情况及时报告医师，对患者做好发热的心理护理，让患者有准备，避免焦虑等。患者体温变化见图 14-9。

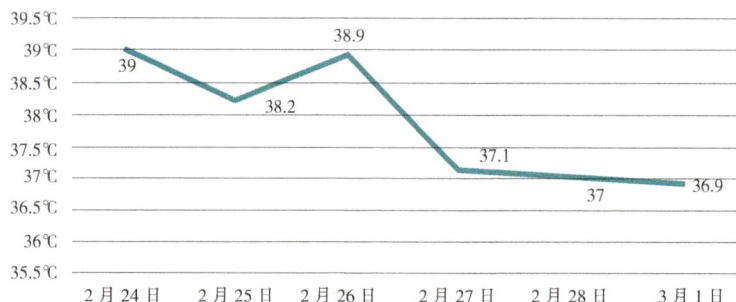

图 14-9　患者体温变化

（4）肠梗阻护理：根据医嘱给予胃肠减压，交代患者禁食水，避免加重肠梗阻，邀请营养科会诊，胃肠减压期间给予胃肠外营养治疗，并做好患者用药告知，尽量配合治疗；根据医嘱给予灌肠治疗，并观察灌肠效果，以便及时调整患者营养治疗方案，待胃肠道功能恢复后及时给予口服＋静脉方式给予营养支持。

（5）手臂港淋巴瘤护理：定期查看患者血常规及肾功能情况，给予软聚硅酮泡沫敷料包扎港座并给予弹力绷带加压包扎，同时给予补充白蛋白，双管齐下（图 14-10）。

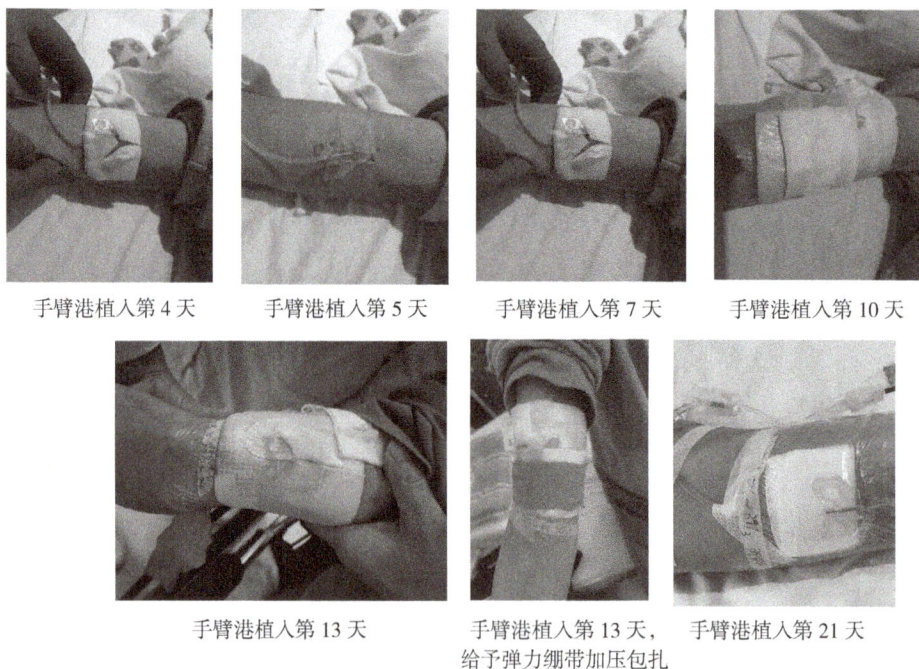

手臂港植入第 4 天　　手臂港植入第 5 天　　手臂港植入第 7 天　　手臂港植入第 10 天

手臂港植入第 13 天　　手臂港植入第 13 天，　手臂港植入第 21 天
　　　　　　　　　　给予弹力绷带加压包扎

图 14-10　手臂港护理

（6）营养不良护理：每周对患者进行营养风险评估，结合营养科会诊意见，给予口服＋静脉补充营养，少量多餐，可让家属做一些患者平日喜欢的食物，在色香味上尽量满

足患者要求，以促进食欲，患者住院期间未发生压疮和体重下降等。

2. 观察护理

严密观察意识和生命体征（体温、脉搏、呼吸、血压），各种化验结果的情况，手臂输液港淋巴漏的情况，以及感染预防和控制的情况。

3. 生活护理

皮肤护理：手臂港淋巴漏会导致衣服、床单等浸湿，应及时更换衣物、床单等，保持周围皮肤的清洁干燥，嘱患者及其家属勿用手触摸，防止手臂港感染。

4. 心理护理

与家属做好沟通，告知家属患者的病情变化，取得家属的配合和同意。鼓励家属树立战胜疾病的信心，保持乐观的态度去照顾患者。

5. 健康教育

嘱患者避免触碰手臂港，注意多休息，转移注意力，加强营养，少食多餐，多进食虾、牛奶等优质蛋白类食物。出院后手臂港有任何异常情况及时联系医护人员或就近寻找有资质的医院进行处理。

【小结】

患者发生淋巴漏考虑可能与港座放置位置有关，港座位置偏低，位于红区，而红区有较多淋巴组织，因此，发生淋巴漏；加上患者低蛋白血症，加重了患者淋巴漏的情况。软聚硅酮泡沫敷料具有高透气性，可创造低氧、微酸环境，不仅可促进毛细血管形成，有利于伤口愈合，还可防止细菌侵入伤口，减少感染的危险；有利于细胞的移入和肉芽组织形成，还可避免伤口的皮肤浸渍，起到一种类似皮肤角质层的作用；可保持局部低氧张力，刺激释放巨噬细胞及白细胞介素，改善缺血、缺氧的症状，促进局部血液循环，降低局部静脉硬化、坏死、渗出的情况，加速局部毒物的代谢和吸收，促进炎症消退，减轻疼痛。患者疼痛问题，护理上尽可能配合医疗手段，做好患者的疼痛观察与心理护理。

（龚木云）

案例 5　重症肺炎患者 PICC 置管后局部感染的护理

【案例信息】

1. 一般资料

患者男，91岁。身高172 cm，体重61 kg，BMI 20.62 kg/m^2。

现病史：患者因突发呼吸困难、吸气相明显可见三凹征及闻及明显痰鸣音平车入院，带入 PICC 导管（右上肢）。入院时 T 36.8 ℃，P 118 次 / 分，R 20 次 / 分，BP 141/92 mmHg，SpO$_2$ 76%。予吸痰后效果不明显，考虑痰液堵塞深部气道可能，与家属沟通，予紧急床旁纤维支气管镜吸痰，吸出大量黄白色黏痰后 SpO$_2$ 逐渐上升至 97% ～ 99%，家属拒绝气管切开，予呼吸机辅助通气。胸部 CT 可见左肺上尖叶后端结节灶，右下肺多发渗出病变，双侧胸膜局限增厚、钙化，双肺慢性间质改变，肺气肿，双上肢肌力 2 级，双下肢肌力 1 级，双足下垂，双肺呼吸音粗糙，左肺散在痰鸣音，留置胃管、导尿管，营养风险评分 1 分，压疮风险评估为高风险，生活完全不能自理。入院诊断：重症肺炎、Ⅰ型呼吸衰竭、肺气肿。

既往史：多次因肺部感染住院，住院期间均有痰培养铜绿假单胞菌阳性，使用抗菌药物后能转阴。既往腰椎压缩性骨折、白内障。否认手术、外伤、输血史，否认食物、药物过敏史。

个人史：生于原籍，久住本地，有吸烟史、饮酒史，均已戒。

婚育史：已婚，已育 2 子。

家族史：家族中无类似疾病发生，否认家族遗传病。

2. 医护过程

2021-11-19 患者入院时 T 36.8℃，P 118 次 / 分，R 20 次 / 分，BP 141/92 mmHg，SpO$_2$ 76%。予吸痰后效果不明显，考虑痰液堵塞深部气道可能，与家属沟通，予紧急床旁纤维支气管镜吸痰，吸出大量黄白色黏痰后 SpO$_2$ 逐渐上升至 97% ～ 99%，家属拒绝气管切开，予呼吸机辅助通气，留置胃管、导尿管。

2021-11-21 患者痰鸣音明显，吸痰效果不佳，予留取痰培养，头孢他啶抗感染治疗。

2021-11-23 予纤维支气管镜吸痰，可见左主气管开口及左下叶Ⅲ度黄色脓黏痰堵塞，吸净痰液。

2021-11-24 患者痰中带少许血，考虑纤支镜操作后导致，予云南白药止血治疗。

2021-11-29 患者双上肢水肿，予抬高上肢，痰培养未见敏感细菌。

2021-11-30 患者痰中未再带血，予停止云南白药。

2021-12-01 双上肢水肿未见好转，予床旁 B 超检查，提示右侧腋静脉至肱静脉可见血管内血栓形成，予低分子量肝素抗凝治疗。

2021-12-11 痰鸣音明显，予再次纤维支气管镜吸痰，留取痰培养，白细胞 12.55×10^9/L，红细胞 3.03×10^{12}/L，血红蛋白 96 g/L，白蛋白 37.9 g/L，C 反应蛋白 24.85 mg/L，体温 37.2℃，PICC 穿刺处可见少许黄色分泌物，予常规换药。

2021-12-12 体温升高，最高 38℃，痰培养提示铜绿假单胞菌阳性，头孢药敏，予头孢他啶 2 g 每 12 小时 1 次静脉滴注抗感染，复查 B 超未见血栓，考虑患者长期卧床，邀请血管外科会诊调整抗凝药物，改为鼻饲利伐沙班 10 mg 每天 1 次抗凝治疗。

2021-12-15 患者仍发热，最高体温 38.4℃，予头孢他啶 2 g 每 8 小时 1 次静脉滴注；PICC 穿刺处见脓性分泌物，周围皮肤散在发红，予分泌物培养、导管内 + 外周静脉血培养，0.5% 碘伏湿敷 30 分钟待干后予 IV3000 透明敷料包扎。

2021-12-16 最高体温 37.8℃，改为哌拉西林舒巴坦 4.5 g 每 8 小时 1 次 + 阿米卡星 0.6 g 每天 1 次。

2021-12-17 最高体温 37.6℃，PICC 穿刺处分泌物培养未见真菌及敏感细菌，PICC 穿刺处仍可见脓性分泌物，贴膜下周围皮肤散在破溃并伴有分泌物，予庆大霉素 + 地塞米松湿敷 30 分钟，百多邦外涂，纱布敷料包扎。

2021-12-19 最高体温 37.5℃，血培养阴性，穿刺处脓性分泌物减少，予氯己定消毒后庆大霉素 + 地塞米松湿敷，百多邦外涂，纱布敷料包扎。

2021-12-21 PICC 穿刺处未见分泌物，周围皮肤未见分泌物，已结痂，消毒后值班护士予 3M 透明敷料包扎。

2021-12-24 未再发热；PICC 穿刺处再次分泌脓性分泌物，予离心方向挤压清除脓性分泌物，继续氯己定消毒，碘伏湿敷 30 分钟，待干后予纱布敷料包扎。

2021-12-26 复查痰培养，PICC 穿刺处脓性分泌物增多，周围破溃皮肤痂皮脱落，但穿刺处仍有黄色分泌物，继续离心方向挤压清除脓性分泌物，氯己定消毒，庆大霉素 + 地塞米松湿敷，予紫外线短波照射每天 2 次，纱布包扎。

2021-12-28 PICC 穿刺处周围皮肤愈合，穿刺口发红，未见分泌物，继续庆大霉素 + 地塞米松湿敷，紫外线短波照射，予 IV3000 透明敷料包扎。

2021-12-30 PICC 穿刺处仍有少许发红，紫外线短波照射后予自粘性薄膜敷料 FL- Ⅲ型包扎。

2021-12-31 继续紫外线短波照射 PICC 穿刺处，CT 提示肺部炎症有所好转，未吸氧状态下 SpO₂ 90%～93%，活动后气促，间断咳嗽，咳白痰，痰培养未见敏感细菌，予停止哌拉西林舒巴坦 + 阿米卡星，改为头孢他啶治疗肺部感染；停止呼吸机辅助通气，予低流量吸氧；拔除胃管，指导患者进流质饮食。

2022-01-01 患者 PICC 穿刺处皮肤无发红，指导患者进行缩唇呼吸训练。

2022-01-02 至 2022-02-09 继续指导患者缩唇呼吸，进食软食，未吸氧状态下 SpO₂ 96%～99%，患者 PICC 穿刺处使用自粘性薄膜敷料 FL- Ⅲ型，未再发红，未见分泌物。

2022-02-10 复查胸部 CT，提示肺部感染已好转，患者无咳嗽咳痰，白细胞 9.55×10^9/L，红细胞 3.73×10^{12}/L，血红蛋白 109 g/L，白蛋白 41 g/L，C 反应蛋白 14.58 mg/L，停用抗菌药物治疗。

2022-02-11 患者出院。

【护理】

1. 治疗护理

（1）呼吸衰竭护理：入院当天即给予床旁纤维支气管镜吸痰，清理呼吸道，给予无创呼吸机辅助通气，使用泡沫敷料保护面罩周围皮肤，避免医源性压疮；密切监测呼吸机，一旦呼吸机或患者出现异常情况应及时进行处理；密切观察患者的各项生命指标，根据血氧饱和度及时调节供氧浓度和流量；患者清醒后病情允许时教会患者缩唇呼吸，促进肺功能康复。相关操作见图 14-11。

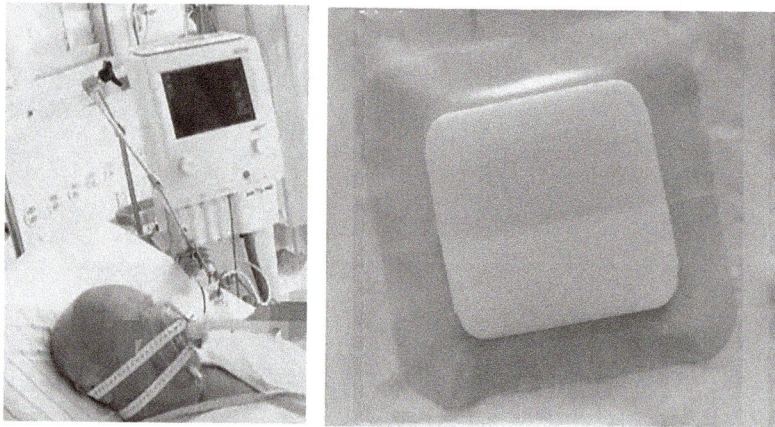

图 14-11　相关操作

（2）重症肺炎护理：遵医嘱给予抗菌药物治疗，给予雾化吸入稀释痰液，湿化呼吸道，排痰仪拍背，促进痰液排出，并不定期给予吸痰护理；保持室内的温度和湿度，保持室内空气清新，定期开窗通风；给予留置胃管，密切关注患者体温情况，必要时给予冰敷、塞肛或鼻饲给予退热药，抽血培养，定期鼻饲注入温水和营养液，确保患者水分和营养的摄入。

将患者单间隔离或者与同种感染菌患者同病室，做好手卫生，并告知陪护人员做好手卫生，保护患者及自己，注意避免尿袋出口与地面接触污染，或者污染后及时清洁消毒，避免交叉感染。

（3）PICC 导管相关性血栓护理：遵医嘱给予抗凝药物溶栓治疗，定期观察用药效果和复查 B 超。

（4）PICC 穿刺处局部感染护理：做好患者 PICC 穿刺处局部皮肤护理，根据局部皮肤情况离心方向将局部脓性分泌物挤出并动态调节使用碘伏、庆大霉素、地塞米松磷酸钠注射液等湿敷，使用纱布敷料包扎，加强透气性，使用紫外线短波照射局部皮肤，待局部皮肤好转后使用透气性、亲肤性更强的自粘性薄膜敷料 FL- Ⅲ型（图 14-12）。

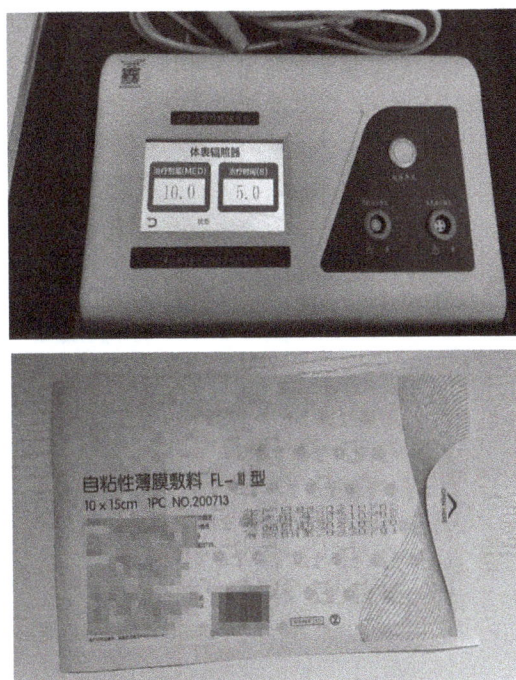

图 14-12 短波照射与自粘性薄膜敷料

2. 生活护理

做好患者的口腔护理、皮肤护理、导尿管护理等，发热时及时更换衣物，定期协助患者翻身，将患者骨突处给予泡沫敷料以保护皮肤，避免压疮等发生。加强患者营养，少量多餐，加强患者抵抗力。

3. 心理护理

注意做好患者的心理护理，鼓励患者，帮助其树立身体康复的信心。

4. 健康教育

嘱患者多休息，少量多餐，加强营养。出院后注意保持 PICC 穿刺处周围皮肤清洁干燥，发现敷料有渗血渗液、破损卷边及穿刺侧肢体疼痛，及时返院或就近寻找有资质的医院进行处理，异常时切不可用手挤压或搔抓，及时来院进行导管维护。

【小结】

铜绿假单胞菌是一种引起医院感染的重要条件致病菌，是引起重症患者下呼吸道感染的主要致病菌，常导致感染反复发作，需要患者足够耐心和恒心，做好患者的心理辅导，增加患者足够的信心；采取环境消毒、隔离防护、严格无菌操作技术、加强手卫生知识培训等一系列护理措施控制感染暴发。

PICC 导管作为中长期的静脉通道，留置时间较长，继发感染是最常见的并发症。短波紫外线对急、亚急性浅层组织炎症有良好的抗炎镇痛作用，能抑制炎性浸润，并可造成炎症逆行反应，使之消散或吸收。

（龚木云）

案例 6　瘢痕子宫阴道分娩的护理

【案例信息】

1. 一般资料

患者女，26 岁。

主诉：停经 37^{+1} 周，阴道流液 0.5 小时。

现病史：平素月经规律，末次月经（LMP）2022-04-30，预产期（EDC）2023-02-04，停经 40 余天自测尿 HCG 阳性，有恶心、呕吐等早孕反应，妊娠早期无阴道流血史，无发热及药物服用史，无毒物及放射线接触史；停经 7^{+6} 周本院建册，B 超提示宫内妊娠，与孕周相符，妊娠 4 个多月感胎动；妊娠晚期无头痛、头晕、眼花、胸闷、气促、心悸，无腹痛、阴道流血流液等不适，无下肢水肿。2023-01-14 B 超：宫内妊娠，单活胎，BPD 9.1 cm，FL 6.6 cm，AC 33.2 cm，AFV 4.7 cm，AFI 14.8 cm，胎盘 Ⅱ 级，位于后壁；今日产检发现纤维蛋白原，考虑易栓症，予皮下注射低分子量肝素治疗。0.5 小时前开始阴道流液，色清亮，无腹痛及阴道流血，给予卧床休息，抬高臀部预防脐带脱垂。

既往史：既往体健，否认肝炎、结核等传染病史，否认高血压、糖尿病、心血管病等病史，否认药物、食物过敏史，2019 年行剖宫产术，否认输血及血制品史。

个人史：原籍出生长大，无酗酒、吸烟、吸毒等不良嗜好，否认工业毒物、粉尘、放射性物质接触史。否认冶游史。

婚育史：初潮 12 岁，月经规则，周期 7/35 天，经量中等，无血块，无痛经，末次月经 2022-04-30，白带正常，量中，无异味。22 岁结婚，配偶体健。孕 2 产 1，2019 年剖宫产一活女婴（健康）3 050 g。

家族史：父母体健，否认家族遗传病、传染病等。

2. 医护过程

体格检查：T 36.5℃，P 88 次 / 分，R 20 次 / 分，BP 120/77 mmHg；身高 164 cm，体重 72.7 kg，营养中等，发育正常，意识清楚，表情自如，自动体位，步态正常，步入病房，查体合作。腹部膨隆，无静脉曲张，耻骨联合上 2+ 指见横行手术瘢痕，长 12 cm，软。

专科检查：宫高 32 cm，腹围 101 cm，胎方位 LOA，胎心率 140 次 / 分，先露头，已衔接，跨耻征阴性。胎膜破，羊水清，pH ＞ 7。估计胎儿体重 3 000 g。头盆评分 5+2=7 分，无明显头盆不称。

2023-01-15 06：00 临产，送入产房待产；产程中胎心出现频繁变异减速，行吸氧、补液宫内复苏；快速评估：生命体征平稳；宫缩 25″/5 ~ 6′；先露 S-2；宫口扩张 4 cm；羊水清，宫缩有间歇；腹部瘢痕处无压痛。导尿管引流尿液通畅，尿色淡黄。宫缩时疼痛评分 8 分。行分娩镇痛；指导踝泵运动，按摩双下肢预防深静脉血栓形成。产程进展顺利，11：00 宫口开全，12：17 自娩一活男婴，重 3 200 g，Apgar 评分 10-10-10 分，后羊水清，脐带无绕颈及扭转，胎盘自然娩出完整，胎膜完整，查宫颈完整、阴道无裂伤，会阴 I° 裂伤，皮内缝合，产时阴道出血少，现产后 2 小时，生命体征平稳，子宫收缩好，阴道流血 200 mL。顺产后 3 天，生命体征平稳，双乳不胀，泌乳量多，腹软，腹部无压痛及反跳痛，子宫收缩好，宫底脐下 3 指，会阴伤口，愈合 II / 甲，恶露量少，色暗红，无异味，予出院。嘱注意休息，加强营养，注意产褥期卫生，产后 42 天回院母婴健康检查，避孕半年，如发热、腹痛、阴道流血多等不适随诊。嘱禁性生活及盆浴 42 天。

【护理】

1. 治疗护理

（1）用药护理：低分子量肝素使用前后，重点监测评估产妇的生命体征、产后出血情况，以及出凝血相关实验室指标，把握用药指征，确保用药的安全。

（2）DVT 护理：产妇行分娩镇痛后，3 小时内以卧床为主，下肢活动减少，使下肢静脉血流缓慢，回流受阻。因此，高危产妇易发生 DVT，早期干预静脉血栓的形成十分重要。目前临床上常用机械措施（早期被动活动、弹力袜、踝泵运动、双下肢向心性按摩）来预防 DVT 的发生。

（3）疼痛护理：按照疼痛评分标准，孕妇疼痛评分 8 分，可采用药物性分娩镇痛，告知分娩镇痛使用的注意事项；使用前正确评估实验室指标，停用抗凝药物时长。避免不良反应。

（4）剖宫产后阴道试产（TOLAC）的护理：分娩发动后，做好术前准备。产程中给予连续电子胎心监护，早期识别子宫破裂征象。异常胎心监护图是子宫破裂最早、最常见的征象。

2. 观察护理

严密观察意识和生命体征（体温、脉搏、呼吸、血压），产程中应注意有无瘢痕部位的压痛，特别是宫缩间歇期；是否有其他表现：异常阴道流血、血尿、低血量休克、胎头位置升高或从阴道回缩等。严密监测产程进展，当产程进展缓慢，尤其活跃期进展不佳，胎先露下降受阻时，应警惕子宫破裂。

3．生活护理

（1）饮食护理：指导孕妇少量多次摄入流质饮食；既保证充沛体力，又有利于在需急诊手术时的麻醉安全。

（2）皮肤护理：分娩镇痛后，孕妇因肌力恢复需要 1 ～ 2 小时；应指导家属每半小时协助孕妇翻身；避免长时间卧位压疮发生。

4．心理护理

孕妇有强烈顺产意愿，对前次剖宫产分娩经验心存恐惧。此次特意由外地转入我院产检，孕期多次学习孕妇相关课程。产程中助产士主动与孕妇沟通，使孕妇及家属对自己产程进展情况了解，并参与其中。

5．健康教育

（1）饮食：嘱患者产后 1 小时可进食清淡半流质饮食；以后可进普通饮食，食物应富有营养，足够热量和水分。进食蛋白质如鱼肉、鸡蛋、鸡肉等。

（2）排尿：产后 4 小时内应让产妇排尿。

（3）会阴处理：保持会阴清洁干燥。会阴伤口出现红、肿、热、痛、硬结应及时返院就诊。

（4）母乳喂养：按需哺乳。

【小结】

孕妇有强烈顺产意愿；距离上次剖宫产手术时间 2 年。产前充分评估，并及时有效地与孕妇及家属沟通，充分了解剖宫产术后阴道分娩（VBAC）的风险，病情变化的临床表现，鼓励孕妇及家属参与产程中，提高其参与性。本案例瘢痕子宫经阴道分娩，成功的关键在于评估的及时性、有效性和全面性；孕妇参与性高。

（何　芬）

案例 7　早产阴道分娩的护理

【案例信息】

1．一般资料

患者女，24 岁。

主诉：停经 33^{+1} 周，下腹阵痛 2 个多小时。

现病史：平素月经规律，末次月经 2022-07-05，预产期 2023-04-11，停经 40 多天自测尿 HCG 阳性，有恶心、呕吐等早孕反应，妊娠早期无阴道流血史，无发热及药物服用史，无毒物及放射线接触史；停经 9 周多本院建册，B 超提示宫内妊娠，与孕周相符，定期产检 12 次；妊娠期三维排畸彩超未提示异常。妊娠 4 个多月感胎动；2 小时前开始下腹阵痛，不伴阴道流血及流液。

既往史：既往体健，否认肝炎、结核等传染病史，否认高血压、糖尿病、心血管病等病史，否认药物、食物过敏史，人工流产 1 次。否认输血及血制品史。

个人史：原籍出生长大，无酗酒、吸烟、吸毒等不良嗜好，否认工业毒物、粉尘、放射性物质接触史。否认冶游史。

婚育史：初潮 12 岁，月经规则，周期 6/30 天，经量中等，无血块，无痛经，白带正常，量中，无异味。22 岁结婚，配偶体健。孕 1 产 0。

家族史：父母体健。否认家族遗传病、传染病等。

2. 医护过程

体格检查：T 36.5℃，P 91 次/分，R 20 次/分，BP 114/60 mmHg；身高 156 cm，体重 70 kg；意识清楚，表情自如，步态正常，步入病房，查体合作。腹部膨隆，无静脉曲张，腹软，无压痛及反跳痛，肿（−），活动自如。

专科检查：宫高 30 cm，腹围 95 cm，胎方位 LOA，胎心 140 次/分，先露头，已衔接，跨耻征阴性。宫口开 4 cm，先露头，S−2，胎膜未破。估计胎儿体重 2 000 g。

辅助检查：B 超示宫内妊娠，单活胎，BPD 8.02 cm，FL 5.74 cm，AC 26.53 cm，AFV 4.19 cm，AFI 12.29 cm，胎盘 I 级，位于后壁。

孕妇情绪激动，给予家庭化分娩间，安抚孕妇情绪，倾听孕妇，并适当解释早产儿的护理方案。遵医嘱给予地塞米松针促胎肺成熟。宫缩时疼痛评分 10 分，给予行椎管内分娩镇痛。产程进展顺利，羊水自破，羊水清。组建新生儿复苏团队，08：09 自娩一活男婴，重 1 900 g，Apgar 评分 10-10-10 分，反应好、肌张力正常，出生后不久出现呻吟，早产儿貌，意识清楚，反应好，哭声洪亮，肌张力正常，呼吸促，可见轻度三凹征，心腹查体无异常。早产儿，低出生体重儿，转新生儿科。

【护理】

1. 治疗护理

（1）产程护理：当早产已不可避免，应做好分娩准备，根据病情选择分娩方式，加强胎儿监护，如有胎儿窘迫行会阴切开术，缩短第二产程，减少分娩过程中胎头的压迫，避免早产儿颅内出血的发生，提高早产儿存活率。

（2）疼痛护理：按照疼痛评分标准，孕妇疼痛评分 8 分，可采用药物性分娩镇痛，告知分娩镇痛使用的注意事项；使用前正确评估实验室指标，避免不良反应。

（3）新生儿急救护理：通知产科医师、新生儿科医师及早到位，准备新生儿复苏及转运设备器械，根据医嘱备早产儿抢救用药。

2. 观察护理

监测产妇生命体征情况，密切观察宫缩、阴道流血、胎膜是否破裂、宫口扩张情况。评估胎儿宫内发育情况。早产属于突发事件，大部分产妇没有做好精神和物资准备，应观察产妇有无恐惧、焦虑等不良心理变化。

3. 生活护理

（1）饮食护理：指导产妇少量多次摄入流质饮食，保证充沛体力。

（2）一般护理：适当休息，宫缩较频繁，注意产程进展情况、胎心率变化；是否发生胎膜早剥。

4. 心理护理

安抚产妇，引导产妇及家属讲出其担忧的问题及心理感受；主动介绍早产的治疗方案及出生后护理，以缓解其焦虑心理。

5. 健康教育

（1）饮食：嘱产妇产后 1 小时可进清淡半流质饮食，以后可进普通饮食，食物应富有营养、足够热量和水分。进食蛋白质如鱼肉、鸡蛋、鸡肉等。

（2）排尿：产后 4 小时内应让产妇排尿。

（3）会阴处理：保持会阴清洁干燥。会阴伤口出现红、肿、热、痛、硬结应及时返院就诊。

（4）母乳喂养：每 2 小时使用吸奶器或者手挤奶方式，保持泌乳状态。可将母乳送新生儿科进行喂养。

【小结】

根据原因不同，早产分为自发性早产和治疗性早产。早产可导致围产儿发病率和死亡率升高，容易发生近期和远期并发症，近期并发症有新生儿黄疸、感染，新生儿呼吸窘迫综合征、缺血缺氧性脑病等。早产儿出生后，适当延长 30 ~ 120 秒或脐带停止波动后断脐，可减少新生儿输血的需要及 50% 的新生儿脑室内出血。

（何　芬）

案例 8　胎膜早破阴道分娩的护理

【案例信息】

1. 一般资料

患者女，24 岁。

主诉：停经 39^{+6} 周，阴道流液 40 分钟。

现病史：平素月经规律，末次月经 2022-04-20，预产期 2023-01-25，停经 40 多天自测尿 HCG 阳性，有恶心、呕吐等早孕反应，妊娠早期无阴道流血史，无发热及药物服用史，无毒物及放射线接触史；停经 7 周多本院建册，B 超提示宫内妊娠，与孕周相符，妊娠 4 个多月感胎动；40 分钟前开始阴道流液，色清亮，无腹痛及阴道流血，给予卧床休息，抬高臀部预防脐带脱垂。

既往史：既往体健，否认肝炎、结核等传染病史，否认高血压、糖尿病、心血管病等病史，否认药物、食物过敏史，否认输血及血制品史。

个人史：原籍出生长大，无酗酒、吸烟、吸毒等不良嗜好，否认工业毒物、粉尘、放射性物质接触史。否认冶游史。

婚育史：初潮 13 岁，月经规则，周期 6/31 天，经量中等，无血块，无痛经，末次月经 2022-04-20，白带正常，量中，无异味。23 岁结婚，配偶体健。孕 1 产 0，人工流产 1 次。

家族史：父母体健。否认家族遗传病、传染病等。

2. 医护过程

体格检查：T 36.2℃，P 86 次 / 分，R 20 次 / 分，BP 118/64 mmHg；身高 153 cm，体重 72.2 kg。意识清楚，自动体位，步态正常，步入病房，查体合作。腹部膨隆，无静脉曲张，软，无压痛及反跳痛，水肿（-），活动自如。

专科检查：宫高 33 cm，腹围 104 cm，胎方位 LOA，胎心 140 次 / 分，先露头，已衔接，跨耻征阴性。无宫缩。宫口未开，宫颈消失 50%，先露头，S-2，胎膜破，羊水清，pH ＞ 7。估计胎儿体重 3 700 g。头盆评分 5+2=7 分。

辅助检查：2023-01-18 B 超，宫内妊娠，单活，BPD 9.24 cm，FL 6.93 cm，AC 36.06 cm，AFV 7.44 cm，AFI 15.85 cm，胎盘 II 级，位于后壁。

2023-01-24 18：00 产程 2 小时无进展，给予缩宫素加强宫缩。20：00 体温升高，伴胎心快；阴道检查：宫口 10 cm；先露 S+1，胎方位 LOT，羊水清。指导用力。20：58 自娩一活男婴，重 3 380 g，Apgar 评分 10-10-10 分，产后羊水 I°污染，脐带无绕颈及扭转，胎盘自然娩出完整，胎膜完整，查宫颈完整、阴道无裂伤，会阴侧切，予皮内缝合，体温最高 38.2℃，给予头孢西丁抗感染、物理降温、补液等治疗，（急）血液分析：白细胞数 16.7×10⁹/L，血红蛋白浓度 119 g/L，血小板数 221×10⁹/L，中性粒细胞百分比 88.9%，2023-01-24 C 反应蛋白 10.5 mg/L，子宫收缩好，阴道流血 220 mL。产后复查血常规、C 反应蛋白。使用抗菌药物对症治疗。顺产后 1 天，体温恢复正常，会阴伤口无红肿，无硬结，愈合 Ⅱ/甲，恶露量少，色暗红，无异味。顺产后 3 天，生命体征平稳，予出院。嘱注意休息，加强营养，注意产褥期卫生，产后 42 天回院母婴健康检查，避孕半年，如发热、腹痛、阴道流血多等不适随诊。嘱禁性生活及盆浴 42 天。

【护理】

1. 治疗护理

（1）用药护理：根据医嘱静脉滴注缩宫素以加强宫缩，缩宫素个体差异大，应根据宫缩、胎心情况，从小剂量开始循序增量，专人观察宫缩强度、频率、持续时间及胎心率变化。

（2）高热护理：降低体温，常采用物理降温，如温水擦浴、冰袋、冰敷等，30 分钟后复测体温。关注胎心率变化，注重产程中出入量管理，必要时缩短产程，做好新生儿复苏准备。

（3）疼痛护理：按照疼痛评分标准，孕妇疼痛评分 8 分，可采用药物性分娩镇痛，告知分娩镇痛使用的注意事项，使用前正确评估实验室指标，避免不良反应的发生。

（4）预防感染护理：嘱产妇保持外阴清洁，保持清洁干燥，防止上行性感染；严密观察产妇的生命体征，注意有无子宫紧张压痛和阴道分泌物异常，定期进行白细胞计数和 C 反应蛋白测定，了解是否存在感染，并遵医嘱使用抗菌药物，观察用药效果及不良反应。

2. 观察护理

监测产妇生命体征情况及胎心率变化，评估胎儿宫内发育。观察阴道流液性状、颜色、气味并记录。密切观察宫缩、宫口开大、胎先露下降等情况。如有羊水浑浊，胎心率改变，应警惕胎儿窘迫；破膜时间越长，临床绒毛膜羊膜炎的风险越大。

3. 生活护理

（1）饮食护理：指导产妇少量多次摄入流质饮食，既保证充沛体力，又有利于在需急诊手术时的麻醉安全。

（2）皮肤护理：勤换卫生垫，勤翻身；评估先露衔接良好，可下床活动。避免长时间卧位压疮的发生。

4. 心理护理

安抚产妇，告知产妇羊水生成的机制和胎膜早破的发病规律，引导胎膜早破的产妇及家属讲出其担忧的问题及心理感受，详细讲解分娩过程及所采取的治疗方案，以缓解其焦虑、恐惧心理。

5. 健康教育

（1）饮食：嘱产妇产后 1 小时可进清淡半流质饮食，以后可进普通饮食，食物应富有营养、足够热量和水分。进食蛋白质如鱼肉、鸡蛋、鸡肉等。

（2）排尿：产后 4 小时内应让产妇排尿。

（3）会阴处理：保持会阴清洁干燥。会阴伤口出现红、肿、热、痛、硬结应及时返院就诊。

（4）母乳喂养：按需哺乳。

【小结】

约 90% 的患者突感有较多液体从阴道流出，排液的量可多可少，通常与胎膜破裂位置、孕妇体位变动、活动有关。破膜后，阴道内病原微生物易上行感染，感染程度与破膜时间有关，若突然破膜，宫腔压力发生改变，有时可引起胎盘早剥。

（何 芬）

案例 9 尿毒症合并代谢性脑病的护理

【案例信息】

1. 一般资料

患者男，48 岁。

主诉：左侧肢体不自主抽搐 1 个多月。

现病史：患者 1 个月前开始出现左侧肢体不自主抽搐，伴牙齿用力，出现牙齿用力后破损，呈持续性，入睡后或转移注意力时可稍缓解，行走较前不稳，无头晕头痛、肢体麻木等不适，无畏寒发热、腹痛腹泻等，至外院就诊，行 MRI 检查：①双侧基底核区异常信号，代谢性脑病？②脑白质少许高信号影，考虑血管源性所致可能；③脑内少许腔隙灶；④鼻窦炎，双侧下鼻甲肥大；⑤脑动脉硬化。彩超：左心室壁增厚，二尖瓣退行性变并少量反流，左心室舒张功能减低；胆囊结石、双肾结石、双肾肾病改变。给予多巴丝肼改善锥体外系症状，加强血液透析，以及降糖、降压等对症支持治疗，症状未见明显缓解。2023-10-22 至我院神经内科就诊，入院后予血液滤过、血液灌流、血液透析、营养神经、控制血压及对症支持治疗，患者拒绝腰椎穿刺，后症状好转出院。出院后患者服用盐酸硫必利片及盐酸苯海索控制肢体不自主活动，患者自觉服药效果不佳，肢体不自主抖动较前加重，现为进一步治疗至我科，门诊以"代谢性脑病"收入我院。患者自发病以来，精神正常，睡眠正常，食欲正常，尿便正常，体重无明显下降。

既往史：平素健康状况较差。慢性肾脏病 2 年余，长期血液透析（每周二、四、六）。糖尿病史 5 年，既往服用二甲双胍、瑞格列奈，现已停用。结核病史 15 年，服药情况具体不详，原发性高血压病史 2 年，服缬沙坦胶囊 1 粒每天 1 次，硝苯地平 1 片每天 1 次，酒石酸美托洛尔 1 片每天 2 次，慢性乙型肝炎病史 1 个月，服恩替卡韦 1 片每天 1 次。否认输血史，否认药物、食物过敏史，否认其他药源性疾病史，否认食物中毒史，否认外伤史。2021 年 6 月，行左上肢动静脉瘘术。否认其他重大疾病史。预防接种史不详。

个人史：当地出生，当地工作，无疫水、疫区接触史，无工业毒物、粉尘、放射性物质接触史，无吸烟、饮酒史，无药物嗜好，无冶游史。

婚育史：已婚，适龄结婚，配偶体健，育有 1 个孩子。

家族史：父体健，母已故，已故原因不详，兄弟姐妹均体健，无糖尿病、血友病、高血压、肥胖、肿瘤家族史，无与患者类似疾病，无其他家族性遗传病。

2. 医护过程

体格检查：T 36.7℃，P 65 次 / 分，R 18 次 / 分，BP 119/61 mmHg。各瓣膜区未及明显杂音，两肺呼吸音清，未闻及干、湿啰音。腹平软，无压痛、反跳痛，肝、脾肋下未及。意识清楚，双瞳孔等大等圆，直径 3 mm，对光反射灵敏，双眼活动正常，双侧鼻唇沟正常，伸舌居中，构音稍含糊。走路偏右侧，右侧肌力 5 级，左侧肢体及左侧下颌部不自主扭动，四肢腱反射低，双侧巴宾斯基征阴性，颈项无抵抗，克尼格征阴性。

入院后完善相关检查，头颅 MRI 平扫 + 增强 +MRA：①双侧基底核区豆状核对称性异常信号，考虑代谢性脑病可能，请结合临床；②缺血脱髓鞘脑改变；③右侧丘脑陈旧性病灶；④头颅 MRA 未见明显异常；⑤ SWI 示右侧额叶及左侧额顶枕叶微出血灶；⑥鼻旁窦炎；⑦左侧眼球异常信号，考虑视网膜脱离可能，请结合眼科检查。

2023-11-22 胸部 CT+ 全腹 CT：①右肺上叶钙化结节，拟陈旧性肺结核；左肺上叶结节，拟结核球？②两肺散在小结节，建议每年复查；③主动脉管壁钙化；④双肾结石。

2023-11-26 胸部 CT+ 全腹 CT：①右肺上叶钙化结节，拟诊陈旧性肺结核；左肺上叶结节，拟诊结核球？②两肺散在小结节，建议每年复查；③主动脉管壁钙化。对比 2023-11-21 老片相仿，随诊，必要时行增强 CT 检查。神经传导速度：上下肢周围神经源性损害。SSR：双上肢潜伏期正常，波幅降低，双下肢波形未引出。入院后予血液透析、营养神经、控制血压、控制不自主抖动、抗感染、镇痛、抗乙肝病毒及对症支持治疗。

【护理】

1. 治疗护理

（1）用药护理：告知患者及其家属药物的名称、口服药物的剂量、方法及注意事项。

（2）透析护理：充分透析可以降低代谢性脑病的发生，规律透析，不随意增减透析次数及透析时间，合理安排不同的透析模式，保证身体毒素及时清除，避免蓄积，透析过程中严密观察患者的生命体征。普通血液透析主要清除患者体内小分子毒物（尿素、肌酐等），并调节水电解质平衡，对中大分子毒素的清除效果并不理想，而血液灌流能有效清除中大分子毒素（β_2-微球蛋白、甲状旁腺激素等），血液透析联合血液灌流能快速全面地清除尿毒症患者体内的毒素，对尿毒症脑病的疗效显著，控制患者近期与远期并发症的发生，并能达到治疗尿毒症脑病的目的。

（3）血压护理：保持血压稳定对肾脏健康至关重要，患者可能需要遵医嘱服用相关药物来控制血压，避免擅自停药、换药。

2. 观察护理

严密观察患者的意识和生命体征（体温、脉搏、呼吸、血压），以及各指标的情况，观察患者不自主抖动的症状是否加重，避免出现更严重的症状。

3. 生活护理

患者应摄入低盐、低脂、低磷、高蛋白食物，多吃新鲜蔬菜和水果，补充维生素和矿物质。避免暴饮暴食、过量摄入高盐食物，以免加重病情。

4. 心理护理

患者应保持良好的心态，积极面对疾病，保持愉悦的心情，避免情绪波动，同时可积极参与相关活动，增强自信心和适应能力。

5. 健康教育

嘱患者规律充分透析，控制饮食，监测肾功能、甲状旁腺激素、电解质，规律服用降压药物，监测血压，维持血压在 140/80 mmHg 以下，定期随诊。

【小结】

患者透析不充分，有机代谢废物在体内蓄积，水、电解质、酸碱紊乱，都容易导致尿毒症脑病的发生，因此，患者应遵循充分规律透析，日常生活中如发现异常应及时到医院就诊，早发现、早治疗可以避免更严重并发症的发生。

（樊梅荣）

案例 10　尿毒症合并多发性骨髓瘤的护理

【案例信息】

1. 一般资料

患者女，70岁。

主诉：诊断多发性骨髓瘤3天，入院治疗。

现病史：患者2023-10-05无明显诱因出现头晕、乏力、尿少色深，无头痛，无恶心、呕吐，无胸闷、胸痛，无咳嗽、咳痰，无全身疼痛等其他不适。2023-10-05就诊于外院，血肌酐594 μmol/L，血红蛋白68 g/L，予护肾、护胃、对症支持治疗后症状好转，患者为求进一步治疗来我院肾内科就诊。2023-10-13血常规：白细胞 9.37×10^9/L，血红蛋白74 g/L，血小板 215×10^9/L。血生化：总蛋白76.86 g/L，白蛋白46.3 g/L，肌酐736.9 μmol/L，尿酸596.0 μmol/L，乳酸脱氢酶225.6 U/L，钙2.42 mmol/L，游离KAP轻链23 150.00 mg/L。血清蛋白电泳：M值5.5，M蛋白4.23 g/L。β_2-微球蛋白19.30 mg/L，免疫固定电泳可能为X型。骨髓细胞学：考虑多发性骨髓瘤骨髓象。骨平片：①双侧髋关节退变；②头颅、胸骨未见明显异常。MMFISH检测尚未完善，目前考虑诊断多发性骨髓瘤（X型，Durie-Salmon分期ⅢB期，ISS分期Ⅲ期）。门诊拟以"多发性骨髓瘤"收入院。患者自发病以来，精神正常，睡眠正常，食欲正常，大便正常，尿量稍少，体重无明显下降。

既往史：平素健康状况一般。否认糖尿病、结核病病史，原发性高血压史5年，服利血平，最高收缩压190 mmHg，平素未规范监测血压。否认肝炎病史，否认输血史，否认药物、食物过敏史，否认其他药源性疾病史，否认食物中毒史，否认外伤史，否认手术史，否认其他重大疾病史。预防接种史不详。

个人史：当地出生，工作无，无疫水、疫区接触史，无工业毒物、粉尘、放射性物质接触史，无吸烟、饮酒史，无药物嗜好，无冶游史。

婚育史：已婚，适龄结婚，配偶体健，育有3个孩子。

月经史：已绝经，绝经年龄50岁。

家族史：父母已故，具体原因不详，兄弟姐妹均体健；无糖尿病、血友病、高血压、肥胖、肿瘤家族史，无与患者类似疾病，无其他家族性遗传病。

2. 医护过程

体格检查：T 36.9℃，P 78次/分，R 19次/分，BP 140/66 mmHg。意识清楚，贫血外观，浅表淋巴结未触及肿大，胸骨无压痛，右侧颈CVC置管，双肺呼吸音清，未闻及干、湿啰音，心律规则，腹部平软，无压痛、反跳痛，肝、脾肋下未触及，双下肢无水肿，并完善血常规 +CPR、红细胞沉降率、肝肾功能、电解质、凝血四项等检查。

2023-10-23 骨髓细胞学：考虑多发性骨髓瘤骨髓象（原始浆细胞约占 6.0%，幼稚浆细胞约占 37.5%）。MMFISH 检测：检见 *CKS1B* 基因扩增（45%），*D13S319* 基因缺失（38%），*RB-1* 基因缺失（36%），*IGH* 基因重排阳性（46%）；未见 p53 基因缺失，18% 的细胞显示 +17，26% 细胞显示 +17，+17。IGH/CCND3 阳性。染色体检查：46，XX。

治疗：入院后明确诊断为多发性骨髓瘤（X 型，Durie-Salmon 分期 ⅢB 期，ISS 分期 Ⅲ期，R-ISS 分期Ⅲ期，mSMART3.0 危险分层高危），予 BCD 方案（硼替佐米 1.9 mg 第 1、第 4、第 8、第 11 天，环磷酰胺 400 mg 第 1、第 8 天，地塞米松 10 mg 第 1、第 4、第 8、第 11 天）化疗，辅以阿昔洛韦预防疱疹病毒感染、血液透析、补钾、输血、抗感染（头孢他啶）等对症支持治疗。

【护理】

1. 治疗护理

（1）感染护理：患者白细胞数量往往会下降，容易受到感染。骨髓瘤多以呼吸道感染和肺炎为多见，其次是泌尿道感染。注意个人卫生，预防感染。经常洗手，保持病室空气清洁，温湿度适宜，避免受凉和防止交叉感染，遵医嘱合理使用升白细胞药物。

（2）贫血护理：对于多发性骨髓瘤患者来说，贫血是比较常见的临床表现，轻度贫血适当活动，避免劳累。重度贫血绝对卧床休息或者半卧位以利于呼吸，家人协助完成生活护理。

（3）肾功能护理：对于肾损害患者，注意避免进一步损害肾。适当多饮水；不能正常进水的患者，也可通过静脉补液，以便药物排泄。口服别嘌呤醇片，抑制尿酸合成，并促使尿液碱化。禁止食用嘌呤含量较高的食物。

2. 观察护理

严密观察意识和生命体征（体温、脉搏、呼吸、血压），以及各种炎性指标的情况。

3. 生活护理

（1）饮食护理：肾损害患者适当饮水，通常为每天 3 L；均衡饮食，少食多餐，给予高热量、高蛋白、富含维生素和粗纤维、易消化的饮食。给予低钠、优质低蛋白或麦淀粉饮食，以减轻肾负担。

（2）口腔护理：肾损害的患者由于代谢产物积累过多，部分进入呼吸道排出而产生口臭，应给予 0.05% 氯己定溶液和 4% 碳酸氢钠溶液漱口，预防细菌和真菌感染。

（3）运动护理：骨髓瘤患者可适当运动，过度限制身体会促进患者继发感染和骨质疏松，应避免负载过重，防止跌倒、碰伤。运动以散步为宜，需穿平底鞋，走路平缓，转身弯腰缓慢，不要到人群密集处。

4. 心理护理

调整心态，积极面对治疗。接受来自社会和家庭的支持、关心和帮助，家属应多与患者交流，做好心理辅导，让患者保持乐观心态。

5. 健康教育

嘱患者严格遵医嘱服用化疗药物，注意休息，加强护理，注意口腔及肛周卫生，避免到人群拥挤的地方，以防感染，避免外伤及出血。每 3 天复查血常规 1 次，每周复查血生化 1 次，17 天后复诊。如有发热、出血、骨关节疼痛、感染等不适及时就诊。

【小结】

多发性骨髓瘤治疗效果差，治疗费用高，患者极易产生焦虑、抑郁等负面情绪。护理人员作为多学科管理团队的重要组成部分，在患者症状管理、心理支持及健康教育中起着关键作用，如何进行多发性骨髓瘤专科护理、规范管理尤为重要。

（樊梅荣）

案例 11 尿毒症合并呼吸衰竭的护理

【案例信息】

1. 一般资料

患者男，61 岁。

主诉：发热 3 天，胸闷、呼吸困难 1 天。

现病史：患者家属代诉 3 天前无明显诱因出现发热，最高 38.4℃，伴咳嗽、咳痰，随之当地诊所就诊（输液具体不详）。今日出现胸闷、呼吸困难，无胸痛，无恶心、呕吐，伴头晕、乏力，遂就诊我院，急诊拟以"呼吸衰竭、心力衰竭、肺部感染、胸腔积液、慢性肾脏病 5 期、高钾血症"收入院。患者自发病以来，精神正常，睡眠正常，食欲正常，大便正常，少尿，体重无明显下降。

既往史：平素健康状况良好。糖尿病病史 10 年，服谷门冬胰岛素降糖。原发性高血压病史 5 年，服苯磺酸氨氯地平，否认结核、肝炎病史，否认输血史，否认药物、食物过敏史，否认其他药源性疾病史，否认食物中毒史，否认外伤史，否认手术史。慢性肾脏病

5 期。预防接种史不详。

个人史：当地出生，当地工作。无疫水、疫区接触史，无工业毒物、粉尘、放射性物质接触史，否认吸烟、饮酒史，无药物嗜好，无冶游史。

婚育史：已婚，适龄结婚，配偶体健，育有 5 个孩子。

家族史：父母体健，兄弟姐妹均体健，无糖尿病、血友病、高血压、肥胖、肿瘤家族病史，无与患者类似疾病，无其他家族性遗传病。

2. 医护过程

体格检查：T 38.2℃，P 113 次 / 分，R 30 次 / 分，BP 142/80 mmHg。意识清楚，双肺呼吸音粗，可闻及啰音。心律齐。腹软，无明显压痛及反跳痛。双下肢无水肿。

入院后完善相关辅助检查。血生化检查，钾 6.19 mmol/L，钠 136.8 mmol/L，白蛋白 37.3 g/L，BUN 15.5 mmol/L，肌酐 554.0 μmol/L，钙 1.92 mmol/L，天门冬氨酸氨基转移酶 14.3 U/L，葡萄糖 11.63 mmol/L，乳酸脱氢酶 355 U/L，丙氨酸氨基转移酶 5.4 U/L，血清总蛋白 64.5 g/L；降钙素原检测（急诊）：降钙素原 5.57 ng/mL；C 反应蛋白（CRP）（急诊）+ 血细胞分析（五分类）（急诊）：白细胞 18.53×10^9/L，血小板 375×10^9/L，中性粒细胞绝对值 14.02×10^9/L，C 反应蛋白 156.97 mg/L。急诊报告，对比 2023-11-30 检查结果：①两肺多发小叶间隔增厚，较前新增，考虑间质性肺水肿改变；两肺多发片状影，部分内见充气支气管影，较前明显增多，较前新增，建议继续治疗后复查；②双侧胸腔积液较前明显增多；③原两肺散在小结节影显示欠清，建议感染吸收后复查，请定期复查；④心影增大，主动脉及冠状动脉管壁少许钙化，心包少量积液，较前大致相仿；⑤双肾周少许炎性渗出。入院后予血液透析对症支持治疗。

【护理】

1. 治疗护理

（1）用药护理。

1）按医嘱及时准确给药，并观察疗效及不良反应。

2）治疗原发病的同时，主要是抗感染、呼吸兴奋、解除支气管痉挛、纠正酸碱平衡失调的治疗。①抗感染：根据感染情况和药物敏感试验来选择合适的抗菌药物，一般疗程 5 ~ 8 天。②呼吸兴奋剂：呼吸兴奋剂包括尼可刹米、洛贝林、贝美格等，可刺激呼吸中枢或周围化学感受器，增强呼吸功能，改善通气。该类药主要用于中枢抑制为主导致的通气不足所致的呼吸衰竭，不可用于肺换气功能障碍为主的呼吸衰竭。患者使用呼吸兴奋剂时应保持呼吸道通畅，静脉滴注时速度不宜过快，注意观察呼吸频率、节律、意识变化及动脉血气的变化，以便调节剂量。③解除支气管痉挛：以短效的支气管舒张剂为主，可联合长效。主要有异丙托溴铵、沙丁胺醇、特布他林等。④必要时按医嘱给予抗炎、化痰、止喘等对症治疗，促进痰液排出，以利呼吸。定时翻身拍背，改换体位，防止痰液积、肺不张、感染。

（2）氧疗护理。

1）患者及其家属应了解氧疗的基本知识，对于慢性阻塞性肺疾病患者出现呼吸衰竭，不能高流量吸氧，以免造成二氧化碳潴留，诱发肺性脑病。密切观察氧疗的效果及不良反应。

2）通气不足者给予人工辅助呼吸，按双水平气道正压通气（BiPAP）呼吸机护理常规护理，必要时给予气管插管或气管切开。对建立人工气道者应及时清除导管内分泌物，吸痰操作时注意无菌操作。

3）指导患者坚持缩唇腹式呼吸，随时给患者提供支持与帮助。

（3）无创通气护理：患者应与呼吸机同步呼吸。患者尽量用鼻呼吸，减少吞咽动作，减少在面罩内说话，呼吸时紧闭嘴，防止胃肠胀气。湿化罐中的蒸馏水随时添加，以标准水位上下线为准，湿化罐中的灭菌蒸馏水 24 小时彻底更换 1 次。

（4）有创通气护理：保持经口气管插管时人工气道通畅，管理好牙垫，防止导管被咬而堵塞人工气道，固定好气管插管，防止脱落、移位。每天清除气囊上的滞留物，湿化罐中的蒸馏水随时添加，24 小时彻底更换 1 次。

2. 观察护理

（1）监测生命体征：持续监测患者的呼吸、脉搏、血压，保持呼吸道通畅，维持血氧饱和度在 90% 以上。

（2）观察患者情况：需要观察患者面部及呼吸情况，尤其是口唇发绀或者呼吸加快加深时需要警惕，做好急救准备。

（3）注意观察患者动静脉内瘘情况：每天触摸评估内瘘震颤是否良好，发现异常及时报告医师，禁止在内瘘侧肢体测量血压、输液等任何护理操作及治疗。

3. 生活护理

（1）饮食护理。

1）营养均衡：呼吸衰竭患者需要保证足够的营养素摄入，包括蛋白质、脂肪、糖类、矿物质和维生素等，以提供充足的能量和维持身体功能。

2）食物易消化：为减轻消化系统负担，呼吸衰竭患者的食物应选择易消化、吸收良好的食物，如瘦肉、鱼、蛋、豆腐等。

3）限制盐分和水分：过多的盐分和水分可加重心脏负担，导致水肿，因此，呼吸衰竭的尿毒症患者更应限制盐和水的摄入。

（2）皮肤护理：卧床行动不便或不能自理的患者，要勤换衣物，保持良好的个人卫生习惯。注意长时间受压部位的皮肤情况，常翻身，保持皮肤干燥清洁，防止压疮的发生。

保持动静脉内瘘处皮肤清洁卫生，行血液透析治疗前使用肥皂、清水冲洗内瘘侧肢体皮肤，行血液透析治疗 24 小时内穿刺处皮肤应用无菌创可贴覆盖，严禁揉搓、搔抓，防止皮肤破溃感染。

4. 心理护理

呼吸衰竭的患者，由于缺氧和呼吸困难，用力呼吸已不能满足用氧需要时，患者会感到受到死亡的极大威胁，产生濒死感。随着呼吸困难的加重或人工气道的建立，机械通气的进行，影响了患者与他人情感上的交流，如果所表达的愿望得不到很好的理解和满足，患者会出现烦躁不安、情绪低落，甚至拒绝治疗和护理。因此，对意识清醒的患者，应多与其交谈，了解患者心理动态，以耐心、细致的护理工作，取得患者的信任和合作，同时在家属的配合下，帮助患者克服不良情绪，树立战胜疾病的信心。

5. 健康教育

（1）饮食指导：根据呼吸衰竭患者病情轻重及其对饮食护理要求不同，给予相应的指导。重症期：给予高蛋白、高热量、高维生素、易消化的流质或半流质饮食。在心功能允许的情况下，鼓励患者多饮水，补充足够的水分。使痰液易于咳出，减少并发症。缓解期：指导患者逐步增加食物中的蛋白质和维生素，食物以软、易消化的半流质为主，可选用稀肉粥、馒头、新鲜蔬菜及水果等，每天 5 ~ 6 餐。恢复期：指导患者进普食，食物易软，清淡可口。

（2）休息与活动指导：重症期，应卧床休息，帮助患者取舒适且有利于改善呼吸状态的体位，可协助半卧位或坐位，病情允许可协助患者趴伏在桌上；缓解期和恢复期，根据患者的情况指导患者合理的活动和休息计划，指导患者避免耗氧量较大的活动，并在活动中增加休息。

（3）氧疗指导：氧疗能提高肺泡内氧分压，使血氧饱和度升高，从而减轻组织损伤。氧疗是低氧血症患者的重要处理措施，应根据基础疾病、呼吸衰竭的类型和缺氧的严重程度选择适当的给氧方法和吸氧的浓度。一型呼吸衰竭患者需吸入较高浓度的氧（浓度大于35%），二型呼吸衰竭患者给予低浓度持续氧（浓度小于 35%）。

（樊梅荣）

案例 12 尿毒症合并糖尿病足的护理

【案例信息】

1. 一般资料

患者女，61 岁。

主诉：左足疼痛肿胀 2 个月余，破溃伴渗液 3 天。

现病史：患者自述 20 年前发现糖尿病，2 个月前无明显诱因出现左足疼痛，未予特殊治疗。3 天前左足背出现一破溃伤口，伴渗液。现患者为求进一步治疗来我院就诊，门诊拟以"糖尿病足（左）"收入院。患者自发病以来，精神正常，睡眠正常，食欲正常，尿便正常，体重无明显下降。

既往史：平素健康状况较差。糖尿病史 21 年，按时皮下注射胰岛素早晚一次，每次 5～6 U，自述血糖控制可。原发性高血压病史 6 年，按时服硝苯地平、厄贝沙坦。否认结核、肝炎病史，否认输血史，否认药物、食物过敏史，否认其他药源性疾病，否认食物中毒史，否认外伤史，否认手术史。尿毒症 6 年，规律透析 6 年。

个人史：当地出生，当地工作。无疫水、疫区接触史，无工业毒物、粉尘、放射性物质接触史，否认吸烟、饮酒史，无药物嗜好，无冶游史。

婚育史：已婚，适龄结婚，配偶体健，孕 3 产 3，育有 3 个孩子。

月经史：初潮 14 岁，每次持续时间 5 天，周期 28 天，月经正常，量正常，红色，无血块，白带正常，已绝经，绝经年龄 49 岁。

家族史：父母已故，原因不详。兄弟姐妹均体健。无糖尿病、血友病、高血压、肥胖、肿瘤家族病史，无与患者类似疾病，无其他家族性遗传病。

2. 医护过程

体格检查：T 36.5℃，P 93 次 / 分，R 20 次 / 分，BP 184/83 mmHg。左足肿胀，左足背可见一直径约 0.5 cm 溃疡伤口，伴淡黄色渗液。患者入院后完善相关检查，予控制血压、血糖等对症处理后，无明显手术禁忌证，于 2023-11-14 在腰椎麻醉下行左足慢性溃疡修复术 +VSD 负压吸引术，于 2023-11-21 在腰椎麻醉下行左小腿截肢术 + 残端皮肤修整术，手术顺利，术后给予抗炎、镇痛、补液等治疗。

【护理】

1. 治疗护理

（1）血糖的护理：为患者制订详细的饮食、锻炼计划。再加用胰岛素或口服降糖药物联合作用，使患者血糖稳定在理想水平，从而促进创面愈合。

（2）预防感染护理：保持足部清洁卫生，避免再次引起损伤和感染。趾甲不宜过长，定期修剪，防止损伤。患者穿鞋、袜应清洁、柔软、轻便、舒适透气，不能擦伤皮肤，避免烫伤或摔伤，注意保持皮肤完整。糖尿病患者每天用温水洗足，水温在 40～80℃，每次洗足不超过 10 分钟，洗完后用软毛巾擦干并检查足部。足部出现破溃或水疱时及时到医院诊治，清洁换药，选择有效抗菌药物积极控制感染。

（3）疼痛护理：卧床休息为主。抬高双下肢，改善下肢血流，达到减压目的。根据伤口分泌物培养结果，给予抗感染治疗。伤口给予清创、换药，并保持伤口敷料清洁。遵医嘱予药物镇痛。

（4）截肢部位的护理：及时观察敷料渗血情况，残端伤口用弹力绷带包扎，患肢用软枕垫高 20°～30°，以便静脉回流，减轻肿胀。注意伤口包扎不能太紧，以免影响血供，引起软组织损伤甚至组织坏死。每天 3～4 次按摩患肢皮肤，每次 10～20 分钟，开始时动作宜轻柔，然后慢慢增加力度，以促进局部血液循环，并防止压疮的发生。

2. 观察护理

严密观察患者的意识和生命体征（体温、脉搏、呼吸、血压），监测血糖，保持呼吸道通畅，及时观察敷料渗血情况。

3. 生活护理

（1）饮食护理：建立合理饮食结构，控制糖类、脂肪、蛋白质比例，饮食宜清淡，少食多餐，指导低脂、低糖、低盐、高纤维素饮食。

（2）运动护理：运动可以增强机体对胰岛素的敏感性，加速葡萄糖的利用，有利于血糖控制。运动后交感神经兴奋性降低，前列腺素分泌增加，血糖黏稠度下降，可以改善血液循环。

4. 心理护理

糖尿病患者因病程长，足部坏疽伴有恶臭，给患者带来巨大精神负担，常有自卑心理，易产生焦虑情绪。因此，要掌握患者的性格特点、心理变化，充分理解患者的处境和情绪状态，进行安慰鼓励，适时疏导，使患者心态稳定，治疗顺利进行，促进患者的康复。与患者及其家属沟通，鼓励支持家属陪伴。了解患者的担忧及期望，耐心解释病情；告知患者精神因素可影响血糖波动，也是重要的糖尿病足的护理措施。

5. 健康教育

定期开展糖尿病足知识讲座，让患者充分了解糖尿病足的发病机制、病理解剖、病理生理，糖尿病足的临床表现、诊断、并发症、预后，目前治疗糖尿病足的方法和效果；向患者讲解严格控制血糖、改善血脂代谢紊乱、解除血液的高凝状态对治疗糖尿病足的重要性，并督促和指导患者按医嘱规范治疗和用药。建立合理饮食结构，控制糖类、脂肪、蛋白质比例，饮食宜清淡，少食多餐，进低脂、低糖、低盐、高纤维素饮食。教会患者自测血糖，使血糖控制在理想水平。

【小结】

糖尿病足一般是糖尿病患者踝关节以远的足部血管、神经出现病变，导致足部供血不足、感觉异常，并出现溃烂、感染症状，严重者可影响肌肉及骨骼，导致组织坏死甚至截肢。糖尿病患者要控制好血糖，日常做好生活、饮食护理，预防并发症的发生。

（樊梅荣）

案例 13　尿毒症合并消化道出血的护理

【案例信息】

1. 一般资料

患者男，82 岁。

主诉：排暗红色便 4 天。

现病史：患者家属代述患者 4 天前无明显诱因出现便中带血，呈暗红色，量多，伴头晕、胸闷，伴恶心，无头痛，无恶寒、发热，无呕吐、呕血等不适。遂至外院就诊，当地医院给予保守治疗（具体不详），患者症状无明显好转，仍有暗红色便，考虑患者病情危重，现为进一步治疗遂至我院，急诊以"消化道出血"收入院。患者自发病以来，精神欠佳，睡眠较差，食欲正常，排暗红色血便，尿正常，体重无明显下降。

既往史：平素健康状况良好。8 年前曾患脑梗死，未遗留肌力障碍。肾功能不全病史 3 年。有糖尿病史，现未用药。原发性高血压病史 10 年，服药情况不详。否认结核、肝炎病史，否认输血史，否认药物、食物过敏史，否认其他药源性疾病，否认食物中毒史，否认外伤史，否认手术史，否认其他重大疾病史。预防接种史不详。

个人史：当地出生，当地工作，无疫水、疫区接触史，无工业毒物、粉尘、放射性物质接触史，否认吸烟、饮酒史，无药物嗜好，无冶游史。

婚育史：已婚，适龄结婚，配偶体健，育有 5 个孩子。

家族史：父母已故，原因不详。兄弟姐妹均体健，无糖尿病、血友病、高血压、肥胖、肿瘤家族病史，无与患者类似疾病，无其他家族性遗传病。

2. 医护过程

体格检查：T 37℃，P 62 次 / 分，R 15 次 / 分，BP 130/70 mmHg。发育正常，营养中

等，表情自然，重度贫血貌，被动体位，意识清楚，查体合作。结膜苍白，口唇发绀。双肺听诊呼吸音清，未闻及干、湿啰音及胸膜摩擦音，各瓣膜未闻及病理性杂音。腹部平坦，未见胃肠型及蠕动波，未见腹壁静脉曲张，未触及包块，墨菲征阴性，肝、脾肋下未及。四肢无水肿。

入院后完善相关辅助检查。2023-11-03 血红蛋白 26 g/L，患者诊断为消化道出血，已申请红细胞输注，输注完成后消化科会诊给予内镜下止血，并动态检测血常规；Fbg 0.57 g/L，给予输注冷沉淀凝血因子及血浆，2023-11-03 我院胸部 CT、全腹部平扫：急诊报告，与 2023-04-22 胸片对比：①右上肺条片状高密度影，内可见钙化影，考虑陈旧性结核灶；②左肺肺气囊；③双肺散在斑片状、条索状高密度影，考虑少许感染，较前新增，请结合临床；④双侧胸腔少许积液，较前新增；⑤心影稍大，胸腹主动脉壁多发钙化。冠状动脉硬化；⑥肝左叶囊肿，直径约 2.5 cm。胆囊高张；⑦双侧肾上腺增粗，考虑增生；⑧右肾结石，双肾周渗出；⑨前列腺增生，向上突向膀胱。

2023-11-05 我院电子胃十二指肠镜检查：十二指肠溃疡出血（Forrest Ⅰb）急诊内镜下止血术。

2023-11-05 我院彩色多普勒心脏 + 组织多普勒显像：①左心房大；②肺动脉高压（轻度）；③二尖瓣反流、主动脉瓣反流（均少量），三尖瓣反流（少至中量）；④室间隔增厚。

2023-11-15 我院多层螺旋 CT 胸部（平扫）：急诊报告，与 2023-11-03 胸片对比：①右上肺条片状高密度影，内可见钙化影，考虑陈旧性结核灶；②左肺肺气囊；③双肺散在斑片状、条索状高密度影，考虑感染，较前新增，请结合临床；④双侧胸腔少量积液，较前新增，伴两肺部分膨胀不全；⑤心影稍大，胸腹主动脉壁多发钙化，冠状动脉硬化；⑥肝左叶囊肿，直径约 2.5 cm。胆囊高张；⑦双侧肾上腺增粗，考虑增生；⑧右肾结石，双肾周渗出；⑨前列腺增生，向上突向膀胱。

2023-11-16 我院常规心电图检查（含出诊费）（下床边）：①心房颤动；②部分导联 ST-T 改变。

入院后给予气管插管呼吸机控制通气、内镜及介入下止血、输成分血、感染、药物止血、控制血压、CRRT、血液透析、抑酸抑酶、改善心功能、营养支持及雾化排痰等治疗。

【护理】

1. 治疗护理

（1）用药护理：患者在治疗期间应停止使用抗凝剂及抗血小板聚集药物，待活动性出血停止后酌情给予恢复或者联合用药；补液量量出而入，过多的液体负荷会增加胃肠黏膜及肾脏负担，可能加重出血或诱发心力衰竭。

（2）休息与运动护理。

1）出血 > 1 000 mL（患者诉心悸、黑矇、胃部不适、出冷汗；心率增快，血压下降 < 90/50 mmHg；黑便次数增多，颜色由黑色转为暗红继而鲜红，性质由成形便变为稀薄继而水样血便）时卧床休息，取平卧位或中凹卧位，保证脑部血供应。

2）少量出血（ < 70 mL）仅有黑便者，卧床休息，可在他人协助下下床上厕所。

3）病情平稳后指导患者适当床上活动，活动应循序渐进，下床活动时预防直立性低血压。

（3）其他治疗护理：①急诊胃镜检查及治疗时，应备好抢救物品、药品，并做好术前、术中、术后的配合及观察；②做好三腔二囊管压迫止血的配合及护理。

（4）预防感染：保持呼吸道通畅，采取有利于呼吸的体位，鼓励患者多咳嗽排痰，必要时给予雾化吸入。做好痰液的细菌培养。嘱患者保持良好的心情，大便通畅。

2. 观察护理

严密观察患者的意识和生命体征（体温、脉搏、呼吸、血压），24 小时出入量；观察皮肤温湿度，甲床色泽和周围静脉充盈度；观察黑便的量、性质、次数等。

3. 生活护理

（1）饮食护理：指导患者注意饮食卫生，规律饮食，进营养丰富、易消化的食物，避免过冷、过硬、过热、刺激性、产气多的食物等，避免暴饮暴食，戒烟戒酒。

（2）皮肤护理：患者在卧床期间经常协助患者按摩、翻身，保持床单位清洁干燥。患者排便后及时处理，并且清洗干净，保持臀部皮肤清洁干燥。

4. 心理护理

关心安慰患者及家属，让其卧床休息，耐心讲解各项检查及治疗措施的意义，帮助消除焦虑、恐惧心理。

5. 健康教育

帮助患者和家属掌握有关疾病的病因和诱因、预防和治疗知识，以降低再度出血的风险。合理饮食。注意生活起居要有规律，劳逸结合，保持乐观情绪，保证身心休息。戒烟、戒酒，严格遵医嘱用药；避免长期精神紧张，过度劳累。患者及其家属应学会早期识别出血征象及应急措施。

【小结】

维持性血液透析患者透析期间需要使用抗凝剂，部分患者容易出现消化道出血的情况，及时判断患者是否出现消化道出血，并制订相应的治疗方案，能够更加迅速地控制病情，降低进一步的出血风险，稳定患者。

（樊梅荣）

案例 14 腹膜透析合并腹膜炎的护理

【案例信息】

1. 一般资料

患儿男，12 岁。

主诉：发现血压升高 6 年余，腹膜透析 5 个月余，间断腹痛 3 天。

现病史：因"发现血压升高 6 年余，腹膜透析 5 月余，间断腹痛 3 天"入院。患儿6 年前感染后出现胸闷、不适，于我院监测血压明显升高，转诊于外院，诊断为继发性高血压，有肾动脉狭窄，继发性心肌病，心功能 Ⅲ 级，高血压性视网膜病变，血压最高可达 180/110 mmHg，予降压药物口服，强心、利尿等对症治疗好转后出院。5 个月前患儿因"双下肢水肿，呼吸困难"收入我院 ICU 治疗（2017-12-28 ~ 2018-01-09），诊断为：①继发性高血压，右肾动脉狭窄；②高血压性心脏病；③慢性肾功能不全，尿毒症期；④心力衰竭；⑤急性肺水肿；⑥肾性贫血；⑦高钾血症；⑧高血压性视网膜病变。病情好转后转入我科继续腹膜透析治疗（2018-01-09 ~ 2018-01-17），出院后继续在家中持续性不卧床腹膜透析（CAPD）治疗。2018-06-03 在我科住院行腹膜平衡试验（PET），结果提示测定点 A 0.12，测定点 B 0.50，测定点 C 0.71，测定点 D 1，测定点 E 0.63，测定点 F 0.39，提示高平均转运。Kt/V 结果提示 1.63。3 天前患儿无明显诱因出现上腹部隐痛，无呕吐、腹泻，腹膜透析后腹痛较前加重，与进餐及空腹无关，腹膜透析液清亮，无分泌物，无新鲜血液及暗红色血液，腹痛可自行缓解，无发热，无流涕、鼻塞，无咳嗽，无烦躁、头晕、视物模糊，无尿频、尿急、尿痛，今日为求进一步治疗，门诊以"慢性肾功能不全"收入院。自发病以来，患儿精神状态良好，体力情况良好，食欲、食量良好，睡眠情况良好。

既往史：否认肝炎、结核等传染病病史，否认手术、外伤史，否认输血史，按当地防疫部门要求预防接种。否认药物食物过敏史。

个人史：第 1 胎第 1 产，足月顺产，出生体重不详，出生时否认窒息产伤，其母孕期健康。生长发育正常，基本同正常同龄儿童。

家族史：父亲年龄 40 岁，健康状况良好；母亲年龄 33 岁，健康状况良好；母亲孕 2产 2，其弟 10 岁，体健。

2. 医护过程

体格检查：T 36.3℃，P 86 次 / 分，R 20 次 / 分，BP 128/88 mmHg。身高 145 cm，体重 30.7 kg。意识清楚，精神反应可。皮肤未见黄染、皮疹及出血点，浅表淋巴结未触及肿大，口唇红润，咽不红，双侧扁桃体未见肿大，心肺未见明显异常。肠鸣音正常。神经系统未见异常。肢端暖，CRT 1 秒。腹软，无压痛、反跳痛及肌紧张，右侧腹部留置腹膜透析置管，导管出口处无硬肿、疼痛及脓性分泌物，周围皮肤无红斑、结痂及肉芽组织。

辅助检查：白细胞 5.89×10^9/L，中性粒细胞百分比 61.9%，淋巴细胞百分比 28.5%，红细胞 2.87×10^{12}/L，血红蛋白 79 g/L，血小板 271×10^9/L，超敏 C 反应蛋白 3.1 mg/L。降钙素原 3.22 ng/mL。透析液常规：淡黄色，微浑，李凡他蛋白定性弱阳性（±），细胞总数 $2\,394 \times 10^6$/L，白细胞 $2\,366 \times 10^6$/L，单个核细胞 48%，多个核细胞 52%。透析液生化：氯 112.7 mmol/L，总蛋白 11.9 g/L，乳酸脱氢酶 64 U/L。肝功能，肝酶，肾功能，电解质，心肌酶，血脂，体液免疫，贫血七项，骨代谢：尿素氮 15.4 mmol/L，肌酐 603.1 μmol/L，白蛋白 31.0 g/L，钙 2.03 mmol/L，镁 0.69 mmol/L，铁 6.2 μmol/L，肌钙蛋白 T 0.021 ng/mL，三酰甘油 2.25 mmol/L，高密度脂蛋白胆固醇 0.83 mmo/L，胱抑素 C4.91 mg/L，血清载脂蛋白 A_1 0.96 g/L，血游离脂肪酸 0.09 mmol/L，免疫球蛋白 M 0.41 g/L，25 羟基维生素 D $2\,529$ ng/mL，甲状旁腺激素 60.40 pmol/L，β - 胶原降解产物 4.76 ng/mL，总Ⅰ型胶原氨基端延长肽 4235.00 ng/mL，余无异常。尿常规：蛋白微量。2018-06-08 透析液常规：颜色无色，透明度清晰，李凡他蛋白定性阴性，细胞总数 345×10^6/L，白细胞 325×10^6/L，单个核细胞 65%，多个核细胞 35%。24 小时尿：钙 0.40 mmol/24 h，肌酐 3.41 mmol/24 h，尿钙 / 尿肌酐（mg/mg）0.04，尿蛋白定量 570.2 mg/24 h。2018-06-29 复查透析液常规：颜色无色，透明度清晰，李凡他蛋白定性阴性，细胞总数 63×10^6/L，白细胞 46×10^6/L，单个核细胞 37×10^6/L，多个核细胞 9×10^6/L。透析液培养：粪肠球菌。2018-06-30 复查透析液常规：颜色无色，透明度清晰，李凡他蛋白定性阴性，细胞总数 36×10^6/L，白细胞 26×10^6/L，单个核细胞 20×10^6/L，多个核细胞 6×10^6/L。2018-06-27 予头孢硫脒 + 头孢他啶静脉滴注 1 次抗感染，2018-06-28 改为头孢硫脒，头孢他啶持续腹腔内给药抗感染（2018-06-28 ~ 2018-07-01），2018-07-02 改为头孢硫脒持续腹腔内给药抗感染。2018-07-04 出院，无发热，无腹痛，透析液清亮，居家持续腹腔内头孢硫脒 2 周。

【护理】

1. 腹膜炎原因评估

用腹膜炎原因评估记录表来收集患儿居家环境与操作者操作是否得当，包括操作者及患儿的手卫生、个人卫生、佩戴口罩情况，居家环境，操作流程等内容，根据问卷分析得出发生腹膜炎的可能原因是：①操作者没有按照操作规程进行操作；②患儿脐部脏，指甲长，不清洁；③患儿进行腹膜透析过程中因皮肤偶有瘙痒，手未消毒直接抓挠置管周围处皮肤，并用脚踩踏透析液管路。针对以上原因，分析患儿发生腹膜炎与患儿平时不注意个人卫生，操作者操作时未按照规范流程执行，未严格无菌操作，患儿皮肤不洁等原因有关。因此，对患儿及其家属再次进行腹膜透析相关知识及操作规程培训，每项操作逐一进行检查及考核，强调认真洗手，正确佩戴口罩，排除导致腹膜炎发生的危险因素，并再次通过理论和操作考核。

2. 腹膜炎护理

留取留腹 2 小时透析液 10 mL 无菌注入血培养瓶进行微生物培养，予 1.5% 低钙腹膜透析液冲洗腹腔 2 次，头孢硫脒加头孢他啶持续腹腔内给药抗感染治疗。观察患儿有无发热、腹水浑浊、腹痛加重等情况，持续追踪透析液的病原微生物培养结果。

3. 导管护理

保持导管出口处周围皮肤及脐周皮肤清洁，正确执行换药操作；导管制动，妥善固定导管于有专用小袋的腹带中，切勿扭曲，受压，避免过度牵拉；注意淋浴事项，淋浴时应保持出口处干燥，淋浴完毕要对出口处进行护理；应减低透析管皮肤出口处的张力，减少导管皮肤出口处的炎症从而引起腹膜炎。

4. 预防感染

予患者安排单间进行腹膜透析换液操作，并纠正患者的不良行为活动，减少家属的探视，医务人员及家属严格手卫生，正确使用七部洗手法，换液时严格遵循无菌操作原则，患者的透析废液要排放到污水道，房间置放双层黄色垃圾桶。加强对患儿的健康教育指导，不能用手触摸导管，脚不能踩在透析液连接管上。

5. 饮食护理

限制患儿饮水量，全天水分摄入量 = 全天尿量 + 全天透析超滤量 +500 mL，全天水分摄入量包括所有食物中的水分，不单指饮用水。《2011 年腹膜透析充分性的临床实践指南与建议》指出，如果可能，食盐摄入量可以低至每天 3.5 g。可多食用优质动物蛋白，避免食用高磷、高钾食品，不吃隔夜食物或者生冷食物。

6. 心理护理

发生腹膜炎严重者需要拔除腹膜透析管，患儿及其家属会产生担心、恐惧的情绪。一方面承受腹膜炎所带来的痛苦，另一方面恐惧腹膜透析导管拔出而中断腹膜透析。专科护士通过安慰和鼓励的方法帮助患儿及其家属克服不良情绪，树立其战胜疾病的信心。

7. 健康教育

教育患儿及其家属腹膜透析操作时要遵循无菌操作原则，切勿贪快，省钱而不按照正规操作流程进行操作，患儿接触导管及导管周围皮肤时要先正确洗手后触碰，增强患儿及其家属的无菌观念。

【小结】

腹膜透析中发生腹膜炎往往会导致腹膜透析治疗中断甚至面临拔管，因此，对于腹膜透析的患儿必须严格腹膜透析操作规程的培训，同时就患儿的居住条件，操作者的接受培训及操作能力等进行全面评估。对于发生腹膜炎的患儿通常会腹腔内灌注抗菌药物以达到治疗的目的，严重者会全身联合应用抗菌药物，只要疗程足，严格无菌操作，往往会有比较好的疗效。通过此例腹膜炎患儿的调查，发现，除换液操作时要严格按照操作规程进行无菌换液外，操作环境、个人卫生和皮肤清洁也很重要。只有加强评估培训，加强随访工作及严格无菌操作，才能最大限度地减少腹膜炎的发生，保证患儿的生命线不被破坏。

（梁　蝶）

案例 15　急进性肾小球肾炎合并抗中性粒细胞胞质抗体相关性血管炎的护理

【案例信息】

1. 一般资料

患儿女，13 岁。

主诉：发现肾功能异常半月余。

现病史：因"发现肾功能异常半月余"于 2021-03-18 收治入院。患儿半月余前（2021-03-02）因"头晕、乏力 3 天"于外院住院治疗，2021-03-02 ～ 2021-03-18 住院期间患儿血压高，最高 180/100 mmHg，尿少，为浓茶色尿，无呕吐、头痛；无发热、咳嗽；无腹胀、腹泻；其间完善相关检查：肌酐 1 737 μmol/L，尿素氮 66.95 mmol/L，抗链球菌溶血酶 O（ASO）1 619.10 U，补体 C3 19 g/L，肾穿刺病理：总共检测 7 个肾小球，7 个中可见 3 个新月体形成，肾小囊壁层无明显增厚，壁层细胞增生，基底膜无明显增厚，上皮细胞肿胀，空泡变性，足突广泛融合，上皮下驼峰状电子致密物沉积，系膜区可见电子致密物沉积，免疫荧光：C3（H+），考虑诊断为"急性肾损伤、急性链球菌感染后肾小球肾炎"，其间前后 5 次间断予 CVVHDF，甲泼尼龙冲击治疗 3 天（2021-03-09 ～ 2021-03-11），青霉素抗感染，辅以硝苯地平、卡托普利及尼卡地平降血压等，其间请外院会诊，建议完善 C3 基因相关检查，并行血浆置换、甲泼尼龙冲击；经上述治疗后，患儿肌酐、尿素较前下降，收缩压波动在 130 ～ 140 mmHg，尿量逐渐增多，颜色仍为浓茶色，无头晕、呕吐等不适，家长要求转至我院进一步治疗。转运团队以"急性肾小球肾炎、肾功能不全"收治入院。自发病以来，患者精神状态一般，食欲食量一般，睡眠情况一般。

既往史：2021-02-17 ~ 2021-02-25 患儿有频繁呕吐病史，间断至外院就诊，给予头孢克肟口服，并自行服用中草药后患儿呕吐好转。否认食物、药物过敏史。

个人史：第 1 胎第 1 产，孕足月，顺产，出生体重 3 950g，出生时无窒息产伤史，母孕期健康。生长发育与同龄儿相仿，具体不详。

家族史：父亲年龄 44 岁，健康状况良好；母亲年龄 41 岁，健康状况良好，有 1 个弟弟，8 岁，体健。

2. 医护过程

体格检查：T 37.4℃，HR 96 次 / 分，R 20 次 / 分，BP 141/88 mmHg，体重 48.5 kg。意识清楚，精神反应差，发育正常，营养良好，肾病面容；双侧瞳孔等大等圆，对光反射灵敏，眼睑稍水肿，双下肢稍水肿，四肢暖，留置左侧股静脉血液透析导管固定通畅。

2021-03-18 于我院 PICU 经降血压及肝素钙抗凝治疗 1 天，2021-03-19 转入肾内科予尼卡地平［0.7 μg/（kg·min）］维持降压 2 天，加用醋酸泼尼松片 60 mg 每天 1 次、辅以双嘧达莫片抗凝，碳酸氢钠碱化尿液，2021-03-21 停用尼卡地平，加用氨氯地平、氢氯噻嗪口服，血液透析 5 次，甲泼尼龙冲击治疗 3 次，利妥昔单抗抑制免疫治疗（0.5 g/d，每天 2 次），住院期间出现抽搐一次，表现为意识不清，双眼凝视，牙关紧闭，四肢强直抖动，体温 37.8℃，无恶心、呕吐，无头晕、头痛，予尼卡地平、氨氯地平及卡托普利降血压、高张钠降颅压（2021-05-08）、头孢曲松（2021-05-09 ~ 2021-05-10）、头孢他啶抗感染、碳酸氢钠片碱化尿液等治疗，血压维持在 116 ~ 130/80 ~ 90 mmHg，无抽搐发作，经过一系列支持治疗现患儿呼吸、心率平稳，血压 < 130/75 mmHg，尿量保持在 1 000 mL 以上，病情逐渐好转后出院。

【护理】

（一）护理评估

泌尿系统：泌尿系统超声示双肾实质回声增强伴皮髓质界限不清，肾穿刺病理示新月体形成。

尿常规：尿蛋白（++），尿潜血（+++），浓茶色尿，眼睑、双下肢水肿。

运动系统：患儿于 2021-03-24 晚在 PICU 静脉输注钙剂外渗，致右侧肘关节红肿、疼痛、肿胀，活动度受限；骨科会诊意见：右肘关节内侧局部软组织异常钙化。

内分泌系统：第一次入院，肌酐 1 737 μmol/L（↑），尿素氮 66.95 mmol/L（↑），K^+ 7.31 mmol/L（↑）。第三次入院，K^+ 5.7 mmol/L（↑），Ca^{2+} 1.01 mmol/L（↓），标准 HCO_3^-

16.7 mmol/L（↓）。

免疫系统：分别使用糖皮质激素、利妥昔单抗、环磷酰胺等多次冲击治疗。淋巴细胞计数 812/μL（↓），总 T 淋巴细胞计数 724/μL，B 淋巴细胞 1/μL（↓）。

社会心理：患儿疾病进展迅速，迁延不愈，患儿生命体征反复，家长情绪波动，治疗配合程度下降。

（二）护理诊断

1. 活动无耐力

与高血压、水肿有关。

2. 躯体活动障碍

与肘关节钙剂外渗有关。

3. 潜在并发症

电解质、酸碱平衡失调。

4. 有感染的危险

与使用免疫抑制剂有关。

5. 焦虑

与疾病的反复发作、预后不良有关。

（三）护理措施

1. 治疗护理

（1）用药护理：予尼卡地平注射液持续静脉泵入（2 mL/h）降血压，尼卡地平容易引发静脉炎及血管损伤，对此，该患儿应用尼卡地平注射液时给予留置静脉双通路，选择粗大的血管进行一次性成功穿刺，留置针保留不超过 72 小时，每隔 12 小时更换输注部位，拔除留置针时回抽液体及血液 1 mL 后再进行拔出，拔除后常规给予喜辽妥外涂，并进行穿刺部位重点交班。

（2）肢体护理：2021-03-26 患儿输注钙剂时发生外渗，右侧上臂穿刺处出现肿胀伴疼痛，皮温升高，活动受限，予 0.9% 氯化钠注射液 6 mL+ 维生素 C 注射液 0.5 g+ 地塞米松磷酸钠注射液 5 mg+ 盐酸利多卡因注射液 20 mg 沿穿刺点放射状局部封闭治疗。给予冰土豆、喜辽妥每 2 小时交替外敷，每天测量双侧臂围，标记钙化范围，抬高患肢，保持患儿右侧肘关节功能位，指导勤做手臂弯曲和伸展活动，右上肢肌肉静态收缩运动，促进血液循环，建立肘关节活动锻炼记录表，水胶体敷料持续外敷。2021-05-14 患儿左侧上臂发现大片瘀斑，由于右侧肘关节出现钙化，长期在左侧上臂测量血压，考虑该情况与抗中性粒细胞胞质抗体（ANCA）相关性血管炎导致有关，予改变监测血压的方式及方法，48 小时内使用冷敷，并予多磺酸粘多糖乳膏外涂。患儿皮肤情况见图 14-13。

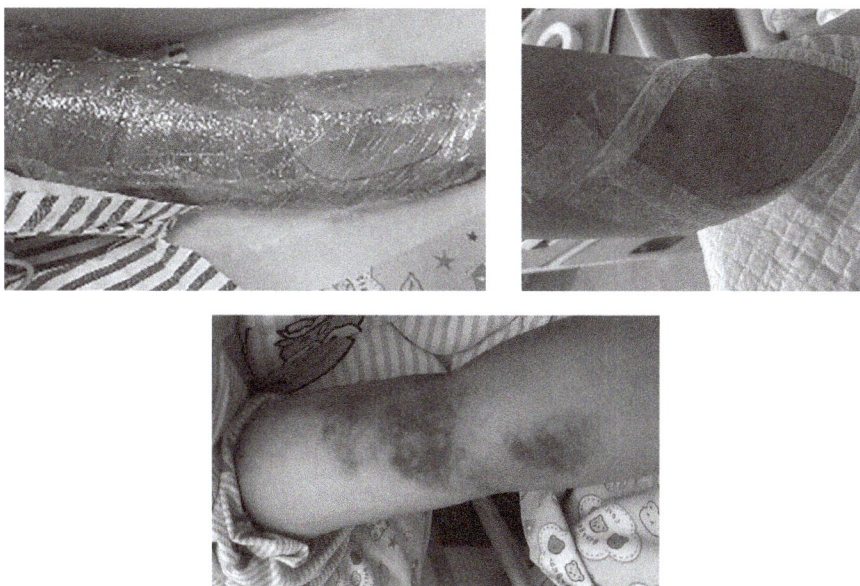

图 14-13　患儿皮肤情况

（3）抽搐的护理：患儿出现抽搐，表现为意识不清，双眼凝视，牙关紧闭，四肢强直抖动，测量 T 37.8℃，BP 140/90 mmHg，立即予去枕平卧，头偏一侧，软毛巾防止舌咬伤及舌后坠，中流量吸氧，予镇静，输注 20% 甘露醇、高张钠降颅压，尼卡地平注射液降血压治疗，完善颅脑 CT 示双侧枕叶低密度影，头皮挫伤，左侧筛窦少许炎症。

（4）预防感染：患儿使用免疫抑制剂期间予保护性隔离，尽量在患儿家庭经济情况允许的情况下安排单人间或双人间，避免患儿与其他孩子接触。加强医护人员手卫生培训，接触患儿前后严格做好手卫生。

2. 观察护理

予一级护理、告病重，持续心电监护，严密观察患儿生命体征变化，观察意识、瞳孔、有无头晕头痛、恶心呕吐、视物模糊等高血压脑病表现；每天晨起空腹测量体重、腹围，并准确记录；每天测量双臂围，评估钙剂外渗处皮肤钙化的范围及同侧肢体活动情况。

3. 饮食护理

以低盐、低脂、优质蛋白饮食为主，如牛奶、鱼肉、瘦肉及鸡蛋等，尽量少吃植物蛋白，如黄豆、豆制品等，因为植物蛋白不含有人体所必需的氨基酸，同时进食高维生素、高热量的食物，如面食。

4. 心理护理

护理上详细向患儿及家长讲解疾病知识，转介社工给予患儿及家长心理辅导，分享治疗成功案例，给予患儿及家长信心与鼓励。

5. 健康教育

指导患儿家长准确规范服用降压药及糖皮质激素，不可私自减药、漏服或停药；通过逐级宣教，用通俗易懂的言语告知患儿家长保护性隔离及合理饮食的重要性，取得家属配合。

【小结】

急进性肾小球肾炎简称急进性肾炎，表现为急性肾炎综合征，肾功能急剧恶化，早期发生急性肾损伤，病理特点是肾小球囊腔内广泛新月体形成，新月体性肾小球肾炎。合并ANCA 相关性血管炎时容易累及小和中等血管，导致严重全身多系统器官功能衰竭。临床上不只要观察患儿肾脏系统方面的表现，还应注意有无血管炎的表现，操作中避免反复刺激同一局部部位，以防微小血管出血。

（梁　蝶）

案例 16　遗尿的护理

【案例信息】

1. 一般资料

患儿女，15 岁。

主诉：夜间遗尿 10 余年，发现尿蛋白阳性 3.5 年。

现病史：因"夜间遗尿 10 余年，发现尿蛋白阳性 3.5 年"收入院。患儿于 10 年前无明显诱因出现夜间遗尿，每晚均有，3 ~ 6 次 / 晚，无尿频、尿急，无肉眼血尿，无水肿，无腰痛、腹痛等不适。5 岁时曾于外院就诊，未予处置。2019-01-22 至外院就诊，完善相关检查（自身抗体、乙肝、丙肝、梅毒、HIV、凝血、肾功能、肝功能、血脂、24 小时尿蛋白、尿蛋白 / 肌酐无异常，肝胆脾超声无异常，轻度胡桃夹现象，泌尿系统超声提示右肾囊肿），予金水宝片、福辛普利钠片口服，治疗约 2 个月，复查尿蛋白阴性；2019 年3 月于我院肾内科门诊治疗遗尿，完善排尿日记提示膀胱容量正常，予醋酸加压素片、奥昔布宁片及阿米替林片口服，患儿夜间遗尿次数减少，每周 3 ~ 4 天，每晚 1 ~ 2 次，治疗约 7 个月，自行停药；后患儿仍每晚夜间遗尿，每晚 1 ~ 2 次，未再监测尿蛋白。现为进一步治疗来我科门诊就诊，复查尿液分析示尿蛋白（+++），白细胞 29.04/μL，白细胞酯酶（++），为系统治疗收入院。近期患儿精神状态良好，食欲一般，睡眠情况良好，无发热，无水肿，尿便正常，无尿频、尿急、尿痛及肉眼血尿。

既往史：既往体健，否认肝炎、结核、传染病史。否认手术、外伤史。否认输血史，否认过敏史。

个人史：第 1 胎第 1 产，孕期：39 周，分娩经过顺产，出生体重 3 200 g，出生时情况无窒息产伤。母孕期健康体健，无吸烟史。出生后母乳喂养 6 个月，饮食习惯正常。精神、运动发育正常同正常同龄儿童。遗传性疾病：否认。

家族史：父亲年龄 43 岁，健康状况良好；母亲年龄 40 岁，健康状况良好；母曾孕 5 胎，流产 1 胎，人流 1 胎，死胎 0，其他无特殊。

2. 医护过程

体格检查：T 36.7℃，P 85 次 / 分，R 20 次 / 分，BP 127/87 mmHg，体重 55.6 kg。舌淡红，苔白，脉细；发育正常，营养一般，意识清楚，精神可；皮肤红润，无发绀，无水肿，全身浅表淋巴结未触及明显肿大。口唇红润，口腔黏膜光滑，咽充血，双侧扁桃体无肿大，未见异常分泌物。颈软，呼吸平顺，未见三凹征，双肺呼吸音粗，可闻及细湿啰音。心音有力，心律齐，心脏各瓣膜区未闻及病理性杂音。腹平，未见胃肠型及蠕动波，腹壁柔软，肝、脾肋下未及。肾区叩击痛阴性。四肢肌力及肌张力正常，神经系统查体未见异常。指端暖，毛细血管再充盈时间 < 1 秒。

尿液分析：尿蛋白（+）。肾小管标志物（尿液）：尿 β_2- 微球蛋白 1.02 mg/L（↑），尿肌酐 5.30 mmol/L，N- 酰 -β-D- 氨基葡萄糖苷酶 8.2 U/L，N- 乙酰 -β-D- 氨基葡萄糖苷酶 / 肌酐 0.1 U/g，尿 α_1- 微球蛋白 10.07 mg/L（↑）。肾小球蛋白（尿液）：尿免疫球蛋白 39.20 mg/L（↑），尿转铁蛋白 18.30 mg/L（↑）。尿微量白蛋白 509.00 mg/L（↑），尿微量总蛋白 663.7 mg/L（↑），尿微量总蛋白 / 尿肌酐 1.1（↑），24 小时尿钙 0.55 mmol，24 小时尿 M-TP 2 007.41 mg（↑），24 小时尿量 1 560 mL，24 小时尿肌酐 8.27 mmol。

泌尿系统超声：双肾囊性团块，右侧肾盂旁囊肿（右上段肾盂旁显示囊状无回声，大小约 3.1 cm × 2.9 cm × 2.5 cm）。DR 骶尾椎正侧位检查示，骶尾椎未见明显异常。心电图示，窦性心律不齐。

血生化、免疫：血清前白蛋白 344.9 mg/L（↑），视黄醇结合蛋白 71.6 mg/L（↑），总胆固醇 5.29 mmol/L（↑），低密度脂蛋白胆固醇 3.73 mmol/L（↑），血清载脂蛋白 B 1.08 g/L（↑），血游离脂肪酸 0.06 mmol/L（↓），免疫球蛋白 M 定量 1.85 g/L（↑），胱抑素 C 1.22 mg/L（↑），肌酐 118.4 μmol/L（↑），尿酸 465.20 μmol/L（↑），降钙素原（荧光定量法）0.02 ng/mL。体位试验：晨起尿液分析尿蛋白（++），运动 2 小时后尿蛋白（+++）。

予中药定向透药及黄桂散穴位贴敷，醋酸加压素片、奥昔布宁片、阿米替林片、依那普利片、肾毒清胶囊、α- 酮酸片口服治疗，儿童排尿日记监测记录，嘱完善肾活检明确肾脏病理，定期监测尿常规，观察患儿有无水肿、血尿、蛋白尿等情况。

【护理】

1. 用药护理

（1）去氨加压素：为天然抗利尿激素，浓缩减少尿液，将夜间尿量减少至正常范围。要提醒患儿睡前 1 小时服药，给药前 1 小时和给药后 8 小时应禁水。严重不良反应为低钠血症，通过限制液体及去氨加压素剂量控制（ < 0.4 mg/d ）可减少低钠血症的发生。

（2）奥昔布宁：属于抗胆碱能药物，可对乙酰胆碱受体产生抑制作用，并选择性作用于泌尿生殖道平滑肌，达到松弛膀胱逼尿肌、降低逼尿肌压力、扩张膀胱容量的效果。不良反应有口干、皮肤潮红、便秘、视物模糊、瞌睡等。患儿服药时要注意观察有无上述不良反应，并注意监测残余尿量。

（3）三环类抗抑郁药：具有抗胆碱作用，可增加功能性膀胱容量，对尿流动力学紊乱者有效。常用药物有阿米替林、去甲替林、丙咪嗪等。不良反应主要是心脏毒性，临床上要时刻关注心率、心电图等情况。严重遗尿症时可使用去氨加压素 + 奥昔布宁 + 阿米替林联合应用。

2. 行为疗法

（1）予患儿行正向反馈法，进行膀胱容量、尿流率的测定。白天进行憋尿训练，憋尿时间设定为 0.5 ~ 1 小时，观察憋尿后去排尿的尿量。

（2）建立与入院前相类似的比较规律的活动和休息时间表，在患儿休息时间减少不必要的护理活动。指导膀胱功能训练：鼓励患儿白天多饮水，尽可能拖延排尿时间，当有尿意时让其憋住，每次憋尿不超过 30 分钟，每天训练 1 ~ 2 次，使膀胱扩张，增加容量，从而减少夜间排尿次数。还可在排尿时仅排出少量尿液时即终止排尿 10 秒后再排尿，这样在每次排尿中练习 1 次排尿和终止排尿的动作，锻炼膀胱括约肌的功能；20：00 以后不饮水、不摄入水分高的食物，晚餐不食用过咸食物，睡前 2 小时限水、饮料、牛奶、水果等，不过度运动，避免因口渴摄入过多水分，增加夜尿导致遗尿；睡前排尿，晚上掌握患儿排尿、有尿时间，定时叫醒排尿。

3. 观察护理

（1）准确记录排尿日记，按照儿童排尿日记监测内容记录 1 ~ 2 周，观察每次尿量及间隔周期，夜间干床还是湿床。

（2）儿童排尿日记监测。

1）排尿日记是评估儿童膀胱容量和是否存在夜间多尿的主要依据，同时也是单症状性遗尿具体治疗策略选择的基础，有条件的家庭均应积极记录。排尿日记涉及数据为日间最大排尿量（MVV）、夜间总尿量（TVV）及各年龄的预期膀胱容量（EBC），临床医师可根据患儿排尿日记的数据信息，评估患儿膀胱容量和夜间总尿量，从而判断患儿夜间遗尿类型，指导治疗。

各年龄的预期膀胱容量（EBC）、最大排尿量（MVV）及夜间总尿量（TVV）见表14-7。

表 14-7　各年龄的预期膀胱容量（EBC）、最大排尿量（MVV）及夜间总尿量（TVV）

年龄（岁）	EBC（mL）	MVV（mL）	TVV（mL）	年龄（岁）	EBC（mL）	MVV（mL）	TVV（mL）
5	180	117	234	12	390	254	507
6	210	137	273	13	390	254	507
7	240	156	312	14	390	254	507
8	270	176	251	15	390	254	507
9	300	195	390	16	390	254	507
10	330	215	429	17	390	254	507
11	360	234	468	18	390	254	507

2）排尿日记的书写（图 14-14）。排尿日记应做到睡前 2 小时限水、睡前排空膀胱之后进行评价，需详细记录至少 3 个白天（儿童上学期间可于周末记录）和连续 7 个夜晚儿童饮水、遗尿、尿量等情况。排尿日记在实际使用中存在一定困难，填写前应与家长和患儿充分沟通，详细讲解排尿日记的具体记录方法，以确保数据记录的准确性和真实性。

排尿日记					
一页仅记录 24 小时的排尿情况			日期：　　年　　月　　日		
时间	摄入液体量（mL）	排尿量（mL）	储/排尿感（急、烧、灼、痛）	漏尿（少、中、多）	大便（成形、费力与否）
	摄入水、牛奶、果汁、稀饭汤等所有液体	每次排尿量		少：几滴	成形：香蕉便
				中：内裤湿	费力：球状不好冲
				多：外裤湿	不成形
					便水
					无大便情况

图 14-14

排尿日记					
一页仅记录24小时的排尿情况				日期: 年 月 日	
时间	摄入液体量（mL）	排尿量（mL）	储/排尿感（急、烧、灼、痛）	漏尿（少、中、多）	大便（成形、费力与否）
总计	总摄入液体量	总排出液体量	最大排尿量（ ）mL	最小排尿量（ ）mL	总排尿次数（ ）次

注：1. 一张纸仅记录一天（24小时）排尿情况
2. 记录前可自行购买一个1 000 mL的量杯，将自己的水杯、餐具用量杯测量并标记，方便后期记录摄入量
3. 排尿日记以6天为宜，时间紧迫1～2天也可以
4. 记录排尿日记期间，生活方式不必刻意改变
5. 记录期间尽量在一个固定场所，如家里，不要外出，每一次排尿量都要有记录

图 14-14 排尿日记的书写

4. 饮食护理

（1）日间推荐饮水量：因年龄、地域、季节、运动量、环境等而异，具体如下。

4～8岁：1 000～1 400 mL。

9～13岁：男1 400～2 300 mL，女1 200～2 100 mL。

14～18岁：男2 100～3 200 mL，女1 400～2 500 mL。

（2）嘱患儿任何时候尽量少喝冷饮、少吃凉性食物。白天晨起至16：00多喝水（1 000～1 200 mL/d），16：00后少喝水，20：00后限制喝水。

5. 心理护理

鼓励患儿表达目前的感受，保护患儿的隐私和自尊，承认患儿对已存在的或感觉到的身体结构、功能改变的心理反应是正常的；提供与有相同经历的人在一起的机会，允许与他人有机会交谈感受和恐惧；对患儿着重教育解释，减轻心理负担和不安情绪，多抚慰、鼓励，避免讥笑、斥责或惩罚，减轻遗尿症患儿的自责、自卑感；对患儿进行疾病知识宣教，嘱咐患儿睡前少饮水，训练患儿良好的排尿习惯，给予患儿安全感；建立奖惩机制，对未遗尿患儿表扬，在表上贴一红星，以示鼓励；对遗尿患儿指导其自己更换床单，以示处罚，但不能责骂。

6. 健康教育

以通俗易懂的语言向患儿及家属介绍疾病的发生、发展及愈后；向患儿宣教保持心情

舒畅的重要性，切勿激动及焦躁；按时记录排尿日记。

【小结】

遗尿症是由多种原因引起的一种临床病理表现，致病因素包括觉醒障碍、膀胱功能异常、抗利尿素分泌异常、遗传因素和心理因素等。遗尿往往会被忽视，但对患儿身心、生活，学习有很大的影响，可伴有学习认知能力下降、行为异常；亦可伴随或导致潜在器质性疾病可能；有泌尿、神经、内分泌、代谢等多系统异常；伴有体质异常、发育延迟的健康问题。遗尿只是一种现象，要了解患儿出现遗尿背后的原因，才能给予针对性的治疗及疏导。

（梁　蝶）

案例 17　经皮冠状动脉腔内成形术 + 主动脉内球囊反搏的护理

【案例信息】

1. 一般资料

患者男，63 岁。

主诉：反复胸闷气促 1 年，加重 1 周。

现病史：于 2021-01-01 21：53 活动后出现胸闷、胸痛，呈烧灼样疼痛，范围约手掌大小，无放射痛，休息后可缓解，于当地医院就诊（具体诊疗不详），治疗略好转，1 周前活动后出现胸痛、胸闷，疼痛性质同前，疼痛程度加重，休息后可略缓解。下午休息时亦出现胸痛、胸闷，持续不能缓解，于就诊，提示心肌梗死，遂于 2023-02-16 19：00 入急诊胸痛门诊就诊，19：10 我院首份心电图检查：①窦性心律；②非特异性室内阻滞；③部分导联 ST-T 改变，提示 ST 段抬高前壁心肌梗死。19：33 肌钙蛋白检查显示 7.63，20：45 取得患者及家属知情同意后，决定行急诊冠状动脉介入治疗。20：40 开始知情同意，20：41 启动导管室，20：41 决定介入手术，20：42 签署知情同意，20：42 导管室激活，22：11 开始穿刺，22：18 开始造影，造影提示左主干未见明显异常，前降支近段完全闭塞；回旋支近段 90％狭窄，中段次全闭塞；右冠细小，22：48 导丝通过，23：24 手术结束。术后转入我院 CCU 监护室治疗。患者自起病以来，精神正常，睡眠正常，食欲正常，大便暗红色半月，尿液正常。

既往史：平素健康状况良好，痛风史，发作时服药。否认糖尿病、原发性高血压病史，否认结核、肝炎病史，否认输血史，否认食物、药物过敏史，否认其他药源性疾病史，否认食物中毒史，否认外伤史，否认手术史，否认其他重大疾病史，预防接种史不详，有新型冠状病毒疫苗接种史，无新型冠状病毒感染流行病学史和旅居史。

个人史：当地出生，当地工作，无疫水、疫区接触史，无工业毒物、粉尘、放射性物质接触史，吸烟 40 余年，平均每天抽 24 支，否认饮酒史，无药物嗜好，无冶游史。

婚育史：已婚，适龄结婚，配偶体健，育有 2 个孩子。

家族史：父母已故，已故原因不详。兄弟姐妹均体健，无糖尿病、血友病、高血压、肥胖、肿瘤家族病史，无与患者类似疾病，无其他家族性遗传病。

2. 医护过程

体格检查：T 36.5 ℃，P 102 次 / 分，R 22 次 / 分，BP 112/78 mmHg，身高 165 cm，体重 70 kg。发育正常，营养良好，表情自然，无贫血貌，自主体位，平车推入病房。意识清楚，查体合作。全身皮肤黏膜无黄染、苍白、发绀、出血点、水肿、肝掌、溃疡、蜘蛛痣。全身浅表淋巴结未触及肿大。头颅无畸形，双眼睑无水肿，眼球无突出及震颤，结膜无苍白、充血、出血或水肿，巩膜无黄染，双侧瞳孔等大等圆，对光反射正常。耳郭外形正常，外耳道无分泌物，乳突无压痛。鼻外形正常，鼻唇沟对称，口唇无苍白，伸舌居中，无震颤，咽无充血，扁桃体无肿大，颈无抵抗，未见颈动脉异常搏动，未见颈静脉怒张。气管居中，甲状腺未触及肿大，质软，未及结节，未及震颤，未闻及杂音。胸廓无畸形。呼吸动度一致，双侧语颤对称，未触及胸膜摩擦感。双肺叩诊清音，肺界正常，肺下界移动速度正常，双肺呼吸音粗，双肺闻及弥漫性干、湿啰音，未闻及胸膜摩擦音。心前区无隆起，心尖冲动位于第 5 肋间左锁骨中线内 0.5 cm，未见异常搏动，未触及震颤，无心包摩擦感，心界不大，心率 102 次 / 分，脉率 102 次 / 分，心律齐，心音正常，P2 < A2，未见异常血管征，各瓣膜听诊区未闻及杂音及心包摩擦音。腹部平坦，未见胃、肠型及蠕动波，未见腹壁静脉曲张，腹软，无压痛、未触及包块，墨菲征阴性，肝、脾肋下未触及。肝区肾区无叩痛，腹部叩诊鼓音，移动性浊音阴性，肠鸣音正常。肛门及外生殖器未查。脊柱活动度可，脊柱无畸形，四肢无畸形，关节无红肿及压痛，主动活动正常，肌力肌张力正常，双下肢水肿，双侧膝腱反射对称引出，双侧巴宾斯基征阴性，脑膜刺激征阴性。

2023-02-16 血细胞分析（五分类），白细胞 8.73×10^9/L，红细胞 2.61×10^{12}/L，血红蛋白 84 g/L，血小板 119×10^9/L，中性粒细胞 7.79×10^9/L，中性粒细胞百分比 89.4%。2023-02-16 血型鉴定：ABO 血型为 B 型，Rh 血型（+）。2023-02-16 凝血五项：D- 二聚体 2.99 mg/L FEU，凝血酶原时间 11.7 秒，活化部分凝血活酶时间 28.7 秒。2023-02-16 血生化：丙氨酸氨基转移酶 17.6 U/L，天门冬氨酸氨基转移酶 53.1 U/L，白蛋白 36.8 g/L，肌酐 398.1 μmol/L，尿酸 715.0 μmol/L，葡萄糖 8.60 mmol/L，总胆固醇 2.63 mmol/L，三酰甘油 0.70 mmol/L，高密度

脂蛋白胆固醇 0.99 mmol/L，低密度脂蛋白胆固醇 1.54 mmol/L，肌酸激酶 343.4 U/L，肌酸激酶MB 同工酶 70.9 U/L，乳酸脱氢酶 302.1 U/L。2023-02-16 尿常规：尿比重 1.020，隐血（++），蛋白质（+）。2023-02-17 甲状腺功能：促甲状腺素 0.609 μIU/mL，游离三碘甲状腺原氨酸1.93 pg/mL，游离甲状腺素 0.94 ng/dL。2023-02-17 糖化血红蛋白 4.50%。2023-02-20 血细胞分析：白细胞 6.47×10^9/L，红细胞 2.13×10^{12}/L，血红蛋白 68 g/L，血细胞比容 0.223 L/L，平均红细胞体积 104.7 fL，平均红细胞血红蛋白含量 31.9 pg，血小板 85×10^9/L。2023-02-22 粪便隐血试验（OB）：粪便颜色黄色，隐血（胶体金法）（+）。2023-02-28 大便 RT：粪便颜色黄色，隐血（胶体金法）（+++）。2023-03-01 血细胞分析：白细胞 4.51×10^9/L，红细胞2.20×10^{12}/L，血红蛋白 68 g/L，淋巴细胞绝对值 0.66×10^9/L，淋巴细胞百分比 14.6%。2023-03-01 肌酐 326.1 μmol/L。2023-03-01 凝血四项：D- 二聚体 1.17 mg/L，凝血酶原时间 14.6 秒，活化部分凝血活酶时间 47.1 秒，纤维蛋白原（Clauss 法）4.19 g/L。输血四项未见明显异常。2023-03-02 粪便隐血试验（OB）：粪便颜色黄色，隐血（胶体金法）（-）。

2023-02-17 胸部彩超检查：①左侧胸腔少量积液；②右侧胸腔未见明显积液。

2023-02-18 床边摄片示：心影增大，主动脉心型，左肺门区短棒金属影，请结合临床。中心静脉置管中，远端约平 T_4 椎体水平。双侧颈根部皮下积气。

2023-02-24 胸部彩超：双侧胸腔积液。心脏彩超：①节段性室壁运动异常；左心功能减低；②左心增大；③三尖瓣反流、主动脉瓣反流（均少中量）；④肺动脉高压（轻度），左心室射血分数 42%。

2023-02-27 心电图检查：①快速型心房颤动；②完全性左束支阻滞；③部分导联ST-T 改变，建议动态心电图及心率变异性分析等进一步检查。

2023-03-01 动态血压监测：全部平均血压 105/65 mmHg。白天平均血压 106/66 mmHg。夜间平均血压 99/64 mmHg，清晨平均血压 105/68 mmHg。最高血压 124/83 mmHg。

2023-03-01 动态心电图：①窦性心律，最小心率 59 次 / 分，发生于 09：26，最大心率 94 次 / 分，发生于 21：38；平均心率 68 次 / 分；②全程发生房性期前收缩 65 次，成对房性期前收缩 1 次，短阵房性心动过速 1 阵；③全程发生室性期前收缩 80 次；④完全性左束支阻滞；⑤监测中见 STT 异常改变；⑥心率变异性分析，SDNN 59 毫秒（正常参考值范围 102 ~ 180 毫秒），SDANN 47 毫秒（正常参考值范围 92 ~ 162 毫秒）。

入院后予气管插管、呼吸机辅助通气。2023-02-17 行前降支经皮冠状动脉腔内成形术（PTCA）、主动脉内球囊反搏（IABP），并予抗感染、抗血小板、调脂稳定斑块、抑制心室重构、强心利尿扩血管、输血改善贫血、刺激红细胞生成、调节酸碱平衡、镇静镇痛、排毒降肌酐、降尿酸、肠内营养、调节肠道菌群、药物雾化、护胃等对症支持治疗。

出院诊断：①冠状动脉粥样硬化性心脏病（主诊断）；②急性前壁心肌梗死；③心功能Ⅲ级；④主动脉瓣关闭不全；⑤完全性左束支传导阻滞；⑥肺部感染；⑦胸腔积液；

⑧呼吸衰竭；⑨慢性肾功能不全；⑩肾性贫血；⑪肝功能检查的异常结果。

出院时情况：患者无特殊不适，一般情况可，体格检查：P 71 次 / 分，BP 104/69 mmHg，意识清楚，双肺呼吸音正常，未闻及干、湿啰音。心律齐。腹平软，无压痛、反跳痛，肝、脾肋下未触及，移动性浊音阴性。双下肢无水肿。

【护理】

1. 治疗护理

（1）用药护理：吲哚布芬片（0.2 g）、硫酸氢氯吡格雷片（75 mg）、阿托伐他汀钙片（20 mg）、生血宝合剂（100 mL）、琥珀酸美托洛尔缓释片（47.5 mL）、雷贝拉唑钠肠溶片、替普瑞酮胶囊（50 mg）、尿毒清颗粒（5 g）。

（2）高热护理：降低体温，常采用物理降温，如冰袋、冰敷、冰枕等，若腋窝温度＞38.5℃，遵医嘱给予药物降温，如肛门塞吲哚美辛栓等。30 分钟后复测体温。

（3）疼痛护理：按三阶梯镇痛原则遵医嘱使用镇痛药物，指导患者家属正确用药并观察疗效及不良反应，针对不良反应及时采取有效的措施。采取转移注意力的方法，如看电视、音乐等，增加患者对疼痛的耐受力。在医师的指导下进行镇痛治疗，不能擅自调整镇痛药的剂量。

（4）肺部感染护理：保持呼吸道通畅，采取有利于呼吸的体位，鼓励患者多咳嗽排痰，必要时给予雾化吸入。做痰液的细菌培养。嘱患者保持良好的心情，大便通畅。

2. 观察护理

术中严密观察意识和生命体征（体温、脉搏、呼吸、血压），术后胸痛改善情况，以及穿刺点有无感染的情况发生。

3. 生活护理

（1）饮食护理：给予患者清淡、优质蛋白饮食，避免辛辣刺激的食物，以防加重感染，同时要补充机体抗感染所需要的能量等。

（2）皮肤护理：注意穿刺部位保持干燥，术侧勿用力。

4. 心理护理

与家属做好沟通，告知家属患者的病情变化，取得家属的配合和同意。鼓励家属树立战胜疾病的信心，保持乐观的态度去照顾患者。

5. 健康教育

出院后注意休息，避免劳累、受凉。低盐、低脂饮食，避免被动吸烟，注意防寒、保暖、规律服药，勿随意停药，定期复查心电图、心脏彩超、肝肾功能、电解质、血脂血糖等。

【小结】

PTCA 是治疗冠心病的一种有效方法，可改善冠状动脉血流情况，改善心肌血流灌注能力。但 PTCA 后，患者生命体征仍处于不稳定状态，因此，开展针对性护理尤为关键。PTCA 后可发生多种并发症，包括穿刺点出血、桡动脉痉挛等，其中最严重的是冠状动脉急性闭塞，可引起心前区疼痛，甚至猝死。术后应密切观察生命体征的变化，以便尽早发现异常，及时处理，穿刺侧肢体尽量避免过度弯曲，防止出血，卧床休息，以防血栓形成增加风险。

（魏小英）

案例 18　经皮冠脉介入术的护理

【案例信息】

1．一般资料

患者男，52 岁。

主诉：间断性胸痛 8 天。

现病史：患者自述 8 天前无明显诱因突然出现胸痛不适，最长持续 5 分钟后自行缓解，无头晕、头痛、黑朦、晕厥，无恶心、呕吐，就诊于外院，予以阿托伐他汀钙片、波立维、阿司匹林肠溶片口服治疗，辅以宽胸气雾剂治疗，完善相关检验检查，行冠状动脉造影。患者自述确诊冠状动脉粥样硬化性心脏病，当地难以放置支架，现患者胸痛频次较前减少，为再次行冠状动脉造影于我院门诊就诊，门诊拟以"冠心病"收入院。2023-02-23 我院冠状动脉造影示左主干无明显异常，前降支近端 90% 狭窄，回旋支近段可见斑块影，远端血流 TIMI 3 级；右冠近段管壁不光滑，远端血流 TIMI 3 级，前降支置入药物支架 1 枚，支架内未见残余狭窄。

既往史：平素健康状况良好。否认糖尿病、原发性高血压病史，否认结核、肝炎病史，否认输血史，否认药物、食物过敏史，否认其他药源性疾病，否认食物中毒史，否认外伤史，2023-02-21 行冠状动脉造影，否认其他重大疾病史，预防接种史不详。

个人史：当地出生，当地工作，无疫水、疫区接触史，无工业毒物、粉尘、放射性物质接触史，患者吸烟史 18 年，平均每日吸烟 25 支，否认饮酒史，无药物嗜好，无冶游史。

婚育史：已婚，适龄结婚，配偶体健，育有 2 个孩子。

家族史：父母体健，兄弟姐妹均体健，无糖尿病、血友病、高血压、肥胖、肿瘤家族病史，无与患者类似疾病，无其他家族性遗传病。

2. 医护过程

体格检查：T 36.1℃，P 75 次 / 分，R 18 次 / 分，BP 136/85 mmHg。双肺叩诊清音，肺下界位于左锁骨中线第 6 肋间，左侧腋中线第 8 肋间，肩胛线角第 10 肋间，肺底移动度 6 ~ 8 cm，双肺呼吸音清，双肺未闻及明显干、湿啰音及胸膜摩擦音。心前区无隆起，心尖冲动位于第 5 肋间左锁骨中线内 0.5 cm，未见异常搏动，未触及震颤，无心包摩擦感，心界不大，心率 75 次 / 分，脉率 75 次 / 分，心律齐，心音正常，P2 < A2，未见异常血管征，各瓣膜听诊区未闻及杂音及心包摩擦音。

2023-02-22 18：20，白细胞 6.18×10^9/L，红细胞 4.57×10^{12}/L，血红蛋白 139 g/L，血小板 186×10^9/L，淋巴细胞百分比 23.2%，中性粒细胞百分比 68.6%，C 反应蛋白 < 0.20。2023-02-22 18：30，丙氨酸氨基转移酶 35.9 U/L，天门冬氨酸氨基转移酶 21.3 U/L，直接胆红素 4.4 μmol/L，总蛋白 63.7 g/L：肌酐 106.1 μmol/L，尿酸 393.9 μmol/L，葡萄糖 6.96 mmol/L，三酰甘油 2.71 mmol/L，高密度脂蛋白胆固醇 0.72 mmol/L，钾 3.67 mmol/L，钠 148.2 mmol/L。2023-02-22 18：31，凝血四项，D- 二聚体 0.19 mg/L FEU，凝血酶原时间 10.0 秒，凝血酶原时间比率 0.87，纤维蛋白原（Clauss 法）2.20 g/L。2023-02-23，尿蛋白、BNP、乙肝、丙肝、梅毒、HIV 未见明显异常。

2023-02-22 心电图：①窦性心律；②部分导联 ST-T 改变，请结合临床。

2023-02-24 动态心电图：①窦性心律，最小心率 54 次 / 分，发生于 02：19，最大心率 103 次 / 分，发生于 13：38，平均心率 70 次 / 分；②全程频发室性期前收缩 7 次，成对室性期前收缩 2 次，短阵室性心动过速 1 阵；③监测中可见 t 波改变。④心率变异性分析。SDNN 108 毫秒（正常参考值范围 102 ~ 180 毫秒），SDANN 95 毫秒（正常参考值范围 92 ~ 162 毫秒）。

2023-02-23 完善冠状动脉造影（左主干未见明显异常，前降支近段 90% 狭窄；回旋支近段可见斑块影，远端血流 TIMI 3 级；右冠近段管壁不光滑，远端血流 TIMI 3 级）。
治疗：2023-02-23 行冠状动脉支架置入术（干预前降支，沿右桡动脉鞘送入 EBU3.5 引导导管至左主干开口，送入 Sion 导丝通过前降支病变处至远端，送入 2.5 mm×20 mm 预扩球囊至前降支病变处以 14 ATM 充分预扩，后送入 3.5 mm×26 mm 药物洗脱支架至前降支病变处以 14 ATM 释放，再送入 3.5 mm×10 mm 后扩球囊在支架内以 18 ~ 20 ATM 充分后扩，复查造影支架贴壁良好，支架内未见残余狭窄，前降支远端血流 TIMI 3 级。术毕，留置右桡动脉鞘，安返 CCU。术中共用对比剂 80 mL，普通肝素 6 000 U）。入院后予以抗血小板聚集、调脂稳定斑块、控制心室率、抑制心肌重构、改善循环、护胃等对症支持处理。

出院诊断：①冠状动脉粥样硬化性心脏病（主诊断）；②心功能Ⅱ级；③阵发性室性心动过速。

【护理】

1. 用药护理

阿司匹林肠溶片（100 mg），若黑便及时就诊，注意有无皮肤出血、鼻出血等出血情况。硫酸氢氯吡格雷片（75 mg），注意大便，若黑便及时就诊，注意有无皮肤出血、鼻出血等出血情况。阿托伐他汀钙片（20 mg），注意有无肌肉酸痛、乏力，若出现及时就医；定期复查心肌酶谱、肝功能等。雷贝拉唑钠肠溶片（10 mg），口服，每天1次。沙库巴曲缬沙坦钠片（50 mg），口服，每天2次，长期服用。琥珀酸美托洛尔缓释片（每片47.5 mg），口服，每天1次，每次0.5片（长期服用），注意心率低于55次/分，暂停药后就诊。

2. 观察护理

术中严密观察意识和生命体征（体温、脉搏、呼吸、血压），术后胸痛改善情况，以及穿刺点有无感染的情况发生。

3. 生活护理

（1）饮食护理：给予患者清淡、低盐、低脂饮食，避免辛辣刺激的食物，不宜过饱，保持大便通畅。术后给患者饮水2 000 mL，促进排尿以利于对比剂的排出。

（2）皮肤护理：保持穿刺点周围皮肤清洁，嘱患者及家属勿用手触摸，防止感染。避免摩擦，适当沐浴。

4. 心理护理

鼓励患者树立战胜疾病的信心，保持乐观的心态。

5. 健康教育

嘱患者避免着凉，注意多休息，避免情绪激动，戒烟戒酒，定期复查冠状动脉造影。

【小结】

冠状动脉支架置入术是治疗冠心病的一种有效方法，可改善冠状动脉血流情况，改善心肌血流灌注能力。术后患者的生命体征仍处于不稳定状态，因此，开展针对性护理尤为关键。术后可发生多种并发症，包括穿刺点出血、桡动脉痉挛等，其中最严重的是冠状动脉急性闭塞，可引起心前区疼痛，甚至猝死。术后应密切观察患者生命体征的变化，以便尽早发现异常，及时处理，穿刺侧肢体尽量避免过度弯曲，防止出血，卧床休息，以防血栓形成增加风险。

（魏小英）

案例 19 肾动脉支架置入术的护理

【案例信息】

1. 一般资料

患者男，64 岁。

主诉：体检发现血压升高 7 天。

现病史：患者 7 天前体检发现血压升高，情绪激动后偶有头晕，无头痛，无意识不清，无心悸胸闷。2023-02-07 外院肾动脉造影示右肾动脉近段约 85% 局限性狭窄，为求进一步治疗，门诊拟以"肾动脉狭窄"收入院。患者自发病以来，精神正常，睡眠正常，食欲正常，尿便正常，体重无明显下降，2023-02-14 我院再次行肾动脉造影，确诊右肾动脉 99% 狭窄，左肾动脉无明显异常，行右肾动脉支架置入术。

既往史：平素健康状况良好。否认糖尿病、原发性高血压病史，否认结核、肝炎病史，否认输血史，否认药物食物、过敏史，否认其他药源性疾病，否认食物中毒史，否认外伤史，否认手术史，有白内障病史，预防接种史不详。

个人史：当地出生，当地工作，无疫水、疫区接触史，无工业毒物、粉尘、放射性物质接触史，否认吸烟、饮酒史，无药物嗜好，无冶游史。

婚育史：已婚，适龄结婚，配偶体健，育有 3 个孩子。

家族史：父母已故，已故原因不详。兄弟姐妹均体健，无糖尿病、血友病、高血压、肥胖、肿瘤家族病史，无与患者类似疾病，无其他家族性遗传病。

2. 医护过程

体格检查：T 36.6℃，P 74 次/分，R 18 次/分，BP 156/91 mmHg。心前区无隆起，心尖冲动位于第 5 肋间左锁骨中线内 0.5 cm，未见异常搏动，未触及震颤，无心包摩擦感，心界不大，心律齐，心音正常，P2 < A2，未见异常血管征，各瓣膜听诊区未闻及杂音及心包摩擦音。

辅助检查：血细胞分析，白细胞 7.38×10^9/L，红细胞 4.75×10^{12}/L，血红蛋白 140 g/L，血小板 109×10^9/L，单核细胞 0.62×10^9/L，中性粒细胞 4.91×10^9/L。纤维蛋白原（Clauss 法）4.47 g/L。2023-02-14 人免疫缺陷病毒抗原抗体测定（Anti-HIV）：0.07（-）。乙肝五项定量：乙肝 e 抗体 2.811（+），乙肝核心抗体 159.029（+）。2023-02-13 我院常规心电图检查：窦性心律。彩超：①二尖瓣反流、三尖瓣反流、主动脉瓣反流（均少量）；②静息状态分数：62%。2023-02-16 肾动脉造影示：右肾动脉近段 99% 狭窄。

2023-02-16 行肾动脉支架术：干预右肾动脉。置入 7 F 鞘，送入 JR4.0 指引导管至右肾动脉开口处，送入 sion 导丝通过右肾动脉狭窄处至右肾动脉远端，沿导丝送入 2.5 mm×15 mm 预扩球囊、4.0 mm×12 mm 后扩球囊至右肾动脉 14 ~ 18 ATM 扩张右肾动脉近段狭窄处，后由远至近先后送入 6 mm×14 mm、7 mm×19 mm 肾动脉支架定位于右肾动脉病变处至右肾动脉开口处 14 ATM 释放，复查造影未见明显残余狭窄，术毕。

入院后予以抗血小板聚集，调脂稳定斑块，控制血压、血糖，改善循环，护胃等对症支持处理。

【护理】

1. 用药护理

泮托拉唑钠肠溶片。阿司匹林肠溶片（100 mg）服药过程中注意大便，若黑便及时就诊，注意有无皮肤出血、鼻出血等情况。硫酸氢氯吡格雷片（75 mg）肾动脉支架置入术后服用 6 个月后停用，注意大便，若黑色及时就诊。阿托伐他汀钙片（20 mg）服药过程中注意有无肌肉酸痛、乏力，若出现及时就医；定期复查心肌酶谱，肝功能等。苯磺酸氨氯地平片（5 mg）规律监测血压。盐酸二甲双胍片（500 mg）规律监测血糖。格列喹酮片（30 mg）规律监测血糖。

2. 观察护理

严密观察意识和血压的变化，术后有无出血迹象等。

3. 生活护理

（1）饮食护理：给予患者清淡、易消化、低盐、低脂饮食，避免辛辣刺激的食物。

（2）皮肤护理：保持皮肤清洁，定期沐浴，更换衣物。

4. 心理护理

与家属做好沟通，告知家属患者的病情，取得家属的配合和同意。鼓励患者及其家属树立战胜疾病的信心，保持乐观的心态面对疾病。

5. 健康教育

嘱患者避免受凉，预防感冒，注意休息，戒烟禁酒，保持血压、血糖在正常的范围内。

【小结】

肾动脉狭窄会引起血压升高，如比较严重，用药效果不是特别理想，介入治疗是治疗肾动脉狭窄最好的方法。通过置入肾动脉支架，狭窄的肾动脉明显得到改善，创伤小，术后恢复快，专科性强，对护理也有更高的要求，术前应充分评估患者的基本情况，做好充分的术前准备，术中密切配合医师手术，术后嘱患者严格遵医嘱服用药物，定期复查，合理饮食等，防止病情复发。

（魏小英）

案例 20 左心耳封堵术的护理

【案例信息】

1. 一般资料

患者男，84 岁。

主诉：发作性胸闷气喘 6 月余。

现病史：患者自述 6 个月前突发胸闷、气喘，活动后加重，休息后缓解，伴咳嗽、咳痰，为白色黏痰，伴头晕；遂到外院就诊，诊断为心房颤动，高血压，肺气肿，给予抗凝、利尿等治疗后稍缓解，建议转入我院进一步治疗。现患者为求进一步治疗，遂到我院就诊。患者自发病以来，精神正常，睡眠正常，食欲正常，尿便正常，体重无明显下降。

既往史：平素健康状况一般。否认糖尿病史。原发性高血压病史 20 年，服沙库巴曲缬沙坦。否认结核、肝炎病史，否认输血史，青霉素过敏，否认其他药源性疾病，否认食物过敏史，否认食物中毒史，否认外伤史，否认手术史，否认其他重大疾病史，预防接种史不详，有新型冠状病毒疫苗接种史，无新型冠状病毒感染流行病学史和旅居史。

个人史：当地出生，当地工作，无疫水、疫区接触史，无工业毒物、粉尘、放射性物质接触史。过去吸烟，每日吸烟 60 支，戒烟 3 年，否认饮酒史，无药物嗜好，无冶游史。

婚育史：已婚，适龄结婚，配偶体健，育有 7 个孩子。

家族史：父母已故，已故原因不详。无糖尿病、血友病、肥胖、肿瘤家族史，有高血压家族史，无与患者类似疾病，无其他家族性遗传病。

2. 医护过程

体格检查：T 36.1℃，P 104 次 / 分，R 20 次 / 分，BP 107/63 mmHg。心前区无隆起，心尖冲动位于第 5 肋间左锁骨中线内 0.5 cm，未见异常搏动，未触及震颤，无心包摩擦感，心界不大，心率 120 次 / 分，脉率 104 次 / 分，心律不齐，心音正常，P2 < A2，未见异常血管征，各瓣膜听诊区未闻及杂音及心包摩擦音。

辅助检查：血浆中内毒素含量 < 0.0100（-）。尿肌酐 1.224 g/L，尿微量白蛋白 153.66 mg/L，尿肌酐 125.54 mg/g，尿转铁蛋白 9.62 mg/L，尿 α_1- 微球蛋白 15.35 mg/L，尿 β_2- 微球蛋白 0.07 mg/L，尿 N- 乙酰 -β-D- 氨基葡萄糖苷酶 24.57 U/L，视黄醇结合蛋白 1.0 mg/L，X 轻链 29.8 mg/L，K 轻链 29.8 mg/L。

心电图检查：①心房颤动；②完全性右束支阻滞；③左后分支阻滞；④异常 Q 波？⑤部分导联 ST-T 改变，请结合临床。建议行动态心电图及心率变异性分析等进一步检查。

动态心电图检查：①全程为心房颤动，最小心室率 41 次 / 分，发生于 04：11，最大心室率 140 次 / 分，发生于 18：24；平均心室率 79 次 / 分；②完全性右束支阻滞；③全程发生室性期前收缩 112 次；④监测过程可见部分导 T 波改变。

2022-11-28 我院彩色多普勒心脏 + 组织多普勒显像 + 室壁运动分析：①主动脉瓣退行性变，主动脉瓣关闭不全并中量反流；②肺动脉高压（轻度），升主动脉及肺动脉增宽；③二尖瓣反流（少量），三尖瓣反流（少至中量）；④左心房增大；⑤室间隔及左心室壁增厚。

2022-12-05 我院彩超心包积液：心包腔未探及明显液性暗区。

2022-12-05 我院彩色多普勒心脏 + 组织多普勒显像 + 室壁运动分析：①左心房增大；②二尖瓣反流，三尖瓣反流，主动脉瓣反流（均中量）。

2022-12-01 我院多层螺旋 CT 扫描左心房 + 肺静脉 CTV：①左心房、肺静脉三维重建未见明显异常；②升主动脉稍增宽，肺动脉增粗；③心影增大，主动脉及冠状动脉管壁钙化，左心室壁肥厚；④肺气肿并肺大疱形成，两肺散在少量慢性感染灶；⑤肝囊肿，胆囊结石。

手术诊疗：常规消毒，左股静脉置入腔内超声（Ice）导管，构建左心房模型，证实左心房和左心耳无血栓，遂行左心耳封堵术。经右股静脉穿刺房间隔，置入 2.6 mm 交换钢丝，推出 sL1 鞘，交换 10 F 的长鞘送入左上肺静脉，置入 6 F 的猪尾导管至左上肺导管，至左上肺静脉，后撤导管使之进入左心耳，行左心耳造影，选择 1 ambre 24/30 mm 左心耳封堵器成功装载至输送器，并经输送系统置入左心耳，输送系统成功到达左心房预订区，精确定位后成功释放在左心耳颈部，腔内超声及左心耳造影均提示无残余漏，牵拉实验证实封堵器稳定，符合释放标准，释放左心耳封堵器，腔内超声及 X 线造影见封堵器位置正常，缝合右股静脉穿刺处，加压包扎。

【护理】

1. 用药护理

盐酸氟桂利嗪胶囊口服，每天 1 次，每次 5 mg。（中选）盐酸坦索罗辛缓释胶囊口服，每天 1 次，每次 0.2 mg。阿托伐他汀钙片（20 mg）服药过程中注意肌肉酸痛、乏力，若出现，查心肌酶谱，若明显异常及时就医。（中选）富马酸比索洛尔片（2.5 mg）口服注意心律，低于 50 次 / 分就诊。吲哚布芬片口服，每天 2 次，每次 50 mg，有出血监测血凝并随诊。（中选）非那雄胺片（5 mg）。（中选）阿托伐他汀钙片（20 mg）。（中选）雷贝拉唑钠肠溶片（10 mg）、尿毒清颗粒（5 g）。

2. 生活护理

饮食护理：给予患者低盐、低脂饮食，防止水钠潴留，避免辛辣刺激的食物，同时要补充机体抗感染所需的能量，应食用优质蛋白的食物，如鸡蛋、牛奶。

3. 健康教育

避免劳累，规律服药，戒烟，注意防寒、保暖，避免受凉，防止肺部感染及劳累等诱因，注意监测血压及维持血电解质代谢平衡，监测血糖。

术前告知患者及其家属手术的意义和必要性，以及手术的大概流程，减轻患者的思想负担，与家属做好沟通，取得家属的配合和同意。并鼓励家属树立战胜疾病的信心，保持乐观的态度去照顾患者。

【小结】

左心耳封堵术是一种介入手术，临床常用于治疗非瓣膜性心房颤动。如果患者出现了非瓣膜性心房颤动，不及时治疗可能会引发急性脑梗死、急性心肌梗死等，可以遵从医嘱做左心耳封堵术，能够利用封堵器直接堵塞左心耳，避免在非瓣膜性心房颤动时出现左心耳血栓形成的情况，达到抗凝的效果，还能够降低由血栓栓塞导致长期残疾的风险，并且能够降低出血风险，减少对身体造成的伤害。从心理干预、术前准备、术中环境调整、术后并发症的预防及体位护理等方面出发，实施综合性护理，可减少左心耳封堵术后的并发症，提升患者个人护理配合的满意度。

（魏小英）

案例 21　房间隔缺损封堵术的护理 1

【案例信息】

1. 一般资料

患者女，60 岁。

主诉：体检发现房间隔缺损 1 年余。

现病史：患者 1 年前体检发现房间隔缺损，无胸闷、胸痛，无呼吸困难，无头晕、乏力。现患者为行进一步治疗，于我院门诊就诊，门诊以"房间隔缺损"收入院。患者自发病以来，精神正常，睡眠正常，食欲正常，尿便正常，体重无明显下降。

既往史：平素健康状况一般，缺铁性贫血，口服铁剂补铁。否认糖尿病、原发性高血压病史，否认结核、肝炎病史，否认输血史，否认药物、食物过敏史，否认其他药源性疾病，否认食物中毒史，否认外伤史，20 年前行胃部分切除术，否认其他重大疾病史，预防接种史不详，有新型冠状病毒疫苗接种史，无新型冠状病毒感染流行病学史和旅居史。

个人史：当地出生，当地工作，无疫水、疫区接触史，无工业毒物、粉尘、放射性物质接触史，否认吸烟、饮酒史，无药物嗜好，无冶游史。

婚育史：已婚，适龄结婚，配偶体健，孕 1 产 1，育有 1 个孩子。

家族史：父母已故，已故原因不详。兄弟姐妹均体健，无糖尿病、血友病、高血压、肥胖、肿瘤家族病史，无与患者类似疾病，无其他家族性遗传病。

2. 医护过程

体格检查：T 36.3℃，P 72 次 / 分，R 20 次 / 分，BP 108/68 mmHg。心前区无隆起，心尖冲动位于第 5 肋间左锁骨中线内 0.5 cm，未见异常搏动，未触及震颤，无心包摩擦感，心界不大，心率 72 次 / 分，脉率 72 次 / 分，心律齐，心音正常，P2 < A2，未见异常血管征，胸骨左缘第 2、第 3 肋间可闻及收缩期喷射性杂音。双侧膝腱反射对称引出，双侧巴宾斯基征阴性，脑膜刺激征阴性。

2022-12-05 我院心电图：①窦性心动过缓；②部分导联 T 波改变。

2022-12-05 我院心脏彩超检查提示先天性心脏病：①房间隔缺损（中央型，左向右分流）；②三尖瓣反流（少至中量）；③二尖瓣反流（少量）。

入院完善相关辅助检查。2022-12-05 血细胞分析：白细胞 3.65×10^9/L，红细胞 4.39×10^{12}/L，血红蛋白 116 g/L，血小板 261×10^9/L，中性粒细胞 1.55×10^9/L。2022-12-05 ABO 血型检查为 B 型，RH 血型（+）。2022-12-05 凝血五项：纤维蛋白原（Clauss 法）3.52 g/L。2022-12-05 铁蛋白测定：叶酸 > 24.00（−），铁蛋白 3.9 μg/L，维生素 B_{12} 203 pg/mL。血生化、尿液分析无明显异常。

入院后于 2022-12-06 行房间隔缺损封堵术，常规消毒铺巾，局部麻醉，穿刺右股静脉，置入右心导管于右室，导管伸至肺动脉，测肺动脉压为 45/11（23）mmHg，在超声引导下，行房间隔穿刺，将加硬导丝放置于左上肺静脉，沿导丝送入先健 10 F 输送系统到达左心房，经输送系统送入 18 mm×18 mm 房间隔缺损封堵伞试封堵房间隔缺损，牵拉试验无移位，未见残余分流，遂释放封堵伞，撤出鞘管，压迫止血，加压包扎后，安返病房，予以抗血小板聚集、护胃等对症支持治疗。

出院诊断：①房间隔缺损（主诊断）；②三尖瓣关闭不全（合并少中量反流）。

出院时情况：患者未诉特殊不适，一般情况可。查体：生命体征平稳，意识清楚，双肺未闻及干、湿啰音。心率 65 次 / 分，心律齐，各瓣膜听诊区未闻及杂音。腹软，无压痛、反跳痛，移动性浊音阴性，双下肢无水肿。

【护理】

1. 治疗护理

用药护理：硫酸氢氯吡格雷片（75 mg）服用过程中注意大便，若黑便及时就诊，注意有无皮肤出血、鼻出血；雷贝拉唑钠肠溶片（10 mg）。

2．观察护理

严密观察意识和生命体征（体温、脉搏、呼吸、血压），各种炎性指标的情况，以及感染预防及控制的情况。

3．生活护理

（1）饮食护理：低盐、低脂饮食，避免劳累、受凉、情绪激动，戒烟戒酒。

（2）皮肤护理：注意术侧穿刺处勿剧烈活动，防止静脉血肿和动静脉瘘。

4．心理护理

与家属做好沟通，告知家属患者的病情变化，取得家属的配合和同意。鼓励患者家属树立战胜疾病的信心，保持乐观的态度去照顾患者。

5．健康教育

术后6个月内不适合做剧烈活动。遵医嘱服用抗血小板药物和治疗基础疾病的药物。术后第1、第3、第6个月复查心电图和心脏彩超，如有不适及时就诊。

【小结】

先天性心脏病严重威胁儿童的身心健康，传统手术多采取体外循环下开胸修补术治疗，随着临床不断发展微创医学技术，近年来逐渐引入介入封堵术治疗。先天性心脏病房间隔缺损介入封堵术是指穿刺股静脉，再经导管将封堵伞送至心脏缺损处达到治疗效果。相较于传统的外科手术，介入封堵术优势更明显，包括仅造成更小的创口、患儿生理痛苦相对轻微、并发症风险低、术后康复速度相对更快等。

术后护士密切关注患儿生命体征变化，持续进行24小时心电监护，术后每隔1小时测量心率、呼吸、血压、血氧饱和度、尿常规、血常规变化，如有异常及时上报医师处理。术后保持卧床休养，及时安排心电图、X线胸片复查，妥善护理穿刺部位，联合家长共同配合看护，给予饮食指导，警惕并发症。给予出院指导，巩固手术疗效，促进早日康复。

先天性心脏病介入封堵术患儿经积极护理干预可促进康复，提高家长满意度。

（魏小英）

案例 22 房间隔缺损封堵术的护理 2

【案例信息】

1. 一般资料

患者男，65岁。

主诉：阵发性心悸1个月余。

现病史：自述1个月前无明显诱因出现心悸，持续数分钟自行缓解，少发突止，稍感胸闷，无胸痛，无头晕、头痛、黑蒙、晕厥，无恶心、呕吐。2023-01-12外院就诊，常规心电图示快速心房颤动。2023-01-14动态心电图：①窦性心律；②偶发房性期前收缩，部分成对，四联律；③短阵房性心动过速；④偶发室性期前收缩。心脏彩超：考虑房间隔卵圆孔未闭或小缺损可能，左心房增大，二尖瓣、三尖瓣少量反流，左心室舒张功能减退，当地予酒石酸美托洛尔片1片每天1次，利伐沙班片半片每天1次，盐酸贝那普利1片每天1次，症状较前明显好转。现患者无明显不适，偶有心悸，为进一步诊疗入院，门诊拟以"心房颤动"收入院。患者自发病以来，精神正常，睡眠正常，食欲正常，尿便正常，体重无明显下降。

既往史：平素健康状况良好。否认糖尿病史，否认结核病史。有原发性高血压史，患病6年，服马来酸依那普利片1片每天1次。慢性乙型肝炎病5年余，服药情况不详。否认输血史，否认药物、食物过敏史，否认其他药源性疾病，否认食物中毒史，否认外伤史。2017-07-12行脂肪瘤切除术，否认其他重大疾病史，预防接种史不详。

个人史：当地出生，工作无，无疫水、疫区接触史，无工业毒物、粉尘、放射性物质接触史，否认吸烟、饮酒史，无药物嗜好，无冶游史。

婚育史：已婚，适龄结婚，配偶体健，育有2个孩子。

家族史：父母已故，已故原因不详。兄弟姐妹均体健，无糖尿病、血友病、高血压、肥胖、肿瘤家族病史，无与患者类似疾病，无其他家族性遗传病。

2. 医护过程

体格检查：T 36.0℃，P 70次/分，R 20次/分，BP 130/70 mmHg。呼吸动度一致，双侧语颤对称，未触及胸膜摩擦感。双肺叩诊清音，肺下界位于左锁骨中线第6肋间，左侧腋中线第8肋间，肩胛线角第10肋间，肺底移动度6~8 cm，双肺呼吸音清，双肺未闻及明显干、湿啰音及胸膜摩擦音。心前区无隆起，心尖冲动位于第5肋间左锁骨中线内0.5 cm，未见异常搏动，未触及震颤，无心包摩擦感，心界不大，心率70次/分，脉率70次/分，心律齐，心音正常，P2＜A2，未见异常血管征，各瓣膜听诊区未闻及杂音及心包摩擦音。

2023-02-15 血型鉴定：ABO 血型（正定型）为 AB 型，RH 血型（+）。

2023-02-15 血常规：白细胞 4.92×10^9/L，红细胞 4.25×10^{12}/L，血红蛋白 133 g/L，血小板 258×10^9/L，中性粒细胞百分比 60.8%。尿常规未见明显异常。

2023-02-15 血生化：丙氨酸氨基转移酶 12.7 U/L，天门冬氨酸氨基转移酶 19.2 U/L，直接胆红素 4.1 μmol/L，肌酐 72.4 μmol/L，尿酸 357.0 μmol/L，肌酸激酶 MB 同工酶 20.0 U/L，钾 4.01 mmol/L，钠 141.2 mmol/L。

2023-02-15 凝血功能检查：D-二聚体 0.28 mg/L FEU，活化部分凝血活酶时间 21.4 秒。

2023-02-15 肌钙蛋白 T 8.17 pg/mL。

2023-02-15 心脏彩超：①双房右室大；②二尖瓣反流（少量），三尖瓣反流（中量），静息状态下室壁运动未见明显异常。颈动脉彩超：双侧颈总动脉内中膜增厚。

2023-02-16 乙肝五项定量 + 丙肝抗原抗体 + 梅毒抗体：乙肝表面抗原定量 146.838（+），乙肝核心抗体 7.361（+）；抗丙型肝炎病毒抗体 0.079（-）；抗梅毒螺旋体特异抗体 0.051（-）；人类免疫缺陷病毒抗原抗体 0.02（-）。N-末端 B 型钠肽前体 70.0 ng/L。粪便隐血试验（OB）：隐血（胶体金法）（+）。心电图：①窦性心律；②部分导联 ST 段改变。

2023-02-16 24 小时动态心电图：①窦性心律，最小心率 49 次/分，发生于 22：43，最大心率 108 次/分，发生于 00：02，平均心率 69 次/分；②频发房性期前收缩 1 242 次/全程，部分伴室内容性传导，成对房性期前收缩 108 次，部分房性期前收缩呈二联律或三联律，短阵房性心动过速 142 阵；③偶发空期前收缩 1 次/全程；④监测中未见 ST-T 异常改变；⑤心率变异性分析：SDNN 141 毫秒（正常参考值范围 102 ~ 180 毫秒），SDANN 109 毫秒（正常参考值范围 92 ~ 162 毫秒）。

2023-02-17 胸部 CT：左肺少许慢性感染灶。心影增大，主动脉管壁钙化。右肾复杂性囊肿。左肾小结石。

2023-02-20 行经皮房间隔缺损封堵术 + 右心导管置入术。给予抗凝、调脂稳定斑块、控制血压、改善循环等对症支持治疗。

出院诊断：①高血压性心脏病（主诊断）；②高血压 2 级；③房间隔缺损；④心房颤动；⑤频发性房性期前收缩；⑥阵发性房性心动过速；⑦动脉粥样硬化。

出院时情况：患者未述特殊不适，一般情况尚可。体格检查：生命体征平稳，意识清楚，双肺未闻及湿啰音。心律齐，心音正常，各瓣膜听诊区未闻及杂音。腹软，无痛、反跳痛，移动性浊音阴性，双下肢无水肿。

【护理】

1. 治疗护理

（1）用药护理：拜阿司匹林、宽胸气雾剂、沙库巴曲缬沙坦钠片、琥珀酸美托洛尔缓释片、阿托伐他汀钙片。

（2）高热护理：降低体温，常采用物理降温，如冰袋、冰敷、冰枕等，若腋表温度＞38.5℃，遵医嘱给予药物降温，如肛门塞吲哚美辛栓等。30分钟后复测体温。

（3）疼痛护理：按三阶梯镇痛原则遵医嘱使用镇痛药物，指导患者家属正确用药并观察疗效及不良反应，针对不良反应及时采取有效的措施。采取转移注意力的方法，如看电视、听音乐等，增加患者对疼痛的耐受力。在医师的指导下进行镇痛治疗，不能擅自调整镇痛药的剂量。

（4）肺部感染护理：注意保暖，避免受凉感冒，部分患者可出现感染性心内膜炎，若处于房间隔手术6个月内，或除房间隔缺损外还有其他心脏缺陷，应在进行手术前咨询医师，服用抗菌药物。

2. 观察护理

并发症的预防和处理：房间隔缺损封堵术后可能出现一些并发症，如封堵器脱落、血栓形成、感染等。术后应定期进行复查，及时发现和处理并发症。

3. 生活护理

无症状房间隔缺损患者通常无须限制活动或运动；有心律失常、心力衰竭或肺动脉高压等并发症患者，应限制某些运动；房间隔缺损患者暴露在低气压或者高气压环境时，并发症风险可能会增加，如尽量不潜水和高海拔攀登。

4. 饮食护理

给予患者清淡、优质蛋白饮食，避免辛辣刺激的食物，以防加重感染，同时要补充机体抗感染所需要的能量，食用优质蛋白的食物，如鸡蛋、牛奶等。

5. 心理护理

房间隔缺损封堵术是一种有创性治疗，患者可能会产生恐惧、焦虑等不良情绪。护理人员应及时了解患者的心理状态，给予适当的心理支持和疏导。

6. 健康教育

出院以后低盐、低脂饮食，避免劳累、着凉、情绪激动，服用拜阿司匹林期间注意有无牙龈出血、黑便、皮肤瘀斑等出血情况，监测血压、心率，定期看心内科门诊。

【小结】

房间隔缺损封堵术的护理工作需要全面、细致、专业，从术前、术中、术后到并发症的预防和处理都需要精心安排和执行。同时，心理护理也是不可或缺的一部分，可以帮助患者克服不良情绪，增强治疗信心。

（李嘉蔚）

案例 23　主动脉瓣置换术的护理 1

【案例信息】

1. 一般资料

患者女，66 岁。

主诉：胸闷 6 年余，加重 6 个月。

现病史：自述 6 年前无明显诱因出现胸闷，伴头晕，无胸痛，无头痛，无恶心、呕吐，无腹痛、腹胀，2022-07-05 至外院住院治疗，具体不详，胸闷症状未见明显好转，现为进一步诊疗来我院就诊，门诊拟以"主动脉狭窄"收入院，患者自发病以来，精神正常，睡眠正常，食欲正常，尿便正常，体重无明显下降。

既往史：平素健康状况良好。否认糖尿病史。原发性高血压病史 10 年，服马来酸依那普利片，每天 1 次，每次 1 片，否认结核、肝炎病史，否认输血史，否认药物、食物过敏史，否认其他药源性疾病，否认食物中毒史，否认外伤史，否认手术史，否认其他重大疾病史，预防接种史不详，有新型冠状病毒疫苗接种史。

个人史：当地出生，当地工作，无疫水、疫区接触史，无工业毒物、粉尘、放射性物质接触史，否认吸烟、饮酒史，无药物嗜好，无冶游史。

婚育史：已婚，适龄结婚，配偶健康状况较差，孕 4 产 4，育有 4 个孩子。

家族史：父母体健，兄弟姐妹均体健，无糖尿病、血友病、高血压、肥胖、肿瘤家族病史，无与患者类似疾病，无其他家族性遗传病。

2. 医护过程

体格检查：T 36.3℃，P 101 次 / 分，R 20 次 / 分，BP 113/72 mmHg。发育正常，营养良好，表情自然，无贫血貌，自主体位，步入病房，步态正常。心前区无隆起，心尖冲动位于第 5 肋间左锁骨中线内 0.5 cm，未见异常搏动，未触及震颤，无心包摩擦感，心界不大，心率 101 次 / 分，脉率 101 次 / 分，心律齐，心音正常，P2 < A2，未见异常血管征，各瓣膜听诊区未闻及杂音及心包摩擦音。

2023-01-31 白细胞 4.87×10^9/L，血红蛋白 108 g/L。

2023-01-31 肌红蛋白：肌钙蛋白 T 16.22 pg/mL，肌红蛋白 30.3 ng/mL。

2023-01-31 凝血功能检查：D- 二聚体 0.29 mg/L FEU，凝血酶原时间 10.3 秒，凝血酶原时间比率 0.90，纤维蛋白原（Clauss 法）2.90 g/L。

2023-01-31 20：46 丙氨酸氨基转移酶 3.8 U/L，天门冬氨酸氨基转移酶 22.7 U/L，肌酐 60.2 μmol/L，尿酸 252.5 μmol/L，葡萄糖 9.09 mmol/L，三酰甘油 1.79 mmol/L，钾 3.65 mmol/L. 糖化血红蛋白、BNP、甲状腺功能、乙肝、丙肝、梅毒、HIV、大小便常规、癌胚抗原、肝素结合蛋白（HBP）、尿蛋白未见明显异常。

2023-02-01 心脏检查示主动脉瓣病变：①主动脉瓣狭窄（中重度）；②主动脉瓣关闭不全并中大量反流；③升主动脉呈狭窄后扩张。

2023-02-02 TAVI（经导管主动脉瓣置入术）术前 CTA（冠状动脉 + 胸全腹）示：①主动脉瓣区多发钙化；②腹主动脉及双侧髂总动脉、髂内动脉多发钙化斑块；③左前降支及回旋支钙化斑块，管腔轻度狭窄；④所及两肺多发慢性感染灶及肺气囊，心影大。

2023-02-03 动态心电图：①窦性心律，最小心率 55 次 / 分，发生于 05：21，最大心率 120 次 / 分，发生于 11：13，平均心率 74 次 / 分；②全程发生房性期前收缩 104 次，成对房性期前收缩 8 次，短阵房性心动过速 2 阵；③全程发生室性期前收缩 10 次，部分呈间位性；④监测中可见部分导联 T 波改变；⑤心率变异性分析；SDNN 94 毫秒（正常参考值范围 102 ～ 180 毫秒），SDANN 80 毫秒（正常参考值范围 92 ～ 162 毫秒）。

2023-02-06 血红蛋白 109 g/L，血小板 203×10^9/L，淋巴细胞百分比 25.0%，单核细胞百分比 4.6%，C 反应蛋白 < 0.80（-）。

2023-02-06 凝血功能检查：D- 二聚体 0.32 mg/LFEU，凝血酶原时间 11.0 秒，凝血酶原时间比率 0.95，纤维蛋白原（Clauss 法）3.42 g/L。

2023-02-06 11：05 丙氨酸氨基转移酶 8.4 U/L，天门冬氨酸氨基转移酶 25.6 U/L，白蛋白 46.4 g/L，肌酐 63.0 μmol/L，尿酸 260.0 μmol/L，钾 3.51 mmol/L。

2023-02-06 术中经食管超声心动图：TAVR 术后，人工瓣功能未见明显异常。

2023-02-07 全身麻醉下行 TAVR 术，气管插管，穿刺右侧颈内静脉，植入临时起搏器；穿刺左股动脉，置入 6 F 鞘，经鞘送入猪尾导管，主动脉根部造影显示主动脉中大量反流。穿刺右股动脉，预埋血管缝合器，并置入 12 F 血管鞘，经鞘在 AL（I）导管引导下送入直泥鳅钢丝穿过主动脉根部至左心室，换入猪尾导管，测压：左心室压 135/15（46）mmHg，主动脉根部压 90/16（63）mmHg；经猪尾导管送入塑型加硬钢丝至左心室，右股动脉换入 20F 鞘，经鞘送入 18 mm×40 mm 球囊扩张后，见球囊成形良好，左右冠开口未受影响，植入沛嘉 23 人工主动脉瓣膜系统准确定位于主动脉根部，临时起搏 150 次 / 分后缓慢释放，同时联动主动脉根部造影示瓣膜固定良好，形态尚可，可见微量反流，瓣膜形态良好，复查超声示瓣周少量反流，测压：左心室压 106/14（43）mmHg，主动脉根部压 102/57（66）mmHg；

退出鞘管，缝合血管，送返 CCU 复苏及后续处理。入院后予抗血小板聚集、调脂稳定斑块、改善循环、预防感染、控制血压、护胃等对症支持处理。

2023-02-08 16：47 我院彩色多普勒心脏 + 组织多普勒显像 + 室壁运动分析示 TAVI 术后，人工置换瓣功能未见明显异常。

【护理】

1. 治疗护理

（1）用药护理：①硫酸氢氯吡格雷片，若出现黑便，及时就诊，注意有无皮肤、鼻出血等情况；②阿托伐他汀钙片，注意有无肌肉酸痛、乏力，若出现及时就医，定期复查心肌酶谱，肝功能等；③泮托拉唑钠肠溶片，护胃；④琥珀酸美托洛尔缓释片，注意心率低于 55 次 / 分，暂停药后就诊。

（2）介入护理。

1）术前护理：术前需要对患者进行全面的体格检查，评估患者的体格状况，并告知患者手术的必要性、手术过程及可能存在的风险。同时，需要做好术前的准备工作，如备皮、术前用药等。此外，还需要注意患者的心理护理，缓解患者的紧张情绪。

2）术中护理：术中监测患者的生命体征，并注意询问患者是否有任何不适。同时，需要保证手术室的温度和湿度适宜，为患者提供舒适的环境。此外，需要注意手术过程中的无菌操作，避免感染的发生。

3）术后护理：术后需要对患者进行全面的观察和护理，包括监测患者的生命体征，观察患者的病情变化，评估患者的疼痛情况等。同时，需要指导患者合理饮食、按时服药、定期回诊复查。此外，还需要注意患者的心理护理，增强患者的信心和配合度。

2. 观察护理

并发症的预防和护理：主动脉狭窄置换术后可能会出现一些并发症，如出血、感染、下肢缺血等。因此，术后需要密切观察患者的病情变化，及时发现并处理并发症。同时，需要做好患者的卫生宣教工作，指导患者注意个人卫生，避免感染的发生。

3. 生活护理

饮食护理：给予患者清淡、优质蛋白饮食，避免辛辣刺激的食物，以防加重感染，同时要补充机体抗感染所需的能量。

4. 心理护理

与家属做好沟通，告知家属患者的病情变化，取得家属的配合和同意。鼓励患者家属树立战胜疾病的信心，保持乐观的态度去照顾患者。

5. 健康教育

术后需要进行适当的康复护理，如进行适当的运动、保持良好的作息习惯等，以促进患者的康复。同时，需要指导患者进行自我监测和保健，增强患者的自我保护意识和能力。

总之，主动脉狭窄置换术的护理是非常重要的。护士需要提供优质的护理服务，帮助患者顺利度过手术期，促进患者的康复。

【小结】

主动脉瓣狭窄属于临床上非常常见的瓣膜性心脏病，主要是因为患者年龄逐渐增加及严重钙化。目前，该病的主要治疗方式为外科换瓣术。因为部分严重主动脉瓣狭窄患者的心脏功能、全身情况差，无法开展开胸换瓣手术，只能够通过保守治疗。

（1）经导管主动脉瓣植入术，为高危重度主动脉瓣狭窄患者提供了全新治疗方法。

（2）TAVI 能体现多学科的协助，同时对护理团队的综合实力是一个严峻的考验。

（3）对经导管主动脉瓣置换术患者实施全面、系统的围手术期护理，有利于早期识别及处理并发症，促进患者顺利康复。

（李嘉蔚）

案例 24　主动脉瓣置换术的护理 2

【案例信息】

1. 一般资料

患者女，71 岁。

主诉：剑突下疼痛 10 余年。

现病史：患者 10 年前无明显诱因出现剑突下疼痛，疼痛呈阵发性，卧位可缓解，伴胸闷气喘，无头痛，无黑矇、晕厥，无恶心、呕吐等不适，未予以重视，2 个月前患者感呼吸困难加重，爬楼梯后气喘，可平地行走，遂于 2023-01-23 至外院就诊，完善心脏彩超：主动脉瓣重度狭窄，主动脉瓣钙化，主动脉窦部增宽，升主动脉增宽。未行特殊治疗，现为求进一步诊治，拟"主动脉瓣狭窄"收入院。患者自发病以来，精神正常，睡眠正常，食欲正常，尿便正常，体重无明显下降。

既往史：平素健康状况良好。否认糖尿病、原发性高血压病史，否认肝炎、结核病史，否认输血史，否认药物、食物过敏史，否认其他药源性疾病，否认食物中毒史，否认外伤史，否认手术史，否认其他重大疾病史，预防接种史不详，有新型冠状病毒肺炎疫苗接种史。

个人史：当地出生，当地工作，无疫水、疫区接触史，无工业毒物、粉尘、放射性物质接触史，否认吸烟、饮酒史，无药物嗜好，无冶游史。

婚育史：已婚，适龄结婚，配偶体健，孕 3 产 3，育有 3 个孩子。

家族史：父母已故，已故原因不详。兄弟姐妹均体健，无糖尿病、血友病、高血压、肥胖、肿瘤家族病史，无与患者类似疾病，无其他家族性遗传病。

2. 医护过程

体格检查：T 36.5℃，P 77 次 / 分，R 20 次 / 分，BP 123/68 mmHg。双肺叩诊清音，肺界正常，肺下界移动度正常，双肺呼吸音清，双肺未闻及明显干、湿啰音及胸膜摩擦音。心前区无隆起，心尖冲动位于第 5 肋间左锁骨中线内 0.5 cm，未见异常搏动，未触及震颤，无心包摩擦感，心界不大，心率 77 次 / 分，脉率 77 次 / 分，心律齐，心音正常，P2＜A2，未见异常血管征，各瓣膜听诊区未闻及杂音及心包摩擦音。

2023-02-01 白细胞 4.16×10^9/L，血红蛋白 117 g/L，血小板 146×10^9/L。

2023-02-01 凝血功能检查：D- 二聚体 0.40 mg/L FEU，凝血酶原时间 11.4 秒，凝血酶原时间比率 0.98，纤维蛋白原（Clauss 法）2.58 g/L。

2023-02-01 肌钙蛋白 T 8.52 pg/mL，肌红蛋白 29.8 ng/mL。

2023-02-01 葡萄糖 8.00 mmol/L，总胆固醇 6.97 mmol/L，三酰甘油 2.10 mmol/L。

2023-02-01 心电图：①窦性心律；②部分导联 ST-T 改变；③请结合临床。

2023-02-01 心脏彩超：①主动脉瓣病变，主动脉瓣中度狭窄；②二尖瓣反流（少量），三尖瓣反流（少至中量）；③卵圆孔未闭。

2023-02-02 促甲状腺素 6.439 μU/mL，游离甲状腺素 1.09 ng/dL，游离三碘甲状腺原氨酸 2.96 pg/mL。肝功能、电解质、心肌酶谱、BNP、大小便常规、糖化血红蛋白、乙肝、丙肝、梅毒、HIV、尿蛋白、同型半胱氨酸、肝素结合蛋白（HBP）、癌胚抗原、血管内皮生长因子未见明显异常。

2023-02-02 心脏彩超示主动脉瓣病变：①主动脉瓣狭窄（重度）；②肺动脉高压（轻度）；③三尖瓣少中量反流；④左心房增大。

2023-02-03 TAVI（经导管主动脉瓣置入术）术前 CTA 冠状动脉 + 胸全腹：①主动脉瓣区多发钙化；②左冠状动脉主干起自左冠实上缘，请结合临床；③左前降支中段局部心肌桥形成；④升主动脉增宽，头臂干管腔明显增粗扩张，请结合临床；⑤主动脉弓、胸腹主动脉管壁多发钙化及混合斑块，腹主动脉下段管腔轻度狭窄；⑥腹腔干局部管腔稍膨，随诊；⑦右肾动脉起始处少许钙化斑块；左侧副肾动脉；⑧两肺散在慢性感染灶，十二指肠与空肠交界处脂肪密度，脂肪瘤，请结合临床。

2023-02-06 血红蛋白 110 g/L，血小板 134×10^9/L，C 反应蛋白 0.53 mg/L。

2023-02-06 丙氨酸氨基转移酶 6.3 U/L，天门冬氨酸氨基转移酶 17.5 U/L，总胆红素

7.0 μmol/L，总蛋白 59.7 g/L，白蛋白 38.4 g/L，肌酐 71.5 μmol/L，尿酸 225.1 μmol/L，钾 3.50 mmol/L。

2023-02-06 凝血功能检查：D- 二聚体 0.57 mg/L FEU。

2023-02-06 动态心电图：①窦性心律，最小心率 52 次 / 分，发生于 22：23，最大心率 90 次 / 分，发生于 06：48，平均心率 63 次 / 分；②全程频发房性期前收缩 1 275 次，部分伴内差异性传导，成对房性期前收缩 16 次，部分房性期前收缩呈二联律或三联律，短阵房性心动过速 4 阵；③全程发生室性期前收缩 2 次；④监测中可见部分导联 ST-T 异常改变；⑤心率变异性分析：SDNN 86 毫秒（正常参考值范围 102 ~ 180 毫秒），SDANN 73 毫秒（正常参考值范围 92 ~ 162 毫秒）。

2023-02-07 全身麻醉下 TAVR 术，气管插管，穿刺右侧颈内静脉，植入临时起搏器穿刺左股动脉，置入 6 F 鞘，经送入猪尾导管，在右髂总动脉造影引导下，穿刺右股动脉，预埋血管缝合器，并置入 12 F 血管鞘，经鞘在 AL（I）。导管引导下送入直泥鳅钢丝穿过主动脉根部至左心室，换入猪尾导管，测压：左心室压 135/15（49）mmHg，主动脉根部压 90/42（50）mmHg；经猪尾导管送入塑型加硬钢丝至左心室，右股动脉换入 18 F 鞘，经鞘送入 20 mm×40 mm 球囊扩张后，见球囊成形良好，左右冠开口未受影响，植入启明 23 人工主动脉瓣膜系统准确定位于主动脉根部，临时起搏 150 次 / 分钟后缓慢释放，同时联动主动脉根部造影示瓣膜固定良好，形态尚可，可见少量反流，瓣膜形态良好，测压：左心室压 103/14（44）mmHg，主动脉根部压 98/52（45）mmHg；退出鞘管，缝合血管，送返 CCU 复苏及后续处理。入院后予抗血小板聚集、预防感染、护胃通便等对症支持处理。

2023-02-08 心脏彩超示 TAVR 术后，人工流功能未见明显异常。

2023-02-08 丙氨酸氨基转移酶 8.4 U/L，天门冬氨酸氨基转移酶 20.2 U/L，总胆红素 15.5 μmol/L，总蛋白 56.2 g/L，白蛋白 33.0 g/L，肌酐 73.0 μmol/L，尿酸 245.0 μmol/L，钾 3.38 mmol/L。

2023-02-08 血细胞分析：血红蛋白 102 g/L，血小板 $116×10^9$/L，C 反应蛋白 3.34 mg/L。

2023-02-08 凝血功能检查：D- 二聚体 2.15 mg/L FEU。

2023-02-09 心电图：①窦性心律；②部分导联 ST-T 改变。

出院诊断：①主动脉瓣狭窄（主诊断）；②主动脉瓣关闭不全（并少中量反流）；③心力衰竭；④心功能 I 级；⑤三尖瓣关闭不全（并少中量反流）；⑥冠状动脉肌桥；⑦中央型房间隔缺损（卵圆孔型）；⑧高脂血症；⑨腹主动脉狭窄（轻度）。

【护理】

1. 治疗护理

（1）用药护理：硫酸氢氯吡格雷片（75 mg）服药过程中，注意大便，若黑便及时就诊，注意有无皮肤出血、鼻出血。雷贝拉唑钠肠溶片（10 mg）。

（2）肺部感染护理：遵医嘱使用抗菌药物药物，术前、术中保持无菌操作。

2. 生活护理

给予患者清淡、优质蛋白饮食，避免辛辣刺激的食物，以防加重感染，同时要补充机体抗感染所需要的能量。

3. 心理护理

与家属做好沟通，告知家属患者的病情变化，取得家属的配合和同意。鼓励患者家属树立战胜疾病的信心，保持乐观的态度去照顾患者。

4. 健康教育

低盐、低脂饮食，避免劳累、受凉、情绪激动，戒烟戒酒，监测血压、心率。

【小结】

同案例 23。

（贺　萍）

案例 25　急性肺栓塞的护理

【案例信息】

1. 一般资料

患者女，62 岁。

主诉：胸痛 2 天，晕厥 1 次。

现病史：患者于 2022-12-05 09：00 无明显诱因出现心前区疼痛，呈压榨性疼痛，伴呼吸困难，休息 5 分钟后缓解，无大汗，无后背部痛，无恶心、呕吐、头晕，于当日上午 9：00 再发，胸痛症状较前加重，于我院急诊科就诊，刚入急诊科门诊，患者突发晕倒在地后持续昏迷，伴口唇发绀，无口吐白沫，无四肢抽搐，当时测血压 70/40 mmHg，指脉氧 70%，立即予无创呼吸机辅助通气、补液、升压等治疗后血压上升至 95/60 mmHg，血氧 95%，行床旁心电图：①窦性心律；②不完全性右束支传导阻滞。床旁彩超：①右心房、右心室增大；②肺动脉高压（轻中度）；③建议排外肺栓塞。于我院急查 CTPA：肺动脉主干及左右肺动脉多发分支内见多发充盈缺损影，考虑肺动脉栓塞。我科拟以"急性肺栓塞"收入 CCU。患者自发病以来，精神正常，睡眠正常，食欲正常，尿便正常，体重无明显下降。

既往史：平素健康状况良好。糖尿病史 10 年，服药情况具体不详，未监测血糖。原发性高血压病史 10 年，最高血压 180/110 mmHg，服氯沙坦钾 / 氢氯噻嗪 62.5 mg/d，血压控制在 130/80 mmHg 左右。否认结核、肝炎病史，否认输血史，否认药物、食物过敏史，否认其他药源性疾病，否认食物中毒史，否认外伤史，否认手术史，否认自然流产史，否认肿瘤病史，否认下肢静脉曲张病史，否认其他重大疾病史，预防接种史不详，有新型冠状病毒疫苗接种史，无新型冠状病毒感染流行病学史和旅居史。

个人史：当地出生，无疫水、疫区接触史，无工业毒物、粉尘接、放射性物质接触史，否认吸烟、饮酒史，无药物嗜好，无冶游史。

婚育史：已婚，适龄结婚，配偶体健，无自然流产病史，孕 2 产 2，育有 2 个孩子。

家族史：父已故，已故原因不详，母体健。姐妹均体健，均无自然流产病史，无糖尿病、血友病、高血压、肥胖、肿瘤家族病史，无与患者类似疾病，无其他家族性遗传病。

2. 医护过程

体格检查：T 36.1℃，P 123 次 / 分，R 23 次 / 分，BP 67/52 mmHg。双肺呼吸音粗，可闻及干、湿啰音。心律齐，心音低钝，心率 123 次 / 分，脉率 123 次 / 分，P2 > A2，未见异常血管征，各瓣膜听诊区未闻及杂音及心包摩擦音。

2022-12-07 心脏彩超：①右心房、右心室增大；②肺动脉高压（轻度）。

2022-12-07 心电图：①快速型心房颤动；②异常 Q 波？③不完全性右束支阻滞；④部分导联 ST-T 改变。

2022-12-07 13：00 该患者持续低血压、休克状态，持续低氧血症，肺动脉栓塞危险分层为高危，有再灌注治疗指征，无明显禁忌证。与家属交代病情，告知静脉溶栓必要性及风险，经家属同意溶栓治疗，拟今日行静脉溶栓治疗，予重组人尿激酶原 20 mg 静脉推注，后予 30 mg 重组人尿激酶原微量泵 30 分钟内泵完。静脉溶栓 2 小时后患者仍血压低，血氧低，再次与家属说明病情，决定行介入治疗，经导管肺动脉溶栓和（或）碎栓治疗。

2022-12-07 14：14 K 2.46 mmol/L，患者尚无尿，考虑低灌注所致，根据 CVP 指导补液补钾。密切监测心电图及血钾，警惕低灌注可能导致的急性肾功能不全。

2022-12-07 14：59 Fbg（Clauss 法）：< 0.50 g/L。患者目前诊断急性肺栓塞，已行溶栓及介入治疗，考虑为血栓形成消耗纤维蛋白原导致降低。密切关注患者病情变化，监测凝血功能，必要时输入冷沉淀。

2022-12-07 16：11 抢救记录：患者老年，因胸痛 2 天入院，CTPA 检查结果异常，考虑急性肺栓塞，且出现休克表现，肌钙蛋白及 BNP 明显升高，立即通知上级副主任医师，组织指导现场抢救，向患者家属讲明病情，目前治疗的方案主要包括：①溶栓治疗；②肺动脉内介入治疗。说明两种方案利弊，家属表示理解，同意行溶栓 + 介入治疗，签署相关知情同意书；于 10：16 开始泵入药物行溶栓治疗，但溶栓后血流动力学仍不稳定，且血气分析示代谢性酸中毒，继续加大血管活性药物泵速并予碳酸氢钠纠正酸中毒；再次和患者家属交代病情后行肺动脉造影示右肺动脉主干可见血栓影，右下肺野未见对比剂充盈，左肺上动脉可见对比剂充盈，左肺下动脉未见对比剂充盈，诊断肺栓塞明确，于肺动脉内推注尿激酶原 20 mg 行肺动脉溶栓，更换右心导管至右肺动脉主干，经右心导管送入泥鳅导丝，反复推送导丝尝试进入不同的右肺下动脉分支，退出导丝，复查造影，提示右下肺动脉血流恢复，左下肺动脉仍未见对比剂充盈，此时患者血压升高至 92/50 mmHg，心室率降至 100 次 / 分，考虑肺动脉内溶栓有效。抢救结果：抢救成功。抢救起始时间：2022-12-07 10：02，抢救结束时间：2022-12-07 15：20。与患者家属沟通：随时有诱发恶性心律失常、猝死、心脏破裂、急性心力衰竭、心搏骤停等危及患者生命的风险，再次向患者家属讲明病情。

2022-12-07 行肺动脉造影术 + 经导管肺动脉溶栓和（或）碎栓治疗，治疗上予抗凝、溶栓、强心、控制心率、利尿、抗感染、镇咳化痰、营养支持、补液等治疗。

2022-12-09 下肢静脉彩超：右侧腘静脉、胫后静脉及腓静脉血栓形成。心脏彩超：①右心房右室饱满；②三尖瓣反流（少量）；③肺动脉高压（轻度）。

2022-12-11 心电图：①窦性心律；② $S_1Q_{III}T_{III}$；③部分导联 T 波改变。

出院诊断：①急性肺动脉栓塞（主诊断）；②休克；③阵发性心房颤动；④不完全性右束支传导阻滞；⑤轻度肺动脉高压；⑥下肢静脉血栓形成（右侧腘静脉、胫后静脉及腓静脉）；⑦原发性高血压 3 级（极高危）；⑧2 型糖尿病；⑨肺部感染；⑩肝功能不全；⑪肾功能不全；⑫高尿酸血症；⑬高三酰甘油血症；⑭凝血功能异常；⑮血小板减少；⑯中度贫血。

【护理】

1. 治疗护理

（1）用药护理：华法林钠片（3 mg），监测凝血功能；益气维血胶囊口服，双环醇片口服。

（2）用药护理：告知患者按时服药，特别是抗凝剂的服用（华法林钠片），一定要保证按医嘱服用。自我观察出血现象。按照医嘱定期复查抗凝指标，了解并学会看抗凝指标化验单。熟悉药物的作用与不良反应。

2. 观察护理

严密观察患者心电图、血氧饱和度的变化，监测患者的凝血酶原时间。

3. 饮食护理

严格限制含维生素 K 高的食物，如猪肉、牛奶、包心菜、莴笋、芦笋、西兰花、菜花、奶酪、芥菜、菠菜、白萝卜、酸奶、豆制品、豆芽。因为维生素 K 是华法林的拮抗剂。经常服用这些食物可以造成 PT 水平不稳定，告知患者勿饮酒，不要自行服用药店里买的药，尤其是含阿司匹林和布洛芬的药物。

4. 生活护理

改变生活方式：①戒烟；②适当运动，控制体重；③保持心情舒畅；④长期操作电脑和乘飞机、车船长途旅行时，应穿宽松的衣裤和鞋袜，要多饮水，一方面可稀释血液，另一方面还可借上厕所之机多活动下肢；⑤做休闲操进行肢体运动，促进血液流动；⑥一旦出现下肢肿胀，应及时到医院就诊，告诫患者避免肌内注射及做可能会引起受伤的活动；⑦使用软毛牙刷刷牙，不用牙线，预防牙龈出血。

5. 健康教育

①急性期患者绝对卧床休息；②低脂、清淡饮食，注意减少胆固醇的摄入，多吃蔬菜水果、适量饮茶；③保持大便通畅，避免便秘、咳嗽等，以免增加腹腔压力，影响下肢静脉血液回流；④水肿及压痛缓解后可逐渐下床活动；⑤下肢深静脉血栓形成患者应抬高患肢，保持患肢高于心脏水平面 20 ~ 30 cm，以利于静脉血液回流，减轻患肢肿胀；⑥严禁挤压、按摩患肢，防止血栓脱落，造成再次肺栓塞。

【小结】

急性肺血栓栓塞症起病急，病情凶险，临床检出率低。在诊治过程中，护士的密切配合十分重要。急性肺血栓栓塞症为内科急症之一，病情凶险易复发，由于其发病过程较为隐匿，症状亦无特异性，确诊需特殊的检查技术，使其临床检出率偏低，漏诊病例较多，是影响预后的重要因素。肺栓塞患者如能及时得到诊断并进行正确的治疗，其病死率可以明显降低。在整个治疗过程中，护士要密切配合医师，注意病情变化，及时发现肺栓塞的危险因素，对并发症给予及时准确的防治是防止发生急性肺栓塞的关键，也是护理工作的重点。肺血栓栓塞症的患者出院后需继续服用抗凝剂，疗程大多为 6 个月。对于寻找不到特殊危险因素（如手术、外伤等）或危险因素一时难以去除者，抗凝应适当，其对避免血栓栓塞的再度发生至关重要。总之，护士应配合医师密切注意病情变化，及时精心护理是提高肺栓塞治愈率，预防并发症再发的重要环节。

（李嘉蔚）

案例 26　肾上腺取血的护理

【案例信息】

1. 一般资料

患者女，39 岁。

主诉：发现血压升高 1 个月余。

现病史：缘于 1 个月前父亲病逝，情绪激动觉心紧迫感，自行在家监测血压，最高 BP 170/80 mmHg，患者无胸闷、胸痛，无头晕、头痛，无恶心、呕吐等不适，尿频、尿急，未服用降压药物，2023-02-06 于我院门诊就诊查血常规、肝肾功能、电解质未见明显异常，醛固酮/肾素大于 50，疑似原醛，腹部 CT：①左侧肾上腺内侧支稍增粗，考虑增生；②肝左外叶稍低密度结节，建议结合增强。现患者为进一步检查就诊，门诊拟"高血压 2 级"收入院。患者自发病以来，精神正常，睡眠正常，食欲正常，大便正常，尿频，体重增加约 1.5 kg。

既往史：平素健康状况良好。白癜风病史 20 余年。否认糖尿病、原发性高血压病史，否认结核、肝炎病史，否认输血史，否认食物、药物过敏史，否认其他药源性疾病，否认食物中毒史，否认外伤史，2007-06-08 行子宫切除术，否认其他重大疾病史，预防接种史不详，有新型冠状病毒疫苗接种史。

个人史：当地出生，工作无，无疫水、疫区接触史，无工业毒物、粉尘、放射性物质接触史，否认吸烟、饮酒史，无药物嗜好，无冶游史。

婚育史：已婚，适龄结婚，配偶体健，育有 1 个孩子。

家族史：父已故，已故原因为病毒性肺炎；母体健。兄弟姐妹均体健，无糖尿病、血友病、高血压、肥胖、肿瘤家族病史，无与患者类似疾病，无其他家族性遗传病。

2. 医护过程

体格检查：T 36.7℃，P 68 次/分，R 20 次/分，BP 143/72 mmHg。发育正常，营养良好，表情自然，无贫血貌，自主体位，步入病房，步态正常。意识清楚，查体合作。心前区无隆起，心尖冲动位于第 5 肋间左锁骨中线内 0.5 cm，未见异常搏动，未触及震颤，无心包摩擦感，心界不大，HR 68 次/分，脉率 68 次/分，心律齐，心音正常，P2 < A2，未见异常血管征，各瓣膜听诊区未闻及杂音及心包摩擦音。

2023-02-06 我院腹部 CT：①左侧肾上腺内侧支稍增粗，考虑增生；②肝左外叶稍低密度结节。

2023-02-09 14：09 我院左心功能测定：①主动脉瓣反流、三尖瓣反流；②静息状态下室壁运动未见明显异常。

2023-02-10 14：52 我院彩色一次成像照片 + 医用消毒超声耦合剂：双肾动脉血流未见明显异常。14：17 我院动态血压检测（24 小时内 × 24 小时）+ 计算机图文报告：①曲线形态，勺型；②晨峰血压值（10.5 mmHg），请结合临床。

2023-02-14 08：59（卧位）肾素 / 血管紧张素 Ⅱ / 醛固酮测定（2 管血）：醛固酮 234.00 pg/mL，血管紧张素 Ⅱ 102.49 pg/mL，肾素 0.56 pg/mL；切点：醛固酮 / 肾素 417.86（右）。醛固酮 115.24 pg/mL，血管紧张素 Ⅱ 90.01 pg/mL，肾素 0.86 pg/mL；切点：醛固酮 / 肾素 134.00（左）。醛固酮 165.28 pg/mL，血管紧张素 Ⅱ 93.24 pg/mL，肾素 0.85 pg/mL；切点：醛固酮 / 肾素 194.45（上）。醛固酮 127.00 pg/mL，血管紧张素 Ⅱ 100.64 pg/mL，肾素 0.79 pg/mL；切点：醛固酮 / 肾素 160.76（下）。

2023-02-14 08：59 血浆皮质醇测定（检验）：皮质醇 11.01 μg/dL（上），皮质醇 8.89 μg/dL（左），皮质醇 25.05 μg/dL（下）。

【护理】

1．治疗护理

（1）用药护理：苯磺酸氨氯地平片，降压药，关注患者的血压情况。螺内酯片利尿剂，关注患者的尿量及体重。

（2）肺部感染护理：保持呼吸道通畅，采取有利于呼吸的体位，鼓励患者多咳嗽排痰，必要时给予雾化吸入。做好痰液的细菌培养。嘱患者保持良好的心情，大便通畅。

（3）术前护理：术前需要对患者进行全面的体格检查，评估患者的身体状况，并告知患者手术的必要性、手术过程及可能存在的风险。同时，需要做好术前的准备工作，如备皮、术前用药等。此外，还需要注意患者的心理护理，缓解患者的紧张情绪。

（4）术中护理：术中需要监测患者的生命体征，并随时询问患者是否有任何不适。同时，需要保证手术室的温度和湿度适宜，为患者提供舒适的环境。此外，需要注意手术过程中的无菌操作，避免感染的发生。

（5）术后护理：术后需要对患者进行全面的观察和护理，包括监测患者的生命体征、观察患者的病情变化、评估患者的疼痛情况等。同时，需要指导患者合理饮食、按时服药、定期回诊复查。此外，还需要注意患者的心理护理，增强患者的信心和配合度。

2．观察护理

并发症的预防和护理：肾上腺取血术后可能会出现一些并发症，如出血、感染、皮下血肿等。因此，术后需要密切观察患者的病情变化，及时发现并处理并发症。同时，需要做好患者的卫生宣教工作，指导患者注意个人卫生，避免感染的发生。

3. 饮食护理

给予患者清淡、优质蛋白饮食，避免辛辣刺激的食物，以防加重感染，同时要补充机体抗感染所需要的能量。

4. 心理护理

与家属做好沟通，告知家属患者的病情变化，取得家属的配合和同意。鼓励患者家属树立战胜疾病的信心，保持乐观的态度去照顾患者。

5. 健康教育

术后需要进行适当的康复护理，如进行适当的运动、保持良好的作息习惯等，以促进患者的康复。同时，需要指导患者进行自我监测和保健，增强患者的自我保护意识和能力。

总之，肾上腺取血的护理是非常重要的。医护人员需要提供优质的护理服务，帮助患者顺利度过手术期，促进患者的康复。

【小结】

肾上腺取血是通过导管技术留取双侧肾上腺静脉血进行检测，比较双侧肾上腺哪侧分泌醛固酮多，从而鉴别肾上腺优势分泌侧，避免切除无功能腺瘤，为原发性醛固酮增多症患者外科手术提供依据。

（李嘉蔚）

案例 27　永久起搏器更换的护理

【案例信息】

1. 一般资料

患者男，75 岁。

主诉：植入心脏起搏器 10 余年。

现病史：10 年前因窦性心动过缓行起搏器植入术，术后患者偶发心悸等不适，可自行缓解，定期于门诊复查起搏器功能，现起搏器电池耗竭，患者为更换起搏器来我院门诊就诊。门诊以"具有心脏起搏器 10 年"收入院。患者自发病以来，精神正常，睡眠正常，食欲正常，尿便正常，体重无明显下降。

既往史：平素健康状况良好。否认糖尿病、原发性高血压病史，否认结核、肝炎病史，否认输血史，否认药物、食物过敏史，否认其他药源性疾病，否认食物中毒史，否认外伤史，3 年前行前列腺手术，10 年前因膀胱结石行手术治疗，否认其他重大疾病史，预防接种史不详，有新型冠状病毒疫苗接种史，无新型冠状病毒感染流行病学史和旅居史。

个人史：当地出生，当地工作，无疫水、疫区接触史，无工业毒物、粉尘、放射性物质接触史，否认吸烟、饮酒史，无药物嗜好，无冶游史。

婚育史：已婚，23 岁结婚，配偶体健，育有 3 个孩子。

家族史：父已故，肾癌；母已故，已故原因不详。兄弟姐妹均体健，无糖尿病、血友病、高血压、肥胖、肿瘤家族病史，无与患者类似疾病，无其他家族性遗传病。

2. 医护过程

体格检查：T 36.2℃，P 60 次 / 分，R 20 次 / 分，BP 120/65 mmHg。双肺叩诊清音，肺界正常，肺下界移动速度正常，双肺呼吸音清，双肺未闻及明显干、湿啰音及胸膜摩擦音。心前区无隆起，心尖冲动位于第 5 肋间左锁骨中线内 0.5 cm，未见异常搏动，未触及震颤，无心包摩擦感，心界不大，心率 60 次 / 分，脉率 60 次 / 分，心律齐，心音正常，P2 < A2，未见异常血管征，各瓣膜听诊区未闻及杂音及心包摩擦音。腹部平坦，未见胃肠型及蠕动波，未见腹壁静脉曲张，腹软，无压痛，未触及包块，墨菲征阴性，肝、脾肋下未触及。肝区、肾区无叩痛，腹部叩诊鼓音，移动性浊音阴性，肠鸣音正常。肛门及外生殖器未查。脊柱活动度可，脊柱无畸形，四肢无畸形，关节无红肿及压痛，主动活动正常，肌力肌张力正常，双下肢无水肿。双侧膝腱反射对称引出，双侧巴宾斯基征阴性，脑膜刺激征阴性。

2023-02-01 白细胞 5.37×10^9/L，红细胞 3.71×10^{12}/L，血红蛋白 115 g/L，血细胞比容 0.356 L/L，血小板 127×10^9/L，血小板分布宽度 10.60 fL，中性粒细胞百分比 67.3%，C 反应蛋白 12.42 mg/L。凝血功能检查：D- 二聚体 12.64 mg/L FEU。B 型钠尿肽（BNP）前体（PRO-BNP）（荧光定量法）：氨基末端脑利钠肽前体 351.50 pg/mL。肝功能（住）：丙氨酸氨基转移酶 12.7 U/L，天门冬氨酸氨基转移酶 23.5 U/L，总胆红素 22.5 μmol/L，白蛋白 41.3 g/L，球蛋白 27.4 g/L，白 / 球比例 1.51，肌酐 132.1 μmol/L，尿酸 629.0 μmol/L，总胆固醇 5.79 mmol/L，钾 4.78 mmol/L。

2023-02-01 我院彩超颈动脉血管血流（6 根）示：双侧颈动脉粥样斑块形成，血流未见明显异常。

2023-02-01 我院彩色多普勒心脏 + 组织多普勒显像 + 室壁运动分析：①主动脉瓣反流、二尖瓣反流、三尖瓣反流（少量）；②静息状态下室壁运动未见明显异常。

2023-02-02 尿微量白蛋白 17.11 mg/L。尿 N- 乙酰 -β-D- 氨基葡萄糖苷酶：尿 γ_1-微球蛋白 19.20 mg/L，β_2- 微球蛋白 1.89 mg/L，尿中性粒细胞明胶酶相关脂质运载蛋白 206.18 ng/mL，人免疫缺陷病毒抗原抗体测定（Anti-HIV）、肿瘤标志物、甲状腺功能、大便常规等未见明显异常。

2023-02-02 我院动态心电图：①窦性心律 + 起搏器心律（呈 DDD、VAT 工作方式），最小心室率 56 次 / 分，发生于 18：05，最大心室率 63 次 / 分，发生于 21：21，平均心室率 60 次 / 分，起搏频率 60 次 / 分；②双腔起搏器心室过感知，其余功能未见异常。③起搏心搏占总心搏 97.5%，自主心搏占总心搏 2.5%；④全程房性期前收缩 766 次，成对房性期前收缩 58 次，短促房性心动过速 45 阵；⑤全程频发室性期前收缩 1 342 次，成对室性期前收缩 3 次；⑥监测中未见 STT 异常改变。

2023-02-03 入导管室行双腔永久起搏器更换术。患者取卧位，常规消毒、铺巾，因患者有起搏器依赖，穿刺股静脉，植入临时起搏电极至右心室进行保护，切开原有起搏器囊袋，撤出脉冲发生器，检查心房、心室电极参数良好，连接新的脉冲发生器，破坏原有起搏器囊袋，将雅培双腔脉冲发生器放入左侧锁骨下囊袋内，充分止血后逐层缝合皮肤，安返病房，按起搏器术后常规护理。

出院诊断：①心脏起搏器失灵（电池耗竭）（主诊断）；②植入心脏起搏器；③高胆固醇血症；④高尿酸血症；⑤颈动脉硬化。

【护理】

1. 治疗护理

（1）用药护理：遵医嘱予抗感染等治疗。

（2）高热护理：降低体温，常采用物理降温，如冰袋、冰敷。若腋表温度 > 38.5℃，遵医嘱给予药物降温，如肛门塞吲哚美辛栓等。30 分钟后复测体温。

2. 观察护理

手术后，患者需要在医院观察一段时间，以确保没有并发症发生。在这段时间里，护士需要密切观察患者的生命体征和伤口情况，及时处理任何异常情况。

3. 饮食护理

给予患者清淡、优质蛋白饮食，避免辛辣刺激的食物，以防加重感染，同时要补充机体抗感染所需的能量。

4. 心理护理

与家属做好沟通，告知家属患者的病情变化，取得家属的配合和同意。鼓励患者家属树立战胜疾病的信心，保持乐观的态度去照顾患者。

5. 健康教育

出院后，患者需要在家中进行自我护理。护士需要向患者及其家属讲解起搏器的使用方法和注意事项，包括避免磁场、避免剧烈活动等。同时，患者需要定期到医院进行检查，以确保起搏器正常工作。总之，起搏器更换的护理需要从术前、术中、术后和家庭护理四个方面入手，全面关注患者的身体和心理状况，帮助患者尽快康复。

【小结】

心脏起搏器是一种植入体内的电子治疗设备，用于治疗心律失常等疾病。心脏起搏器更换是一种常见的手术，对于患者的护理非常重要。更换指征是心脏起搏器电量即将耗尽。其电池寿命一般是 5 ~ 8 年，现有大电池容量的起搏器，可以使用 12 ~ 15 年。可通过相关检测发现电量不足，并可估计起搏器剩余的使用时间。

（李嘉蔚）

案例 28　永久起搏器植入术的护理

【案例信息】

1. 一般资料

患者男，81 岁。

主诉：反复胸闷、胸痛、头晕 2 个月余，加重 8 天。

现病史：自述 2 个月前无明显诱因出现胸闷，有时感胸痛，持续数分钟至数小时不等，伴头晕，偶有一过性黑矇，无黑矇晕厥，未予重视。8 天前上述症状加重，无发热，伴咳嗽、咳痰，咳黄色浓痰，无黑矇晕厥，无恶心、呕吐，无四肢活动障碍等。2022-11-22 至外院就诊，行心电图、冠状动脉造影等检查，诊断"三度房室传导阻滞、冠心病"，行临时起搏器治疗。今至我院为行心脏永久起搏器植入术，由当地救护车送入我科，门诊拟以"三度房室传导阻滞"收入院。患者自发病以来，精神正常，睡眠正常，食欲正常，尿便正常，体重无明显下降。

既往史：平素健康状况良好。否认糖尿病、原发性高血压病史，否认结核、肝炎病史，否认输血史，否认药物、食物过敏史，否认其他药源性疾病，否认食物中毒史，否认外伤史，否认手术史，否认其他重大疾病史，预防接种史不详。

个人史：当地出生，当地工作，无疫水、疫区接触史，无工业毒物、粉尘、放射性物质接触史，否认吸烟、饮酒史，无药物嗜好，无冶游史。

婚育史：已婚，25 岁结婚，配偶体健。

家族史：父母体健。兄弟姐妹均体健，无糖尿病、血友病、高血压、肥胖、肿瘤家族病史，无与患者类似疾病，无其他家族性遗传病。

2. 医护过程

体格检查：T 36.6℃，P 60 次 / 分，R 20 次 / 分，BP 159/70 mmHg。呼吸动度一致，

双侧语颤对称，未触及胸膜摩擦感，双肺叩诊异常，肺下界位于左锁骨中线第 6 肋间，左侧腋中线第 8 肋间，肩胛线角第 10 肋间，肺底移动度 6 ～ 8 cm，双肺呼吸音减弱，双肺可闻及少量湿性啰音，无胸膜摩擦音。心前区无隆起，心尖冲动位于第 5 肋间左锁骨中线内 0.5 cm，未见异常搏动，未触及震颤，无心包摩擦感，心界不大，心率 60 次 / 分，脉率 60 次 / 分，心律齐，心音正常，P2 < A2，未见异常血管征，各瓣膜听诊区未闻及杂音及心包摩擦音。

2022–11–29 乙肝五项定量 + 丙肝抗原抗体 + 梅毒抗体：乙肝表面抗体定量 97.742（+），乙肝核心抗体 5.771（+），乙肝表面抗原定量 0.000（–）。

2022–11–29 N– 末端 B 型钠肽前体 9693.0 ng/L。总蛋白 54.3 g/L，白蛋白 35.2 g/L，球蛋白 19.1 g/L，糖化血清蛋白 1.52 mmol/L，高密度脂蛋白胆固醇 0.88 mmol/L，载脂蛋白 A_1 0.92 g/L；脂蛋白 a 470.0 mg/L，促甲状腺素 6.156 μU/mL，游离三碘甲状腺原氨酸 2.09 pg/mL，丙氨酸氨基转移酶 22.6 U/L，天门冬氨酸氨基转移酶 29.2 U/L，葡萄糖 4.41 mmol/L，总胆固醇 2.91 mmol/L，三酰甘油 0.85 mmol/L，低密度脂蛋白胆固醇 1.55 mmol/L，粪便颜色黄色，隐血（–），游离甲状腺素 1.30 ng/dL，糖化血红蛋白 6.20%。

2022–11–29 我院彩色多普勒心脏 + 组织多普勒显像 + 室壁运动分析：①左心房左心室大；②二尖瓣反流（少中量），主动脉瓣反流（少量）；③静息状态下室壁运动未见明显异常。我院彩超腹部（含肝、胆、脾胰）：双肾锥体回声增强，提示钙质沉着症。

患者目前一般情况可，无明显手术禁忌证，拟第二天行心脏永久起搏器植入术，治疗同前，继续观察患者病情变化。

无手术禁忌证，已向患者及其家属交待病情及手术风险和可能出现的并发症，在患者及其家属签署手术知情同意书后，在介入室行心脏起搏器植入术。常规皮肤消毒、铺巾，利多卡因局部麻醉，行左侧锁骨下静脉穿刺术，成功后，送入心脏起搏电极，在 X 线透视下将心房起搏电极定位于右心房，将心室螺旋起搏电极定位于右心室低位间隔部，固定良好，起搏带动良好，测得心室起搏阈值为 0.7 V，感知 12 mV，阻抗 700 Ω。在左胸前上部做皮下囊袋埋入百多力 VVI 心脏起搏器，分层缝合皮肤。手术顺利，术中及术后患者无明显不适反应，安返病房。术后嘱心电监护，沙袋压迫止血，抗菌药物预防感染。

【护理】

1. 治疗护理

（1）用药护理：遵医嘱给予阿司匹林肠溶片、阿托伐他汀、泮托拉唑肠溶片。

（2）高热护理：降低体温，常采用物理降温，如冰袋、冰敷、冰枕等，若腋表温度 > 38.5℃，遵医嘱给予药物降温，如肛门塞吲哚美辛栓等。30 分钟后复测体温。

（3）疼痛护理：按三阶梯镇痛原则遵医嘱使用镇痛药物，指导患者正确用药并观察疗效及不良反应，针对不良反应及时采取有效的措施。采取转移注意力的方法，如看电视、听音乐等，增加患者对疼痛的耐受力。在医师的指导下进行镇痛治疗，不能擅自调整镇痛药的剂量。

（4）肺部感染护理：保持呼吸道通畅，采取有利于呼吸的体位，鼓励患者多咳嗽排痰，必要时给予雾化吸入。做痰液的细菌培养。嘱患者保持良好的心情，保持大便通畅。

2．观察护理

严密观察心率的变化，查看电极是否脱位，查看囊袋愈合情况，是否红肿、感染。

3．生活护理

（1）饮食护理：给予患者清淡、优质蛋白饮食，避免辛辣刺激的食物，以防加重感染，同时要补充机体抗感染所需要的能量。

（2）皮肤护理：伤口处勿用手触摸，保持伤口处皮肤清洁与干燥。

4．心理护理

与家属做好沟通，告知家属患者的病情变化，取得家属的配合和同意。鼓励患者家属树立战胜疾病的信心，保持乐观的态度去照顾患者。

5．健康教育

（1）饮食指导：低盐、低脂饮食。

（2）生活指导：出院后注意休息，避免劳累、着凉、情绪激动。

（3）用药指导：阿司匹林肠溶片长期服用，服用期间注意有无牙龈出血、黑便、皮肤瘀斑等出血情况，若出现上述情况及时就诊；进行有创检查前咨询心内科医师。

（4）出院随访：监测血压、心率，定期看心内科门诊，定期复查肝、肾功能，CK、CK-MB，若出现全身肌肉酸痛及时就诊，出院后第1、第3、第6个月来我院门诊随诊。

【小结】

永久性心脏起搏器属于人工心脏起搏器，主要是通过人工心脏起搏器发放脉冲电流，电流通过电极与导线传导对心肌进行刺激，使心肌产生收缩与兴奋，以取代正常心肌起搏点，对心脏按脉冲电流率进行有效控制而实现心脏冲动。

随着科学技术的不断发展与进步，医疗技术得到了前所未有的发展，永久性人工心脏起搏器逐渐得到广泛应用，尤其在缓慢型与非缓慢型心律失常中的应用效果十分明显。但这种方式属于有创治疗，对于一些耐受力不佳的患者（尤其是老年患者），还有待进一步提高治疗技术，且术后可能出现并发症，如胸闷、心悸等，故而必须做好患者的临床护理工作。护士要做好围手术期的护理，包括心理护理、并发症护理及术后指导等，出院后要教会患者学会脉搏测量，一旦出现异常应即刻来院检查。

（贺　萍）

案例 29 心律转复除颤器的护理

【案例信息】

1. 一般资料

患者男，59岁。

主诉：心悸、胸闷4年。

现病史：4年前渐起心悸、胸闷，有时伴胸痛，上楼梯会感气喘，伴全身乏力，就诊于当地医院，诊断不详，给予富马酸比索洛尔片2.5 mg/d，沙库巴曲缬沙坦钠25 mg/d，单硝酸异山梨酯缓释片每天1片治疗，患者感症状有所缓解。1个月前感上述症状加重，遂至外院就诊；CT检查报告提示心脏增大，请结合进一步检查。24小时动态心电图提示存在频发多源性室性期前收缩。为求进一步治疗来我科就诊。门诊以"室性期前收缩"收入院。患者自发病以来，精神正常，睡眠正常，食欲正常，尿便正常，体重无明显下降。

既往史：平素健康状况良好。否认糖尿病、原发性高血压病史，否认结核、肝炎病史，否认输血史，否认药物、食物过敏史，否认其他药源性疾病，否认食物中毒史，否认外伤史，否认手术史，否认其他重大疾病史，预防接种史不详，有新型冠状病毒疫苗接种史。

个人史：当地出生，当地工作，无疫水、疫区接触史，无工业毒物、粉尘、放射性物质接触史，否认吸烟、饮酒史，无药物嗜好，无冶游史。

婚育史：已婚，适龄结婚，配偶体健，育有2个孩子。

家族史：父母体健，兄弟姐妹均体健，无糖尿病、血友病、高血压、肥胖、肿瘤家族病史，无与患者类似疾病，无其他家族性遗传病。

2. 医护过程

体格检查：T 36.7℃，P 55次/分，R 17次/分，BP 103/89 mmHg。双肺呼吸音清，双肺未闻及明显干、湿啰音及胸膜摩擦音。心前区无隆起，心尖冲动位于第5肋间左锁骨中线内0.5 cm，未见异常搏动，未触及震颤，无心包摩擦感，心界不大，心率55次/分，脉率55次/分，心律齐，心音正常，P2＜A2，未见异常血管征，各瓣膜听诊区未闻及杂音及心包摩擦音。

2023-02-13 凝血活酶时间25.8秒，血清总蛋白54.8 g/L，国际标准化比率（INF）0.97，球蛋白19.2 g/L。

2023-02-03 常规心电图：①窦性心律；②室性期前收缩；③完全性左束支阻滞；④部分导联ST-T改变，建议动态心电图及心率变异性分析等进一步检查。

2023-02-03 彩色多普勒心脏 + 组织多普勒显像 + 室壁运动分析：①左心室壁运动弥漫性较低平，左心功能减低；②二尖瓣关闭不全并中大量反流，三尖瓣少中量反流；③全心大；④肺动脉高压（轻度），肺动脉稍增宽；⑤心包积液（少量），左心室射血分数48%。彩超下肢动脉血流（股总／股浅／深／腘／胫前／后）（双12根）：①双侧下肢动脉多发粥样斑点形成；②双侧下肢动脉血流尚通畅。

2023-02-03 彩超颈动脉血管血流（6根）：双侧颈动脉分叉处粥样斑块形成，血流未见明显异常。

2023-02-05 常规心电图：①窦性心律；②室性期前收缩；③胸导联 r 波递增不良；④非特异性室内阻滞，部分导联 ST-T 改变，建议动态心电图及心率变异性分析等进一步检查。

2023-02-07 彩超腹部（含肝、胆、脾胰）：①左肾结石；②瘀血肝，请结合临床；③前列腺增生并钙化。

2023-02-07 动态心电图：①窦性心律，最小心率58次／分，发生于03：35，最大心率119次／分，发生于07：35，平均心率83次／分；②全程频发房性期前收缩1 342次，成对房性期前收缩9次，短阵房性心动过速1阵；③全程频发双源性室性期前收缩4 592次，成对室性期前收缩249次，短阵室性心动过速25阵，部分室性期前收缩呈二联律或三联律；④胸导联 r 波递增不良；⑤非特异性室内阻滞；⑥监测中见 ST-T 异常改变；⑦心率变异性分析：SDNN 69毫秒（正常参考值范围 102 ～ 180 毫秒），SDANN 60毫秒（正常参考值范围 92 ～ 162 毫秒）。

2023-02-07 我院冠状动脉造影：冠状动脉分布呈右优势型，左主干未见明显异常，前降支近段管壁不光滑，回旋支及右冠未见明显异常，远端血流 TIMI 3 级。

2023-02-08 我院常规心电图：①窦性心动过缓伴不齐；②室性期前收缩；③非特异性室内阻滞；④胸导联 r 波递增不良；⑤部分导联 ST-T 改变；⑥请结合临床。

【护理】

1. 治疗护理

（1）用药护理：①富马酸比索洛尔片（5 mg）口服，注意监测血压、心率。②沙库巴曲缬沙坦钠片（50 mg），注意监测血压；③螺内酯片（20 mg）口服，注意监测电解质；④达格列净片（10 mg），注意防止泌尿道感染；⑤阿托伐他汀钙片（20 mg）。

（2）肺部感染护理：保持呼吸道通畅，采取有利于呼吸的体位，鼓励患者多咳嗽排痰，必要时给予雾化吸入。做痰液的细菌培养。嘱患者保持良好的心情，大便通畅。

2. 饮食护理

给予患者清淡、优质蛋白饮食，避免辛辣刺激的食物，以防加重感染，同时要补充机体抗感染所需要的能量。

3. 心理护理

向患者介绍 ICD 的工作程序，说明 ICD 治疗室速一般选用 ATP— 低能量电击 — 高能量电击的阶梯治疗，对心肌损伤极小。电击后患者突然抽动是因为电击不仅刺激心脏，也会刺激全身其他肌肉所致。让患者对 ICD 的工作模式有一个正确的认识，减低恐惧、焦虑的程度。当因心律失常"风暴"而发生连续电击时，更要安慰患者，说明这是暂时现象，医师会及时调整治疗方案，并通过程控调整 ICD 工作参数来控制心律失常的发作和电击现象，鼓励患者乐观地配合检查和治疗，心情平稳地面对一切。

4. 健康教育

出院后注意休息，避免劳累、着凉、情绪激动，低盐、低脂饮食。

监测血压、心率，定期看心内科门诊，定期复查肝肾功能，CK、CK-MB，若出现全身肌肉酸痛及时就诊，出院后第 1、第 3、第 6 个月来我院门诊随诊。

【小结】

由室性心动过速、心室颤动引起的心源性猝死是现代医学面临的一个重要问题。埋藏式心脏复律除颤器（ICD）的临床应用大大降低了心源性猝死的发生率，已成为治疗恶性室性心律失常最有效的方法之一。

（贺　萍）

案例 30　二尖瓣钳夹术的护理

【案例信息】

1. 一般资料

患者男，78 岁。

主诉：胸闷气促 3 个月。

现病史：患者 3 个月前无明显诱因出现活动后胸闷气促，四肢乏力，无心悸、胸痛，无头晕、头痛，无黑矇、晕厥，无寒战、发热，无恶心、呕吐，遂至外院就诊，诊断为"二尖瓣脱垂"，服用阿托伐他汀钙片、利伐沙班、氨氯地平片、恩格列净，疗效欠佳。患者 2 周前感夜间症状加重，出现端坐呼吸、夜间阵发性呼吸困难，伴双下肢水肿，为求进一步治疗，遂前往我院门诊就诊，门诊心脏彩超：①二尖瓣后瓣脱垂并二尖瓣反流（大量），提示腱索断裂；②肺动脉高压（中度）；③三尖瓣反流（大量）；④左右心房、左心室大；⑤心包积液（少量）；⑥右侧胸腔积液。于 2023-02-10 于我院诊治，予患者改善循环、抗血小板聚集、抗凝、强心利尿、调脂稳定斑块、护胃等对症支持治疗后好转出院。现患者为行进一步手术治疗入院。患者自发病以来，精神正常，睡眠正常，食欲减退，尿便正常，体重下降约 5 kg。

既往史：平素健康状况良好。否认糖尿病史。原发性高血压病史 8 年，服药情况不详。否认结核、肝炎病史，否认输血史，否认药物、食物过敏史，否认其他药源性疾病，否认食物中毒史，否认外伤史，否认手术史，否认其他重大疾病史，预防接种史不详，有新型冠状病毒疫苗接种史，无新型冠状病毒感染流行病学史和旅居史。

个人史：当地出生，当地工作，无疫水、疫区接触史，无工业毒物、粉尘、放射性物质接触史，否认吸烟、饮酒史，无药物嗜好，无冶游史。

婚育史：已婚，适龄结婚，配偶体健，育有 4 个孩子。

家族史：父患病；母已故，已故原因不详。兄弟姐妹均体健，无糖尿病、血友病、高血压、肥胖、肿瘤家族病史，无与患者类似疾病，无其他家族性遗传病。

2. 医护过程

体格检查：T 36.2℃，P 65 次 / 分，R 20 次 / 分，BP 148/76 mmHg。发育正常，营养良好，表情自然，无贫血貌，自主体位，步入病房，步态正常。意识清楚，查体合作。心前区无隆起，心尖冲动位于第 5 肋间左锁骨中线内 0.5 cm，未见异常搏动，未触及震颤，无心包摩擦感，心界增大，心率 92 次 / 分，脉率 65 次 / 分，心律不齐，心音正常，P2 ＜ A2，未见异常血管征，在心尖部闻及吹风样收缩期杂音，未闻及心包摩擦音。

2023-02-23 直接胆红素 5.2 μmol/L，γ 谷氨酰转移酶 76.5 U/L，尿素氮 10.6 mmol/L，葡萄糖 7.32 mmol/L，丙氨酸氨基转移酶 48.8 U/L，天门冬氨酸氨基转移酶 32.2 U/L，总胆红素 13.3 μmol/L，白蛋白 42.6 g/L，碱性磷酸酶 117.4 U/L，总胆固醇 4.58 mmol/L，三酰甘油 0.85 mmol/L，钾 44.49 mmol/L，钠 145.0 nmol/L，氯 109.2 mmol/L，钙 2.337 mol/L。

2023-02-23 白细胞 6.52×10⁹/L，血红蛋白 140 g/L，血小板 221×10⁹/L，单核细胞 0.56×10⁹/L，中性粒细胞百分比 70.5%。

2023-02-24 常规心电图检查：①心房颤动，②胸导联 r 波递增不良。

2023-02-25 白蛋白 29.0 g/L，肌酸激酶 33.4 U/L，钠 149.2 mmol/L，氯 114.6 mmol/L，钙 2.07 mmol/L，丙氨酸氨基转移酶 23.8 U/L，天门冬氨酸氨基转移酶 24.5 U/L，总胆红素 10.4 μmol/L，直接胆红素 2.66 μmol/L，肌酐 70.3 μmol/L，尿酸 348.2 μmol/L。

2023-02-25 血细胞分析：白细胞 8.82×10⁹/L，血红蛋白 107 g/L；血小板 181×10⁹/L，淋巴细胞百分比 12.6%，中性粒细胞 6.90×10⁹/L，中性粒细胞百分比 78.2%。

2023-02-25 行经皮二尖瓣钳夹术，予改善循环、抗小板聚集、调脂稳定斑块、护胃等对症支持治疗。

2023-02-26 血细胞分析：白细胞 2.56×10^9/L，血红蛋白 110 g/L，血小板 179×10^9/L，淋巴细胞绝对值 1.09×10^9/L，淋巴细胞百分比 8.7%，中性粒细胞 9.90×10^9/L，中性粒细胞百分比 78.8%。

2023-02-26 我院常规心电图检查（下床边）：①心房颤动，②部分导联 ST 段改变，③ QT 间期延长。

2023-02-27 血细胞分析：血红蛋白 99 g/L，淋巴细胞 0.50×10^9/L，淋巴细胞百分比 6.1%，单核细胞 0.65×10^9/L，中性粒细胞 6.88×10^9/L，中性粒细胞百分比 83.9%，白细胞 8.20×10^9/L，血小板 151×10^9/L。

2023-02-27 心电图检查：①心房颤动；②部分导联 ST-T 改变。

【护理】

1．用药护理

（1）阿托伐他汀钙片：每天早上口服 1 片；定期复查肝功能及心肌酶，当转氨酶大于 3 倍的正常值时停药并心内科就诊。

（2）螺内酯片：每次 1 片，口服，每天 1 次。

（3）呋塞米片：每次 1 片，口服，每天 1 次，监测 24 小时尿量，当 24 小时尿量小于 1 000 mL 时，临时加服 1 片。

（4）利伐沙班片：每天早上口服 1 片，服用期间注意有无牙龈出血、黑便、皮肤瘀斑等出血情况，若出现上述情况及时就诊；进行有创检查前咨询心内科医师。

（5）泮托拉唑钠肠溶片：每天早上口服 1 片，1 个月后可停止服用。

2．饮食护理

给予患者清淡、优质蛋白饮食，避免辛辣刺激的食物，以防加重感染，同时要补充机体所需要的能量。

3．心理护理

与家属做好沟通，告知家属患者的病情变化，取得家属的配合和同意。鼓励患者家属树立战胜疾病的信心，保持乐观的态度去照顾患者。

4．健康教育

①注意监测血压、脉搏，定期复查肝肾功能、电解质、心电图、心脏彩超等；②适当运动，保持大便通畅，避免情绪激动、剧烈活动、受凉；③不可随意停药或调整用药，在医师指导下调整用药；④出现任何不适，及时就诊。相应疾病至相关科室门诊随诊。

【小结】

二尖瓣关闭不全是瓣膜疾病较为常见的疾病，是由于二尖瓣的自身结构组织受到损伤，在左心室收缩过程中无法完全闭合，使血液反向流入左心房，左心房负荷和左心室舒张期负荷增加，从而引起一系列血流动力学变化。轻者可仅有轻微劳力性呼吸困难，重者可很快发生急性左心衰竭，甚至急性肺水肿、心源性休克。程度较重的二尖瓣关闭不全患者，发展至晚期则出现全心衰竭的表现。经导管二尖瓣钳夹术（MitraClip）是在外科修缘对缘二尖瓣修复技术的启发下，采用类似的技术原理，使用一个特制的二尖瓣钳夹器（Clip），经人体血管到达心脏，在三维超声引导下，夹住二尖瓣两个叶的中部，使二尖瓣在收缩期由大的单孔变成小的双孔，从而减少二尖瓣反流。

二尖瓣钳夹术护理要点：①术后立即观察患者的生命体征，包括心率、呼吸、血压等，及时发现问题并处理；②帮助患者进行呼吸训练，促进肺功能恢复，防止发生肺部感染；③管理患者的液体平衡，避免水肿和肺部充血，保持电解质平衡；④管理患者的药物治疗，包括抗菌药物、抗凝、镇痛等，根据医嘱规定用药量和频率；⑤监测患者的尿量和质量，及时发现肾功能异常，避免尿潴留；⑥帮助患者进行康复训练，包括肢体功能恢复、心理康复等，促进早期康复。

（贺　萍）

案例 31　卵圆孔缺损封堵术的护理

【案例信息】

1. 一般资料

患者女，26 岁。

主诉：偏头痛检查发现房间隔缺损 20 余天。

现病史：患者 20 天前因头痛行影像学检查发现房间隔缺损，无胸闷、气促，无黑矇、晕厥。患者为求进一步治疗，就诊于我院，门诊以"房间隔缺损"收入院。患者自发病以来，精神正常，睡眠正常，食欲正常，尿便正常，体重无明显下降。

既往史：平素健康状况良好。否认糖尿病、原发性高血压病史，否认结核、肝炎病史，否认输血史，否认药物、食物过敏史，否认其他药源性疾病，否认食物中毒史，否认外伤史，否认手术史，否认其他重大疾病史，预防接种史不详，有新型冠状病毒疫苗接种史。

个人史：当地出生，当地工作，无疫水、疫区接触史，无工业毒物、粉尘、放射性物质接触史，否认吸烟、饮酒史，无药物嗜好，无冶游史。

婚育史：已婚，适龄结婚，配偶体健，育有 2 个孩子。

家族史：父母体健，兄弟姐妹均体健，无糖尿病、血友病、高血压、肥胖、肿瘤家族史，无与患者类似疾病，无其他家族性遗传病。

2. 医护过程

体格检查：T 36℃，P 84 次 / 分，R 20 次 / 分，BP 116/64 mmHg。呼吸动度一致，双侧语颤对称，未触及胸膜摩擦感，双肺叩诊清音，肺界正常，肺下界移动速度正常，双肺呼吸音清，双肺未闻及明显干、湿啰音及胸膜摩擦音。心前区无隆起，心尖冲动位于第 5 肋间左锁骨中线内 0.5 cm，未见异常搏动，未触及震颤，无心包摩擦感，心界不大，心率 84 次 / 分，脉率 84 次 / 分，心律齐，心音正常，P2 < A2，未见异常血管征，各瓣膜听诊区未闻及杂音及心包摩擦音。

2023–02–07 白细胞 4.33×10^9/L，红细胞 4.10×10^{12}/L，血红蛋白 128 g/L，血细胞比容 0.386 L/L，血小板 320×10^9/L，血小板分布宽度 8.70 fL，嗜酸性粒细胞百分比 0.7%，C 反应蛋白 < 0.80。丙氨酸氨基转移酶 9.2 U/L，天门冬氨酸氨基转移酶 18.7 U/L，总胆红素 10.2 μmol/L，白蛋白 48.3 g/L，球蛋白 29.4 g/L，碱性磷酸酶 43.0 U/L，肌酐 59.4 μmol/L，尿素氮 3.9 mmol/L，高密度脂蛋白胆固醇 1.60 mmol/L，钾 4.20 mmol/L。凝血功能检查：D– 二聚体 0.27 mg/L FEU，凝血酶原时间 11.1 秒，凝血酶原时间比率 0.96，B 型钠尿肽（BNP）前体（PRO–BNP）、超敏肌钙蛋白、人免疫缺陷病毒抗原抗体（Anti–HIV）、糖化血红蛋白（HbA1c）、肿瘤标志物、甲状腺功能、尿常规、大便常规等未见明显异常。

2023–02–07 我院多层螺旋 CT 胸部（平扫）：右肺中叶小结节，找肺内淋巴结，左肺舌段少许纤维灶。

患者平卧位，常规消毒铺巾，1% 利多卡因局部麻醉，穿刺右股静脉植入 9 F 血管鞘，充分肝素化，送入右心导管经右心房—右心室—肺动脉，肺动脉测压 33/14 mmHg，后退右心导管至右心房经未闭卵圆孔至左上肺静脉，沿导管送入 260 cm 加导丝至左上肺静脉，建立轨道，退出鞘管，沿加硬导丝送入 9 F 输送鞘至左上肺静脉，退出输送鞘内鞘，沿输送鞘送入 18 ~ 25 mm 卵圆孔未闭封堵器，于左心房释放左伞盘，回撤系统至有阻力，释放右伞盘，后经经胸心脏超声及 X 线提示封堵器位置良好且固定，遂释放封堵器，拔出右股静脉鞘管，压迫止血 12 小时，术毕撤出导管后安返病房。结论：中央型房间隔缺损（卵圆孔型）行卵圆孔未闭封堵术。

【护理】

1. 治疗护理

（1）用药护理：予抗血小板聚集抑酸护胃等治疗。

（2）观察护理：术后需要指导患者保持良好的生活习惯，如戒烟、限酒、保持良好的作息时间等，以促进患者的康复。同时，需要定期进行复查，评估患者的身体状况和治疗效果。

2. 饮食护理

给予患者清淡、优质蛋白饮食，避免辛辣刺激的食物，以防加重感染，同时要补充机体所需要的能量。

3. 心理护理

对于接受卵圆孔未闭封堵手术的患者，心理护理也非常重要。需要向患者详细解释手术的效果和后续治疗计划，以增强患者的信心和配合度。同时，关注患者的情绪变化，及时进行心理疏导，缓解患者的焦虑和抑郁情绪。

4. 健康教育

对于接受卵圆孔未闭封堵手术的患者，全面的护理是非常重要的。术前、术中、术后、心理和生活方式的护理都需要到位，以确保患者的生命安全和治疗效果，出院后注意休息，避免劳累、着凉、情绪激动，低盐、低脂饮食。

【小结】

卵圆孔未闭是一种常见的先天性心脏疾病，而封堵手术是一种有效的治疗方式。以下是对卵圆孔未闭封堵手术的护理体会。

1. 术前护理

术前需要对患者进行全面的体格检查，评估患者的身体状况，确定手术的可行性。同时，需要向患者详细解释手术的原理、方法和注意事项，以减轻患者的焦虑和紧张情绪。

2. 术中护理

术中需要监测患者的生命体征，如心率、血压、呼吸等，确保患者的生命安全。同时，需要配合医师进行手术操作，确保手术的顺利进行。

3. 术后护理

术后需要监测患者的生命体征和伤口情况，评估患者的恢复情况。同时，需要指导患者进行正确的康复训练，如心肺功能训练、肌肉训练等，促进患者的康复。

（贺　萍）

案例 32　腹主动脉瘤介入治疗的护理

【案例信息】

1. 一般资料

患者男，65 岁。

主诉：腰部疼痛 2 周，体检发现腹主动脉瘤 2 天。

现病史：患者因"腰部疼痛 2 周，体检发现腹主动脉瘤 2 天"入院。2 周前患者无明显诱因出现腰背部持续剧烈疼痛，与体位、进食无明显相关，无明显其他部位放射痛，其后自行逐渐缓解。2018-03-12 外院腹部 CTA 提示腹主动脉下段动脉瘤，最大直径约 5.5 cm。患者为求进一步诊治，遂至我院收入微创介入科。

既往史：既往糖尿病、高血压及肺结核病史。大量吸烟史，已戒烟 4 年余。

2. 医护过程

体格检查：T 36.5℃，P 65 次/分，R 20 次/分，BP 130/75 mmHg。意识清楚，腹部平坦，腹软，全腹无压痛及反跳痛，耻区触及搏动感包块，听诊可闻及血管杂音，腰部疼痛，疼痛评分 1 分。入院诊断：①腹主动脉瘤；②原发性高血压（1 级很高危）；③2 型糖尿病；④肺结核（痰涂片阴性）。入院后完善相关检查，降压、监测血糖等，于 2018-03-21 行腹主动脉瘤腔内腹膜支架修复术 + 动脉瘤栓塞术 + 血管缝合术。术后第 2 ~ 3 天出现发热，其后各项生命体征正常，未其他相关并发症，于 2018-03-28 办理出院。

【护理】

（一）护理评估

1. 一般评估

生命体征平稳，既往糖尿病、高血压、肺结核病史已规律服药。

2. 风险评估

BADL 70 分，VTE 评分（Autar 评估量表）4 分，跌倒评分 2 分，疼痛评分 1 分。

3. 专科评估

耻区触及搏动感包块，听诊闻及明显血管杂音，腰部疼痛，疼痛评分 1 分。

（二）护理措施

1. 加强血压的管理

血压控制是防止瘤体破裂及手术顺利进行的关键性手段。遵医嘱按时给药；每天测血压 2 ~ 4 次，并将血压控制在 90 ~ 140/60 ~ 80 mmHg。

血压过高可增加瘤体破裂及心脑血管意外的危险性，常规降血压药维持血压稳定。

血压过低则会使肾血流量减少而影响肾功能。患者血压偏低时应分析原因，观察是否有内出血、补液不足或降压药过量等情况，并及时给予相应的处理。

2. 腹主动脉瘤及支架置入术潜在并发症的观察与护理

（1）瘤体破裂：加强血压管理；指导卧床休息；限制患者活动，动作缓慢；保持大便通畅，控制情绪，避免情绪激动。同时入院时即建立有效静脉通道，急救设备的准备。

观察疼痛的性质、部位、持续时间，若出现明显的剧烈腹痛，则提示动脉瘤可能趋于破裂，应详细观察患者腹痛情况、血压变化及有无休克表现，加强心理护理，必要时可使用镇痛剂。

（2）远端血管栓塞：腹主动脉瘤患者多伴有下肢动脉硬化、闭塞及动脉瘤附壁血栓脱落所致的不同程度的下肢缺血。因此，应观察患者双下肢足背动脉搏动、皮温、感觉、色泽的变化情况。

（3）支架置入后综合征：常见表现为术后发热，该患者术后体温最高 38.5℃，持续 2 天后恢复正常。遵医嘱予广谱抗菌药物静脉滴注，体温 < 38.5℃予物理降温，经常更换衣物，保持床单位清洁。体温 > 38.5℃遵医嘱予药物降温，鼓励患者多饮水。

（4）腹主动脉支架内血栓形成：观察患者下肢末梢循环，注意观察其下肢动脉搏动、颜色、温度、运动及感觉动能。严重情况关注患者活动及是否有 DVT 发生。做好护理记录，发现异常通知医师。

（5）穿刺处假性动脉瘤形成：观察穿刺处敷料情况，观察皮下瘀斑、血肿大小、搏动情况及有无继续扩大；查看沙袋压迫是否到位。指导患者穿刺处伸直制动 24 小时。观察穿刺侧肢体桡动脉搏动、皮温、皮色及感觉情况。

（6）内漏：指置入内支架后仍有血液流入动脉瘤腔内，为最常见的并发症。强调随访时间及重要性，并通过检查正确认识移植物的完整性及位置。严密观察动脉瘤内漏、扩张或破裂的危险信号：无临床症状、新发腹部或胸部疼痛、严重或异常腹痛或胸痛、突发虚弱、晕厥或跌倒。

向患者强调与医护人员保持联系的重要性，术后 1 周至 1 个月内需要进行 1 次腹部超声或 CT 扫描以检查是否发生内漏。每 6 ~ 12 个月检查 1 次支架移植物的状态及动脉瘤腔的大小。

（7）支架移位：密切观察血压变化，观察有无腹胀、血性或非血性腹泻或剧烈腹痛等肠缺血症状，观察尿色、尿量情况，记录出入量，如有异常通知医师及时处理。

3. 患者手术后血栓与出血风险平衡的管理

覆膜支架置入患者体内后属于异物，为预防血栓形成，术中及术后均应使用抗凝血药物。

（1）输注抗凝血药物时，应使用输液泵，以确保药物匀速、安全、准确地输入体内。

（2）术后遵医嘱给予阿司匹林 100 mg/d，口服，持续 3~6 个月。如果发生血栓，应根据病情进行溶栓治疗。

（3）注意有无出血倾向，如穿刺部位有无青紫或血肿，测量血压后袖带绑扎处有无出血点，有无鼻腔或牙龈出血，切口有无渗血，尿、便颜色是否异常及有无颅内出血症状等。

（4）加强患者出院健康教育，定时复查出、凝血时间，调整抗凝血药的用量。

【小结】

腹主动脉瘤（AAA）是由腹主动脉的囊状扩张而成，是因为动脉中层结构破坏，动脉壁不能承受血流冲击的压力而形成的局部或者广泛性的永久性扩张或膨出。破裂性腹主动脉瘤的风险极高，病死率高达 90%。

加强血压管理，动脉瘤及支架置入术后并发症的观察，术后抗血小板聚集药物的服用及手术支架置入所致的血栓与出血风险平衡的管理是腹主动脉瘤患者的护理难点。抓住护理难点，进行针对性的护理管理，有利于提高患者的生活质量。

（邓秀兰）

案例 33　下肢动脉血栓形成介入治疗的护理

【案例信息】

1. 一般资料

患者男，35 岁。

现病史：患者 4 天前受凉后开始出现右下肢发麻、发凉，小腿疼痛，外院彩超提示右侧腘动脉中下段、右侧胫前动脉栓塞，右侧股总动脉、右侧腘动脉上段、右侧胫后动脉、右侧腓动脉、右侧足背动脉血流速度明显减慢。予双抗、抗凝、溶栓治疗后症状无明显改善。以"右下肢间歇性跛行、疼痛 4 天"于 2018-06-19 收入院。

2. 医护过程

入院诊断：①右下肢动脉血栓形成；②高血压；③脑梗死。入科后完善相关检查，急诊行动脉置管溶栓术，第 2 天再次行动脉扩张成形术，术后第 3 天复查动脉充盈缺损较前明显好转，予拔出动脉鞘管。同时予抗凝、抗血小板聚集治疗等治疗，于 2018-06-22 出院。

【护理】

（一）护理评估

1. 一般评估

T 36.6℃，P 106 次 / 分，R 20 次 / 分，右上肢 BP 130/75 mmHg，身高 180 cm，体重 81 kg，BMI 25 kg/m²。意识清楚。既往原发性高血压病史，未特殊治疗。既往脑梗死病史。无吸烟、嗜酒史，血糖、血脂无异常。

2. 专科评估

右下肢皮肤苍白，未见皮损，皮温下降，甲床发绀，足背动脉搏动未扪及，腘动脉搏动减弱，右下肢疼痛麻木，疼痛评分 2 分；左下肢未见明显阳性体征，毛细血管充盈试验阴性；腹部可见 2 cm × 2 cm 瘀斑；四肢肌力、肌张力正常。出凝血相关指标：PT 14.10 秒，INR 1.09，APTT 45.4 秒、D- 二聚体 1.22 mg/L。

3. 风险评估

BADL 评分：90 分；DVT 评分（Autar 评估量表）：10 分；跌倒评分：2 分；压疮评分：16 分。

（二）护理措施

1. 动脉溶栓围手术期护理

（1）术前护理。

1）术前准备：因患者术后会带动脉鞘管，训练患者术后穿刺侧肢体正确摆放与翻身，同时教会患者踝泵运动。

2）做好术前足背动脉搏动、皮温、颜色、疼痛、感觉、腿围测量等情况记录，便于术后对比观察。

3）做好保暖但禁止按摩、热敷。

4）心理护理：针对患者对手术效果的担忧，做好动脉造影 + 置管溶栓术宣教，减轻患者紧张情绪。

（2）术后护理。

1）手术效果观察：严密监测足背动脉搏动是否恢复及搏动强弱；观察皮温平面变化、皮肤瘀斑颜色、麻木范围变化并标记，特殊情况及时汇报；观察患肢疼痛，术后疼痛评分最高 5 分，遵医嘱使用药物镇痛，动态观察镇痛效果及药物不良反应。

2）鞘管的护理：患者带动脉鞘管及溶栓管时间达 3 天，落实防脱管措施。

3）穿刺部位观察：密切观察动脉穿刺部位有无出血、肿胀、疼痛情况，观察体温及感染相关实验室指标。

4）体位管理：带鞘管期间，指导患者穿刺侧肢体髋关节、膝关节禁止外展，保持直立位，指导患者进行踝泵运动，动态测量髌骨上、下 10 cm 腿围变化；拔管后沙袋加压压迫穿刺点，术侧肢体需严格制动 6 小时，卧床 24 小时。

5）术后指导患者行伯格－艾伦运动，运动量应由小至大，以运动后不出现无法忍受的疼痛为宜。每天坚持运动 3 次，每次间歇 30 分钟以上。病情允许后早日下床活动。

6）饮食护理：指导术后饮水 2 L 以上，促进对比剂的排出。

2．用药护理

患者使用尿激酶、肝素钠、波立维、阿司匹林肠溶片、华法林钠片等多种药物，密切监测血小板计数、出凝血时间及凝血酶原时间等。

每班观察患者全身皮肤、黏膜有无出血倾向，观察痰液、尿便颜色，神经系统的症状与体征等，及时发现出血征象。指导患者活动安全，避免深部注射，护理操作轻柔，以免引起或加重出血，指导患者进食软烂食物，避免引起消化道出血。

3．居家护理指导

（1）患者出院后继续口服抗血小板、抗凝药物，切勿自行停药及调整剂量，指导患者漏服、日常饮食、生活等注意事项，尤其是出血的自我观察。

（2）进行华法林专项药物管理：制作健康教育单张，指导患者定期复查凝血功能，云随访跟踪复诊情况，及时与医师沟通调整抗凝药物剂量。

（3）居家康复训练指导：穿着软底舒适运动鞋，进行行走锻炼，每周 3 次，每次行走至少 30 分钟，以促进侧支循环的建立，改善缺血症状；出现间歇性跛行或静息痛，建议卧床休息，采取头高足低位，增加下肢灌注，避免缺血导致的不适症状加重。

【小结】

此案例为临床罕见的急性动脉血栓形成案例，患者起病急，血栓波及范围广，处理及时、效果佳，得益于医、护一体在血管介入治疗中的综合性治疗及精细化护理。但是，该病例年龄轻，且动脉血栓形成原因不明，同时血压自我管理不佳，出院后的居家健康管理及动脉急性栓塞症状自我监测是护理重点，护理团队针对该患者制订了延续性护理措施，包括特殊药物健康教育单张及居家训练康复指导，关注患者全流程管理，是本案例的特色。

（邓秀兰）

参考文献

［1］裴坤一. 急诊急救护理技术与应用［M］. 长沙：湖南科学技术出版社，2019.

［2］赵伟波，苏勇. 实用急诊科护理手册［M］. 北京：化学工业出版社，2019.

［3］王燕，韩春梅，张静，等. 实用常见病护理进展［M］. 青岛：中国海洋大学出版社，2023.

［4］张霞. 心血管疾病介入治疗护理服务规范［M］. 沈阳：辽宁科学技术出版社，2019.

［5］张丽珺，王晓娟，李占忠，等. 肿瘤疾病诊断治疗与护理［M］. 成都：四川科学技术出版社，2022.

［6］王丽芹. 血液透析护理实践精讲［M］. 北京：中国医药科技出版社，2020.

［7］陈务贤，周云英，赵文利，等. 心血管介入诊疗护理技术操作规范［M］. 南宁：广西科学技术出版社，2023.

［8］邹智群，张琼元，武竞业，等. 实用口腔护理基础技能［M］. 沈阳：沈阳出版社，2021.

［9］常青，刘兴会，严小丽. 助产理论与实践［M］. 3版. 郑州：河南科学技术出版社，2020.

［10］潘桂兰. 精编常见疾病护理思维［M］. 汕头：汕头大学出版社，2019.

［11］李国宏，毛燕君，王雪梅，等. 介入护理实践指南［M］. 南京：东南大学出版社，2019.

［12］黄师菊，蔡有弟. 临床营养高级护理实践［M］. 广州：华南理工大学出版社，2022.

［13］姚兰，刘娟. 实用口腔专科护理操作流程［M］. 昆明：云南科技出版社，2021.

［14］彭南海，黄迎春. 临床营养护理指南［M］. 南京：东南大学出版社，2019.

［15］王姗姗，王晓霞，滕海，等. 实用内科疾病诊治与护理［M］. 青岛：中国海洋大学出版社，2019.

［16］彭德飞. 临床危重症诊疗与护理［M］. 青岛：中国海洋大学出版社，2020.

［17］王霞，王会敏. 实用肿瘤科护理手册［M］. 北京：化学工业出版社，2019.

［18］孙红. 实用肾内科疾病护理思维与实践［M］. 汕头：汕头大学出版社，2019.

［19］窦超. 临床护理规范与护理管理［M］. 北京：科学技术文献出版社，2020.

［20］李和军. 急诊护理实用手册［M］. 哈尔滨：黑龙江科学技术出版社，2020.

［21］吕建农，王人颢. 创伤学［M］. 南京：东南大学出版社，2021.

［22］高亚礼，王卓，何君，等．四川省第3次全国死因流调结果分析［J］．预防医学情报杂志，2008，24（6）：431-434.

［23］邓卓超，朱立柏，曾细平，等．1728例意外创伤事件的流行病学特点［J］．中华灾害救援医学，2015，3（4）：186-188.

［24］VAN MEIJEL E P M，GIGENGACK M R，VERLINDEN E，et al．Short and long-term parental posttraumatic stress after a child's accident：prevalenceand associated factors ［J］．Child Psychiatry Hum Dev，2020，51（2）：200-208.

［25］ZURAIK C，SAMPALIS J，BRIERRE A．The economic and social burdenof traumatic injuries：evidence from a trauma hospital in Port-au-Prince，Haiti［J］．World J Surg，2018，42（6）：1639-1646.

［26］KROSKA E B，MILLER M L，ROCHE A I，et al．Effects of traumatic experiences on obsessive-compulsive and internalizing symptoms：the role ofavoidance and mindfulness ［J］．J Affect Disord，2018，225：326-336.

［27］LI X，WANG Z，HOU Y，et al．Effects of childhood trauma on personality in a sample of Chinese adolescents［J］．Child Abuse Negl，2014，38（4）：788-796.

［28］儿童创伤急救早期处理专家共识组．儿童创伤急救早期处理专家共识［J］．临床儿科杂志，2017，35（5）：377-383.

［29］王传林，刘斯，陈庆军，等．非新生儿破伤风诊疗规范［J］．中国疫苗和免疫，2020，26（2）：228-231，240.

［30］VON BAEYER CL，SPAGRUD LJ．Systemic review of observational（behavioral） measures of pain for children and adolescents aged 3 ~ 18 years old［J］．Pain，2007，127（1-2）：140-150.

［31］方继红，武凤芹，李镇宇，等．儿童创伤性疼痛链式管理方案的制订及应用［J］．中华护理杂志，2020，55（8）：1154-1158.

［32］马莉，王志稳，葛宝兰，等．急诊科危重患者院内转运过程中不良事件及风险因素分析［J］．护理研究，2019，33（21）：3676-3680.

［33］姜春雷．应激医学［M］．2版．上海：上海科学技术出版社，2021：219-220.

［34］张波，桂莉．急危重症护理学［M］．4版．北京：人民卫生出版社，2017：50.

［35］吴玉洁，吴利平，林光燕，等．7268例非住院儿童创伤发病特点的流行病学调查 ［J］．重庆医科大学学报，2020，45（8）：1213-1217.

［36］KELSEY FORD，MICHAEL MENCHINE，ELIZABETH BURNER，et al．Leadership and team work in trauma and resuscitation［J］．Western Journal of Emergency Medicine，2016，17（5）：550-557.

［37］杨杰，刘畅，连鸿凯."黄金1小时"理念在严重创伤救治中的应用及发展［J］.
创伤外科杂志，2022，24（10）：795-799，801.

［38］惠思明，张方园.院内急救程序—— 时间控制护理模式对严重创伤患者救治效率的
应用研究［J］.山西医药杂志，2021，50（19）：2851-2853.

［39］谭明亮，程成，王春梅，等.癌痛的发病机制及治疗研究进展［J］.肿瘤药学，
2022，2（12）：6-11.

［40］ZHENG C Y，CHEN X，WENG L Z，et al. Benefits of mobile apps for cancer pain
management: systematic review［J］. JMIR M health Uhealth，2020，8（1）：
e17055.

［41］CAMPS HERRERO C. BATISTA N，DIAZ FERNANDEZ N，et al. Breakthrough cancer
pain: review and calls to action to improve its management［J］. Clin Transl Oncol，
2020，22（8）：1216-1226.

［42］阮明慧，曹国庆，倪家骧.介入治疗技术控制癌痛应用进展［J］.疑难病杂志，
2020，19（10）：1068-1071.

［43］ADJEI I M，TEMPLES M N，BROWN S B，et al. Targeted nano medicine to treat bone
metastasis［J］. Pharmaceutics，2018，10（4）：205.

［44］蒋雪梅.一例皮下植入式静脉输液港注射座渗漏的护理体会［J］.健康必读杂志，
2012，2（2）：335.

［45］位娟，杨益群. PICC置管后并发穿刺点渗液的研究进展［J］.全科护理，2019，17
（3）：284-286.

［46］何为，闫荣，邵珠美.网状弹力绷带在PICC带管患者中的妙用［J/CD］.实用临床
护理学电子杂志，2018，3（1）：192.

［47］艾小琴.植入式静脉输液港输液外渗患者一例的护理体会［J］.解放军护理杂志，
2010，27（9）：698-699.

［48］陈艳，陈秀兰，曾珍，等.大面积浅表伤口使用水胶体敷料开窗换药的应用研究
［J］.医药前沿，2015，5（24）：20.

［49］史文辉，顾晓琳.一例肿瘤患者PICC穿刺部位反复深夜的个案护理［J］.临床医
药文献电子杂志，2020，7（85）：133-136.

［50］于润，赵宁，李建丽.植入式输液港在乳腺癌化疗患者中的应用及并发症护理［J］.
齐鲁护理杂志，2020，7（26）：67-69.

［51］王倩，陈萍.植入式手臂输液港和胸壁港在肺癌化疗患者中的应用对比研究［J］.
临床医药文献电子杂志，2020，5（50）：58.

［52］杨立香，范蕴贤.中心静脉置管外周静脉穿刺处渗液的原因及控制［J］.临床护

理，2020，8（20）：90-92.

［53］张丽娟，余秋花，钟巧玲，等. 自粘性软聚硅酮有边型泡沫敷料在 PICC 术后淋巴液渗漏中的应用［J］. 当代护士，2015（9）：56-58.

［54］中华医学会呼吸病学分会感染学组. 铜绿假单胞菌下呼吸道感染诊治专家共识［J］. 中华结核和呼吸杂志，2014，37（1）：9-15.

［55］胡付品，郭燕，朱德妹，等. 2016 年中国 CHINET 细菌耐药性监测［J］. 中国感染与化疗杂志，2017，17（5）：481-491.

［56］韩秋萍，白艳秋，宋慧敏，等. 肺脓肿护理［J］. 中外健康文摘，2010，7（32）：316-317.

［57］霍玉芹. 纤维支气管镜检查术的护理［J］. 现代中西医结合杂志，2010，19（9）：1138-1139.

［58］刘国珍. 静脉留置针的应用和护理体会［J］. 山西医药杂志，2010，39（7）：676-677.

［59］陈艳华，黄拔威. 睡眠质量等临床因素及相关检验指标对重症肺炎预后评估的价值［J］. 世界睡眠医学杂志，2019，6（9）：1195-1197.

［60］王楠，张翠，薛婧. 某部队医院铜绿假单胞菌的分布和耐药性调查［J］. 武警医学，2019，30（8）：690-692，696.

［61］鲁琴，汪海华. 下呼吸道铜绿假单胞菌感染暴发调查与护理对策［J］. 医学信息（中旬刊），2011，24（1）：47.

［62］敖春暖. 重症肺炎合并呼吸衰竭患者采取综合护理的临床效果［J］. 中国实用医药，2019，14（16）：172-173.

［63］陈静. 呼吸衰竭患者的整体护理服务及效果分析［J］. 中国社区医师，2020，36（1）：148-149.

［64］江丹丹，张振萍，莫萍，等. 阴道分娩对剖宫产再妊娠孕妇围生期应急反应和免疫功能的影响［J］. 中国性科学，2019，28（2）：86-89.

［65］谢幸，孔北华，段涛. 妇产科学［M］. 9 版. 北京：人民卫生出版社，2018：96-97.

［66］余艳红，陈叙. 助产学［M］. 2 版. 北京：人民卫生出版社，2017：171-173.

［67］陈香美. 腹膜透析标准操作规程［M］. 北京：人民军医出版社，2010.

［68］江冬梅. 临床护理路径在腹膜透析相关腹膜炎的应用效果［J］. 中国现代医师，2017，55（35）：152-154.

［69］葛晶晶，常鸿晶. 一例葡萄糖酸钙外渗致皮肤坏死病例的教训分析［J］. 临床医药文献电子杂志，2019，6（37）：176，182.

［70］吕艳，杨录华. 10%葡萄糖酸钙注射液静点外渗后患儿的观察与护理浅析［J］. 世界最新医学信息文摘，2016，16（6）：223.

［71］陈莉，汪震，李娟. 葡萄糖酸钙外渗致皮下组织坏死 1 例［J］. 药物流行病学杂志，2015，24（9）：568-570.

［72］时富枝，卢瑞存，李芳. 透明质酸酶用于治疗新生儿静注葡萄糖酸钙外渗的效果研究［J］. 中国社区医师，2014，30（24）：81，83.

［73］王金委，陈超霞，娄铮，等. 以乏力为首发症状的急进性肾小球肾炎 1 例［J］. 中国乡村医药，2021，28（8）：40.

［74］尤黎明，吴瑛. 内科护理学［M］. 6 版. 北京：人民卫生出版社，2017：391-393.

［75］杨兵. 急性下肢动脉血栓栓塞症的溶栓治疗及护理［J］. 血栓与止血学，2018，24（5）：859-861.

［76］中华医学会外科学分会血管外科学组. 下肢动脉硬化闭塞症诊治指南［J］. 中华普通外科学文献（电子版），2016，10（1）：1-18.

［77］张晔，潮敏. 奥昔布宁联合去氨加压素治疗儿童夜间遗尿症的临床研究［J］. 中国临床药理学杂志，2022，38（20）：2415-2418.

［78］赵颖，马艳立，高杨洁，等. 生活护理指导对儿童原发性遗尿症的疗效［J］. 北京医学，2019，41（11）：1053-1055.

［79］梁倩玉，马战英，邹姒妮. 醋酸去氨加压素联合缩泉胶囊治疗儿童遗尿症临床研究［J］. 实用中医药杂志，2022，38（6）：940-941.